协和医考

U0823736

骨科住院医师规范化培训结业专业理论考核习题集

吴春虎 编

中国协和医科大学出版社
北 京

图书在版编目（CIP）数据

骨科住院医师规范化培训结业专业理论考核习题集 / 吴春虎编 .—北京：中国协和医科大学出版社，2023.9

（协和医考）

ISBN 978－7－5679－2082－8

Ⅰ.①骨…　Ⅱ.①吴…　Ⅲ.①骨科学－岗位培训－习题集　Ⅳ.①R68－44

中国版本图书馆 CIP 数据核字（2022）第 193649 号

协和医考

骨科住院医师规范化培训结业专业理论考核习题集

编　　者：吴春虎
责任编辑：魏亚萌　涂　敏
封面设计：邱晓俐
责任校对：张　麓
责任印制：张　岱

出版发行：**中国协和医科大学出版社**
（北京市东城区东单三条 9 号　邮编 100730　电话 010－65260431）
网　　址：www. pumcp. com
经　　销：新华书店总店北京发行所
印　　刷：三河市龙大印装有限公司

开　　本：850mm×1168mm　1/16
印　　张：20. 25
字　　数：510 千字
版　　次：2023 年 9 月第 1 版
印　　次：2023 年 9 月第 1 次印刷
定　　价：88. 00 元

ISBN 978－7－5679－2082－8

PREFACE

前　言

住院医师规范化培训考核由过程考核和结业考核（包含理论考核和临床实践技能考核）组成。结业理论考核一般实行全国统一考试，采用计算机答题的形式。考试题型包括：①单选题，每道考题有5个备选答案，从中选择1个最佳答案。②共用题干单选题，提供若干个案例，每个案例下设若干道考题。每道考题有5个备选答案，从中选择1个最佳答案。③案例分析题（不定项选择题），提供若干个案例，每个案例下设若干道考题，每道考题有多个备选答案，其中正确答案有1个或几个。答题时，共用题干单选题和案例分析题不能退回上一问，只能进入下一问。为帮助考生高效复习，本书以最新住院医师规范化培训结业理论考核大纲为框架，挑选经典试题，精心编写而成。

一、本书特色

1. 覆盖高频考点　本书结合历年考试规律，所选试题力求全面覆盖高频考点，重点突出，多角度对核心考点进行考查，便于考生从整体上把握考试内容，做到举一反三。

2. 精选试题解析　本书题量丰富，题型合理，对重点、难点题目配有解析，利于考生梳理解题思路，复习事半功倍。

3. 考前冲刺试卷　在本书最后附有2套冲刺试卷，题目难度、考题比例均十分接近真实考试，方便考生检测复习效果，考前冲刺使用。

二、复习建议

1. 选择合适参考书，制订复习计划　与本书配套的《骨科住院医师规范化培训结业专业理论考核指导》，内容总结精练，可以起到纲要作用，帮助考生减少复习压力，是很好的选择。复习计划制订好后，要尽量执行，因为坚持就是胜利。

2. 做好考前练习，精准备考　通过多做练习题，了解出题的方式、侧重点，找出自己的薄弱点，进行针对性复习。

3. 用心整理错题，冲刺考试　对错题及其相关的知识点进行梳理，加强记忆。在考前通过试卷做题，可提前适应考试节奏，增强信心。

最后，祝广大考生顺利通过此次考试。由于书中难免有疏漏或不足之处，恳请各位考生与学者批评指正。如有疑问，可扫描下方二维码，会有专属微信客服解答。

编　者

2023年6月

CONTENTS

目 录

第一章　公共理论

第一节　政策法规

一、单选题

1. 属于甲类传染病的是

A. 霍乱　　B. 肺结核　　C. 登革热

D. 百日咳　　E. 手足口病

2. 属于丙类传染病的是

A. 鼠疫　　B. 肺结核　　C. 新型冠状病毒感染

D. 麻疹　　E. 麻风病

3. 取得执业助理医师执业证书后，具有高等学校医学专科学历的，可以在医疗卫生机构中工作满一定年限后报考执业医师资格考试。此年限是

A. 3 年　　B. 5 年　　C. 1 年

D. 4 年　　E. 2 年

4. 具有高等学校医学专业本科学历，报考执业医师资格考试的，需要在医疗卫生机构中工作满一定年限。该年限是

A. 3 年　　B. 5 年　　C. 1 年

D. 4 年　　E. 2 年

5. 普通处方一般不得超过

A. 1 日用量　　B. 3 日用量　　C. 5 日用量

D. 7 日用量　　E. 15 日用量

6. 急诊处方一般不得超过

A. 1 日用量　　B. 3 日用量　　C. 5 日用量

D. 7 日用量　　E. 15 日用量

7. 为门诊癌症疼痛患者开具麻醉药品注射剂，每张处方不得超过

A. 1 日常用量　　B. 3 日常用量　　C. 5 日常用量

D. 7 日常用量　　E. 15 日常用量

8. 为门诊癌症疼痛患者开具麻醉药品缓释剂，每张处方不得超过

A. 1 日用量　　B. 3 日用量　　C. 5 日用量

D. 7 日用量　　E. 15 日用量

9. 主要目标细菌耐药率超过多少抗菌药物时，应当暂停针对某目标细菌的临床应用

A. 30%　　B. 40%　　C. 50%

D. 60%　　E. 75%

10. 发生患者死亡或者可能为二级以上医疗事故的，医疗机构应向所在地卫生行政主管部门报告的时限是

A. 6 小时内　　B. 8 小时内　　C. 12 小时内

D. 24 小时内　　E. 48 小时内

11. 因抢救危急患者而未能及时书写病历的，有关医务人员应当在抢救结束后据实补记并加以注明的时限是

A. 6 小时内　　B. 8 小时内　　C. 12 小时内

D. 24 小时内　　E. 48 小时内

12. 由于医疗事故造成精神损害应给予精神损害抚慰金，医疗事故造成患者死亡的，赔偿年限最长不超过

A. 2 年　　B. 3 年　　C. 6 年

D. 10 年　　E. 15 年

13. 残疾生活补助费应根据等级来确定，自定残之月起最长赔偿

A. 3 年　　B. 6 年　　C. 10 年

D. 15 年　　E. 30 年

14. 《突发公共卫生事件应急条例》规定，医疗卫生机构应当对传染病做到

A. 早发现、早观察、早隔离、早治疗　　B. 早报告、早观察、早治疗、早康复

C. 早预防、早发现、早治疗、早康复　　D. 早发现、早报告、早隔离、早康复

E. 早发现、早报告、早隔离、早治疗

15. 依照《中华人民共和国母婴保健法》规定，对有完全行为能力的妇女施行结扎手术的，应当经

A. 配偶同意，本人签署意见　　B. 本人同意，配偶签署意见

C. 本人同意，并签署意见　　D. 本人同意，家属签署意见

E. 亲属同意，并签署意见

16. 下列属于乙类传染病但按照甲类管理的是

A. 艾滋病　　B. 黑热病　　C. H1N1

D. 霍乱　　E. 肺炭疽

17. 公民临床用血时交付的与用血有关的费用不包括

A. 血液采集费　　B. 血液储存费　　C. 血液检验费

D. 献血员补偿费　　E. 血液分离费

18. 母婴保健工作方针不包括

A. 以母婴保健为中心　　B. 以保障生殖健康为目的

C. 保健和临床相结合　　D. 预防为主

E. 提高出生人口素质

19. 医师跨省调动工作，需申请办理变更执业注册手续时，应

A. 向原注册管理部门申请

B. 向拟执业地注册管理部门申请

C. 向原或拟执业地任何一个注册管理部门申请

D. 先向原注册管理部门申请，再向拟执业地注册管理部门申请

E. 先向拟执业地注册管理部门申请，再向原注册地管理部门申请

20. 医疗卫生机构发现药品群体不良事件后，需向有关部门报告的时限为

A. 立即　B. 1 小时　C. 2 小时

D. 6 小时　E. 24 小时

21. 医患双方申请医疗纠纷行政调解的，应当按规定向医疗纠纷发生地县级人民政府卫生主管部门提出申请。卫生主管部门应当自收到申请之日起多久内作出是否受理的决定

A. 1 个工作日内　B. 2 个工作日内　C. 5 个工作日内

D. 10 个工作日内　E. 12 个工作日内

22. 处方标准由以下哪一机构统一规定

A. 国家卫生健康委员会　B. 省级行政管理部门

C. 医疗机构　D. 医疗机构按照法律法规制定

E. 省级卫生行政主管部门

23. 对医疗机构的执业要求规定，医疗机构必须将以下项目悬挂于明显处，除了

A.《医疗机构执业许可证》　B. 诊疗科目

C. 诊疗医生　D. 收费标准

E. 诊疗时间

24. 医疗机构发生重大医疗过失行为，导致患者死亡的，应在多长时间内向当地卫生行政主管部门报告

A. 立即　B. 2 小时　C. 4 小时

D. 12 小时　E. 24 小时

25. 某医疗机构拟开展 X 射线影像诊断工作，批准部门为

A. 设区的市级以上地方人民政府卫生主管部门

B. 所在地县级人民政府卫生主管部门

C. 省级人民政府卫生主管部门

D. 所在地医学会

E. 所在地职业病防治机构

26. 医疗保健机构提供的婚前保健服务，其内容不包括

A. 普及性知识　B. 普及生育知识　C. 普及遗传疾病知识

D. 生育保健的医学建议　E. 胎儿生长发育的咨询指导

27. 下述机构中的医师，不适用《中华人民共和国医师法》的是

A. 计划生育技术服务机构　B. 药品生产经营机构

C. 医疗机构　D. 预防机构

E. 保健机构

28. 按照《中华人民共和国献血法》规定，对献血者每次采集血液量应当是

A. 不少于 200ml，不多于 400ml，两次采血间隔不少于 6 个月

B. 不少于 200ml，不多于 400ml，两次采血间隔不少于 1 年

C. 一般为200ml，一般不得超过400ml，两次采血间隔不少于6个月

D. 一般为200ml，最多不得超过400ml，两次采血间隔不少于6个月

E. 一般为200ml，最多不得超过400ml，两次采血间隔不少于1年

29. 血站违反规定向医疗机构提供不符合国家规定标准的血液的，由县级以上人民政府卫生行政主管部门

A. 给予通报批评　B. 给予警告　C. 给予罚款

D. 责令改正　E. 追究刑事责任

30. 《医疗事故处理条例》将医疗事故分为四级的根据是

A. 行为主体的特定性　B. 医疗活动的违法性

C. 诊疗护理的过失性　D. 对患者人身造成的危害程度

E. 医疗过失同损害后果的因果关系

31. 具有麻醉药品处方资格的执业医师未按照规定使用麻醉药品，造成严重后果的，卫生行政主管部门应给予

A. 警告　B. 罚款　C. 开除公职

D. 处分　E. 吊销执业证书

32. 《中华人民共和国母婴保健法》规定，主管全国母婴保健工作的是

A. 中华全国总工会　B. 全国妇女联合会　C. 国家技术监督部门

D. 国家计划生育委员会　E. 国务院卫生行政主管部门

33. 医师在执业活动中除按照规范用于诊断治疗外，不得使用

A. 保健药品　B. 消毒药剂　C. 有禁忌证的药品

D. 副作用大的药品　E. 麻醉药品

34. 《中华人民共和国医师法》的立法，除保障医师合法权益，规范医师执业行为，加强医师队伍建设外，还包括

A. 构建和谐医患关系，推进健康中国建设

B. 促进医疗行业发展，推进健康中国建设

C. 保护人民健康，推进健康中国建设

D. 规范医师执业，推进健康中国建设

E. 化解医疗纠纷，推进健康中国建设

35. 定期考核不合格的医师，暂停执业活动期满，再次考核仍不合格的，可采取的措施是

A. 试用3年　B. 再次接受培训

C. 在执业医师指导下从事执业活动　D. 暂停执业活动3年

E. 注销注册，废止医师执业证书

36. 根据《中华人民共和国医师法》的规定，非医师行医的

A. 应当追究刑事责任

B. 由县级以上人民政府卫生行政主管部门予以警告

C. 对医师吊销执业证书并给予行政拘留

D. 没收违法所得和药品、医疗器械，并处违法所得2倍以上10倍以下的罚款

E. 由县级以上人民政府卫生行政主管部门处10 000元以上的罚款

37. 未取得母婴保健技术相应合格证书，出具有关医学证明的，给予的行政处罚应包括

A. 停业整顿　　B. 罚款　　C. 没收非法所得

D. 取消执业资格　　E. 吊销执业证书

38. 医师在执业过程中，造成医疗事故，但情节不严重的，由县级以上人民政府卫生行政主管部门给予

A. 警告或责令暂停执业活动 1~2 年　　B. 责令改正，警告

C. 降职或撤职　　D. 罚款

E. 警告或责令暂停执业活动 3~6 个月

39. 男，70 岁。因腹主动脉瘤在某市级医院接受手术治疗，术中发生大出血，经抢救无效死亡。其子女要求复印患者在该医院的全部病历资料，而院方只同意复印其中一部分。根据规定，其子女有权复印的病历资料是

A. 疑难病例讨论记录　　B. 上级医师查房记录

C. 死亡病例讨论记录　　D. 会诊意见

E. 手术及麻醉记录单

40. 男，30 岁。因创伤出血住院治疗，医师为他输血，导致患者感染人类免疫缺陷病毒（HIV）。经查，用血由国家批准的血站提供，再查献血者为 HIV 阳性。按《献血法》的规定，应承担法律责任的直接责任者是

A. 医院　　B. 医师　　C. 献血者

D. 血站　　E. 血站与医院

41. 王某，女，20 岁。大学生。因为输血不幸感染了 HIV，后因精神过度压抑，被医院确诊为抑郁症。现在一家药品生产企业为王某提供救助治疗的同时希望可以公开王某的病史资料，根据《艾滋病防治条例》的有关规定，应当征得

A. 王某本人的同意　　B. 王某监护人的同意　　C. 王某学校的同意

D. 卫生行政主管部门的同意　　E. 省级以上疾病预防控制机构的同意

42. 某医师拟开展结扎手术业务，向卫生行政主管部门提出申请。按照规定，负责对其进行考核并颁发相应合格证书的单位是

A. 省级妇幼保健机构

B. 县级以上地方人民政府卫生行政主管部门

C. 省级医院协会

D. 省级医师协会

E. 省级医学会

二、共用题干单选题

（43~44 题共用题干）

湖北省某县人民医院发现重大食物中毒事件。

43. 该县人民医院应当在几小时内向县人民政府卫生行政主管部门报告

A. 立即　　B. 1 小时　　C. 2 小时

D. 6 小时　　E. 12 小时

44. 该县人民政府卫生行政主管部门应在几小时内向县人民政府报告
A. 立即　　B. 1 小时　　C. 2 小时
D. 6 小时　　E. 12 小时

答案与解析

1. A　2. E　3. E　4. C　5. D　6. B　7. B　8. E　9. E　10. C　11. A　12. C　13. E　14. E
15. C　16. E　17. D　18. E　19. B　20. A　21. C　22. A　23. C　24. D　25. B　26. E　27. B
28. D　29. D　30. D　31. E　32. E　33. E　34. C　35. E　36. D　37. B　38. B　39. E　40. D
41. B　42. B　43. C　44. C

1. A【**解析**】甲类传染病包括鼠疫、霍乱。

2. E【**解析**】鼠疫属于甲类传染病，肺结核、新型冠状病毒感染、麻疹均属于乙类传染病，麻风病属于丙类传染病。

3. E【**解析**】根据《中华人民共和国医师法》规定，具有高等学校相关医学专业专科学历，取得执业助理医师执业证书后，在医疗卫生机构中执业满 2 年的，可以参加执业医师资格考试。

4. C【**解析**】根据《中华人民共和国医师法》规定，具有高等学校相关医学专业本科以上学历，在执业医师指导下，在医疗卫生机构中参加医学专业工作实践满 1 年的，可以参加执业医师资格考试。

5. D【**解析**】处方一般不得超过 7 日用量；急诊处方一般不得超过 3 日用量；对于某些慢性病、老年病或特殊情况，处方用量可适当延长，但医师应当注明理由。

7. B【**解析**】为门（急）诊癌症疼痛患者和中、重度慢性疼痛患者开具的麻醉药品、第一类精神药品注射剂，每张处方不得超过3 日常用量；控缓释制剂，每张处方不得超过15 日常用量；其他剂型，每张处方不得超过7 日常用量。

9. E【**解析**】医疗机构应当开展细菌耐药监测工作，建立细菌耐药预警机制，并采取下列相应措施：①主要目标细菌耐药率超过30% 的抗菌药物，应当及时将预警信息通报本机构医务人员。②主要目标细菌耐药率超过40% 的抗菌药物，应当慎重经验用药。③主要目标细菌耐药率超过50% 的抗菌药物，应当参照药敏试验结果选用。④主要目标细菌耐药率超过75% 的抗菌药物，应当暂停针对此目标细菌的临床应用，根据追踪细菌耐药监测结果，再决定是否恢复临床应用。

10. C【**解析**】发生医疗事故的医疗机构，应当按照规定向所在地卫生行政主管部门报告。发生下列重大医疗过失行为的，医疗机构应当在 12 小时内向所在地卫生行政主管部门报告：①导致患者死亡或者可能为二级以上的医疗事故。②导致 3 人以上人身损害后果。③国务院卫生行政主管部门和省、自治区、直辖市人民政府卫生行政主管部门规定的其他情形。

11. A【**解析**】医疗机构应当按照国务院卫生行政主管部门规定的要求，书写并妥善保管病历资料。因抢救急危患者，未能及时书写病历的，有关医务人员应当在抢救结束后 6 小时内据实补记，并加以注明。

12. C【解析】精神损害抚慰金按照医疗事故发生地居民年平均生活费计算。造成患者死亡的，赔偿年限最长不超过6年；造成患者残疾的，赔偿年限最长不超过3年。

13. E【解析】残疾生活补助费根据伤残等级，按照医疗事故发生地居民年平均生活费计算，自定残之月起最长赔偿30年；但是，60周岁以上的，不超过15年；70周岁以上的，不超过5年。

14. E【解析】《突发公共卫生事件应急条例》规定，有关部门、医疗卫生机构应当对传染病做到早发现、早报告、早隔离、早治疗，切断传播途径，防止扩散。

15. C【解析】依照《中华人民共和国母婴保健法》规定，施行终止妊娠或者结扎手术，应当经本人同意，并签署意见。本人无行为能力的，应当经其监护人同意，并签署意见。

16. E【解析】《中华人民共和国传染病防治法》规定，传染性非典型肺炎、炭疽中的肺炭疽等乙类传染病的管理，采取甲类传染病的预防、控制措施。

17. D【解析】《中华人民共和国献血法》规定，公民临床用血时只交付用于血液的采集、储存、分离、检验等费用；具体收费标准由国务院卫生行政主管部门会同国务院价格主管部门制定。

18. E【解析】母婴保健工作以保健为中心，以保障生殖健康为目的，实行保健和临床相结合，面向群体、面向基层和预防为主的方针。

19. B【解析】取得医师资格的，可以向所在地县级以上人民政府卫生行政主管部门申请注册。医师变更执业地点、执业类别、执业范围等注册事项的，应当依照规定到准予注册的卫生行政主管部门办理变更注册手续。

20. A【解析】医疗卫生机构获知或发现药品群体不良事件后，应当立即通过电话或者传真等方式报告所在地的县级药品监督管理部门、卫生行政主管部门和药品不良反应监测机构，必要时可以越级报告。同时填写“药品群体不良事件基本信息表”，对每一个病例还应当及时填写“药品不良反应/事件报告表”，通过国家药品不良反应监测信息网络报告。

21. C【解析】当医患双方申请医疗纠纷行政调解的，应当按规定向医疗纠纷发生地县级人民政府卫生主管部门提出申请。卫生主管部门应当自收到申请之日起5个工作日内作出是否受理的决定。

22. A【解析】处方标准由国家卫生健康委员会统一规定，处方格式由省、自治区、直辖市卫生健康委员会（即省级卫生行政主管部门）统一制定，处方由医疗机构按照规定的标准和格式印制。

23. C【解析】医疗机构必须将《医疗机构执业许可证》、诊疗科目、诊疗时间和收费标准悬挂于明显处所。

24. D【解析】发生医疗事故的医疗机构，应当按照规定向所在地卫生行政主管部门报告。发生下列重大医疗过失行为的，医疗机构应当在12小时内向所在地卫生行政主管部门报告：①导致患者死亡或者可能为二级以上的医疗事故。②导致3人以上人身损害后果。③国务院卫生行政主管部门和省、自治区、直辖市人民政府卫生行政主管部门规定的其他情形。

25. B【解析】医疗机构设置放射诊疗项目，应当按照其开展的放射诊疗工作的类别，分别向相应的卫生行政主管部门提出建设项目卫生审查、竣工验收和设置放射诊疗项目申请：①开展放射治疗、核医学工作的，向省级卫生行政主管部门申请办理。②开展介入放射学工作的，向设区的市级卫生行政主管部门申请办理。③开展 X 射线影像诊断工作的，向县级卫生行政主管部门申请办理。

26. E【解析】《中华人民共和国母婴保健法》规定，医疗保健机构应当为公民提供婚前保健服务。婚前保健服务内容包括：①婚前卫生指导，关于性卫生知识、生育知识和遗传病知识的教育。②婚前卫生咨询，对有关婚配、生育保健等问题提供医学意见。③婚前医学检查，对准备结婚的男女双方可能患影响结婚和生育的疾病进行医学检查。

27. B【解析】《中华人民共和国医师法》规定，本法所称医师，是指依法取得医师资格，经注册在医疗卫生机构中执业的专业医务人员，包括执业医师和执业助理医师。

28. D【解析】《中华人民共和国献血法》规定，血站对献血者必须免费进行必要的健康检查；身体状况不符合献血条件的，血站应当向其说明情况，不得采集血液。血站对献血者每次采集血液量一般为200ml，最多不得超过400ml，两次采集间隔不少于6个月。严格禁止血站违反前款规定，对献血者超量、频繁采集血液。

29. D【解析】血站违反规定向医疗机构提供不符合国家规定标准血液的，由县级以上人民政府卫生行政主管部门责令改正；情节严重，造成经血液途径传播的疾病传播或者有传播严重危险的，限期整顿，对直接负责的主管人员和其他直接责任人员，依法给予行政处分；构成犯罪的，依法追究刑事责任。。

30. D【解析】《医疗事故处理条例》规定，根据对患者人身造成的损害程度，医疗事故分为如下四级。①一级医疗事故：造成患者死亡、重度残疾的。②二级医疗事故：造成患者中度残疾、器官组织损伤导致严重功能障碍的。③三级医疗事故：造成患者轻度残疾、器官组织损伤导致一般功能障碍的。④四级医疗事故：造成患者明显人身损害的其他后果的。

31. E【解析】具有麻醉药品和第一类精神药品处方资格的执业医师，违反规定开具麻醉药品和第一类精神药品处方，或者未按照临床应用指导原则的要求使用麻醉药品和第一类精神药品的，由其所在医疗机构取消其麻醉药品和第一类精神药品处方资格；造成严重后果的，由原发证部门吊销其执业证书。执业医师未按照临床应用指导原则的要求使用第二类精神药品或者未使用专用处方开具第二类精神药品，造成严重后果的，由原发证部门吊销其执业证书。

32. E【解析】国务院卫生行政主管部门主管全国母婴保健工作，根据不同地区情况提出分级分类指导原则，并对全国母婴保健工作实施监督管理。国务院其他有关部门在各自职责范围内，配合卫生行政主管部门做好母婴保健工作。

33. E【解析】《中华人民共和国医师法》规定，医师应当使用经依法批准或者备案的药品、消毒药剂和医疗器械。除正当诊断治疗外，不得使用麻醉药品、医疗用毒性药品、精神药品和放射性药品。

34. C【解析】为了保障医师合法权益，规范医师执业行为，加强医师队伍建设，保护人民健康，推进健康中国建设，制定《中华人民共和国医师法》。

35. E【解析】《中华人民共和国医师法》规定，医师注册后有下列情形之一的，注销注册，废止医师执业证书：①死亡。②受刑事处罚。③被吊销医师执业证书。④医师定期考核不合格，暂停执业活动期满，再次考核仍不合格。⑤中止医师执业活动满 2 年。⑥法律、行政法规规定不得从事医疗卫生服务或者应当办理注销手续的其他情形。

36. D【解析】《中华人民共和国医师法》规定，违反本法规定，非医师行医的，由县级以上人民政府卫生行政主管部门责令停止非法执业活动，没收违法所得和药品、医疗器械，并处违法所得2倍以上10倍以下的罚款，违法所得不足10 000元的，按10 000元计算。

37. B【解析】《中华人民共和国母婴保健法》规定，医疗、保健机构或者人员未取得母婴保健技术许可，擅自从事婚前医学检查、遗传病诊断、产前诊断、终止妊娠手术和医学技术鉴定或者出具有关医学证明的，由卫生行政主管部门给予警告，责令停止违法行为，没收违法所得；违法所得5000元以上的，并处违法所得3倍以上5倍以下的罚款；没有违法所得或者违法所得不足5000元的，并处5000元以上20 000元以下的罚款。

38. B【解析】根据《中华人民共和国医师法》，违反法律、法规、规章或者执业规范，造成医疗事故或者其他严重后果，由县级以上人民政府卫生行政主管部门责令改正，给予警告；情节严重的，责令暂停6个月以上1年以下执业活动直至吊销医师执业证书。

39. E【解析】患者有权查阅、复制其门诊病历、住院志、体温单、医嘱单、化验单（检验报告）、医学影像检查资料、特殊检查同意书、手术同意书、手术及麻醉记录单、病理资料、护理记录以及国务院卫生行政主管部门规定的其他属于病历的全部资料。

40. D【解析】血站违反规定向医疗机构提供不符合国家规定标准的血液的，由县级以上人民政府卫生行政主管部门责令改正；情节严重，造成经血液途径传播的疾病传播或者有传播严重危险的，限期整顿，对直接负责的主管人员和其他直接责任人员，依法给予行政处分；构成犯罪的，依法追究刑事责任。

41. B【解析】未经本人或者其监护人同意，任何单位或者个人不得公开艾滋病病毒感染者、艾滋病患者及其家属的姓名、住址、工作单位、肖像、病史资料以及其他可能推断出其具体身份的信息。

42. B【解析】《母婴保健法实施办法》规定：①从事遗传病诊断、产前诊断的人员，须经省、自治区、直辖市人民政府卫生行政主管部门的考核，并取得相应的合格证书。②从事婚前医学检查、施行结扎手术和终止妊娠手术的人员，必须经县级以上地方人民政府卫生行政主管部门的考核，并取得相应的合格证书。

44. C【解析】《突发公共卫生事件应急条例》规定，突发事件监测机构、医疗卫生机构和有关单位发现下列需要报告情形之一的，应当在2小时内向所在地县级人民政府卫生行政主管部门报告：①发生或者可能发生传染病暴发、流行的。②发生或者发现不明原因的群体性疾病的。③发生传染病菌种、毒种丢失的。④发生或者可能发生重大食物和职业中毒事件的。接到报告的卫生行政主管部门应当在2小时内向本级人民政府报告，并同时向上级人民政府卫生行政主管部门和国务院卫生行政主管部门报告。

第二节　循证医学与临床科研设计

单选题

1. 关于循证医学，正确的是

A. 与临床医学无任何关系

B. 即遵循事实的科学

C. 研究证据与医师的临床实践及患者价值三者之间的最佳结合
D. 可建立用药人群数
E. 随机对照研究不属于循证医学的主要研究方法

2. 关于健康筛检的定义，正确的是
A. 应用先进、可靠的诊疗方法，从表面上无病的人群中确诊出某病的阳性者
B. 在大量人群中通过快速可靠、可行的诊断试验确诊患者的过程
C. 应用简便的实验、检查或其他方法，从表面上无病的人群中查出某病的阳性者和可疑阳性并与标准诊断方法比较
D. 运用快速、简便的体格检查或实验室检查及危险因素监测与评估等手段，在健康人群中发现未被识别的患者或有健康缺陷的人
E. 应用简便的实验、检查或其他方法，从经治疗的人群中查出某病的阳性者和可疑阳性者，再进行巩固治疗

3. 流行病学实验研究与队列研究设计的最主要区别是
A. 根据患病与否进行分组
B. 需要追踪时间的长短
C. 是否随机分组
D. 能否计算发病率
E. 是否从因到果的研究

4. 实践循证医学的首要环节是
A. 检索相关医学文献
B. 应用证据指导临床决策
C. 确定应解决的临床问题
D. 严格评价文献
E. 总结经验

5. 下列说法错误的是
A. 循证医学实践得到的最佳证据在用于具体患者的时候具有特殊性，必须因人而异
B. 循证医学实践将为临床决策提供依据，因此唯一强调的是证据
C. 循证医学不等于 Meta 分析
D. 循证医学实践不一定会降低医疗费用
E. 循证医学实践得到的证据并非一成不变

6. χ^2检验四格表中，四个格子的基本数字是
A. 两个样本率的分子和分母
B. 两个构成比的分子和分母
C. 两对实测数和理论数
D. 两对实测阳性绝对数和阴性绝对数
E. 两对理论数

7. 循证医学的临床实践中医生诊治决策建立的基础是
A. 临床经验
B. 病人选择
C. 教科书的经典知识
D. 临床经验和患者选择的结合
E. 最新、最佳的研究证据、临床经验和患者选择三方面的恰当结合

8. 循证医学信息获得的主体是
A. 描述性研究
B. 权威专家的临床经验

C. 多中心大样本的随机对照临床试验　　D. 非随机化的历史性队列对比试验

E. 临床事例

9. 以下不属于临床试验效果的评价指标的是

A. 有效率　　B. 患病率　　C. 治愈率

D. 生存率　　E. 保护率

10. 关于循证医学中的证据，以下哪种说法是错误的

A. 所有医学实践都必须基于随机对照试验的证据

B. 证据主要指来自医学应用性研究的结果

C. 当各种质量的证据同时存在时，实践应基于最好的证据

D. 文献检索应从相关的系统综述开始，当系统综述存在时，不必要再检索低质量的研究证据

E. 临床经验也是证据，有时可能是唯一可依的证据

11. 循证医学实践包括的三部分是

A. 患者、医生、经验　　B. 患者、医生、家属

C. 医生、护士、患者　　D. 医生、护士、临床监察员

E. 患者、医生、证据

12. 病例对照研究设计阶段控制混杂偏倚，常用

A. 标准化　　B. 随机分组　　C. 分层分析

D. 匹配　　E. 叉生分析

13. 下列关于偏倚的控制，哪项结论是正确的

A. 在研究设计和资料分析两个阶段，都可以控制混杂偏倚

B. 增大样本量可减少偏倚对研究结果的影响

C. 可以通过统计方法，衡量各类偏倚大小

D. 在资料分析阶段也可控制信息偏倚

E. 通过多因素分析方法可去除选择偏倚

14. 临床试验中研究对象是否按研究设计要求执行并坚持到底，称之为

A. 可靠性　　B. 社会期望偏倚　　C. 礼貌偏倚

D. 依从性　　E. 真实性

15. 在分析流行病学研究中，研究者在何时可控制混杂偏倚的影响

A. 仅在研究设计阶段　　B. 仅在收集资料阶段

C. 仅在研究结果分析阶段　　D. 在研究实施阶段

E. 在研究设计、实施和结果分析阶段

16. 患病率越靠近多少，样本含量就越小

A. 30%　　B. 40%　　C. 50%

D. 60%　　E. 80%

17. 有关临床实践指南目的，下列哪一项是错误的

A. 使临床医疗规范化　　B. 提高医疗质量

C. 降低医疗费用　　D. 减少医疗纠纷

E. 充分利用卫生资源

18. meta 分析的目的不包括

A. 增加检验效能
B. 定量估计研究效应的平均水平
C. 评价研究结果的不一致性
D. 寻找新的假说和研究思路
E. 估计偏倚大小

19. 在临床疗效实验中常用的随机化分组方法不包括

A. 单纯随机化
B. 区组随机化
C. 分层随机化
D. 多阶段抽样
E. 整群随机化

20. 找准临床问题应具备的条件不包括

A. 丰富的医学知识
B. 强烈的责任心
C. 一定的人文知识
D. 综合分析问题的能力
E. 浅显的临床技能

21. 一项研究对 500 例食管癌患者进行调查，调查内容包括社会人口学资料、饮酒、吸烟、吃生硬或发霉的食物、膳食中蔬菜和蛋白质的含量等，同时对条件相似的 500 名非食管癌患者进行同样项目的调查，然后分析比较两组的情况。该项研究属于哪种流行病研究方法

A. 实验研究
B. 临床诊断试验
C. 病例对照研究
D. 回顾性队列研究
E. 常规资料分析

22. 女，46 岁。溃疡性结肠炎 7 年，曾出现广泛性结肠受累和严重症状，目前处于缓解状态，以下问题不属于预后研究范畴的有

A. 该患者不手术是否会发生癌变
B. 出现癌变或其他结局的可能性有多大
C. 什么时候会出现癌变或其他结局
D. 进行药物治疗的同时应该注意些什么
E. 吸烟和喝酒是否为其发生溃疡性结肠炎的因素

23. 某医师近来欲研究急性白血病的生存率和预后因素，随访本院 2010 年至 2020 年期间诊断的急性白血病患者，并分析其发病时的临床特征、白血病类型、治疗反应等，研究其预后，这一研究属于

A. 病例对照研究
B. 前瞻性队列研究
C. 临床试验
D. 回顾性队列研究
E. 成组病例分析

答案与解析

1. C　2. D　3. C　4. C　5. B　6. D　7. E　8. C　9. B　10. A　11. E　12. D　13. A　14. D　15. E　16. C　17. C　18. E　19. E　20. E　21. C　22. E　23. D

2. D【**解析**】健康筛检是指运用快速、简便的体格检查或实验室检查及危险因素监测与评估等手段，在健康人群中发现未被识别的患者或有健康缺陷的人。

11. E【**解析**】循证医学的实践包括三个组成部分：①患者。②医生。③要去发掘和掌握当前研究的最佳证据。三者的有机结合有助于取得对患者诊治的最佳效果。

12. D【解析】混杂偏倚的控制方法包括限制、匹配、随机化和统计处理。其中，匹配在为研究对象选择对照时，使其针对一个或多个潜在的混杂因素与研究对象相同或接近，从而消除混杂因素对研究结果的影响。

13. A【解析】在设计时利用限制、配比、随机化、分层抽样等方法来控制潜在的混杂偏倚，资料分析阶段采用分层分析、标化或多因素分析方法等，可适当控制混杂偏倚。

16. C【解析】决定现况研究的样本大小的因素来自多个方面，如：①预期的患病率（P），如患病率越靠近50%，样本含量就越小；反之，则要大些。②对调查结果精确性的要求，即允许误差越大，所需样本就越小。

21. C【解析】病例对照研究是选择患有和未患有某特定疾病的人群分别作为病例组和对照组，调查各组人群过去暴露于某种或某些可疑危险因素的比例或水平，通过比较各组之间暴露比例或水平的差异，判断暴露因素是否与研究的疾病有关联及其关联程度大小的一种观察性研究方法。

第三节　医学伦理学

单选题

1. 在医疗实践中，医务人员应具备的最起码的医德情感是

A. 克己　　B. 正直　　C. 同情

D. 有利　　E. 公正

2. 在医疗实践中，能体现公正原则的措施是

A. 一视同仁地对待所有患者

B. 尊重患者的隐私权

C. 同情所有患者

D. 选择对患者、社会均有利的卫生保健措施

E. 在诊疗活动中杜绝有意伤害和责任伤害

3. 下列体现医患之间契约关系的做法，不包括

A. 患者挂号看病　　B. 医生向患者作出应有承诺

C. 先收费用然后给予检查处理　　D. 先签写手术协议然后实施手术

E. 患者被迫送红包时保证不宣扬

4. 在我国，供精进行辅助生殖而获得的后代，不具有的权利和义务是

A. 继承权　　B. 受教育权

C. 赡养进行辅助生殖父母的义务　　D. 知悉遗传父母姓名的权利

E. 在父母离异时孩子的被抚养权

5. 符合器官移植伦理的是

A. 活体器官捐献者必须年满30岁

B. 参与器官移植的医生可以从事广告宣传

C. 从事器官移植的医生可以从事器官买卖
D. 从事器官移植的医生可以参与捐赠器官的分配
E. 应严格按先来后到的原则选择器官接受者

6. 下列属于医学伦理学基本原则的是
A. 有求必应　B. 诚实守信　C. 不伤害
D. 刻苦钻研　E. 热情服务

7. 关于医学道德良心的特点，正确的是
A. 具有稳定性与深刻性　B. 具有继承性与保守性
C. 具有创造性与变动性　D. 具有他律性与强制性
E. 具有物质性与精神性

8. 用于研究的人胚胎干细胞只能通过下列方式获得，但应除外
A. 体外受精时多余的配子或囊胚　B. 自然或自愿选择流产的胎儿细胞
C. 其他动物的生殖细胞　D. 自愿捐献的生殖细胞
E. 体细胞核移植技术所获得的囊胚和单性分裂囊胚

9. 在医疗实践中，能体现不伤害原则的措施是
A. 一视同仁地对待所有患者
B. 尊重患者的隐私权
C. 同情所有患者
D. 选择对患者、社会均有利的卫生保健措施
E. 在诊疗活动中杜绝有意伤害和责任伤害

10. 医务人员“彼此独立、互相支持”这一道德原则的根据是
A. 医务人员分工不同，但人格平等
B. 医务人员分工不同，但工作目标一致
C. 医务人员分工不同，各有明确职责，工作目标一致
D. 医务人员分工不同，彼此依赖，共同负责
E. 医务人员分工不同，且各有专长，彼此依赖

11. 人体试验必须坚持
A. 受试者的疾病获得治疗　B. 受试者知情同意
C. 受试者获得经济利益　D. 受试者绝对安全
E. 受试者没有不适

12. 协调医务人员之间关系的首要思想基础和道德要求是
A. 共同维护患者的利益和社会公益　B. 彼此独立，互相支持
C. 彼此平等，互相尊重　D. 彼此信任，互相协作
E. 互相学习，共同提高

13. 不属于患者道德义务的是
A. 支持医学发展　B. 遵守医院规章制度
C. 对医疗机构及其医务人员进行监督　D. 尊重医务人员的人格和劳动
E. 支付医疗费用

14. 关于人胚胎干细胞研究的伦理规范，下列提法错误的是

A. 禁止买卖人类配子

B. 利用体外受精获得的囊胚，其体外培养期限自受精或核移植开始不得超过 14 天

C. 禁止买卖受精卵

D. 禁止买卖胚胎和胎儿组织

E. 人的生殖细胞与其他物种的生殖细胞结合得到的囊胚

15. 下列属于《医务机构从业人员行为规范》的是

A. 尊重患者的人格与权力　　B. 互学互尊，团结协作

C. 文明礼貌服务　　D. 优质服务，医患和谐

E. 严谨求实，奋发进取

16. 在下列各项中，属于医学伦理基本原则的是

A. 有利　　B. 保密　　C. 审慎

D. 义务　　E. 良心

17. 男，56 岁。因左小腿丹毒复发到某医院就诊，医生根据病情给他开了价格较昂贵的新抗生素，患者自费而要求改用上次发病时有效且便宜的青霉素。但是，医生却不耐烦地说："是你说了算，还是我说了算？难道我会害你？"患者无奈，只好离开而到另一家医院。从医学伦理的角度分析，医生的行为违背了下列原则中的

A. 有利原则　　B. 公正原则　　C. 尊重原则

D. 公益原则　　E. 不伤害原则

18. 男，48 岁，个体户。因服大量安眠药自杀而被妻子送至某医院急诊室，妻子告诉医生，患者有精神分裂症，一直服药治疗，过去也有服药后睡一天才醒的情况，此次睡了一天一夜未醒，才发现是服用大量的安眠药自杀。经过急诊室近一天一夜的抢救，患者仍处在昏迷状态，于是急诊医生告知其妻，采用肾透析也许能挽救患者的生命，但费用较高。其妻听了医生的建议后，只是说患者活着非常痛苦，家庭也很痛苦，让医生看着办吧。面对其妻的犹豫态度，医生应该选择

A. 维持原来的抢救措施，任其好坏

B. 让妻子将丈夫接回家，终止患者的治疗

C. 只要妻子同意签字，立即中止在急诊室的抢救而给支持治疗

D. 在妻子和家庭其他成员同意的情况下，实施主动安乐死

E. 尽量争取妻子的配合，给患者实施肾透析和其他抢救

19. 女，17 岁。脑部受伤住院，入院后虽经积极救治，但三天后患者进入脑死亡状态。医师告知其父母，并建议撤掉呼吸机。其父母看到女儿在呼吸机支持下仍有呼吸，并能触及女儿的脉搏，坚决不接受医生的建议，此时，该医师符合伦理的做法是

A. 直接撤掉呼吸机并填写死亡报告

B. 立即执行脑死亡标准并劝说其父母捐献患者器官

C. 尊重其父母的意愿并不惜一切代价救治

D. 向患者父母解释脑死亡，征得同意后拔掉呼吸机

E. 请公证机关来公证患者已死亡

20. 某大学教授用不道德手段获取人类卵子，虚构论文，称自己领导的科研小组利用多名患者的体细胞克隆成功培育出11个干细胞系，后被取消了一切头衔。在该事例中他所违背的医学科研道德要求是

A. 敢于怀疑　　B. 动机纯正　　C. 公正无私
D. 团结协作　　E. 知识公开

21. 某癌症患者，心理状态较差且预后不良，治疗过程中需要家属的积极配合。对此，医生关于患者病情的最佳告知方式是

A. 直接告知患者实情　　B. 告知患者部分病情并向家属保密
C. 告知患者及家属实情　　D. 告知家属部分病情并向患者保密
E. 告知家属实情并对患者适度告知

22. 某医院收治了几例艾滋病患者，由于没有有效的抗病毒药，医生又不忍对患者不采取治疗措施，于是抱着试一试的态度，让患者服用了药物研究所刚研制出的抗病毒药。但患者对药物研制开发中的情况一无所知，服后感觉极不舒服，下一个疗程便无人继续服用。针对此案例，下列评价中最正确的是

A. 医生违背了人体试验中的知情同意原则
B. 医生违背了为防止意外事故制定应急措施的原则
C. 此药物未经过大量、可靠的动物实验基础
D. 对无药可救的患者，采用任何试验性治疗在道德上都是可行的
E. 受试者不可以在实验没有完成之前退出实验

23. 某中学生，15岁。经骨髓穿刺检查诊断为"急性淋巴细胞白血病"，给予常规治疗，症状无缓解。医生告诉家长，此病目前尚无理想的治疗方法，医院正在尝试一种疗效不肯定、治疗也有一定风险的药物。其家长表示愿意做这种试验性治疗，但没有履行书面承诺手续，治疗2天后，患者病重，经抢救无效死亡。事后家属否认曾同意这种治疗方案，称"是拿患者做实验"，要追究医生责任，并告上法庭。对该医生的正确医德评价是

A. 家长没有书面承诺，医生未尊重家长的保留意见
B. 抢救不够及时，拖延了时间
C. 家长没签字，医生必须承担患者死亡的责任
D. 家长没签字，医生在实行知情同意的方式上有失误
E. 医生做实验是为了积累临床数据，诱骗家长知情同意

24. 男，67岁，知识分子。因胸部透视发现左肺下叶阴影，进一步CT检查，结果示左肺下叶右段胸膜下结节，恶性可能性大，故医生以肺癌收入院。住院后，主管的胸科医生告知患者准备在B超引导下进行肿物穿刺以确定诊断和制定下一步治疗方案，患者也告知医生自己无儿无女，仅与66岁的老伴相依为命，如果确诊为肺癌千万不要告诉老伴，免得她冠心病发作，自己有充分的思想准备，手术前可以自己签字。肿物穿刺结果为低分化腺癌，准备开胸手术，术前医生怎样做在道德上最佳

A. 对患者家属不保密，对患者保密
B. 对患者本人不保密，让患者决定如何告知家属
C. 对患者家属完全保密

D. 医生不必参与此事，让患者自己协调，因医生和家属之间不存在医患关系

E. 为了让家属配合治疗，医生应告知家属实情

25. 在皮肤科门诊，一男性患者被确诊淋病后，请求医生不要告诉在诊室外等候他的妻子，以免妻子和他离婚。此时，在不伤害该对夫妇的情况下，皮肤科医生最合适的做法是

A. 患者的妻子不问就不讲　　B. 患者的妻子要问就照实说

C. 患者的妻子要问就说谎　　D. 患者的妻子要问就拒绝回答

E. 建议患者主动告诉妻子自己患了性病

答案与解析

1. C　2. A　3. E　4. D　5. D　6. C　7. A　8. C　9. E　10. C　11. B　12. A　13. C　14. E　15. D　16. A　17. C　18. E　19. D　20. B　21. E　22. A　23. D　24. B　25. E

1. C【**解析**】同情感是医务人员在医疗实践中应具备的最起码的医德情感，责任感是在此基础上的升华，而事业感又是在责任感基础上的升华。

2. A【**解析**】医学伦理学的基本原则包括尊重、不伤害、有利和公正原则。公正原则是指以形式公正和内容公正的有机统一为依据，分配及实现医疗和健康利益的伦理原则。

3. E【**解析**】临床医务人员要做到廉洁服务，不接受患者的吃请、红包等，加强道德自律，促进医患和谐。

4. D【**解析**】保护后代是我国辅助生殖技术应用伦理原则的内容之一。保护后代原则规定了医务人员有义务告知患者通过人类辅助生殖技术出生的后代与自然受孕分娩的后代享有同样的法律权利和义务，包括后代的继承权、受教育权，赡养父母的义务，父母离异时对孩子监护权的裁定等。

5. D【**解析**】捐赠者必须达到法定年龄，不得摘除未满 18 周岁公民的活体器官用于移植。从事器官移植的医生不可以从事广告宣传和器官买卖。“先来后到”，即登记的先后顺序，是选择器官接受者的通常考虑因素。

6. C【**解析**】医学伦理学的基本原则是指在医学实践活动中，调节医务人员人际关系及医务人员、医疗卫生保健机构与社会关系的最基本出发点和指导原则，也是衡量医务人员职业道德水平的最高尺度。医学伦理学的基本原则包括不伤害原则、有利原则、尊重原则和公正原则。

7. A【**解析**】医德良心是指医务人员在履行对患者、集体和社会的义务过程中，对自己行为应负道德责任的自觉认识和自我评价能力。具有稳定性和深刻性的特点。

8. C【**解析**】用于研究的人胚胎干细胞只能通过下列方式获得：①体外受精时多余的配子或囊胚。②自然或自愿选择流产的胎儿细胞。③体细胞核移植技术所获得的囊胚和单性分裂囊胚。④自愿捐献的生殖细胞。

9. E【**解析**】不伤害原则是指医务人员在整个医疗行为中，无论动机还是效果，均应避免对患者造成伤害。不伤害原则是底线原则，是对医务人员的最基本要求。

10. C【**解析**】不同专业岗位的医务人员，其工作具有相对独立性，因此工作中，应尽力为

对方提供方便、支持和帮助，这样才能建立良好的医际关系，才有利于共同目标的实现。

11. B【解析】我国人体试验的伦理原则包括：①医学目的原则。②知情同意原则。③维护受试者利益的原则。④随机对照的原则。

12. A【解析】协调医务人员之间关系的伦理要求包括：①共同维护患者的利益和社会公益。②彼此独立，互相支持。③彼此平等，互相尊重。④彼此信任，互相协作。⑤互相学习，共同提高。其中，维护患者的健康和生命，捍卫患者的正当权益，是医务人员的共同义务和天职，也是协调医务人员之间关系的思想基础和道德要求。

13. C【解析】医患关系中，患者的道德义务包括：①配合医者诊疗。②遵守医院规章制度，尊重医务人员及其劳动。③给付医疗费用。④保持和恢复健康。⑤支持临床学习和医学发展。对医疗机构及其医务人员进行监督，属于患者的权利。

14. E【解析】进行人胚胎干细胞研究，必须遵守以下行为规范：①利用体外受精、体细胞核移植技术、单性复制技术或遗传修饰获得的囊胚，其体外培养期限自受精或核移植开始不得超过 14 天。②不得将前款中获得的已用于研究的人囊胚植入人或任何其他动物的生殖系统。③不得将人的生殖细胞与其他物种的生殖细胞结合。④禁止买卖人类配子、受精卵、胚胎和胎儿组织。

15. D【解析】尊重患者，关爱生命；严谨求实，精益求精；优质服务，医患和谐等为《医疗机构从业人员行为规范》的内容。

16. A【解析】医学伦理的基本原则包括公正、有利、尊重、不伤害原则。保密、审慎、义务、良心属于医学道德的基本范畴。

18. E【解析】在临床过程中，医务人员应当确保患者或其家属的完全知情并有效同意，才可最终确定和实施拟定的治疗方案。对于特殊患者（婴幼儿患者、智残患者、精神病患者等）或需要实施保护性医疗的患者，因本人不能行使或不宜行使知情同意权，而由其家属或其他适合的代理人代行此权。此外，医方需尊重患者的生命权，结合本案例，医生应在做好认真解释的前提下，尽量争取家属配合，实施有效的抢救治疗。

20. B【解析】动机纯正是医学科研的伦理要求之一。科研动机决定着一个人科研选题的内容和方向。医学科研的动机是为了推进医学科学的发展，使其更好地维护和促进人类的健康。为此，医学科研人员要坚持为人民健康服务的方向，在选择课题、课题设计等方面应首先考虑国家、社会的利益和广大人民的健康需求。本例中，该教授虚构造假是受不良动机支配的。

22. A【解析】知情同意原则是人体试验受试者自主权的体现，因此，医学科研人员要给准备参加人体试验的受试者提供足够、正确的有关信息，并且使他们能够充分理解和有责任地回答他们的质疑。在此基础上，由受试者决定是否参加人体试验，且这种决定是完全自由的。根据题干信息，患者对药物研制开发中的情况一无所知，服药后出现不适，考虑医生违背了人体实验中的知情同意原则。

24. B【解析】尊重原则是指在医疗实践中，医务人员对患者的人格尊严及其自主性的尊重。患者的自主性是指患者对与自己有关的医护问题，经过深思熟虑后，所做出的合乎理性的决定并据此采取行动。如知情同意、知情选择、要求保守秘密、隐私等均是患者自主性的体现。本题中，病理结果可对患者本人不保密，但由于患者家属有冠心病，如何告知家属可尊重患者的选择。

25. E【**解析**】医患关系中，患者有权维护自己的隐私不受侵害，对于医务人员已经了解的患者隐私，患者享有不被擅自公开的权利。但当患者对他人或社会可能产生危害时，医生的干涉权或他的社会责任可以超越病人的这种权利要求，如患者患有传染病、有自杀的念头等情况，医生应根据具体情况，通知家属或有关部门。本题中，患者也应当履行义务，将感染或者发病的事实及时告知其伴侣。

第二章　专业理论——骨科基础理论

第一节　骨科影像学

一、单选题

1. 颈椎间盘突出症的主要诊断依据是

A. 颈椎 CT　　B. 颈椎 MRI

C. 临床表现和与之相应的影像学异常　　D. 颈肩痛、颈椎动力位 X 线片

E. 颈脊髓造影

2. 对于脊柱骨折后影像学检查，下列描述哪一项是错误的

A. X 线平片不能显示出椎管内受压情况

B. 凡中柱损伤或有神经症状者均需做 CT 检查

C. CT 检查可显示出椎体的骨折情况，还可以显示出有无碎骨片突出于椎管内，并可计算出椎管的前后径与横径损失程度

D. CT 检查不能显示出脊髓受损情况

E. MRI 检查不能显示骨折出血所致的信号改变和前方血肿

3. 关节结核的早期 X 线检查主要表现为

A. 以骨质破坏为主　　B. 局限性脱钙　　C. 骨质增生与破坏并存

D. 以骨质增生为主　　E. 关节间隙消失

4. 关于在骨关节结核的诊断中对 CT 或 MRI 检查的评价，下列哪项是不正确的

A. CT 检查对骨关节结核的诊断一定比传统 X 线检查优越

B. MRI 可以观察脊柱结核病灶是否累及脊髓

C. 可以发现椎体、附件病变和腰大肌脓肿，明确椎管内或椎管外病变

D. 可用于比较隐蔽或难于明确诊断和定位的脊柱结核和髋关节结核

E. 可早期发现髋关节内结核病灶位置和破坏范围

5. 要确诊为腰椎间盘突出症的患者，手术前除实验室化验检查外，首先最应做的检查是

A. 肌电图　　B. CT　　C. MRI

D. 腰椎管造影　　E. 腰椎正侧位 X 线平片

6. 关于骨科正规 X 线摄片的要求，最准确的说法是

A. 正位　　B. 侧位　　C. 双斜位

D. 轴心位　　E. 包括邻近一个关节的正侧位片

7. 骨巨细胞瘤的 X 线检查特征是

A. 骨端膨胀性、溶骨性、囊性破坏而无骨膜反应

B. 短骨膨胀，有蜂窝状骨吸收区夹杂钙化斑块
C. 自长骨干骺端突出的骨性病损
D. 骨膜板层状或葱皮状反应性骨形成和骨破坏
E. 长骨干骺端骨破坏和日光射线现象，有 Codman 三角

8. 良性骨肿瘤在 X 线片上可表现出
A. 骨皮质虫蚀样破坏与缺损
B. 病理性骨折
C. “日光射线”形态
D. Codman 三角
E. “葱皮”现象

9. 颅内压增高症的头颅 X 线平片影像特征，不可能出现的是
A. 头颅变大，颅骨变薄
B. 颅缝增宽
C. 脑回压迹增多、增深
D. 头颅变小，颅骨变厚
E. 蝶鞍改变

10. 在放射性核素肾静态显像中，下列疾病一般不会出现放射性缺损的是
A. 肾癌
B. 肾囊肿
C. 急性肾炎
D. 肾梗死
E. 肾脓肿

11. 颅内肿瘤的颅骨 X 线平片影像特征，不可能见到的是
A. 骨质增生和破坏
B. 内耳道的改变
C. 肿瘤的钙斑形态和位置
D. 蝶鞍的改变
E. 肿瘤的直接征象

12. 腹部 X 线侧位片上，肾结石可表现为
A. 位于脊柱影前方
B. 位于脊柱影后方
C. 与髂骨重叠
D. 与脊柱影重叠
E. 在椎间隙内

13. 良性骨肿瘤的 X 线表现为
A. 多处呈虫蛀状破坏
B. 骨膜反应明显
C. 出现“葱皮”现象
D. 边缘清楚
E. 空腔形成

14. 怀疑半月板损伤时最精确、理想的辅助检查方法是
A. X 线检查
B. 关节造影术
C. CT 检查
D. B 超检查
E. 关节镜检查

15. 肌电图或躯体感觉诱发电位，主要是检查
A. 骨关节损伤
B. 周围神经损伤
C. 肌肉损伤
D. 肌腱损伤
E. 炎症

16. 考虑脊髓损伤时进行影像学检查的最佳选择是
A. X 线平片
B. CR
C. CT
D. MRI
E. 脊髓造影

17. 诊断成人脊柱结核最可靠的依据是
A. 有低热、盗汗史
B. 全身虚弱，贫血
C. 红细胞沉降率快
D. 结核菌素试验阳性
E. X 线片示相邻椎体边缘模糊、椎间隙变窄

18. 骨与关节结核的影像学检查，下列不正确的是

A. X 线摄片不能作出早期诊断

B. 放射性核素骨显像可早期显示病灶，但不能作出定性诊断

C. CT 对显示病灶周围冷脓肿有独特优点

D. B 超对深部冷脓肿的位置、大小诊断价值不大

E. MRI 具有早期诊断的价值

19. 脊柱结核形成寒性脓肿的 X 线表现，下列不正确的是

A. 颈椎侧位片上显示气管后移

B. 颈椎侧位片上显示椎前软组织影增宽

C. 胸椎正位片上显示椎旁软组织影增宽

D. 腰椎正位片显示腰大肌阴影模糊

E. 腰椎正位片显示腰大肌阴影增宽

20. 髋关节结核的早期 X 线表现一般不会有

A. 局限性骨质疏松

B. 病理性后脱位

C. 关节间隙轻度变窄

D. 边缘型骨破坏

E. 显示肿胀的关节囊

21. 膝关节结核的 X 线表现中，错误的是

A. 髌上囊肿胀

B. 关节间隙变窄

C. 胫骨前脱位

D. 合并混合性感染时可有骨硬化

E. 局限性骨质疏松

22. 指骨 X 线片示骨干中心密度减低区骨皮质膨大，边缘整齐，阴影中心有钙化点。最大可能是

A. 骨囊肿

B. 内生软骨瘤

C. 成软骨细胞瘤

D. 成骨细胞瘤

E. 嗜酸性肉芽肿

23. 髋关节结核的晚期 X 线表现是

A. 股骨头消失

B. 病理性前脱位

C. 进行性关节间隙变窄

D. 边缘型骨破坏

E. 显示肿胀的关节囊

24. 女，35 岁。步行中后仰跌倒，右手掌撑地伤后 1 小时，右肩痛，不敢活动。查体：右肩方肩畸形，杜加斯（Dugas）征阳性。需要对右肩关节做的辅助检查是

A. 正位 X 线平片

B. 正侧位 X 线平片

C. 正位及穿胸位 X 线平片

D. CT

E. 肩关节镜

25. 男，10 岁。发热、咳嗽、咽痛 1 周，近 2 天颈背痛，头部不能屈伸和旋转，四肢无异常。为确诊，首先应行哪项检查

A. 外周血白细胞计数和分类

B. 颈段 MRI

C. 风湿全套检查

D. 颈椎侧位和张口位的 X 线平片

E. 颈部 CT

26. 男，30 岁。腰痛半年，行走困难 1 周前来就诊，查体：明显消瘦，胸腰段向后成角畸形，X 线片显示第 1 胸椎、第 1 腰椎椎体骨质破坏，椎间隙消失。首先考虑诊断为

A. 马尾神经瘤

B. 椎体转移癌压迫骨髓

C. 中枢性腰椎间盘突出症

D. 骨髓瘤向椎管内转移

E. 椎体边缘性结核

27. 一患者因重物击中头部出现颈部僵硬，为明确有无寰椎椎弓骨折，拟行 X 线检查，以下检查中能够明确诊断的是

A. 开口位片　　B. 正位片　　C. 切线位片
D. 斜位片　　E. 侧位片

28. 男，53 岁。左髋部疼痛 1 年，伴低热、盗汗、食欲缺乏及体重减轻。体检：右髋关节呈屈曲畸形，活动受限，托马斯（Thomas）征阳性，红细胞沉降率加快。X 线片示右髋关节间隙变窄，关节面有骨质破坏，右髋臼有 2cm 大小空洞，内有坏死骨片。最可能的诊断是

A. 化脓性髋关节炎　　B. 髋关节滑膜结核　　C. 髋关节骨型结核
D. 全髋关节结核　　E. 类风湿髋关节炎

二、共用题干单选题

（29~32 题共用题干）

男，40 岁。坐小轿车的前排司机旁，急刹车后右膝撞击前方仪表盘上，来院检查见右下肢短缩、屈曲、内收及内旋。

29. 最可能的诊断是

A. 右膝挫伤　　B. 右膝关节前脱位　　C. 右髋关节后脱位
D. 右髋中央型脱位　　E. 髌骨骨折

30. 应做何摄片

A. 右髋正侧片　　B. 右髋侧位片　　C. 右髋正侧位片
D. 右膝正侧位片　　E. 骨盆正位片

31. X 线片未见骨折，应如何治疗

A. 麻醉下复位及其术后牵引　　B. 切开复位
C. 非麻醉下复位　　D. 无须治疗
E. 手法复位后卧床 3 个月

32. 外伤治疗后扶双拐下地的时间一般在

A. 1 周后　　B. 2 周后　　C. 4 周后
D. 6 周后　　E. 8 周后

（33~35 题共用题干）

女，40 岁。连续行走时两侧臀、腿痛，需间歇性下蹲休息 2 年。开始能连续行走半小时，随后间歇期逐渐缩短，现在行走 200 米就出现症状，平卧时无症状。查体：第 4~5 腰椎间隙压痛，无放射，直腿抬高左、右均达 70°，两下肢感觉、肌力均正常。

33. 其诊断考虑为

A. 腰背部软组织劳损　　B. 腰椎间盘突出
C. 腰椎管肿瘤　　D. 腰椎滑脱症
E. 腰椎管狭窄症

34. 如果 X 线正侧位片显示第 4 腰椎椎体向前Ⅱ度滑脱，通常再进行哪项检查

A. 放射性核素骨扫描
B. 第 4~5 腰椎的 CT 检查

C. 腰椎左右 X 线斜位片

D. 抽血化验抗链球菌溶血素“O”、红细胞沉降率、黏蛋白、类风湿因子

E. 肌电图检查

35. 根据该患者的症状体征，第 4 腰椎椎体Ⅱ度滑脱的 X 线片表现最适宜采用哪一种治疗方案

A. 手术后路椎板切除减压

B. 卧硬板床休息 4 周

C. 石膏腰围带单腿固定 3 个月

D. 长期腰围固定

E. 脊柱后路内固定，椎间植骨融合

（36~37 题共用题干）

男，20 岁。打篮球跳起下落时扭伤左踝关节，外踝前下方肿胀，瘀斑，压痛，极度内翻位，外踝下方空虚，内翻角度明显增加。

36. 应首先进行的检查是

A. 踝关节 X 线片

B. 踝关节 CT

C. 下肢静脉彩色多普勒超声检查

D. 关节穿刺

E. 踝部 MRI

37. 如果踝关节 X 线示外侧关节间隙增宽，应诊断为

A. 左踝外侧副韧带完全断裂并踝关节半脱位

B. 左踝外侧副韧带完全断裂并外踝骨折

C. 左踝外侧副韧带部分断裂并踝关节半脱位

D. 左踝外侧副韧带轻度断裂

E. 左踝外侧副韧带部分断裂

（38~41 题共用题干）

男，50 岁。右髋部疼痛 3 年，加重 2 个月，伴跛行。酗酒史 10 年。查体：直腿抬高试验阳性，右“4”字征阳性。

38. 初步诊断为

A. 右股骨头缺血性坏死

B. 髋关节化脓性关节炎

C. 右髋关节创伤性滑膜炎

D. 右髋关节结核

E. 强直性脊椎炎并髋关节强直

39. 该患者首先应做的检查是

A. 查血流

B. 髋关节镜 + 活检

C. 拍摄双侧髋关节正位片

D. 拍摄腰椎正侧位片

E. 髋关节穿刺 + 细菌培养

40. 为进一步明确诊断，最有价值的检查是

A. 髋关节 B 超

B. 肌电图检查

C. 髋关节 MRI 检查

D. 查空腹血糖

E. 选择性髋关节血管造影

41. 最有利的康复措施是

A. 采用膝关节功能康复器

B. 术后定期进行高压氧和活血化瘀治疗

C. 术后 3 个月下地活动

D. 术后早期下地活动

E. 术后石膏固定 3 个月

（42~43 题共用题干）

男，41 岁。骑车与汽车相撞跌倒，右手撑地，随后腕部肿痛，活动障碍，检查后初步诊断为腕舟骨骨折。

42. 体格检查中可以初步确立诊断的依据是

A. 桡侧腕部肿胀
B. 腕关节桡侧偏受限
C. 腕屈伸受限
D. 纵向叩击第 3 掌骨头，腕部疼痛
E. 鼻烟窝部有明显压痛

43. 如果腕关节正侧位 X 线片未见明显异常，对确立诊断最为简单、适用的检查方法是

A. 腕关节体层摄片
B. 腕关节舟骨轴位 X 线片
C. 腕关节 CT
D. 放射性核素骨扫描
E. MRI

三、案例分析题

（44~47 题共用题干）

男，9 岁。摔伤致右前臂疼痛、肿胀、活动障碍 3 小时，查体：右前臂肿胀明显，局部压痛，可见瘀斑，可触及骨擦感。

44. 该患者应该首先考虑的诊断是

A. 右锁骨骨折
B. 右肱骨骨折
C. 右尺桡骨干双骨折
D. 右肩胛骨骨折
E. 右臂丛神经损伤
F. 右尺骨鹰嘴骨折

45. 该患者应该首先接受的检查是

A. X 线检查
B. 心电图
C. B 超
D. 肌电图
E. 神经传导电位
F. CT

46. 该患者 X 线片检查结果如图，该部位骨折最有可能合并

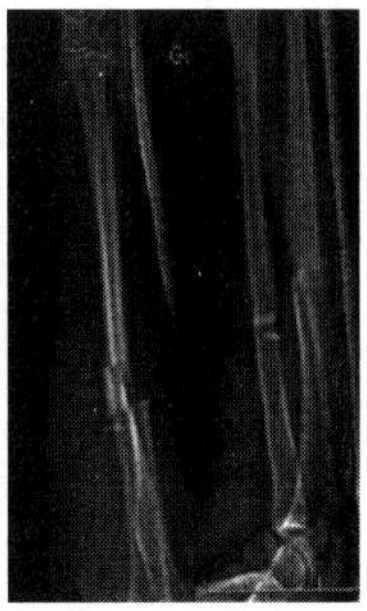

A. 臂丛神经损伤
B. 腋神经损伤
C. 肌皮神经损伤
D. 桡骨小头脱位
E. 正中神经损伤
F. 尺神经损伤

47. 该患者最可能出现的远期并发症是

A. 爪形手畸形
B. 前臂旋转功能障碍
C. 垂腕畸形
D. 拇指背伸不能
E. 分指功能受限
F. 餐叉样畸形

答案与解析

1. C　2. E　3. B　4. A　5. E　6. E　7. A　8. B　9. D　10. C　11. E　12. D　13. D　14. E　15. B　16. D　17. E　18. D　19. A　20. B　21. C　22. B　23. A　24. C　25. D　26. E　27. A　28. D　29. C　30. C　31. A　32. C　33. E　34. C　35. E　36. A　37. A　38. A　39. C　40. C

41. B　42. E　43. B　44. C　45. A　46. D　47. B

2. E【解析】MRI 检查既可以显示骨折出血所致的信号改变和前方血肿，还可显示因脊髓损伤所表现出的异常高信号。

3. B【解析】X 线检查对诊断骨与关节结核十分重要，但一般在起病 6~8 周后才有 X 线平片改变，故不能作出早期诊断。其特征性表现为区域性骨质疏松和周围少量钙化的骨质破坏病灶，周围可见软组织肿胀影。随着病变发展，可出现边界清楚的囊性变，并伴有明显硬化反应和骨膜反应。可出现死骨和病理性骨折。

5. E【解析】X 线平片通常作为腰椎间盘突出症的常规检查。一般拍摄腰椎正、侧位片，若怀疑脊椎不稳可以加照屈、伸动力位片和双斜位片。在腰椎间盘突出症的患者，腰椎平片的表现可以完全正常，但很多患者也会有一些阳性发现。在正位片上可见腰椎侧弯，在侧位片上可见生理前凸减少或消失，椎间隙狭窄。在 X 线平片上还可以看到纤维环钙化、骨质增生、关节突肥大、硬化等表现。

7. A【解析】骨巨细胞瘤典型的 X 线特征为骨端偏心位、溶骨性、囊性破坏而无骨膜反应，病灶膨胀生长、骨皮质变薄，呈肥皂泡样改变。

14. E【解析】关节镜检查可在直视下检查半月板，关节镜同时具有诊断和治疗作用。

15. B【解析】肌电检查和躯体感觉诱发电位对于判断神经损伤的部位和程度，以及观察损伤神经再生及功能恢复情况有重要价值。

17. E【解析】X 线平片表现以骨质破坏和椎间隙狭窄为主。中心型结核的骨质破坏集中在椎体中央，侧位片比较清楚。很快出现椎体压缩成楔状，前窄后宽。边缘型结核的骨质破坏集中在椎体的上下缘，表现为进行性椎间隙狭窄，并累及邻近两个椎体。可见脊柱侧凸或后凸畸形。椎旁软组织阴影（腰大肌）增宽。

21. C【解析】膝关节结核 X 线平片上仅见髌上囊肿胀与局限性骨质疏松。病程较长者可见到进行性关节间隙变窄和边缘性骨侵蚀。至后期，骨质破坏加重，关节间隙消失，严重时出现胫骨向后半脱位。无混合感染时骨质疏松十分严重；窦道形成出现混合感染时则表现为骨硬化。

22. B【解析】内生软骨瘤 X 线显示髓腔内有椭圆形透亮点，呈溶骨性破坏，骨皮质变薄无膨胀，溶骨区内有间隔或斑点状钙化影，骨膜下软骨瘤在一侧皮质形成凹形缺损，并可有钙化影。

24. C【解析】根据题干信息，患者考虑为右侧肩关节脱位。X 线片是首选检查，可以观察到有无合并骨折，还可以了解脱位的类型。

27. A【解析】前后位开口位片通常能清晰地反映寰椎骨折与解剖变化。该患者有头部外伤史，主要表现为颈部僵硬，可行开口位片了解有无寰椎椎弓骨折。

44. C【解析】根据患者有明确的外伤史，部位在右前臂，表现为疼痛、肿胀、活动障碍，局部骨擦感明显，首先考虑为右尺桡骨干双骨折。

45. A【解析】患者初步考虑为右尺桡骨干双骨折，应首先接受 X 线检查，以明确骨折脱位情况。

46. D【解析】该患者 X 线片显示右尺桡骨干双骨折，此处骨折最容易合并桡骨小头脱位。

锁骨骨折容易损伤臂丛神经。腋神经与肱骨外科颈紧邻，肱骨外科颈骨折易损伤腋神经。肱骨上中段骨折易引起肌皮神经损伤。正中神经损伤主要由腕管综合征引起，多为手腕部损伤所致。尺神经损伤主要由肘管综合征引起，多为肘关节损伤所致。

47. B【**解析**】尺桡骨干双骨折后，因为前臂肌肉发生血肿纤维化继而粘连，若处理不当会使前臂发生旋转功能受限。爪形手畸形及手指分指、并指障碍，多提示有尺神经损伤。垂腕畸形与拇指背伸不能，多见于桡神经损伤。餐叉样畸形，主要见于科利斯（Colles）骨折。

第二节　骨折概论

一、单选题

1. 肘关节骨折脱位可能并发

A. 损伤性骨化　B. 缺血性骨坏死　C. 缺血性肌挛缩

D. 动静脉损伤　E. 周围神经损伤

2. 青枝骨折的体征最主要的是

A. 骨擦音　B. 局部肿胀和瘀斑　C. 反常活动

D. 局部压缩和间接压缩　E. 患肢功能丧失

3. 嵌插骨折的主要诊断根据是

A. 骨折部的压痛和轴向叩击痛　B. 骨折部的反常活动

C. 骨折部软组织肿胀和瘀斑　D. 骨折部畸形

E. 骨折部的骨擦音和骨擦感

4. 骨折临床愈合后，骨痂的改造塑形情况主要取决于

A. 局部血供　B. 年龄因素　C. 固定方式

D. 骨痂量　E. 肢体活动和负重所形成的应力

5. 下列属于稳定骨折的是

A. 嵌插骨折　B. 斜形骨折　C. 螺旋形骨折

D. 粉碎性骨折　E. 爆裂性骨折

6. 右下肢被机动车轧伤，具备下列哪项可以诊断为骨折

A. 明显跛行　B. 骨擦音　C. 局部高度肿胀

D. 压痛明显　E. 下肢不能自主活动

7. 下述哪一项不是导致骨折延迟愈合或不愈合的因素

A. 感染　B. 软组织嵌入　C. 反复多次复位

D. 糖尿病　E. 没有达到解剖复位

8. 对开放性骨折正确的处理是

A. 去除所有游离骨块　B. 全部应用内固定

C. 不宜使用无菌刷刷洗患肢　D. 最好不用止血带

E. 清除所有坏死组织

9. 关于骨折愈合，下列说法正确的是
A. 骨折断面接触面小，愈合较快
B. 不同年龄骨折愈合差异不大
C. 骨折间有软组织嵌入，影响愈合
D. 开放性骨折清创时，应尽可能地摘除碎骨片
E. 行持续骨牵引治疗时，牵引力量越重越好
10. 在骨折的急救中，不正确的处理是
A. 首先抢救生命
B. 开放外露的骨折断端均应立即复位
C. 妥善的外固定十分重要
D. 可用当时认为最清洁的布类包扎伤口
E. 经妥善固定后，迅速转运
11. 一般骨折刚达到临床愈合时，正处于骨折愈合过程的哪一阶段
A. 原始骨痂形成期　B. 永久骨痂形成期　C. 骨折后 2 周以内
D. 血肿炎症机化期　E. 骨痂改造塑形期
12. 最易并发桡神经损伤的骨折是
A. 肱骨外科颈骨折　B. 肱骨干骨折　C. 肱骨髁上骨折
D. 肱骨髁间骨折　E. 桡骨近端 1/3 骨折
13. 关于骨折的治疗原则，下列哪项是正确的
A. 复位、固定及内外用药　B. 复位、固定、康复治疗
C. 复位、固定　D. 复位、固定及物理治疗
E. 固定、功能锻炼及内外用药
14. 下列可出现骨折专有体征的是
A. 裂隙骨折　B. 青枝骨折　C. 嵌插骨折
D. 骨盆骨折　E. 粉碎性骨折
15. 关于骨折的局部表现，下列哪项是正确的
A. 只有压痛、肿胀者不是骨折
B. 有肢体功能障碍者可确诊为骨折
C. 没有畸形者可排除骨折
D. 同时存在肿胀、瘀斑、功能障碍者可诊断为骨折
E. 有异常活动者可诊断为骨折
16. 关于骨折临床愈合的标准，下列哪项是错误的
A. 基本无压痛及　B. 无反常活动
C. X 线片显示骨折线消失　D. 无纵向叩击痛
E. X 线片显示骨折处有连续性骨痂
17. 新鲜骨折早期对位、对线不良，其最可能的后果是
A. 骨折不连接　B. 畸形愈合　C. 延迟愈合
D. 合并感染　E. 肢体残废

18. 骨折的早期常见并发症是
A. 损伤性骨化　B. 脂肪栓塞　C. 缺血性肌挛缩
D. 坠积性肺炎　E. 感染
19. 影响骨折愈合的因素不正确的是
A. 骨折附近软组织轻度淤血　B. 牵引过度及固定不牢固
C. 骨折有骨缺损　D. 骨折断端有软组织嵌入
E. 骨折周围软组织广泛损伤
20. 下列骨折不愈合的因素中哪项是错误的
A. 骨折处理超过 24 小时　B. 骨折部软组织损伤严重
C. 骨折断端血运差　D. 年龄小
E. 骨折断端间有软组织
21. 开放性骨折的处理中，下列哪项会影响骨折的愈合
A. 清洗伤口先从伤口周围开始，逐步扩大，最后冲洗伤口
B. 清创要争取在 6~8 小时内进行
C. 彻底切除污染的骨骼及一切碎骨块
D. 彻底切除无血运的组织
E. 修复损伤的肌腱、神经、血管，争取闭合伤口
22. 下列属于骨折专有体征的是
A. 瘀斑　B. 肿胀　C. 异常活动
D. 疼痛　E. 功能障碍
23. 下述哪项是骨折晚期并发症
A. 创伤性关节炎　B. 骨筋膜隔室综合征　C. 脂肪栓塞
D. 休克　E. 脊髓损伤
24. 骨折后最易发生缺血性骨坏死的部位是
A. 桡骨远端　B. 股骨头　C. 肱骨头
D. 锁骨远端　E. 胫骨内踝
25. 骨折整复的原则是
A. 近端对远端　B. 远端对近端　C. 两端互对
D. 两端相互重叠　E. 两端分离
26. 骨折后反复整复，最严重的并发症是
A. 骨折移位　B. 骨折不愈合　C. 骨折端刺破皮肤骨外露
D. 骨折延迟愈合　E. 膀胱坏死
27. 下列哪种情况骨折愈合快
A. 胫骨干中、下 1/3 骨折　B. 骨折周围软组织损伤较轻
C. 牵引过度，骨折段分离移位　D. 过早的功能锻炼
E. 感染
28. 下列属于诊断骨折的主要依据是
A. B 超检查　B. 病史与体征　C. 肢体畸形

D. 肢体功能障碍　　E. 全身表现

29. 骨折的临床专有体征是

A. 肿胀　　B. 压痛　　C. 瘀斑

D. 骨擦音　　E. 功能障碍

30. 下列哪项不是完全骨折

A. 横形骨折　　B. 螺旋形骨折　　C. 嵌插骨折

D. 裂缝骨折　　E. 压缩性骨折

31. 下列哪种情况骨折愈合好

A. 骨折后持续长期牵引

B. 为达到骨折解剖复位，可以进行多次手法复位

C. 切开清除骨折断端软组织，牢固固定，注意功能锻炼

D. 胫骨中下 1/3 骨折，切开复位

E. 开放性骨折，时间超过 12 小时

32. 骨折急救的主要方法是

A. 骨折固定　　B. 骨折复位　　C. 恢复功能

D. 解除疼痛　　E. 消除肿胀

33. 关于骨折愈合过程中的原始骨痂形成期，下列哪项是错误的

A. 膜内成骨形成的骨痂有内骨痂和外骨痂

B. 骨折断端坏死骨经爬行替代形成的骨痂，称为环状骨痂

C. 膜内成骨是骨折断端内外骨膜生成的骨样组织钙化

D. 骨折部的纤维组织转化为软骨组织，再转化成骨，称为软骨内成骨

E. 此期 X 线片上骨折线已消失

34. 下列哪项并发症不发生于骨折晚期

A. 骨化性肌炎　　B. 骨缺血性坏死　　C. 创伤性关节炎

D. 关节僵硬　　E. 脂肪栓塞

35. 下列哪种骨折愈合最慢

A. 肱骨髁上骨折　　B. 胫骨中、下 1/3 骨折　　C. 股骨转子间骨折

D. 胫骨内髁骨折　　E. 桡骨远端骨折

36. 骨折的专有体征是

A. 疼痛　　B. 功能障碍　　C. 异常活动

D. 肿胀　　E. 瘀斑

37. 下列选项中，伸直型肱骨髁上骨折的最严重并发症是

A. 正中神经损伤　　B. 畸形愈合形成肘内翻

C. 前臂肌肉缺血性挛缩　　D. 骨化性肌炎

E. 关节僵硬

38. 下述骨折均是稳定骨折，除外

A. 青枝骨折　　B. 斜形骨折　　C. 裂缝骨折

D. 嵌插骨折　　E. 横形骨折

39. 下述哪项骨折为稳定骨折

A. 单一桡骨干的斜骨折　　B. 尺、桡骨双骨的青枝骨折

C. 股骨颈骨折内收型　　D. 伸直型肱骨髁上骨折

E. 股骨干的粉碎性骨折

40. 嵌插骨折最重要的体征是

A. 骨擦音或骨擦感　　B. 局部肿胀和瘀斑　　C. 间接叩击痛

D. 严重功能障碍　　E. 畸形

41. 男，40 岁。患下肢脊髓灰质炎后遗症，因车祸后急诊就诊。查体：右膝关节上部明显肿胀，皮下淤血，肢体疼痛，不敢活动。为尽快而又简捷地确定有无骨折发生，应选择的检查是

A. 测量肢体长度　　B. 检查足背动脉有无搏动

C. 活动膝上部检查有无异常活动或骨擦音　　D. X 线摄片

E. 膝关节穿刺

42. 老年患者，前臂外伤 25 小时余来诊。查体：体温 37.9℃，前臂畸形、反常活动，伤口流血，腕手活动自如。应考虑为

A. 桡神经损伤　　B. 尺神经损伤　　C. 开放性骨折

D. 正中神经损伤　　E. 前臂肌腱损伤

43. 女，50 岁。开放性右胫骨中下 1/3 双段骨折，伤后 4 小时清创，超长钢板螺钉固定。拆线时伤口皮缘部分坏死，无感染。术后 1 个月持双拐下地，患肢不负重而被动运动，术后半年 X 线片显示对位佳，近折线模糊，远折线较清晰，骨痂少。最主要的原因是

A. 血供不足　　B. 内固定物选择不当　　C. 年龄过大

D. 小腿软组织条件不佳　　E. 功能锻炼不够

44. 女，12 岁。半小时前从自行车后座上摔下右肘撑地，后肘上肿痛。医师检查发现下列情况即考虑为肱骨髁上骨折，其主要依据是

A. 肘关节活动障碍　　B. 肘部反常活动　　C. 肘上明显肿胀

D. 压痛明显　　E. 肘部有皮下淤血

45. 右前臂尺桡骨开放性骨折，清创复位，石膏外固定后 36 小时，患者出现高热，脉快，白细胞计数明显增高，伤口有大量恶臭渗出液，X 线片显示皮下有气体，触诊有握雪感。应首先考虑为

A. 血肿吸收　　B. 组织吸收　　C. 伤口严重化脓感染

D. 气性坏疽　　E. 骨筋膜隔室综合征

46. 路遇一车祸患者，右小腿中段开放性骨折，伤口流血，肢体畸形。应该如何处理为好

A. 寻找木板、树枝将肢体妥善固定

B. 在全身情况尚可的情况下，用清洁手帕包扎伤口，用围巾、外衣等将肢体与健肢一起绑扎，急送医院

C. 告知医院地址，以便伤员能尽快送来诊治

D. 积极联系救护车运送

E. 观察等待

47. 女，26 岁。车祸致左前臂开放性骨折，前臂创口照片及 X 线检查结果如图，试判断为开放性骨折几度

A. Ⅰ度　　B. ⅢB 型　　C. ⅢA 型

D. ⅢC 型　　E. Ⅱ度

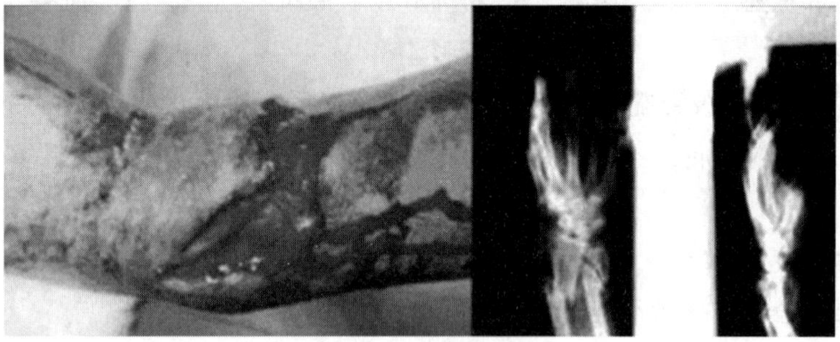

二、共用题干单选题

（48~49 题共用题干）

男，45 岁。外伤后致胫腓骨中 1/3 骨折，手法复位后，长腿石膏管型外固定。4 周后，石膏管型于膝部有折断，未处理，3 个月后 X 线复查见骨折略有移位，骨折线清晰。

48. 影响骨折愈合的最主要的原因是

A. 年龄较大　　B. 骨折段血液供血不足　　C. 伤口有感染

D. 周围软组织挫伤严重　　E. 骨折固定不确实

49. 该患者下一步的处理是

A. 骨外固定器固定

B. 切开复位、植骨内固定

C. 切开复位、植骨内固定加长腿石膏外固定

D. 切开复位、植骨及长腿石膏管型外固定

E. 更换长腿石膏管型，继续外固定

答案与解析

1. A　2. D　3. A　4. E　5. A　6. B　7. E　8. E　9. C　10. B　11. E　12. B　13. B　14. E　15. E　16. C　17. B　18. B　19. A　20. D　21. C　22. C　23. A　24. B　25. B　26. B　27. B　28. B　29. D　30. D　31. C　32. A　33. E　34. E　35. B　36. C　37. C　38. B　39. B　40. C　41. C　42. C　43. A　44. B　45. D　46. B　47. C　48. E　49. E

1. A【解析】关节扭伤、脱位或关节附近的骨折，特别是肘关节，骨膜剥离后，形成骨膜

下血肿。若处理不当，血肿机化并可在关节附近的软组织内形成广泛的骨化，造成严重关节活动功能障碍，称为损伤性骨化。

2. D【解析】青枝骨折是发生在儿童的长骨的一种骨折类型，受到外力时，骨干变弯，但无明显的断裂和移位。

3. A【解析】嵌插骨折是骨折片相互嵌插的一种骨折类型，多见于股骨颈骨折，即骨干的骨密质嵌插入骨松质内，常不出现异常活动和骨端的摩擦，畸形也不明显。由于两端嵌插紧密，对肢体负重及行走影响不大。骨折嵌插后骨髓腔内血液外渗较少或不宜渗出，故局部可无肿胀及瘀斑表现。

4. E【解析】骨痂的改造塑形主要由骨折断端骨痂所受到的应力来决定。

5. A【解析】嵌插骨折属于稳定骨折。B、C、D、E 四项均属于不稳定骨折。

7. E【解析】骨折后复位达到功能复位，也可愈合。影响愈合的主要因素：①年龄。②健康状况。③骨折部位的类型与血液供应。④软组织损伤程度、嵌入与否。⑤感染情况。⑥不当的治疗方法。A、B、C、D 四项，均是导致骨折延迟愈合或不愈合的因素。

12. B【解析】肱骨干中段后方有桡神经沟，其内桡神经紧贴骨面行走，肱骨中下段骨折容易合并桡神经损伤。

14. E【解析】骨折的特有体征是畸形、异常活动、骨擦感（音），可见于粉碎性骨折等。有些骨折如裂缝骨折、嵌插骨折、脊柱骨折及骨盆骨折，没有上述典型的骨折特有体征。青枝骨折无明显的断裂和移位，也没有上述典型的骨折体征。

15. E【解析】异常活动是骨折的特有体征之一，正常情况下肢体不能活动的部位，骨折后出现异常活动。具有骨折特有体征之一者，即可诊断为骨折。

16. C【解析】骨折临床愈合标准：①局部无压痛及纵向叩击痛。②局部无异常活动。③X线片显示骨折处有连续性骨痂，骨折线模糊。

18. B【解析】骨折的早期并发症有如下几种：①休克。②脂肪栓塞综合征。③重要内脏器官损伤。④重要周围组织损伤。⑤骨筋膜隔室综合征。

20. D【解析】不同年龄骨折愈合差异很大，如新生儿股骨骨折 2 周后即可达到坚固愈合，成人股骨骨折一般需 3 个月左右。儿童骨折愈合较快，老年人则所需时间更长。

24. B【解析】股骨颈骨折时股骨头的血供受到损害，尤其是股骨颈骨折头下型，股骨头完全游离在髋臼和关节囊内自由转动，血液循环大部中断，此类骨折愈合困难，股骨头易发生缺血性坏死。

25. B【解析】骨折整复的原则是先纠正重叠短缩，远端对近端，矫正各种移位及成角。

26. B【解析】反复整复可导致局部血运受损，影响骨折愈合，最严重的并发症是骨折不愈合。

30. D【解析】裂缝骨折和青枝骨折是不完全骨折。

31. C【解析】骨折后牵引仅适合于部分骨折，且有一定期限。多次手法复位易致骨折不愈合。胫骨中下 1/3 处肌组织附着更少，加上髓腔滋养血管单一，从近侧到该处滋养血管已很细，骨膜血管又欠丰富，这就使胫骨中下 1/3 处血供很差，骨折后愈合能力和抗感染能力均差。开放性骨折超过 8 小时，容易感染，导致骨折不愈合。

33. E【解析】原始骨痂形成期，成人一般需 3~6 个月。首先形成内骨痂和外骨痂，骨内、外膜增生，新生血管长入，成骨细胞大量增生，合成并分泌骨基质，使骨折断端附近内、外形成的骨样组织逐渐骨化，形成新骨，即膜内成骨。由骨内、外膜紧贴骨皮质内、外形成的新骨，分别称为内骨痂和外骨痂。原始痂形成期X线平片上可见骨折处有梭形骨痂阴影，但骨折线仍隐约可见。

34. E【解析】脂肪栓塞综合征是骨折早期并发症之一，发生于成人，是由于骨折处髓腔内血肿张力过大，骨髓被破坏，脂肪滴进入破裂的静脉窦内，可引起肺、脑脂肪栓塞。骨折晚期并发症：①坠积性肺炎。②压疮。③下肢深静脉血栓形成。④感染。⑤损伤性骨化。⑥创伤性关节炎。⑦关节僵硬。⑧急性骨萎缩。⑨缺血性骨坏死。⑩缺血性肌挛缩。

37. C【解析】伸直型肱骨髁上骨折由于近折端向前下移位，极易压迫肱动脉或刺破肱动脉，加上损伤后的组织反应，局部肿胀严重，均会影响远端肢体血液循环，导致前臂骨筋膜室综合征。如果早期未能作出诊断及正确的治疗，可导致缺血性肌挛缩，严重影响手的功能及肢体的发育，是最严重的并发症。

38. B【解析】稳定骨折包括嵌插骨折、青枝骨折、横形骨折、裂缝骨折等。斜形骨折属于不稳定骨折。

39. B【解析】青枝骨折属于稳定骨折。不稳定骨折包括斜形骨折，螺旋形骨折，粉碎性骨折，多段骨折等。

41. C【解析】骨折的三个特有体征是畸形、异常活动以及骨擦感音。具有以上三个骨折特有体征之一者，即可诊断为骨折。

42. C【解析】此患者前臂外伤后出现前臂畸形，反常活动，提示骨折；伤口流血，说明为开放性骨折。腕手活动自如，无神经、肌腱损伤。

46. B【解析】根据骨折急救原则，首先确定患者无休克等威胁生命的情况后，首先应进行伤口包扎，现场急救可用最清洁的布类如手帕包扎。其次是妥善固定，可就地取材如树枝、木棍、木板等。若无可利用的材料时，可将患肢与对侧健肢捆绑起来，起相对固定的作用。

47. C【解析】开放性骨折Ⅰ度，为皮肤由骨折端自内向外刺破，软组织损伤轻。Ⅱ度为皮肤破裂或压碎，皮下组织与肌组织中度损伤。Ⅲ度为广泛的皮肤、皮下组织与肌肉严重损伤，常合并血管、神经损伤。Gustilo－Anderson又将Ⅲ度分为三个亚型，即ⅢA型，软组织严重缺损，但骨膜仍可覆盖骨质；ⅢB型，软组织严重缺损伴骨外露；ⅢC型，软组织严重缺损，合并重要血管损伤伴骨外露。

第三节 骨科康复

一、单选题

1. 肩关节周围炎的主要治疗方法是

A. 制动　　B. 理疗　　C. 推拿按摩

D. 针灸　　E. 功能锻炼

2. 一患者6周前行走时摔倒，造成右腕部肿胀，活动障碍，X线摄片证实为右腕Colles骨

折，予以整复后石膏外固定，6 周拆除石膏后发现右手腕及各手指屈伸均明显受限，其主要原因是

A. 骨折时可能合并手指的关节损伤

B. 骨折时可能合并正中神经或尺神经损伤

C. 骨折时可能合并手指的屈肌腱损伤

D. 骨折后使用石膏造成压迫，引起手的活动障碍

E. 骨折石膏固定期间手指的主、被动活动限制，造成僵直

3. 男，30 岁。从高处摔下致左胫骨开放性骨折 8 小时，软组织损伤严重，清创后，正确的处理是

A. 采用骨外固定器固定　B. 复位后用石膏托固定

C. 扩大伤口用钢板螺丝钉内固定　D. 克氏针交叉固定，术后使用外固定

E. 持续跟骨牵引

4. 男，26 岁。左肩关节前脱位，经手法复位后固定，其肩关节固定的位置为

A. 肩关节置于内收、内旋位，屈肘 90°　B. 肩关节置于外展、外旋、伸肘位

C. 肩关节置于外展、外旋位，屈肘 90°　D. 肩关节置于外展、内旋位，屈肘 90°

E. 肩关节置于内收、内旋、伸肘位

二、共用题干单选题

（5~7 题共用题干）

男，40 岁。乘坐公共汽车时，右腿搁在左大腿上，突遇车祸，向前冲撞倒地，现右髋疼痛，活动障碍。查体：右下肢短缩，呈屈曲、内收、内旋畸形。

5. 其诊断首先应考虑

A. 股骨颈骨折　B. 股骨转子间骨折　C. 骨盆骨折

D. 髋关节前脱位　E. 髋关节后脱位

6. 根据该患者情况，应选择以下哪一种治疗方案

A. 闭合复位内固定　B. 切开复位

C. 持续骨牵引，闭合复位 6 周　D. 手法复位后，皮肤牵引 4 周

E. 手法复位后，石膏固定 3 个月

7. 该患者治疗 4 周后，自行下地负重行走，正常活动，预计可能发生哪一种情况

A. 习惯性关节脱位　B. 股骨头缺血性坏死　C. 神经损伤

D. 关节强直　E. 髋部骨化性肌炎

（8~9 题共用题干）

女，35 岁。前臂被铁棒击伤，X 线片显示尺、桡骨骨折，近端平行排列，而骨折远端则桡骨重叠于尺骨之上。

8. 首选的治疗方案是

A. 手法复位，小夹板外固定　B. 手法复位，外固定支架固定

C. 手法复位，管型石膏外固定　D. 切开复位，内固定

E. 持续骨牵引

9. 在治疗和康复中关键要防止

A. 骨折不愈合

B. 前臂旋前功能障碍

C. 肘关节屈伸功能障碍

D. 腕关节屈伸功能障碍

E. 损伤性骨化

答案与解析

1. E 2. E 3. A 4. A 5. E 6. D 7. B 8. C 9. B

1. E【**解析**】无论病程长、短，症状轻、重，均应每日进行肩关节的主动活动，活动以不引起剧痛为限。如不配合功能锻炼，很容易遗留不同程度的功能障碍。

2. E【**解析**】关节僵直是石膏外固定的常见并发症。患者右腕 Colles 骨折，予以整复后石膏外固定，6 周拆除石膏后发现右手腕及各手指屈伸均明显受限，考虑最可能为石膏固定期间手指活动受限，造成僵直。

4. A【**解析**】肩关节前脱位经手法复位后，固定时一般将肩关节置于内收、内旋位，前部关节囊最松弛，还需屈肘 90°。

6. D【**解析**】对于髋关节后脱位的治疗，常用手法复位，复位后患肢做皮肤牵引或穿丁字鞋 2~3 周。在合并有关节内骨折的情况下，才考虑切开复位与内固定。

7. B【**解析**】过早负重活动会损伤髋部神经和血管，使股骨头血供减少引起股骨头缺血性坏死。髋关节后脱位一般复位 4 周后，扶双拐下地活动；3 个月后可完全承重。再脱位常因阻碍复位因素未消除。

第三章　专业理论——骨科学的常见病种

第一节　上肢骨、关节损伤

一、单选题

1. 锁骨骨折可发生下列哪种合并损伤

A. 第2、3颈神经根损伤　　B. 胸锁乳突肌损伤

C. 副神经损伤　　D. 膈神经损伤

E. 臂丛神经损伤

2. 锁骨骨折最常见的部位是

A. 外侧1/3　　B. 中外1/3交界　　C. 中1/3

D. 中内1/3交界　　E. 内1/3

3. 伸直型肱骨髁上骨折常见下列哪种并发症

A. 肱骨下端缺血性坏死　　B. 脂肪栓塞　　C. 血管神经损伤

D. 骨折局部感染　　E. 肱二头肌断裂

4. 对于桡骨远端骨折，以下情况适合非手术治疗的是

A. 骨折有严重的移位　　B. 粉碎性骨折

C. 复位丢失　　D. 关节外简单骨折

E. 涉及关节的剪切骨折和压缩性骨折

5. 桡骨头半脱位的常见发生年龄及处理方法是

A. 5~10岁小儿，手法复位、三角巾悬吊

B. 6~8岁小儿，手法复位、石膏外固定

C. 10岁儿童，切开复位内固定

D. 5岁以下幼儿，手法复位、复位后不固定

E. 成年人，切开复位内固定

6. 肱骨中段粉碎性骨折，最好选用的治疗方法是

A. 加压钢板固定　　B. 骨牵引治疗　　C. 手法复位，夹板固定

D. 普通钢板固定　　E. 髓内针固定

7. 肱骨干中段骨折或手术最容易造成的并发症是

A. 桡神经损伤　　B. 肌皮神经损伤　　C. 正中神经损伤

D. 肱动静脉损伤　　E. 尺神经损伤

8. 臂部受伤后出现腕下垂，此时最可能是

A. 锁骨骨折　　B. 肩关节脱位　　C. 肱骨外科颈骨折

D. 肱骨干骨折　　E. 肱骨髁上骨折

9. 科利斯（Colles）骨折时，以下情况最少见的是

A. 骨折畸形愈合　　B. 合并下尺桡关节脱位　　C. 合并尺骨茎突骨折

D. 合并腕三角软骨盘破裂　　E. 骨折不愈合

10. 肱骨干骨折切开复位内固定的手术指征，不正确的是

A. 反复手法复位失败，骨折断端对位对线不良，愈合后影响功能者

B. 同一肢体有多发性骨折

C. 骨折有分离移位者

D. 复位良好、骨折断端对位对线良好

E. 陈旧骨折不愈合

11. 关于肱骨外科颈骨折的描述，正确的是

A. 多见于5岁以下儿童　　B. 位于解剖颈上方

C. 杜加斯（Dugas）征阳性　　D. 位于大小结节移行部位

E. 以手术治疗为主

12. Colles骨折典型“餐叉样”畸形的形成原因是桡骨远端骨折块向

A. 掌侧移位，桡骨短缩　　B. 背侧及桡侧移位，桡骨短缩

C. 桡侧及掌侧移位　　D. 尺侧及背侧移位

E. 掌侧移位，向背侧成角

13. 史密斯（Smith）骨折的典型移位包括

A. 远侧端向掌侧、尺侧移位　　B. 远侧端向尺侧移位

C. 远侧端向桡、背侧移位　　D. 近侧端向背侧移位

E. 近侧端旋转移位

14. 关于Smith骨折，下列最确切的描述是

A. 桡骨远端经关节面的骨折　　B. 桡骨远端骨折合并腕关节脱位

C. 桡骨远端骨折合并尺骨茎突骨折　　D. 桡骨远端伸直型骨折

E. 桡骨远端屈曲型骨折

15. 加莱亚齐（Galeazzi）骨折是指

A. 尺桡骨中段骨折　　B. 尺骨远端骨折合并桡骨近端骨折

C. 尺骨近端骨折合并上尺桡关节脱位　　D. 桡骨远端骨折合并下尺桡关节脱位

E. 尺骨远端骨折合并桡骨头脱位

16. 桡骨茎突位于尺骨茎突平面以远

A. 0.5cm　　B. 1.0~1.5cm　　C. 1.6~1.8cm

D. 1.9~2.0cm　　E. 2.0cm以上

17. 肱骨髁上骨折损伤肱动脉未予早期处理，后期将出现

A. Volkman缺血性肌挛缩　　B. 垂腕畸形　　C. 爪形手畸形

D. 并指畸形　　E. 槌状指畸形

18. 对前臂双骨折治疗的论述，不正确的是

A. 可采用手法复位外固定治疗

B. 若一骨干为横形骨折，另一骨干为斜形骨折，手法复位时应先复位横形骨折
C. 尺桡骨均为横形骨折，且骨折发生在中段，应先复位桡骨
D. 应警惕骨筋膜隔室综合征的发生
E. X线检查证实骨折愈合前，禁止前臂旋转活动

19. 尺桡骨骨折继发前臂缺血性肌挛缩造成的将有畸形是
A. 爪形手畸形　B. 垂腕畸形　C. 猿手畸形
D. 枪刺刀畸形　E. 餐叉样畸形

20. Colles 骨折远端的典型移位是
A. 向尺侧及背侧移位　B. 向桡侧及背侧移位
C. 向尺侧及掌侧移位　D. 向桡侧及掌侧移位
E. 只向背侧移位

21. 肱骨中下 1/3 骨折容易并发
A. 动静脉损伤　B. 周围神经损伤　C. 缺血性肌挛缩
D. 缺血性骨坏死　E. 损伤性骨化

22. 下列哪项是 Colles 骨折最有诊断意义的体征
A. 局部肿胀并有骨擦感　B. 典型畸形
C. 局部压痛　D. 反常活动
E. 手功能受限

23. Colles 骨折经手法复位石膏固定，固定姿势是
A. 掌屈尺偏位　B. 掌屈桡偏位　C. 功能位
D. 中立位　E. 休息位

24. Smith 骨折的典型移位是
A. 近侧端旋转移位　B. 远侧端向尺侧移位
C. 近侧端向背侧移位　D. 远侧端向桡、背侧移位
E. 远侧端向掌侧、尺侧移位

25. 下述哪一项不宜列为闭合性骨折手术复位的适应证
A. 关节内骨折移位，手法复位失败
B. 骨折移位，非手术治疗未获解剖复位
C. 软组织嵌入骨折断端间，手法不能摆脱
D. 粉碎性骨折移位，经过非手术治疗未达到功能复位要求
E. 骨折合并主要血管损伤

26. 前臂缺血性肌挛缩，多见于
A. 尺、桡骨骨折　B. 桡骨骨折　C. Colles 骨折
D. 肱骨髁上骨折　E. 尺骨骨折

27. 肱骨干骨折，骨折线在三角肌止点以上、胸大肌止点以下，骨折远端移位主要是由于
A. 胸大肌牵拉
B. 背阔肌牵拉
C. 大圆肌牵拉

D. 三角肌、喙肱肌、肱二头肌、肱三头肌牵拉

E. 肱桡肌牵拉

28. 男，73 岁。乘车急刹车时摔倒，左桡骨 Colles 骨折，明显移位。关于该病例，下列说法不正确的是

A. 手法复位最好在局部麻醉下完成

B. 整复后可用石膏托或小夹板固定

C. 骨折断端血肿越大对膜内成骨越有利，骨折愈合速度越快

D. 整复时应将患腕固定在掌屈尺偏的位置

E. 查体时能见餐叉样畸形

29. 女，47 岁。跌倒时手掌着地，致桡骨远端骨折，下列处理方法中正确的是

A. 切开复位内固定　　B. 闭合复位，外固定支架固定

C. 悬吊牵引　　D. 骨牵引

E. 手法复位，石膏外固定

30. 男，26 岁。左上肢外展位跌倒，手掌着地，当即左肩肿痛。查体：左肩部饱满，局部稍下方凹陷有明显压痛，患肩活动障碍。最可能的诊断是

A. 左肩关节前脱位　　B. 左肩软组织损伤　　C. 肱骨外科颈骨折

D. 左锁骨骨折　　E. 左肩关节后脱位

31. 女，40 岁。参加劳动 1 周后，右肘关节痛，活动用力后加重，右肘外侧压痛，右肘腕伸肌紧张试验（Mills 试验）阳性，皮肤无红肿。首先考虑的诊断是

A. 肱骨外上髁炎　　B. 肘关节结核　　C. 肘关节应力性骨折

D. 右肘外侧副韧带损伤　　E. 桡神经损伤

32. 男，25 岁。右股骨干骨折已 1 年半，目前仍有短缩畸形和反常活动，X 线片示两骨折断端已被硬化骨封闭，目前应采取的治疗是

A. 手法复位，牵引固定　　B. 手术切除硬化骨，植骨加钢板固定

C. 加强康复治疗　　D. 观察 2~3 周

E. 手法复位，石膏外固定

33. 男，14 岁。左肱骨髁上骨折已行手法复位，石膏托外固定。患肢肿胀较明显，为了早期观察是否有骨筋膜隔室综合征，要特别注意以下哪项

A. 有无运动麻痹

B. 患肢有无静息痛，手指被动伸直有无障碍，伸指时是否加剧疼痛

C. 桡动脉搏动是否消失

D. 手及前臂有无苍白、发绀

E. 患肢肿胀程度

34. 女，21 岁。2 小时前车祸摔倒，右肘关节伸直位手掌着地，肘部肿胀，活动障碍，肱骨远端压痛明显，肘后三角关系未见改变，X 线检查示右肱骨髁上骨折。经复位屈肘位石膏固定后，出现指端皮肤苍白、发冷并感觉麻木等。最应考虑为

A. 损伤性骨化　　B. 肱动脉挫伤　　C. 骨筋膜隔室综合征

D. 正中神经挫伤　　E. 缺血性肌挛缩

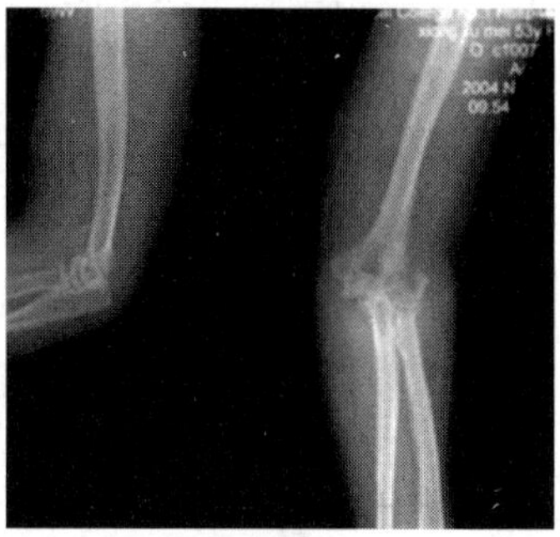

35. 女，69 岁。因摔倒时手掌着地，感右肘关节肿痛、畸形，X 线摄片如图。根据该患者的临床表现及影像学检查结果，判断最可能的诊断为

A. 右肱骨小头骨骺分离

B. 右肱骨外髁骨折

C. 右肱骨外上髁骨折

D. 右肱骨内上髁骨折

E. 右肱骨内髁骨折

36. 男，64 岁。2 天前因车祸致左上肢疼痛，X 线检查示左肱骨中下 1/3 骨折，查体：垂腕、垂指畸形，应采取哪种治疗

A. 手法复位后，夹板或石膏固定观察 2~3 个月；伸腕伸指不见恢复，再手术治疗

B. 牵引治疗

C. 手术切开复位，内固定

D. 复位后夹板固定

E. 复位后石膏固定

37. 中年男性，不慎跌倒摔伤右肩，以左手托右肘部来诊。头向右倾，查体见右肩下沉，右上肢功能障碍。胸骨柄至右肩峰连线中点隆起，并有压痛。其可能的诊断是

A. 肩关节脱位　　B. 肱骨外科颈骨折　　C. 肱骨解剖颈骨折

D. 锁骨骨折　　E. 肩胛骨骨折

38. 患者肱骨中段骨折已 6 个月，局部有异常活动，X 线片对位对线良好，但仍有骨折线，骨痂极少，骨端有硬化现象，采用何种治疗为宜

A. 外固定支架固定　　B. 钢板内固定 + 石膏外固定

C. 钢板内固定 + 植骨 + 石膏外固定　　D. 胸肩肱石膏外固定

E. 继续小夹板固定

二、共用题干单选题

（39~40 题共用题干）

男，30 岁。掰腕时突觉右上臂剧痛，畸形，急诊 X 线片示右肱骨干骨折。

39. 关于肱骨干骨折的说法，下列哪项不正确

A. 该骨折可采用悬垂石膏治疗

B. 该骨折不易并发神经损伤

C. 该骨折可采用绞锁髓内钉治疗

D. 肱骨干中下 1/3 骨折易导致骨折不愈合

E. 该骨折可采用夹板治疗

40. 该骨折不易出现下列哪种症状

A. 垂腕　　B. 拇指不能外展　　C. 掌指关节不能伸直

D. 拇指不能对掌　　E. 虎口区感觉障碍

（41~44 题共用题干）

男，33 岁。右上臂中段齿轮绞伤，仅上臂内侧有一宽 2cm 皮肤相连，相连的皮肤挫伤严

重，其余组织均完全离断。

41. 该伤者应诊断为

A. 右肱骨开放性骨折伴软组织严重撕裂伤
B. 右肱骨开放性骨折伴血管、神经断裂
C. 右开放性骨折
D. 右上臂不完全离断
E. 右上臂完全离断

42. 该伤者手术过程中修复组织的顺序依次为

A. 固定肱骨→修复动、静脉各1条→清创→修复肌肉→修复神经→修复其余动、静脉→缝合皮肤
B. 清创→固定肱骨→修复肌肉→修复神经→修复动、静脉→缝合皮肤
C. 清创→固定肱骨→修复神经→修复动、静脉→修复肌肉→缝合皮肤
D. 清创→固定肱骨→修复肌（肉）腱→修复动、静脉→修复神经→缝合皮肤
E. 固定肱骨→清创→修复动、静脉各1条→修复肌肉→修复神经→修复其余动、静脉→缝合皮肤

43. 修复的动、静脉血管的比例宜为

A. 1∶1
B. 1∶2
C. 1.3∶1
D. 1∶4
E. 2∶1

44. 该伤者术后18小时，发现患手指端发绀、毛细血管回流加快、张力较高，指端切开出血（呈暗紫色）较活跃。此时考虑最可能为

A. 动脉痉挛
B. 动脉栓塞
C. 术后正常表现
D. 动脉血供中断
E. 静脉回流障碍

（45~47题共用题干）

女，60岁。跌倒时左前臂旋前，腕背伸，手掌着地。

45. 查体见左腕畸形如图，关节肿胀、功能障碍。最可能的诊断和合适的处理是

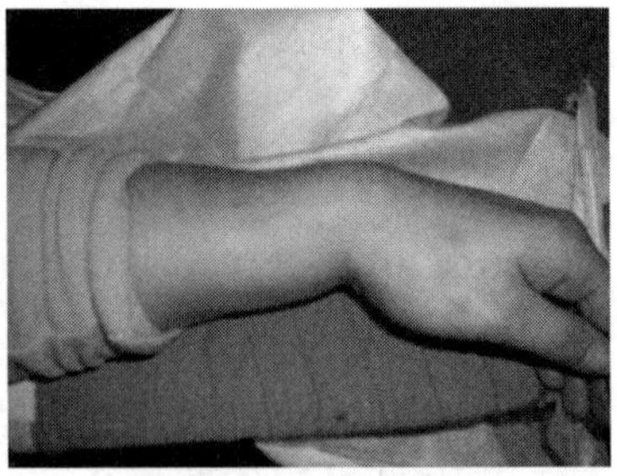

A. 屈曲型桡骨远端骨折，手法复位外固定
B. 屈曲型桡骨远端骨折，手法复位内固定
C. 伸直型桡骨远端骨折，手法复位外固定
D. 伸直型桡骨远端骨折，手法复位内固定
E. 尺桡骨远端双骨折，手法复位内固定

46. 行手法复位石膏固定，应维持在哪种位置

A. 腕关节功能位
B. 腕关节背屈桡偏位
C. 腕关节背屈尺偏位
D. 腕关节掌屈桡偏位
E. 腕关节掌屈尺偏位

47. 该患者经急症处理后，随访观察过程中正确的处理是

A. 积极锻炼肩、肘、手指活动，直至骨折愈合
B. 待患肢肿胀消退后改用塑料支具固定
C. 固定2周后，去固定，开始腕关节活动锻炼，并逐渐做前臂旋转活动
D. 石膏固定2周后改用夹板固定，开始腕部康复治疗
E. 抬高患肢，手指伸屈锻炼活动，2周左右更换功能位，石膏维持至4~6周

（48～50 题共用题干）

男，16 岁。1 天前摔伤右肘部。查体：右肘关节肿胀、压痛明显，活动受限，内上髁处有骨擦感，有一块 1.5cm×2.0cm 骨折片。

48. 下列首选的最有诊断意义的检查是

A. B 超　　B. X 线摄片　　C. CT

D. 放射性核素扫描　　E. 神经肌电图检查

49. 最适当的处理是

A. 手法复位+石膏外固定　　B. 切开复位内固定

C. 持续骨牵引　　D. 手法复位+胶布外固定

E. 手法复位+三角巾悬吊

50. 最容易出现的并发症是

A. 正中神经损伤　　B. 肱动脉损伤　　C. 桡神经损伤

D. 尺神经损伤　　E. 缺血性肌挛缩

（51～53 题共用题干）

女，35 岁。5 小时前摔伤左前臂，检查发现前臂肿胀，皮肤破损流血、瘀斑，剧痛，并有成角畸形。

51. 该患者首先考虑的诊断是

A. 前臂软组织挫伤　　B. 尺神经损伤　　C. 尺桡骨双骨折

D. 桡骨骨折　　E. 尺骨骨折

52. 院外经手法复位、小夹板固定 5 小时后，感觉剧痛，手指麻木、肿胀，活动不灵，其原因主要是

A. 神经断裂　　B. 神经和静脉受压　　C. 动脉和静脉受压

D. 静脉挫伤　　E. 动脉断裂

53. 入院后给予清创复位，石膏外固定后 36 小时，患者出现体温升高，白细胞计数明显升高，伤口有少量脓性分泌物，应首先考虑为

A. 血肿吸收　　B. 伤口感染　　C. 组织坏死

D. 骨筋膜隔室综合征　　E. 气性坏疽

三、案例分析题

（54～56 题共用题干）

女，60 岁。雪天不慎摔倒后右前臂旋前，腕关节背伸，手掌撑地，右腕疼痛、肿胀、畸形、不能活动，急诊 X 线检查示右桡骨远端骨折。

54. 正确的诊断是（提示：X 线片显示骨折未涉及桡骨的腕关节面）

A. Monteggia 骨折　　B. Colles 骨折　　C. Smith 骨折

D. Galeazzi 骨折　　E. 巴顿（Barton）骨折　　F. 反 Colles 骨折

55. 急诊手法复位石膏固定的位置和范围是（提示：X 线片确定上述诊断）

A. 功能位　　B. 掌屈桡偏位　　C. 掌屈尺偏位

D. 中立位　　E. 背伸尺偏位　　F. 前臂上 1/3 至指尖

G. 前臂上 1/3 至掌横纹　　H. 前臂下 1/3 至掌横纹

56. 经手法复位、石膏固定 2 周后应维持腕关节的固定姿势是

A. 功能位　　B. 掌屈桡偏位　　C. 掌屈尺偏位

D. 中立位　　E. 背伸尺偏位　　F. 背伸桡偏位

(57~60 题共用题干)

男，38 岁。汽车撞伤后手掌着地，致右前臂活动受限 6 小时来诊。体格检查：神志清，痛苦貌，右前臂肿胀、压痛、畸形，可触及骨擦音及假关节活动。

57. 行 X 线检查正确的是

A. 仅行前臂 X 线检查即可

B. 除前臂 X 线检查外，还应包括右腕关节

C. 除前臂 X 线检查外，还应包括右肘关节

D. 除前臂 X 线检查外，还应包括右腕关节或肘关节

E. 除前臂 X 线检查外，还应包括右腕关节及手

F. 除前臂 X 线检查外，还应包括右腕关节及肩关节

G. 除前臂 X 线检查外，还应包括左腕关节及肩关节

58. X 线检查示尺骨上 1/3 骨折，桡骨上 1/3 骨折。下列有关手法复位，错误的是

A. 应首先复位桡骨

B. 应首先复位尺骨

C. 应先复位不稳定骨折

D. 手法复位的目的需达到功能复位

E. 手法复位只需恢复尺桡骨的对位、对线，无其他要求

F. 手法复位不一定追求达到完全解剖复位

59. 此患者容易出现的并发症是

A. 肌腱断裂　　B. 神经损伤　　C. 骨筋膜隔室综合征

D. 旋转功能障碍　　E. 血管损伤　　F. 感染

G. 畸形愈合　　H. 缺血性骨坏死

60. 对该患者进行手术治疗，术后出现右手“虎口区”感觉障碍，可能的原因是

A. 尺神经损伤　　B. 正中神经损伤　　C. 桡神经浅支损伤

D. 桡神经深支损伤　　E. 桡动脉损伤　　F. 尺动脉损伤

(61~64 题共用题干)

女，21 岁。不慎跌倒右手着地致伤右上臂后疼痛、畸形、活动受限。查体：右上臂中段成角畸形肱骨连续性中断，右桡动脉搏动细弱，右手拇指背伸不能，伸腕肌力 3 级，其余阴性。

61. 根据病史，该患者有可能的诊断是

A. 右尺桡骨折

B. 右肱骨外科颈骨折

C. 右肩关节脱位

D. 右肘关节脱位

E. 右肱骨髁上骨折

F. 右肱骨干中下段骨折合并桡神经、桡动脉损伤

62. 关于肱骨干骨折以下叙述哪些是正确的（提示：X线显示右肱骨中下段骨折）

A. 肱骨干骨折好发于中部，其次为下部，上部最少

B. 肱骨干下1/3骨折大多有成角、短缩及旋转畸形

C. 投掷运动可导致肱骨干斜形或螺旋形骨折

D. 肱骨下1/3骨折易合并骨折不愈合

E. 直接暴力多造成肱骨中段骨折

F. 传导暴力多造成肱骨中下1/3骨折

G. 旋转暴力多造成肱骨中下1/3交界处骨折

63. 该患者的治疗方案，合理的是

A. 手法复位+石膏外固定　　B. 手法复位+小夹板外固定

C. 切开复位+钢板内固定　　D. 肱骨干闭合复位交锁髓内钉内固定

E. 切开复位+桡神经、肱动脉探查+钢板内固定

64. 关于肱骨干骨折开放复位内固定的适应证，以下叙述哪些是正确的

A. 闭合性骨折中，骨折断端嵌入软组织者

B. 手法复位失败，估计愈合后影响功能者

C. 肱骨有多段骨折

D. 8~12小时以内污染不重的开放性骨折

E. 同一肢有多处骨和关节损伤者

F. 肱骨骨折合并血管或桡神经损伤者

答案与解析

1. E　2. B　3. C　4. D　5. D　6. C　7. A　8. D　9. E　10. D　11. D　12. B　13. D　14. E　15. D　16. B　17. A　18. C　19. A　20. B　21. B　22. B　23. A　24. C　25. B　26. D　27. D　28. C　29. E　30. C　31. A　32. B　33. B　34. B　35. C　36. C　37. D　38. C　39. B　40. D　41. E　42. D　43. B　44. E　45. C　46. E　47. E　48. B　49. B　50. D　51. C　52. C　53. B　54. B　55. CG　56. D　57. D　58. A　59. CDG　60. C　61. F　62. ABCDEFG　63. E　64. ABCDEF

1. E【解析】臂丛神经由第5、6、7、8颈神经与第1胸神经前支组成，在前斜角肌外缘分为上、中、下干，向外下走形于锁骨中段平面分为前股的内、外侧束和后股，若暴力作用强大，骨折移位明显，局部肿胀严重，有可能合并臂丛神经的损伤。

2. B【解析】锁骨骨折分为三型：Ⅰ型为中1/3骨折，约占全部锁骨骨折的80%；Ⅱ型为外1/3骨折；Ⅲ型为内1/3骨折。

3. C【解析】伸直型肱骨髁上骨折诊断时应注意有无神经血管损伤，一般多伴随着正中神经和肱动脉的损伤。

5. D【解析】桡骨头半脱位不用麻醉，可用单纯手法复位，复位后不必固定，但要防止暴力再次牵拉。

7. A【解析】桡神经在肱骨中下1/3紧贴肱骨下行，肱骨干中段骨折时易并发桡神经损伤，垂腕、垂指畸形是桡神经受损的表现。

8. D【解析】肱骨干骨折常累及桡神经，引起垂腕。锁骨骨折出现伤后肩部出现疼痛，上肢不敢活动。肩关节脱位表现为方肩。肱骨外科颈骨折，可出现肩外侧皮肤感觉丧失。肱骨髁上骨折系指肱骨远端内外髁上方的骨折，损伤后可发生肘关节局部不能活动，肿胀明显。

9. E【解析】桡骨远端有掌浅动脉弓和掌深动脉弓的存在，血供良好，骨折不愈合很少见。

10. D【解析】肱骨干骨折切开复位内固定的手术指征：①手法复位失败，骨折断端对位对线不良，估计愈合后影响功能者。②骨折有分离移位或者骨折断端有软组织嵌入。③合并神经血管损伤。④陈旧骨折不愈合。⑤影响功能的畸形愈合。⑥同一肢体有多发性骨折。⑦8～12小时以内污染不重的开放性骨折。

11. D【解析】肱骨外科颈肱骨大、小结节一行为肱骨干的交界部位，是骨松质和骨密质的交界处，位于解剖颈下方。肱骨外科颈骨折多见于中老年人。Dugas征阳性见于肩关节脱位。无移位骨折无须进行手法复位，用三角巾悬吊上肢3～4周即可开始进行功能锻炼；外展型骨折，治疗主要采用手法复位、外固定方法治疗；内收型骨折上臂呈内收位畸形，常可扪及骨折断端。治疗主要采用手法复位、外固定方法治疗；粉碎性骨折，治疗采用手术治疗。因此答案选D。

12. B【解析】Colles骨折侧面看呈“餐叉样”畸形，X线摄片见远侧骨折断端向桡、背侧移位，近侧向掌侧移位。

13. D【解析】Smith骨折的典型移位为近侧端向背侧移位，远侧端向桡侧、掌侧移位；与伸直型骨折移位方向相反，又称为反Colles骨折。

14. E【解析】Smith骨折即桡骨远端屈曲型骨折，常由跌倒时，腕关节屈曲、手背着地受伤引起。也可由腕背部受到直接暴力打击发生。可合并下尺桡关节损伤、尺骨茎突骨折和三角纤维软骨损伤。

15. D【解析】尺骨上1/3骨折合并桡骨小头脱位，称为蒙泰贾骨折（Monteggia骨折）。桡骨干下1/3骨折合并尺骨小头脱位，称为加莱亚齐骨折（Galeazzi骨折）。

16. B【解析】桡骨茎突位于尺骨茎突平面以远1.0～1.5cm。尺、桡骨远端共同与腕骨近侧形成腕关节。

17. A【解析】肱骨髁上骨折损伤肱动脉未予早期处理，后期将出现挛缩畸形，即Volkman缺血性肌挛缩：较短时间或程度严重的不完全缺血，恢复血液供应后大部分肌肉坏死，形成挛缩畸形，严重影响病肢功能。

18. C【解析】在双骨折中，若其中一骨干骨折线为稳定的横形骨折，另一骨干为不稳定的斜形或螺旋形骨折时，应先复位稳定的骨折，通过骨间膜的联系，再复位不稳定的骨折则较容易。发生在尺桡骨中段的双骨折，一般先复位尺骨，这是因为尺骨位置表浅，肌附着较少，移位多不严重，手法复位相对较为容易。

19. A【解析】尺桡骨骨折继发前臂缺血性肌挛缩，易造成尺神经损伤，典型的畸形表现之一是爪形手畸形。

22. B【解析】Colles骨折即桡骨远端伸直型骨折，典型者患手侧面呈餐叉样畸形，正面看呈枪刺刀畸形。

23. A【解析】Colles 骨折经手法复位后，在掌屈尺偏位检查骨折对位对线情况及稳定情况，使用石膏将复位满意的前臂固定。

24. C【解析】Smith 骨折时 X 线片可见典型移位，骨折近端向背侧移位，骨折远端向桡侧、掌侧移位。

25. B【解析】骨折治疗不一定非要达到解剖复位，尤其是非手术治疗。

26. D【解析】肱骨髁上骨折为前臂缺血性肌挛缩的常见原因，骨折后骨折断端压迫或直接损伤肱动脉或肢体肿胀肘关节屈曲，肘及前臂骨筋膜隔室压力过高压迫静脉或动脉，造成前臂肌肉缺血。

27. D【解析】肱骨干在三角肌止点以上、胸大肌止点以下的骨折，骨折近端受胸大肌、背阔肌、大圆肌的牵拉而向内、向前移位，骨折远端因三角肌、喙肱肌、肱二头肌、肱三头肌的牵拉而向外、向近端移位。

28. C【解析】血肿越大，机化时间越长，并不能加快骨折愈合速度。

33. B【解析】骨筋膜隔室综合征的诊断贵在早。被动牵拉试验有重要诊断意义，在骨筋膜隔室高压发生在前臂掌侧间隙，被动牵拉手指伸直时引起疼痛，大多不能完全伸直手指。

36. C【解析】该患者为左肱骨中下 1/3 骨折，有垂腕、垂指畸形，提示伴有桡神经损伤，需要手术切开复位，内固定。术中切开时，注意探查神经。另外，还需注意早期进行功能锻炼，恢复患肢功能。

42. D【解析】首先应进行清创，清创既是手术的重要步骤，又是对离断肢（指）体损伤情况的进一步评估。若肢（指）离断时间短，按一定顺序修复：骨折固定→修复屈伸肌腱→吻合静脉、动脉→修复神经→闭合伤口。若肢（指）体离断时间长，则在骨折固定后先吻合动脉、静脉，以减少组织缺血时间，然后修复其他组织。

43. B【解析】吻合血管应尽可能多，动脉、静脉比例以 1∶2 为宜。

44. E【解析】一般术后 48 小时内易发生血管危象，如未能及时发现，将危及再植肢（指）体的成活。正常情况下再植肢体的指（趾）腹饱满，如果切开指（趾）腹侧方，将在 1~2秒内流出鲜红色血液。如指（趾）腹由红润变成暗紫色且指（趾）腹张力高、毛细血管回流加快、皮温从略升高而逐渐下降、指（趾）腹切开立即流出暗紫色血液，则是静脉回流障碍的表现。

48. B【解析】X 线摄片目前仍是骨折，特别是四肢骨折最常用和行之有效的检查方法，CT 可以弥补其对于早期、不典型病例及复杂的解剖部位处骨折检查的不足。

50. D【解析】根据题干信息，患者考虑为肱骨内上髁骨折。经肱骨内上髁后侧的尺神经沟，走行尺神经，故该处骨折易出现尺神经损伤。

51. C【解析】前臂软组织挫伤，一般无成角畸形；题干未提及神经损伤症状，故不考虑尺神经损伤；尺桡骨双骨折多有成角畸形。根据患者有左前臂摔伤史，结合其查体，考虑最可能为尺桡骨双骨折。

52. C【解析】骨筋膜隔室综合征常见于前臂掌侧和小腿，多由创伤骨折后血肿和组织水肿，或外包扎过紧、局部压迫等所致。骨筋膜隔室综合征发生后，血管受压，肌肉和神经因急性缺血导致患者出现剧痛，麻木肿胀等表现。

53. B【解析】患者主要表现为骨折后发热，白细胞计数明显升高，伤口有脓性分泌物，符合伤口感染的临床特点。气性坏疽时伤口常见有大量浆液性或浆液血性渗出物，伤口有恶臭，与本题不符。

57. D【解析】根据题干信息，考虑患者前臂骨折的可能性大。X线摄片应包括肘关节或腕关节，可确诊骨折以及是否合并桡骨头脱位或尺骨小头脱位。

58. A【解析】尺、桡骨骨干双骨折治疗的目标除了良好的对位、对线以外，特别注意防止畸形和旋转。在双骨折中，若其中一骨干骨折线为稳定的横形骨折，另一骨干为不稳定的斜形或螺旋形骨折时，应先复位稳定的骨折。若尺、桡骨骨折均不稳定，发生在上1/3的骨折，先复位尺骨。

第二节 手外伤

一、单选题

1. 开放性手外伤处理的最基本要求是
A. 骨折的解剖复位　B. 一期神经修复　C. 彻底清创
D. 一期肌腱缝合　E. 抗生素的应用

2. 关于手外伤术后肌腱粘连松解术，下列叙述哪项不恰当
A. 全部暴露前次手术区，彻底切除瘢痕　B. 一般在术后3~6个月再施行探查
C. 做锐性分离粘连，而不用肌腱剥离术　D. 松解愈彻底愈好
E. 手术1个月后开始练习指屈伸活动

3. 手外伤清创时，处理方法不正确的是
A. 对未失活的皮肤尽量充分保留　B. 争取在6~8小时内进行
C. 骨折或脱位尽可能予以复位固定　D. 不用止血带
E. 注意保护重要的神经和血管

4. 手外伤后伤口出血，在转送途中首先采用的止血方法是
A. 指压法　B. 患肢抬高　C. 缚止血带
D. 局部加压包扎　E. 钳夹止血

5. 手外伤中皮肤缺损的处理原则，下列哪项正确
A. 凡是皮肤软组织损伤后均用植皮处理
B. 凡是皮肤软组织损伤后必须用皮瓣修复
C. 凡是有骨、神经、肌腱外露者均需皮瓣修复
D. 凡是晚期有深部组织外露者可用皮片移植覆盖创面
E. 凡是有表皮缺损者均必须用植皮术修复

6. 右手环指远端缺损骨外露，下列哪种方法不适采用
A. 推进皮瓣移植　B. 带蒂皮瓣移植　C. 鱼际皮瓣转位
D. 中厚皮片植皮　E. 缩短指骨，缝合皮肤

7. 带蒂皮瓣移植术，适用于下列哪种类型的手外伤
A. 手部感染者　B. 手部有肌腱、骨外露及皮肤缺损者

C. 手部骨折　　D. 手部皮肤浅度烧伤
E. 手部皮肤单纯小部分缺损

8. 关于手部皮肤切割伤的处理，下列哪项不正确
A. 清创术，应在伤后 6~8 小时内进行　　B. 切除皮缘宁多勿少，以防感染
C. 伤后超过 24 小时，可行二期处理　　D. 伤口应力争一期闭合
E. 最好在止血带下进行清创

9. 屈指肌腱损伤，修复后提倡
A. 固定 2 周，开始功能练习　　B. 固定 3 周后，逐渐练习功能
C. 固定 4 周后，开始活动　　D. 保护性被动活动
E. 术后即开始功能练习

10. 关于断肢（指）再植，下列哪项是错误的
A. 断肢（指）保存的温度越高，断肢（指）成活的机会越大
B. 断肢（指）平面越近躯干，再植后全身反应越大
C. 断肢（指）保存良好者，术后存活的可能性大
D. 断肢（指）时间越短，术后存活的机会越大
E. 断肢（指）平面越低，术后反应越轻

11. 关于断肢（指）再植原则，下列哪项是错误的
A. 可将骨骼短缩　　B. 神经应尽可能一期修复
C. 主要的动、静脉均应做吻合　　D. 首先进行彻底的清创
E. 肌腱常做二期缝接

12. 再植的断手，最好的保存方法是
A. 无菌纱布包裹，干燥冷藏保存　　B. 放于林格液中
C. 放于 75% 的乙醇溶液中　　D. 断手放于冰水中
E. 放于无菌生理盐水中

13. 断肢（指）再植术中操作，对肢（指）存活影响最大的因素是
A. 骨支架建立是否牢固　　B. 血管吻合的质量　　C. 肌腱缝合的质量
D. 神经缝接的质量　　E. 皮肤对合的好坏

14. 根据断肢（指）损伤的性质，断肢（指）一般可分为
A. 切割性和碾压性两大类
B. 完全性与不完全性断肢（指）两大类
C. 切割性和撕裂性两大类
D. 撕裂性和碾压性两大类
E. 部分离断和撕裂性离断两大类

15. 断肢（指）再植术后，血管吻合通畅，患肢（指）的皮温应比健侧
A. 高 1~2℃　　B. 高 3~4℃　　C. 低 1~2℃
D. 高 2~3℃　　E. 一致

16. 断肢（指）的现场急救不包括下列哪一项
A. 迅速运送　　B. 止血　　C. 彻底清创术
D. 断肢（指）的保存　　E. 包扎

17. 手外伤时，检查桡动脉、尺动脉通畅和相互吻合的试验是
A. Hollander 试验　B. Burger 试验　C. Rovising 试验
D. 艾伦（Allen）试验　E. Pratt 试验
18. 手外伤后，凡手指不能主动活动，提示可能
A. 有关手指的骨已经骨折　B. 有关手指的血供已经中断
C. 有关手指的神经已经断裂　D. 有关手指的肌腱均断裂
E. 有关手指的关节脱位
19. 断肢（指）在行再植手术之前应保存在
A. 置于37℃，恒温箱中　B. 10%福尔马林溶液
C. 75%乙醇溶液　D. 用无菌或清洁敷料包扎后干燥冷藏
E. 乳酸林格液
20. 手指主动活动障碍，被动活动正常，最常见的原因是
A. 瘢痕粘连　B. 指间关节损伤　C. 前臂肌肉缺血挛缩
D. 上肢主要神经损伤　E. 屈指肌腱断裂
21. 手部肌腱损伤后，会发生
A. 手的休息位改变　B. 手的功能位改变　C. 手处于屈曲位
D. 手处于保护位　E. 手处于伸直位
22. 断肢（指）再植术后，若血管吻合口通畅，患肢（指）的皮肤温度应比健侧
A. 低3~4℃　B. 低1~2℃　C. 高3~4℃
D. 高1~2℃　E. 一致
23. 男，24岁。3小时前不慎被机器绞伤左手，拇指骨折，皮肤及软组织损伤严重，对其治疗正确的做法是
A. 骨折可以暂不处理　B. 肌腱、神经损伤必须一期修复
C. 清创应不迟于伤后24小时　D. 清创无须应用止血带
E. 清创从浅层到深层进行
24. 某患者，中指离断伤再植术后10小时，发现患指苍白，皮温低于健侧3℃，经解除包扎，解痉药等处理，不见好转，此时应采取
A. 应用抗凝血药、溶栓药　B. 臂丛神经阻滞麻醉
C. 抬高患肢，保温　D. 立即手术探查吻合的血管情况
E. 继续观察
25. 男，11岁。右腕完全离断伤，再植术后当天，患者诉说有疼痛，此时应重点观察
A. 疼痛的变化　B. 脉搏的变化　C. 患指血循环的变化
D. 体温的变化　E. 血压的变化
26. 男，18岁。左手背玻璃划伤1小时，急诊检查发现手背尺侧多处不规则皮肤裂伤，深达皮下，环指、小指掌指关节呈屈曲位。应首选的处理方式是
A. 冲洗伤口，包扎
B. 单纯清创，延迟缝合伤口
C. 清创，探查，一期缝合肌腱，包扎

D. 清创，探查，一期缝合肌腱，石膏固定

E. 清创，探查，缝合皮肤

27. 青年，22 岁。被电锯伤及右手小鱼际，有 2.0cm×2.5cm 的皮肤缺损，基底未见骨外露和神经外露，经清洗、消毒、清创后，应采取哪种修复方法

A. 局部皮瓣移植　B. 前臂交叉皮瓣移植　C. 胸腹部皮瓣移植

D. 游离中厚皮瓣植皮　E. 吻合血管的游离皮瓣移植

28. 男，78 岁。左环指末节离断伤并环指掌侧面有纵行长约 6cm 裂伤，考虑治疗方法是

A. 换药待其自然愈合

B. 示指残端做中厚植皮，掌侧面皮肤直接缝合

C. 示指残端做邻指皮瓣掌侧面皮肤缝合

D. 指骨缩短，右掌侧面皮肤直接缝合

E. 缩短指骨缝合皮肤，掌侧面伤口做 Z 形缝合

29. 女，23 岁。右手被机器碾伤，手掌部及五指多处挫裂伤，屈伸指肌腱、主要血管神经及掌骨、指骨均无损伤，经清创缝合后观察。关于此患者的处理，下列哪项不正确

A. 术后用敷料将手掌部及五指一起覆盖，用绷带环绕包扎

B. 抬高患肢，以利于静脉回流

C. 术后 3 天用激素及脱水药，减少组织水肿

D. 注射破伤风抗毒素血清

E. 应用抗生素预防感染

30. 男，25 岁。左手掌切割伤 2 小时，检查示指可主动屈伸，固定示指中节，远指间关节无屈曲运动，最可能的诊断是

A. 示指指深屈肌腱断裂　B. 示指伸指肌腱断裂

C. 示指指浅屈肌腱断裂　D. 示指远指间关节损伤

E. 示指指深浅屈肌腱均断裂

31. 男，18 岁。左手背玻璃划伤 1 小时，急诊检查发现：手背尺侧多处不规则皮肤裂伤，深达皮下，环指、小指掌指关节呈屈曲位。最有可能的诊断是

A. 环指、小指指深屈肌腱断裂　B. 环指、小指指浅屈肌腱断裂

C. 环指、小指指浅、指深屈肌腱断裂　D. 环指、小指指伸肌腱断裂

E. 环指、小指指伸、指屈肌腱断裂

32. 女，21 岁。右拇指外伤 3 天，查体末节皮肤缺损，指骨外露，治疗方法是

A. 三角皮瓣缝合　B. 缩短指骨，缝合皮肤

C. 吻合血管的游离皮瓣　D. 清创后作游离植皮

E. 清除坏死组织，伤口敞开，保持湿润，延期做植皮术

33. 女，26 岁。20 分钟前右示指末节指腹部被机器切削伤，软组织缺损，指骨外露，以下处理方法中哪一种不恰当

A. 清创后缩短缝合创面　B. 清创后行胸壁或上臂带蒂皮瓣移植

C. 清创后凡士林纱布覆盖包扎　D. 清创后环指岛状皮瓣移植修复

E. 清创后邻指皮瓣移植

34. 男，38 岁，木工。工作中右手示指被电锯切割离断。立即将患者送到医院行断指再植。其断指的保存方法应该是用无菌纱布包好放在

A. 生理盐水中　B. 乙醇溶液中　C. 牛奶中

D. 与冰块直接接触的冰箱中　E. 干燥冷藏容器中

35. 女，30 岁。右上臂离断伤 8 小时就诊，予行离断肢体再植术。术后出现持续高热，无尿，心率加快。此时，应采取的紧急措施是

A. 继续观察　B. 截除再植的肢体　C. 补充血容量

D. 臂丛阻滞麻醉　E. 应用抗凝血药

36. 男，30 岁。右腕部切割伤 2 小时就诊。检查：拇指对掌功能障碍。诊断应考虑为

A. 尺神经浅支损伤　B. 正中神经损伤　C. 拇长屈肌腱损伤

D. 桡神经浅支损伤　E. 尺神经深支损伤

37. 女，26 岁。3 小时前右中指末节被机器削除，指骨外露。下列处理方法中，不宜采用的是

A. 带蒂皮瓣移植　B. 两侧“V”形推进皮瓣成形

C. 指骨短缩后缝合皮肤　D. 中厚皮片游离移植

E. 鱼际皮瓣移植

二、共用题干单选题

(38~40 题共用题干)

女，14 岁。入院 2 小时左手中指掌指关节处掌面，被宽 3cm 锐器刺伤，查体发现中指呈伸直位，感觉障碍，手指苍白发凉，Allen 试验阳性。

38. 该患者诊断考虑为

A. 手指固有神经损伤

B. 左中指屈指肌腱、指两侧固有神经和指动脉开放性损伤

C. 开放性指骨骨折

D. 皮肤裂伤

E. 手指不全离断伤

39. 该患者的治疗方案是

A. 清创后，修复神经，吻合动脉，肌腱二期修复

B. 清创后，修复屈指肌腱和神经，吻合动脉，缝合伤口

C. 清创后，缝合伤口，其他组织二期修复

D. 清创后，修复肌腱，吻合动脉，神经二期修复

E. 清创后，修复肌腱和神经

40. 该患者术后 48 小时突然出现中指色泽发白，凉，皮温较健指低 2.5℃，指腹发瘪，此时应采取的措施是

A. 应用镇静药、镇痛药　B. 立即手术探查吻合的指动脉

C. 臂丛麻醉　D. 患肢抬高，保温

E. 应用抗血管痉挛药物

（41~43 题共用题干）

男，25 岁。40 天前因锐器刺伤左肘前方，经清创缝合，伤口已愈合，但左手逐渐成猿手畸形，不能握笔写字。

41. 患者最可能发生下列哪项损伤

A. 正中神经损伤　　B. 左手诸关节失用性强直　　C. 屈拇指肌断裂

D. 尺神经损伤　　E. 屈拇指肌粘连

42. 查体时可发现

A. 第 1~5 指主动屈曲障碍　　B. 掌指关节及指间关节被动屈曲障碍

C. 拇指对掌功能障碍　　D. 手指夹纸试验阳性

E. 尺侧半皮肤感觉消失

43. 应该采取如下何种治疗措施

A. 手术探查修补　　B. 局部物理治疗　　C. 电刺激治疗

D. 激光治疗　　E. 药物治疗

（44~48 题共用题干）

男，65 岁。左手掌遭受绞割伤。查体：左手掌多处不规则裂口，活动性出血，左拇指感觉运动无障碍，示指呈过伸位，可见第 2 掌骨头关节面，中、环、小指近节指骨基部粉碎性骨折，关节面破坏，感觉、运动丧失，指远端毛细血管充盈不明显，背侧尚有皮肤相连，诊断为左手开放性骨折脱位，左手中、环、小指不完全性断指。

44. 最合适的处理是

A. 彻底清创，肌腱、血管、神经修复，骨折内固定，伤口用皮瓣移植后再外固定

B. 彻底清创，肌腱修复，中、环、小指复位内固定并外固定

C. 彻底清创，肌腱、血管、神经修复，骨折内固定并外固定

D. 彻底清创，肌腱修复，中、环、小指截指，伤口一期缝合，功能位石膏固定

E. 彻底清创，肌腱、血管、神经修复，骨折内固定，伤口经游离植皮关闭后再外固定

45. 如患者为青年，损伤后为左手掌指关节平面不完全离断，左拇指功能无障碍，治疗方案为

A. 彻底清创后，左示指再植，中、环、小指截指

B. 彻底清创后，左示、中、环指再植，小指截指

C. 彻底清创后，左示、中、环及小指均断指再植

D. 彻底清创后，左示、中指再植，环、小指截指

E. 彻底清创后，用足趾移植术，再造示、中、环及小指

46. 如患者中、环及小指为完全离断，并决定断指再植，下列对断指的保存方面哪项是错误的

A. 到达医院后应迅速检查断指，用无菌湿纱布包好，外层再用干纱布包好，放在无菌碗、盘上，放入 4℃冰箱内

B. 先放入塑料袋中再放在加盖容器内，外围加冰块保存

C. 经一般冲洗后，用无菌或清洁敷料包扎好后，用干燥冷藏法保存

D. 不要用任何液体浸泡断指

E. 分别将断指包好，标记好指别后再冷藏

47. 断指再植的平面已到达

A. 末节基底部水平　　B. 远指间关节水平　　C. 中节指骨水平

D. 近指间关节水平　　E. 近节指骨远端水平

48. 如对该病例不考虑做尺侧三指断指再植，其理由是

A. 尺侧三指仅占手部功能的30%左右

B. 断指系粉碎性骨折，合并严重软组织损伤

C. 指血管损伤，修复困难大

D. 年龄较大，多伴有不同程度器质性疾病

E. 手指的神经、肌腱均有损伤，再植后功能恢复不满意

答案与解析

1. C　2. E　3. D　4. D　5. C　6. D　7. B　8. B　9. D　10. A　11. E　12. A　13. B　14. B　15. A　16. C　17. D　18. D　19. D　20. D　21. A　22. D　23. E　24. D　25. C　26. D　27. D　28. E　29. A　30. A　31. D　32. E　33. C　34. E　35. B　36. B　37. D　38. B　39. B　40. B　41. A　42. C　43. A　44. D　45. C　46. C　47. A　48. D

3. D【解析】手外伤清创应在良好的麻醉和气囊止血带控制下进行，从浅到深，按顺序将各种组织清晰辨别、认真清创，以防漏诊，利于修复和防止进一步损伤组织。

5. C【解析】手外伤时，皮肤裂伤，可直接缝合。碾压撕脱伤要根据皮肤活力判断切除多少组织。当有皮肤缺损时，若基底软组织良好或周围软组织可覆盖深部重要组织，可采用自体皮肤移植。若神经、肌腱、骨关节外露应采用皮瓣转移修复。

6. D【解析】对肌腱、骨、神经及大血管裸露部位，中厚皮片的成活受到影响，所以仍起不到保护作用，不宜采用。

10. A【解析】高温季节，离断时间过长，断肢（指）未经冷藏保存者，属于再植禁忌证之一。

12. A【解析】断肢（指）断面应用清洁敷料包扎以减少污染。若受伤现场离医院较远，断肢（指）应采用干燥冷藏法保存，即将断肢（指）用清洁的无药敷料包裹，置入塑料袋中密封，再放于加盖的容器内，外周放入冰块保护。切忌将断肢（指）浸泡于任何溶液中。

16. C【解析】断肢（指）急救包括止血、包扎、固定、断肢（指）保存，迅速转运。

17. D【解析】Allen试验是检查桡动脉、尺动脉通畅和相互吻合的试验。

18. D【解析】手外伤后，手指不能主动活动，提示可能受累手指的肌腱均断裂。

19. D【解析】断肢（指）在行再植手术之前应用无菌或清洁敷料包扎后干燥冷藏。

20. D【解析】手指主动活动障碍，被动活动正常，最常见于神经损伤。

23. E【解析】手外伤患者，应早期彻底清创，一般争取在伤后6~8小时内进行。为使手术视野解剖清晰，缩短手术时间，减少出血，手术可在止血带下进行。清创从浅层到深层进行。创缘皮肤不宜切除过多，以免缝合时张力过大。骨折脱位必须立即复位固定，为软组织修

复和功能恢复创造有利条件。肌腱、神经等重要组织应尽可能一期修复，如创面污染重、组织损伤广泛、缺乏必要条件等，可二期修复。

28. E【解析】对与皮肤纹垂直的伤口，垂直跨越关节的掌或背侧伤口、平行指蹼或与皮肤肌腱纵行重叠的伤口，在条件许可的情况下，局部皮肤血运良好，创面污染不明显，受伤时间较短，应采用“Z”字成形术，改变原伤口的方向，然后缝合伤口，这样可避免发生伤口的裂开、瘢痕挛缩或与肌腱粘连，影响功能。78 岁老人，左环指（非重要手指）末节离断，可短缩指骨缝合伤口。环指掌侧有 6cm 长伤口，应采用“Z”字形缝合。

30. A【解析】检查指深屈肌腱时，应固定近指间关节于伸直位，嘱患者主动屈曲远指间关节，若不能则提示该肌腱断裂。

31. D【解析】掌指关节部位的指深浅屈肌腱断裂，手指呈伸直位，伸指肌腱断裂时其呈屈曲位；近节指骨背侧伸肌腱损伤则近指间关节屈曲；中节指骨背侧伸肌腱损伤时，远指间关节屈曲呈锤状指畸形。

33. C【解析】外伤所致的手部软组织缺损，伴有骨骼、肌腱外露者，是皮瓣移植的适应证之一。该患者手外伤不超过 6 小时，故应在清创后立即设法一期覆盖创面，除非伤口污染严重。因患处为示指末节，对功能影响较小，如患者不愿扩大手术，亦可考虑在清创后缩短缝合创面。如用凡士林纱布覆盖创面易引起创面渗出，甚至感染。

35. B【解析】缺血时间较长的高位断肢，再植后因肌肉已发生坏死，释放出有毒物质进入全身，会引起严重的全身毒性反应，保留肢体可能危及患者生命。

37. D【解析】在骨性创面上行中厚皮片游离移植难以成活。

第三节　下肢骨、关节损伤

一、单选题

1. 不符合髋关节后脱位的临床表现是下列哪项

A. 大转子上移明显　　B. 患肢呈屈曲、内收和外旋畸形

C. 在臀部可摸到脱出的股骨头　　D. 有明显疼痛史，髋关节不能活动

E. 有明显外伤史，通常暴力很大

2. 有关跟腱断裂的诊断依据，下列哪项是不正确的

A. 患足单独站立，足跟不能离开地面　　B. 患足不能主动跖屈

C. 跟腱部可扪及凹陷　　D. 患足背屈范围超过健侧

E. 在跑跳过程中，突感跟后部剧痛

3. 下肢骨折引起整个肢体极度外旋位时，最可能的损伤是

A. 股骨颈骨折　　B. 股骨转子间骨折　　C. 股骨干骨折

D. 股骨髁上骨折　　E. 髋关节中心型脱位

4. 以下为股骨转子间骨折区别于股骨颈骨折的表现为

A. 下肢外旋 90°畸形　　B. 髋部肿胀压痛

C. 下肢外旋 30°畸形　　D. 骨盆分离试验阳性

E. 下肢短缩畸形

5. 浮髌试验阳性，见于膝关节

A. 大量积液　　B. 滑膜增生　　C. 少量积液

D. 关节内粘连　　E. 中等量以上积液

6. 膝关节处于半屈状态，此时突然将膝关节伸直，并伴有旋转动作，可能损伤

A. 膝关节前交叉韧带　　B. 膝关节后交叉韧带

C. 膝关节内侧副韧带　　D. 膝关节外侧副韧带

E. 膝关节半月板

7. 股骨干上 1/3 骨折后，骨折近端因肌肉收缩牵拉，其移位方向为

A. 向前、外及外旋　　B. 向外成角　　C. 内旋

D. 过伸、内收　　E. 内收

8. 下列关于胫、腓骨解剖及骨折的说法，错误的是

A. 胫骨平台骨折易导致创伤性关节炎

B. 胫腓骨中段骨折易发生小腿骨筋膜隔室综合征

C. 腓骨小头骨折易损伤腓总神经

D. 胫骨是重要的承重骨骼

E. 腓骨无承重作用

9. 下列哪个结构损伤最易引起股骨头缺血性坏死

A. 股骨干滋养动脉升支　　B. 股圆韧带内的小凹动脉

C. 旋股内侧动脉　　D. 旋股外侧动脉

E. 旋股外侧静脉

10. 下列哪项骨折脱位最不可能出现缺血性坏死

A. 舟骨腰部骨折　　B. 股骨转子间骨折　　C. 距骨颈骨折

D. 月骨骨折脱位　　E. 股骨颈骨折

11. 女，20 岁。爬山时左踝部扭伤，导致局部肿胀、疼痛，立即来医院就诊，正确的处理措施是

A. 按摩患处　　B. 热湿敷　　C. 局部用冰块冷敷

D. 局部用热水袋热敷　　E. 用红外线烤灯照射

12. 男，70 岁。下楼时不慎摔伤右髋部，查体右下肢短缩。外旋 50°畸形，右髋肿胀不明显，但有叩痛。该患者最易发生的并发症是

A. 髋关节周围创伤性骨化　　B. 坐骨神经损伤

C. 髋内翻畸形　　D. 股骨头缺血性坏死

E. 脂肪栓塞

13. 患者，男。因外伤致股骨内外髁骨折，关节面不平，相差 0.8cm，虽经治疗，骨折移位未见改变，最可能出现的晚期并发症是

A. 膝关节僵硬　　B. 膝关节创伤性关节炎

C. 骨化性肌炎　　D. 压疮

E. 膝关节外翻畸形

14. 患者，女。因外伤后致右胫骨骨折，X 线片如图，下列描述正确的是

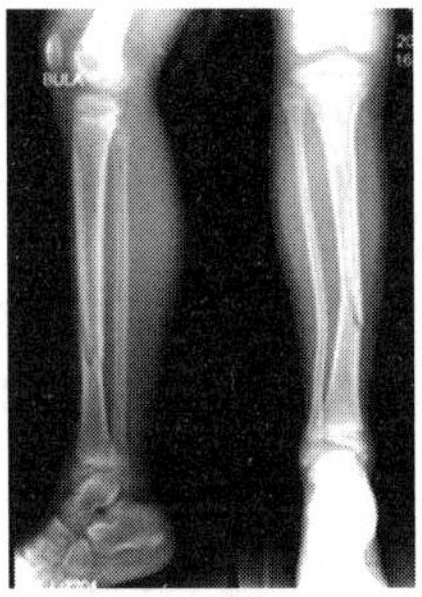

A. 对位好，对线稍差
B. 对位差，对线好
C. 对位对线好
D. 对位对线差
E. 对位好，对线差，向外侧成角

15. 男，16 岁。左胫腓骨闭合性骨折，管形石膏外固定，3 小时后左小腿出现胀痛，并持续加重，足趾麻木，被动牵拉痛。对其首要的处理是

A. 给予镇痛药，观察　　B. 立即拆除石膏
C. 给予脱水药，观察　　D. 给予抗生素治疗
E. 无须处理，观察即可

16. 青年男性，车祸致头部及左大腿外伤。检查见意识清楚，左大腿中段异常活动。X 线片示股骨干骨折，足背及胫后动脉搏动细弱。对其首选的治疗方案是

A. 垂直悬吊牵引　　B. 持续骨牵引复位
C. 切开复位内固定　　D. 手法复位、夹板固定
E. 手法复位、石膏外固定

17. 女，50 岁。下楼梯时跌倒，左髋部剧烈疼痛，不能活动。经 X 线检查见左股骨颈骨折，但断端相互嵌插，无明显移位，测 Pauwels 角小于 30°。其最佳治疗方法是

A. 小夹板固定　　B. 石膏固定　　C. 手法复位
D. 植骨或血管移植术　　E. 手术治疗

18. 男，45 岁。车祸后左膝部剧痛，红肿，不能活动，影像学检查结果如图，考虑最可能的诊断是

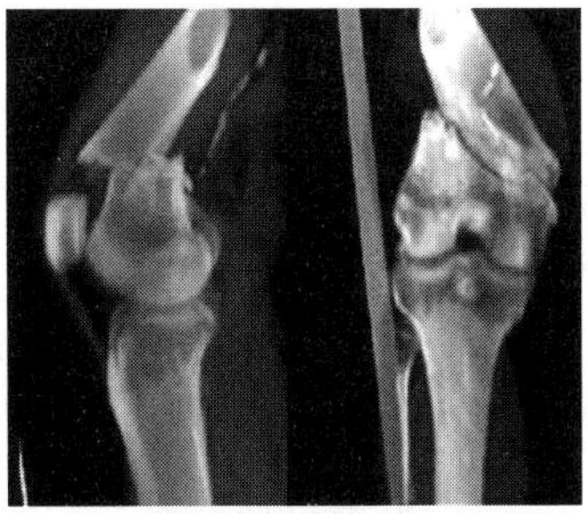

A. 股骨颈骨折
B. 股骨远端骨折
C. 科利斯骨折
D. 胫骨骨折
E. 腓骨骨折

19. 女，5 岁。车祸右大腿致伤，X 线片示右股骨中段骨折，轻度成角畸形，无明显移位。正确的治疗方法是

A. 垂直悬吊皮肤牵引　　B. 切开复位，髓内针内固定
C. 手法复位，小夹板固定皮肤牵引　　D. 手术治疗，弹性钉内固定
E. 切开复位，外固定架固定

20. 女，60 岁。不慎跌倒，不能行走，左髋部疼痛，呈外旋姿势。检查：左下肢轻度缩短，轴心叩痛阳性，Pauwels 角为 35°。下列最佳治疗方案为

A. 胫骨结节牵引　　B. 手法复位，石膏固定　　C. 矫形鞋固定
D. 闭合复位内固定　　E. 皮肤牵引

21. 女，60 岁。因路滑不慎跌倒，右臀部着地，扶起不能行走，右股部明显压痛。经 X 线

平片诊断为右股骨颈骨折。其右下肢畸形的位置应是

A. 屈曲内旋　　B. 屈曲外旋　　C. 屈曲内收
D. 延长内旋　　E. 缩短外旋

22. 男，36岁。从高处摔下，脚部受伤，影像学检查结果如图，最可能的诊断是

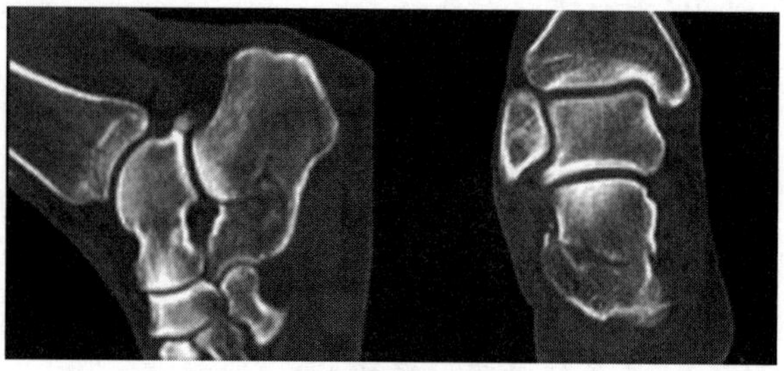

A. 舟骨骨折
B. 骰骨骨折
C. 距骨骨折
D. 楔骨骨折
E. 跟骨骨折

23. 男，66岁。5年前诊断左股骨颈骨折。近1年左髋疼痛，行走困难。X线片显示左髋关节间隙变窄，股骨头变形。最佳治疗方案是

A. 左下肢皮肤牵引　　B. 切开复位钢板内固定
C. 人工关节置换术　　D. 闭合复位内固定
E. 卧床休息、对症治疗

24. 女，70岁。跌倒右髋受伤2小时。局部疼痛，活动受限，患肢缩短，轴向叩击痛阳性。X线片显示右股骨颈基底部骨皮质连续性中断，断端嵌插，Pauwels角25°，一般状态差。既往高血压、肺心病、糖尿病病史30余年，心功能Ⅳ级。最佳治疗方案是

A. 立即行闭合复位内固定
B. 立即行切开复位内固定
C. 尽早预防和治疗全身并发症，全身情况允许后尽早手术治疗
D. 立即行转子间截骨矫正力线
E. 立即行人工关节置换术

25. 中年男性，骑摩托车摔倒，左小腿砸伤10小时后来院。检查见左小腿中段高度肿胀，坚硬并有异常活动，足部皮温较对侧低，感觉明显减退，足背动脉触不到。X线证实左胫腓骨中段骨折。其可能出现了下列哪种并发症

A. 腓总神经损伤　　B. 感染　　C. 骨筋膜隔室综合征
D. 胫前动脉损伤　　E. 脂肪栓塞

26. 男，35岁。左小腿被撞伤，伤口出血，骨外露24小时。X线片示左胫腓骨下段粉碎性骨折，最易出现的并发症是

A. 坠积性肺炎　　B. 神经血管损伤　　C. 骨筋膜隔室综合征
D. 急性骨萎缩　　E. 感染

27. 男性青年，因车祸致胫腓骨中上1/3处开放性粉碎性骨折，行彻底清创术，摘除所有的粉碎的骨片，术后行牵引治疗8个月后，骨折仍未愈合。其最可能的原因是

A. 骨折处血液供应差　　B. 患肢固定不确切
C. 清创时摘除了过多的碎骨片　　D. 功能锻炼不够
E. 未做内固定

28. 女，70岁。下台阶时摔伤髋部。查体见右下肢短缩3cm，足外旋45°，髋部叩压痛明

显，旋转痛阳性，髋部无明显肿胀，该患者最可能的诊断是

A. 右股骨干骨折　　B. 右髋骨折　　C. 右髋脱位

D. 右股骨颈骨折　　E. 右股骨转子间骨折

29. 男，73 岁。平素健康，跌倒后，致股骨头下骨折、有明显移位，选择哪种治疗最合适

A. 皮肤牵引治疗　　B. 髋人字石膏固定　　C. 骨牵引治疗

D. 股骨转子间截骨术　　E. 人工关节置换术

30. 男，33 岁。因车祸右小腿受伤，经 X 线摄片诊断为右胫骨中下 1/3 交界处斜形骨折，其易发生下列哪种并发症

A. 休克　　B. 延迟愈合或不愈合　　C. 神经损伤

D. 脂肪栓塞　　E. 血管损伤

31. 患者，35 岁。右大腿被撞伤，下 1/3 向后成角，局部明显肿胀，不能扪及足背动脉搏动，足趾发凉，最大的可能是

A. 软组织挫伤　　B. 血肿

C. 股骨下 1/3 骨折伴股动脉损伤　　D. 股骨中上 1/3 骨折

E. 股静脉损伤

32. 男，40 岁。2 小时前被他人用斧砍伤致股骨下段骨折，急诊来院。查体：足背动脉触不到，足苍白，发凉，血压测不到。较全面的诊断是

A. 股骨下段闭合性骨折　　B. 股骨下段骨折伴休克

C. 股骨下段开放性骨折，股动脉损伤伴休克　　D. 股骨下段开放性损伤伴股静脉损伤

E. 股骨下段开放性骨折伴胫腓骨骨折

33. 女，56 岁。2 小时前不慎摔倒，左髋部疼痛，无法行走。X 线检查示左股骨颈中段骨折并有短缩完全移位，Pauwels 角为 60°。该患者股骨颈骨折的类型是

A. 外展型骨折　　B. Garden Ⅰ 型骨折　　C. Garden Ⅲ 型骨折

D. 内收型骨折　　E. Garden Ⅱ 型骨折

34. 男，66 岁。走路摔倒后疼痛，不能行走。查体：右侧下肢缩短，外旋畸形，其临床诊断可能是

A. 髋关节脱位　　B. 髋关节挫伤　　C. 股骨颈骨折

D. 髋臼骨折　　E. 髋骨翼骨折

35. 女，65 岁。摔伤致右髋关节疼痛，功能障碍。X 线片示右股骨颈头下骨皮质连续性中断，Pauwels 角 55°。该股骨颈骨折属于

A. 不完全骨折　　B. 关节外骨折　　C. 外展型骨折

D. 稳定骨折　　E. 内收型骨折

36. 女，45 岁。不慎被汽车撞伤左下肢。查体：左膝部小腿瘀血、肿胀、疼痛，膝关节屈伸受限，足背动脉触诊不清，足背屈、外翻功能障碍。其中符合腓总神经损伤的表现是

A. 小腿疼痛、活动受限　　B. 足背屈、外翻功能障碍

C. 小腿淤血、肿胀　　D. 足背动脉触不清

E. 膝关节屈伸受限

37. 女，70 岁。跌倒后感右髋部疼痛 1 小时来诊。X 线片检查右股骨颈头下型骨折，

Pauwels角为60°。最适宜的治疗方法是

A. 手术治疗　　B. 右下肢皮肤牵引　　C. 石膏固定

D. 休息制动　　E. 手法复位

38. 男，35岁。胫骨上、中1/3骨折，下列最容易发生的并发症是

A. 腘动脉受压　　B. 骨筋膜隔室综合征　　C. 腓总神经损伤

D. 腘静脉受压　　E. 膝关节僵硬

39. 老年女性，不慎摔倒，左髋部着地，当即左髋剧痛，不能站立，急诊来院。检查见左下肢缩短、外旋畸形。其最可能的诊断是

A. 左髋关节前脱位　　B. 左髋关节后脱位　　C. 左髋关节中心脱位

D. 左股骨颈骨折　　E. 左股骨干骨折

40. 男，19岁。学生。在运动会上起跑时，突然感右腹股沟外侧部疼痛。查体：右髂前上棘处肿胀压痛，右髋关节伸直受限。最可能的诊断是

A. 右髂腰肌痉挛　　B. 右股直肌撕裂伤　　C. 右髂前上棘撕脱骨折

D. 右髋关节囊撕裂伤　　E. 右髋关节扭伤

41. 男，28岁。从高处坠落后双足剧痛1月余，影像学检查结果如图，考虑最可能的诊断是

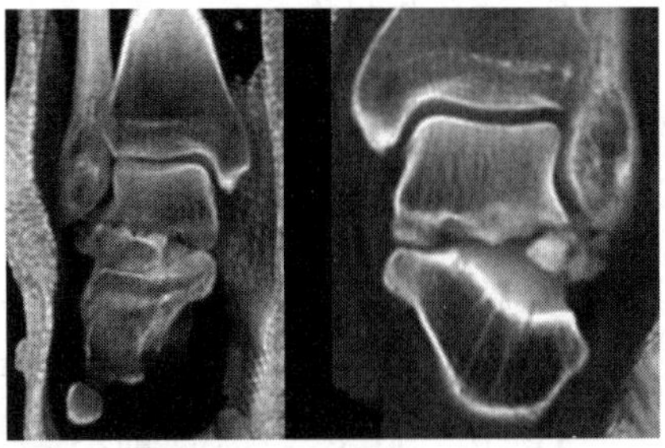

A. 骰骨骨折

B. 楔骨骨折

C. 距骨骨折

D. 跟骨骨折

E. 足舟骨骨折

42. 女，60岁。外伤1天，左下肢缩短，足外旋50°，左髋部压痛无肿胀，最可能的诊断为

A. 左股骨干骨折　　B. 左髋臼骨折　　C. 左股骨转子间骨折

D. 左股骨颈骨折　　E. 左股骨头骨折

43. 女，60岁。2天前被自行车撞伤，右髋部肿痛，检查：体温38℃，右髋部稍肿，见瘀斑，有压痛，活动受限，右下肢呈现外旋位，血白细胞10×10^9/L，中性粒细胞占比0.7，其诊断最大可能性为

A. 关节化脓性感染　　B. 髋关节结核　　C. 髋部血肿

D. 股骨颈骨折　　E. 股骨颈骨软骨瘤

44. 男，32岁。左膝关节有外伤史，膝关节有疼痛，上下楼梯时加重，影像学检查结果如图，考虑最可能的诊断是

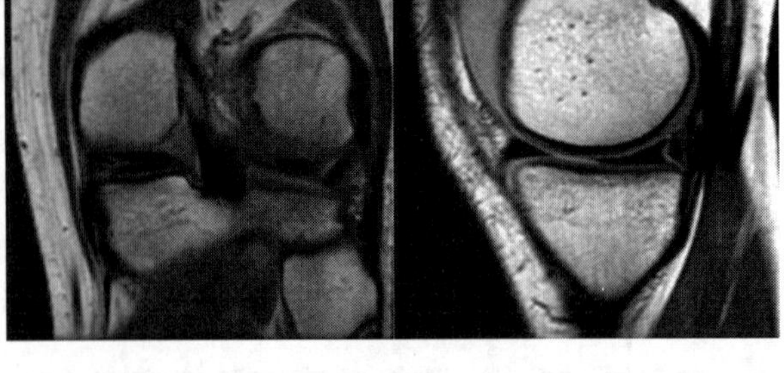

A. 后十字韧带撕裂

B. 未见异常

C. 内侧半月板外周后角垂直撕裂

D. 胫骨骨折

E. 前十字韧带撕裂

45. 男，39 岁。右膝关节曾有外伤史，右膝关节活动后感不适数月，影像学检查结果如图，考虑最可能的诊断是

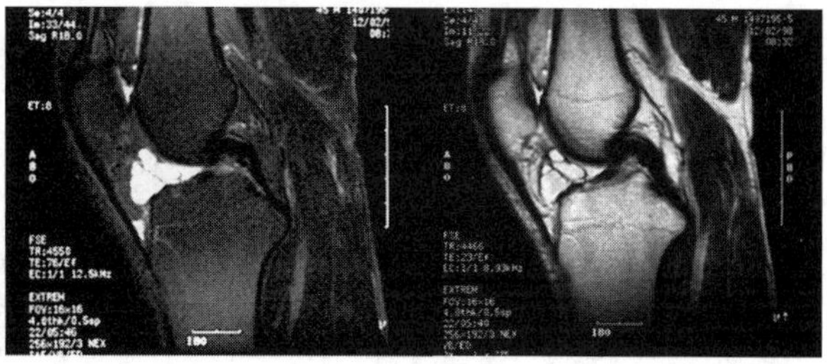

A. 胫骨骨折

B. 前十字韧带撕裂

C. 内侧半月板撕裂

D. 未见异常

E. 前十字韧带腱鞘囊肿

46. 患者因交通事故，右髋关节疼痛，不能活动，查体：右髋关节屈曲、内收、内旋畸形，诊断为

A. 股骨转子间骨折　　B. 股骨颈骨折

C. 髋关节前脱位　　D. 股骨近端骨折

E. 髋关节后脱位

47. 男，30 岁。高处坠下后，左小腿肿胀、压痛，膝下 8cm 处成角畸形，小腿短缩，胫骨前侧有 10cm 皮肤裂口，足背动脉搏动消失，正确的诊断是

A. 左胫骨上 1/3 开放性骨折伴胫前神经损伤

B. 左胫骨上 1/3 开放性骨折伴静脉血管损伤

C. 左胫骨上 1/3 开放性骨折伴骨筋膜隔室综合征

D. 左胫骨上 1/3 开放性骨折伴胫后神经损伤

E. 左胫骨上 1/3 开放性骨折伴动脉损伤

48. 男，45 岁。车祸后 10 小时，影像学检查结果如图，选出最可能的诊断是

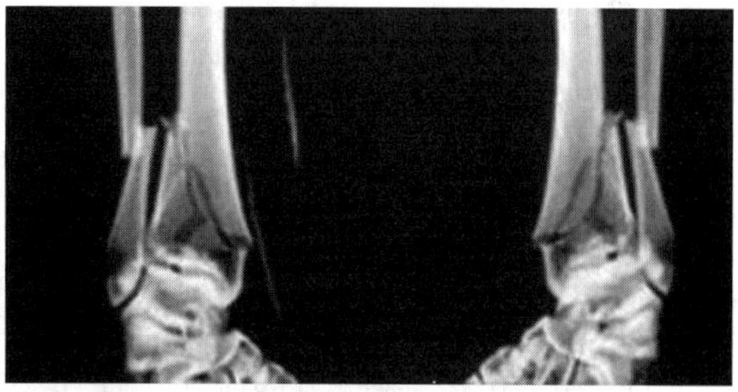

A. 胫腓骨骨折

B. 科利斯骨折

C. 加莱亚齐骨折

D. 尺桡骨骨折

E. 蒙泰贾骨折

49. 女，25 岁。扭伤后足中部痛，影像学检查结果如图，最可能的诊断是

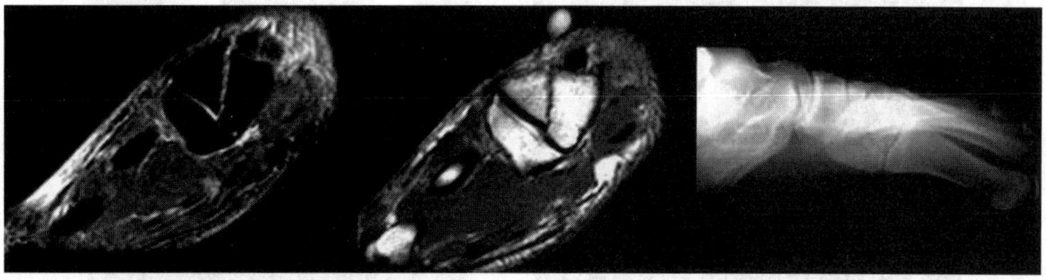

A. 内侧楔状骨骨折　　B. 足舟骨骨折　　C. 中间楔骨骨折

D. 外侧楔状骨骨折　　E. 未见异常

50. 男，37 岁。右膝关节曾有外伤史，现感右膝关节部疼痛，影像学检查结果如图，考虑

最可能的诊断是

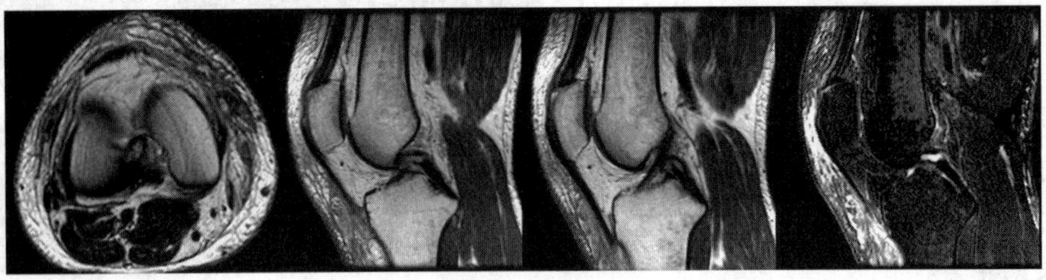

A. 半月板损伤　　B. 前十字韧带撕裂　　C. 后十字韧带撕裂
D. 未见异常　　E. 胫骨骨折

51. 男，50岁。不慎右膝着地跌倒，造成右髌骨粉碎性骨折，有移位，骨折断端分离超过0.5cm，其合适的治疗是

A. 切开复位，插针后用张力带缝合
B. 手术切开复位，碎骨片切除，将肌腱缝合于骨面上，石膏托固定
C. 做髌骨切除术
D. 无菌条件下，抽尽血肿，保持伸膝位加压包扎
E. 中西医结合治疗，早期康复治疗

52. 女，70岁。滑倒后左髋部先着地，伤后感到左髋部疼痛，但仍然可以行走，次日疼痛加重，检查：左下肢外旋。最大可能的诊断是

A. 软组织挫伤　　B. 股骨颈骨折　　C. 髋关节扭伤
D. 髂骨骨折　　E. 大转子骨折

53. 女，75岁。股骨颈骨折，GardenⅣ型，首选的治疗方法是

A. 三翼钉内固定术　　B. 人工关节置换术　　C. 观察，等待自行愈合
D. 加压空心钉内固定　　E. 保守治疗

54. 女，70岁。右髋摔伤，不能行走，右下肢呈外旋畸形，X线见右股骨颈头下型骨折，移位明显，最宜选择的治疗方案是

A. 切开复位内固定　　B. 穿防旋鞋　　C. 皮肤牵引
D. 骨牵引　　E. 人工关节置换术

55. 男，20岁。膝关节部前方肿痛，轻度发红、发热，MRI检查结果如图，最可能的诊断是

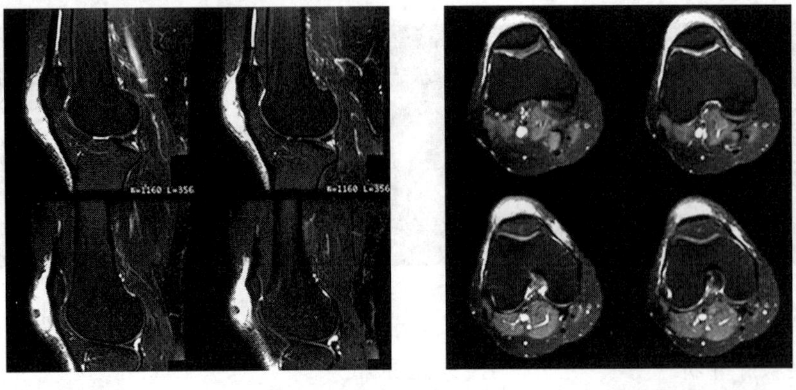

A. 髌骨挫伤　　B. 半月板撕裂　　C. 膝关节炎

D. 髌前囊炎　　E. 未见异常

56. 女，12 岁。被汽车撞倒，右膝剧痛。体格检查：浮髌试验阳性，普通 X 线片正常，侧方应力下 X 线片示膝关节内侧间隙张开达 3cm，对这种损伤的处理是

A. 内侧副韧带修补　　B. 用半腱肌重建内侧副韧带

C. 屈膝 20°长腿石膏固定　　D. 吸出积血，加压包扎

E. 抽出积血 + 物理治疗

57. 男，25 岁。被汽车压伤后立即送来急诊。查体：神志清楚，右下肢不能活动，明显肿胀及压痛。X 线片示右股骨干骨折。下述各项哪项不是早期并发症

A. 重要动脉损伤　　B. 肢体神经损伤　　C. 休克

D. 骨折不愈合　　E. 皮肤及软组织损伤

58. 男，18 岁。交通事故中被车撞伤左下肢，入院后诊断为股骨颈骨折，GardenⅣ型，此类患者最易发生的是

A. 畸形愈合　　B. 股骨头缺血性坏死　　C. 手术中复位失败

D. 股骨颈骨折不愈合　　E. 内固定失效

59. 女，50 岁。开放性右胫骨中下 1/3 双段骨折，伤后 4 小时清创，超长钢板螺钉固定。拆线时伤口皮缘部分坏死，无感染。术后 1 个月持双拐下地患肢不负重而被动运动，术后半年 X 线摄片示对位佳，近端骨折线模糊，远端骨折线较清晰，骨痂少。最主要的原因是

A. 年龄过大　　B. 内固定物选择不当　　C. 功能锻炼不够

D. 血供不足　　E. 小腿软组织条件不佳

60. 男，25 岁。右膝关节扭伤 2 周，行走时打软，不稳，有“错位”感，下列哪项检查可诊断为交叉韧带损伤

A. 浮髌试验阳性　　B. 抽屉试验阳性

C. 过伸过屈试验阳性　　D. 内外翻试验阳性

E. 半月板回旋挤压试验（McMurray's 试验）阳性

61. 男，15 岁。高热，右膝关节肿痛 6 天。膝关节穿刺抽出脓液。最宜采用的治疗措施是

A. 大量使用抗生素

B. 抗生素 + 功能锻炼

C. 抗生素 + 患肢固定

D. 全身使用抗生素，关节穿刺、冲洗、注入抗生素加外固定

E. 抗生素 + 切开引流

62. 造成膝关节半月板损伤的必要因素，下列哪项是错误的

A. 膝的旋转　　B. 膝的挤压　　C. 膝的前后移动

D. 膝的内收和外展　　E. 膝的半屈

二、共用题干单选题

（63 ~ 65 题共用题干）

男，70 岁。不慎从床上摔下，右髋着地。X 线片示右股骨颈头下型骨折，GardenⅣ型，一般情况可，化验检查基本正常。

63. 关于股骨颈骨折的说法，下列哪项说法不正确
A. 常选手术治疗　B. 易发生骨折不愈合　C. 易发生股骨头坏死
D. 多发生于青少年　E. 多发生于老年人
64. 股骨颈骨折 Garden 分型可分为几型
A. 6　B. 4　C. 5
D. 3　E. 2
65. 该患者骨折最适宜的治疗方法是
A. 卧床皮肤牵引　B. 卧床骨牵引　C. 人工髋关节置换术
D. 空心钉治疗　E. 卧床休息
(66~69 题共用题干)
男，20 岁。跑步时摔倒，左膝部着地，伤后感到左膝部剧烈疼痛，但仍然能够行走。被送往医院检查，到达医院时膝部肿胀。检查：膝关节肿胀，浮髌试验阳性，髌骨前方有空虚感。
66. 该患者可能的诊断是
A. 侧副韧带损伤　B. 髌骨骨折　C. 胫骨平台骨折
D. 交叉韧带损伤　E. 半月板损伤
67. 首先应当做哪项检查
A. 心电图　B. 超声检查　C. X 线摄片
D. CT　E. MRI
68. 治疗方案首选
A. 手法整复，石膏外固定　B. 骨牵引
C. 手术治疗　D. 休息，观察
E. 手法整复，小夹板固定
69. 手术方法首选
A. 螺钉固定　B. 摘除髌骨　C. 张力带固定
D. 丝线荷包缝合　E. 钢板固定
(70~72 题共用题干)
女，50 岁。下楼梯时右足内翻扭伤，随后右足背外侧部位肿胀、疼痛，不能行走。
70. 最可能的损伤为
A. 外踝撕脱骨折　B. 单纯踝关节外侧副韧带损伤
C. 第 5 跖骨基底部骨折　D. 骰骨骨折
E. 跟骨骨折
71. 其损伤的机制为
A. 暴力直接冲撞引起骨折　B. 骨的传导暴力
C. 局部韧带的牵拉　D. 肌腱牵拉引起骨折
E. 长期慢性损伤
72. 一般明确诊断后，初期石膏应将足踝固定于
A. 中立位　B. 内翻位　C. 外翻位
D. 跖屈位　E. 背伸位

（73～75 题共用题干）

男，60 岁。下楼时不慎摔伤右髋部，查体右下肢短缩、外旋 40°畸形，右髋肿胀不明显，但有叩痛。

73. 最可能的诊断是

A. 右髋软组织损伤　　B. 右股骨转子间骨折　　C. 右髋前脱位

D. 右髋后脱位　　E. 右股骨颈骨折

74. 为证实诊断，首先需要的检查是

A. MRI 检查　　B. 放射性核素骨显像　　C. 关节造影

D. CT 检查　　E. 普通 X 线片

75. 患者 X 线诊断为股骨颈骨折（头下型），移位明显，该患者最易发生的并发症是

A. 髋关节周围创伤性骨化　　B. 股骨头缺血性坏死

C. 髋内翻畸形　　D. 坐骨神经损伤

E. 脂肪栓塞

（76～77 题共用题干）

男，45 岁。因车祸导致右胫骨中下 1/3 骨折，行超膝长腿管型石膏固定，1 个月后出现右足背感觉减退，背伸无力。

76. 该患者出现题干所述症状，其最可能的原因是

A. 胫神经损伤　　B. 腓总神经损伤　　C. 腓浅神经损伤

D. 胫后神经损伤　　E. 腓肠神经损伤

77. 3 个月后行骨折 X 线片复查，骨折无明显移位，但无明显骨痂形成。最可能的原因是

A. 骨折处无血供　　B. 骨折处软组织嵌入

C. 石膏较松，骨折处有较大活动度　　D. 患者进行了局部理疗

E. 患者没有进行右下肢负重训练

（78～80 题共用题干）

男，71 岁。行走时不慎跌倒，左髋部疼痛，活动受限。查体：髋关节叩击痛阳性，轴心叩击痛阳性。X 线未见明显骨折征象。

78. 最可能的诊断是

A. 髋关节脱位　　B. 股骨转子间骨折　　C. 髋臼骨折

D. 骨盆骨折　　E. 股骨颈骨折

79. 为明确诊断，需进行的检查是

A. CT　　B. 放射性核素显像　　C. 超声检查

D. 髋关节镜　　E. 肌电图

80. 确诊后首选的治疗方法是

A. 牵引治疗　　B. 理疗　　C. 口服药物治疗

D. 手术治疗　　E. 手法复位

（81～84 题共用题干）

老年男性，不慎摔倒，右髋部先着地，伤后感到髋部疼痛，不能行走，检查发现髋部明显肿胀、瘀斑，右下肢外旋近 90°，肢体短缩。

81. 可能的诊断是

A. 股骨干骨折
B. 股骨转子间骨折
C. 股骨颈骨折
D. 髋关节脱位
E. 髂骨骨折

82. 目前治疗常选

A. 卧床休息，等待自然愈合
B. 皮肤牵引治疗
C. 手术治疗
D. 骨牵引治疗
E. 局部理疗

83. 根据骨折类型，不适宜的内固定是

A. Richard 钉
B. 空心钉
C. 伽马钉
D. 重建钉
E. 股骨交锁钉

84. 股骨转子间骨折最常见的并发症是

A. 疼痛
B. 髋内翻
C. 骨折不愈合
D. 股骨头缺血性坏死
E. 感染

三、案例分析题

（85~88 题共用题干）

女，82 岁。平常生活能自理，在家中滑倒，右髋疼痛，不能行走。

85. 该患者考虑可能的疾病为

A. 股骨转子间骨折
B. 尿道损伤
C. 股骨颈骨折
D. 腰椎骨折
E. 软组织损伤
F. 坐骨神经损伤

86. 应做的检查包括（提示：8 小时后进到医院。）

A. 电解质
B. 胸部 X 线片
C. 血常规
D. 骨盆 X 线片
E. 心电图
F. 脊柱 MRI

87. 最佳治疗方法为（提示：本例骨折为股骨颈骨折，GardenⅣ型。）

A. 放弃手术，镇痛治疗
B. 轮椅活动
C. 人工关节置换
D. 内固定
E. 卧床休息
F. 扶拐行走

88. 影响老年人髋部骨折治疗预后的因素包括

A. 是否出现其他并发症
B. 全身状况，尤其是心肺功能
C. 受伤前的活动能力
D. 所选治疗方法是否合适
E. 营养状况
F. 康复指导及训练情况

（89~91 题共用题干）

女，45 岁。外伤致左股骨颈骨折，X 线片示股骨颈完全骨折、股骨头有旋转并且部分移位，骨折部位位于股骨颈中部。

89. 该患者股骨颈骨折 Garden 分型为

A. Ⅰ型
B. Ⅱ型
C. Ⅲ型
D. Ⅳ型
E. Ⅴ型

90. 手术后 10 个月，患者感左髋部疼痛，行走时加重，休息后好转，来院做 X 线摄片后发

现内固定在位，骨折线清晰，左侧股骨头变扁，密度不均，患者可能出现下列哪些情况

A. 骨折不愈合　　B. 左髋骨关节炎　　C. 骨折畸形愈合
D. 股骨头缺血性坏死　　E. 髋关节脱位　　F. 髋关节感染

91. 此时可选择的治疗有

A. 更换内固定　　B. 取出内固定，进行功能锻炼
C. 服用调节骨代谢药物　　D. 继续观察，注意休息
E. 植骨　　F. 人工全髋关节置换

（92～94 题共用题干）

男，29 岁。踢足球时不慎扭伤左膝，随即感疼痛，自行卧床制动、休息后稍有好转，2 周后仍有明显疼痛，且行走时左膝经常“卡住”。遂来院就诊，查体发现 McMurray's 试验阳性，抽屉试验阴性。

92. 该患者最可能的诊断为

A. 左侧髌骨软化　　B. 左膝关节游离体　　C. 左膝半月板损伤
D. 左膝侧副韧带损伤　　E. 左膝交叉韧带损伤　　F. 左髌骨骨折

93. 对上述诊断有辅助作用的常用检查方法有

A. 正侧轴位膝关节 X 线检查　　B. 膝关节 MRI
C. 膝关节造影　　D. 膝关节镜
E. 膝关节放射性核素骨显像　　F. 膝关节超声检查

94. 适合该患者的治疗手段有

A. 关节镜探查　　B. 膝关节开放手术
C. 继续休息、服镇痛药　　D. 长腿石膏固定于伸膝位
E. 配合理疗，加强膝关节活动　　F. 固定期间进行康复锻炼

（95～97 题共用题干）

男，18 岁。踢球时扭伤膝关节，休息 2 周后，行走时感右膝关节疼痛、无力，常出现关节交锁、弹响。

95. 最有可能的诊断是

A. 交叉韧带损伤　　B. 盘状半月板　　C. 髌骨骨折
D. 半月板损伤　　E. 单纯软组织损伤　　F. 侧副韧带损伤

96. 若患者查体示右膝轻度肿胀，内侧关节间隙压痛阳性，侧方应力试验阴性，抽屉试验阴性，麦氏征阳性，过伸试验阳性。损伤部位为

A. 内侧半月板后角损伤　　B. 内侧半月板前角损伤
C. 内侧半月板体部损伤　　D. 外侧半月板后角损伤
E. 外侧半月板前角损伤　　F. 外侧半月板体部损伤

97. 关于治疗，下列说法正确的是

A. 药物治疗为主　　B. 关节镜下手术是目前主要方式
C. 开放手术　　D. 内侧半月板完全切除术
E. 外侧半月板部分切除术　　F. 外侧半月板完全切除术

答案与解析

1. B　2. B　3. B　4. A　5. E　6. E　7. A　8. E　9. C　10. B　11. C　12. D　13. B　14. A　15. B　16. C　17. E　18. B　19. D　20. D　21. E　22. E　23. C　24. C　25. C　26. E　27. C　28. D　29. E　30. B　31. C　32. C　33. D　34. C　35. E　36. B　37. A　38. B　39. D　40. C　41. C　42. D　43. D　44. C　45. E　46. E　47. E　48. A　49. A　50. C　51. A　52. B　53. B　54. E　55. D　56. A　57. D　58. B　59. D　60. B　61. D　62. C　63. D　64. B　65. C　66. B　67. C　68. C　69. C　70. C　71. D　72. C　73. E　74. E　75. B　76. B　77. A　78. E　79. A　80. D　81. B　82. C　83. E　84. B　85. ACE　86. ABCDE　87. C　88. ABCDEF　89. C　90. AD　91. CDE　92. C　93. BD　94. ADF　95. D　96. B　97. B

1. B【解析】髋关节后脱位时，患肢产生屈曲、内收及内旋畸形。

2. B【解析】在受伤时，可听到跟腱断裂的响声，立即出现跟部疼痛，肿胀，瘀斑，行走无力，不能提踵。检查可在跟腱断裂处扪到压痛及凹陷、空虚感。部分损伤者伤后功能障碍不明显，以致当作软组织损伤治疗。超声检查可探到跟腱损伤的部位、类型。跟腱断裂一般不伴神经损伤，跖屈障碍见于胫神经损伤。

5. E【解析】浮髌试验阳性，提示膝内有中等量以上关节积液。

6. E【解析】造成半月板损伤必须有四个因素：膝半屈、内收或外展、重力挤压和旋转力量。根据题干信息，膝关节处于半屈状态，此时突然将膝关节伸直，并伴有旋转动作，考虑易导致半月板损伤。

7. A【解析】在上 1/3 骨折，由于髂腰肌、臀中肌、臀小肌和外旋肌的牵拉，使骨折近端向前、外及外旋方向移位；骨折远端则由于内收肌的牵拉而向内、后方向移位；由于股四头肌、阔筋膜张肌及内收肌的共同作用而向近端移位。

11. C【解析】踝部急性损伤应立即冷敷，以减少局部出血及肿胀。48 小时后可局部理疗，促进组织愈合。

15. B【解析】骨筋膜隔室综合征在下肢，好发于胫后深间室及胫前间室，其次为胫后浅间室。肿胀、压痛及肌肉被动牵拉痛是本病重要体征。根据题干信息，患者胫腓骨骨折于石膏固定 3 小时后出现胀痛，持续加重、足趾麻木，被动牵拉痛，提示骨筋膜隔室综合征，应立即拆除石膏，及时处理。

16. C【解析】骨折切开复位的指征之一是并发主要血管、神经损伤。该患者 X 线片示股骨干骨折，足背及胫后动脉搏动细弱，提示并发主要血管损伤，故宜切开复位内固定。

17. E【解析】股骨颈骨折时，年龄过大，全身情况差，合并有严重心肺、肾、肝等功能障碍不能耐受手术者，要尽早预防和治疗全身并发症，全身情况允许后尽早尽快手术治疗。根据题干信息，考虑患者最佳治疗方法是手术治疗。

19. D【解析】股骨干骨折，在 3 岁以下儿童，选用垂直悬吊皮肤牵引。3 岁以上儿童及成人，近年来多采用手术内固定治疗。成人股骨干骨折手术多采用钢板、带锁髓内钉固定。儿童股骨干骨折多采用弹性钉内固定。严重的开放性骨折可用外固定架治疗。

21. E【解析】股骨颈骨折患者由于承重关系，可导致患肢缩短；此外，可发现患肢出现外旋畸形，一般在45°~60°，这是因为骨折远端失去了关节囊及髂股韧带的稳定作用，同时受到附着于大转子的臀中、小肌和臀大肌及附着于小转子的髂腰肌和内收肌群的牵拉。髋关节后脱位时表现为患肢缩短，髋关节呈屈曲位、内收、内旋畸形。髋关节前脱位时表现为患肢外展、外旋和屈曲畸形。

23. C【解析】老年男性患者，有左股骨颈骨折史（陈旧性骨折史），近1年左髋疼痛、行走困难，X线片示左髋关节间隙变窄，股骨头变形，提示可能为股骨头坏死Ⅳ期，故该患者最佳治疗方案为人工关节置换术。皮肤牵引、卧床休息、对症治疗为股骨颈骨折的非手术治疗，适用于非负重面坏死且病灶范围小，股骨头外形基本正常且广泛硬化的病例。

24. C【解析】老年女性患者，有外伤史，X线片示右股骨颈基底部骨皮质连续性中断，考虑该患者最可能的诊断为右侧股骨颈基底部骨折。患者年龄较大，既往高血压、肺心病、糖尿病病史30余年，心功能Ⅳ级，全身情况较差，难以耐受手术，要尽早预防和治疗全身并发症，全身情况允许后尽早手术治疗。

25. C【解析】骨筋膜隔室的室壁坚韧而缺乏弹性，如果室内内容物体积骤增，则室内压力急剧增加，阻断室内血液循环，使骨筋膜隔室内的肌肉和神经组织缺血，产生骨筋膜隔室综合征。该患者有左小腿砸伤史，左小腿骨折后高度肿胀，坚硬，足部皮温较对侧低，感觉障碍，足背动脉搏动未触及，说明肢体血运受损。

26. E【解析】患者左小腿外伤后骨外露24小时，属于开放性骨折，最常见的并发症为感染。

27. C【解析】影响骨折愈合的因素主要有全身因素、局部因素和治疗方法的影响（如反复多次手法复位，软组织和骨膜剥离过多，过多摘除碎骨，持续牵引的牵引力过大等）。本题提示患者骨折手术时摘除了所有的碎骨片，治疗8个月后骨折仍未愈合，考虑最可能是碎骨片摘除过多所致。

28. D【解析】中、老年人有跌倒受伤史，伤后感髋部疼痛，下肢活动受限，不能站立和行走，应怀疑股骨颈骨折。股骨颈骨折后很少出现髋部肿胀及瘀斑，可出现局部压痛及轴向叩击痛。根据题干信息，考虑患者最可能为股骨颈骨折。

29. E【解析】患者平素健康，此次股骨头下骨折、有移位，不容易愈合，且患者年龄较大，更不易愈合，宜选用人工关节置换术。

30. B【解析】胫骨中下1/3交界处骨折使营养动脉损伤，供应下1/3段胫骨的血液显著减少，同时下1/3段胫骨几乎无肌肉附着，由胫骨远端获得的血液很少，因此下1/3段骨折愈合较慢，易发生延迟愈合或不愈合。

31. C【解析】患者有外伤史，腿部被撞伤后出现成角畸形、局部明显肿胀，考虑为股骨下1/3骨折；足背动脉搏动消失，足趾发凉，提示股动脉损伤的可能。

32. C【解析】被他人用斧砍伤致股骨下段骨折，提示为开放性骨折；足背动脉触不到，足苍白，发凉，说明股动脉损伤；血压测不到，休克的可能性大。

33. D【解析】股骨颈骨折Garden分型如下。Ⅰ型：不完全骨折，骨的完整性部分中断。Ⅱ型：完全骨折但无移位或嵌插移位。Ⅲ型：完全骨折、部分移位且股骨头与股骨颈有接触。Ⅳ型：完全骨折的移位。股骨颈骨折按骨折线方向分类：内收型骨折（Pauwels角大于50°），外展型骨折（Pauwels 角为小于 30°）。根据题干信息，判断患者属于 GardenⅣ型，内收型骨折。

34. C【解析】患者为老年男性，有外伤史，查体见右下肢短缩、外旋畸形，首先考虑可能为股骨颈骨折或股骨转子间骨折等。髋关节前脱位常见髋关节屈曲、外展、外旋；后脱位常见患肢短缩，髋关节屈曲、内收、内旋。髋关节挫伤、髋骨翼骨折常无畸形。

35. E【解析】根据 X 线片上远端骨折线与两髂嵴连线所成的夹角（Pauwels 角），大于 50°者称内收型骨折，常有移位，Pauwels 角越大，剪切力越大，骨折越不稳定；小于 30°者则称外展型骨折，多有嵌插，剪力小、较稳定，愈合率高。根据题干信息，考虑患者为内收型骨折。

36. B【解析】腓总神经损伤，导致小腿前外侧伸肌麻痹，出现踝背伸、踇外翻功能障碍，呈足内翻下垂畸形。伸踇、伸趾功能丧失，小腿前外侧和足背前、内侧感觉障碍。应尽早手术探查。

38. B【解析】胫骨上、中 1/3 骨折，可致胫后动脉损伤，引起下肢严重血液循环障碍，甚至缺血、坏死。小腿的肌筋膜与胫骨、腓骨和胫腓骨间膜一起构成四个筋膜室，由于骨折后骨髓腔出血，或肌肉损伤出血，或因血管损伤出血，均可引起骨筋膜隔室高压，导致骨筋膜隔室综合征。

39. D【解析】中老年人有摔倒受伤历史，伤后感髋部疼痛，下肢活动受限，不能站立和行走，应怀疑患者有股骨颈骨折。检查时可发现患肢出现外旋畸形，肢体测量可发现患肢缩短。本例患者病史、表现支持股骨颈骨折的诊断。

40. C【解析】骨盆边缘撕脱性骨折是指发生于肌肉猛烈收缩而造成骨盆边缘肌附着点撕脱性骨折，多见于青少年运动损伤。髂前上棘撕脱骨折是缝匠肌猛烈收缩的结果。题中患者有肌肉猛烈收缩活动史，髂前上棘处肿胀压痛，考虑为髂前上棘撕脱骨折。

44. C【解析】根据题干信息，患者左膝关节有外伤史，膝关节疼痛，上下楼梯时加重，结合 MRI 的矢状面和冠状面上均可见半月板内垂直状线形高信号影，考虑最可能为内侧半月板外周后角垂直撕裂。

54. E【解析】65 岁以上患者的股骨头下型骨折有明显移位或旋转者，发生股骨头缺血性坏死的机会较多，容易引起骨折不愈合，也不能耐受长期的卧床治疗。如全身情况许可，可做人工关节置换术。

56. A【解析】患者外伤后右膝剧痛，浮髌试验阳性，X 线片示膝关节内侧间隙张开达 3cm，提示内侧副韧带完全断裂，急性期需行内侧副韧带修补术。

58. B【解析】股骨颈骨折、GardenⅣ型是完全骨折、完全移位，关节囊和滑膜破坏严重，骨折处血液循环不良或完全中断，容易造成股骨头缺血性坏死。

66. B【解析】患者跑步摔倒后膝部着地，加上股四头肌牵拉，容易发生髌骨骨折。髌骨骨折后仍然可以行走，骨折后断面出血，膝关节肿胀，移位骨折时局部触摸有空虚感，所以首先应当考虑髌骨骨折。

67. C【解析】患者考虑为髌骨骨折，首先应当行 X 线摄片，了解骨折情况。即使患者能够行走，似乎肢体骨骼支撑作用正常，也应当首先行 X 线摄片。

68. C【解析】无移位的髌骨骨折采用非手术方法治疗。该患者为移位骨折，首选手术治疗，保守治疗效果较差。

69. C【解析】张力带固定是固定髌骨骨折的常用方法，方法简单，效果理想。

72. C【解析】单纯的第 5 跖骨基底骨折在足外翻位用支具或石膏固定 4~6 周即可进行功能锻炼。

76. B【解析】腓总神经损伤的体征包括足下垂、趾背伸无力和足背感觉障碍等。根据题干信息，患者符合腓总神经损伤的临床特点。

77. A【解析】胫骨的营养血管从胫骨干上、中 1/3 交界处进入骨内，中、下 1/3 的骨折使营养动脉损伤，供应下 1/3 段胫骨的血液循环显著减少；同时下 1/3 段胫骨几乎无肌附着，由胫骨远端获得的血液循环很少，因此下 1/3 段骨折愈合较慢，容易发生延迟愈合或不愈合。

第四节　脊柱及骨盆骨折

一、单选题

1. 有关骨盆骨折合并尿道损伤及失血性休克患者的处理，顺序正确的是

A. 骨盆骨折→尿道损伤→休克　B. 休克→尿道损伤→骨盆骨折
C. 休克→骨盆骨折→尿道损伤　D. 尿道损伤→休克→骨盆骨折
E. 同时处理尿道损伤和休克、骨盆骨折

2. 骨盆骨折后尿道口流血，导尿管难以插入膀胱内，提示

A. 肾挫伤　B. 前尿道损伤　C. 后尿道断裂
D. 出血性休克　E. 肾衰竭无尿

3. 有关骨盆骨折的说法，下列哪项不正确

A. 骨盆骨折常伴有严重并发症
B. X 线检查可显示骨折类型及骨折块移位情况
C. 最常见、最紧急的并发症是大出血
D. 可伴尿道损伤，但一定不出现勃起功能障碍
E. McMurray 曾提出了急诊处理骨盆骨折顺序的方案

4. 脊柱损伤后，跟腱反射消失，膝腱反射正常，可能为脊髓哪一节段损伤

A. S_1以下　B. S_2以下　C. L_5以下
D. L_2以下　E. T_{12}以下

5. 闭合性骨盆骨折可引起下列哪种疾病

A. 骨筋膜隔室综合征　B. 肾挫伤　C. 脂肪栓塞
D. 腹膜后血肿　E. 损伤性骨化

6. 骨盆骨折合并腹膜后失血性休克，经积极抢救未见好转时，应立即采取

A. 数字减影血管造影（DSA）栓塞髂外动脉　B. DSA 栓塞髂内动脉
C. DSA 栓塞髂总动脉　D. DSA 栓塞髂外静脉
E. DSA 栓塞髂内、髂外动脉与静脉

7. 骨盆骨折最严重的并发症是

A. 尿道损伤　B. 膀胱损伤　C. 直肠损伤
D. 神经损伤　E. 盆腔血管损伤

8. 骨盆骨折最重要的体征是
A. 畸形
B. 反常活动
C. 局部压痛及骨盆挤压分离试验阳性
D. 骨擦音及骨擦感
E. 肿胀及瘀斑
9. 不属于稳定型骨盆骨折的是
A. 耻骨支骨折
B. 坐骨支骨折
C. 髂骨翼骨折
D. 尾骨骨折
E. 髋臼骨折
10. 关于骨盆骨折的并发伤，以下错误的是
A. 骨盆壁与多处静脉丛相邻，骨折后可伴有这些静脉的出血
B. 骶管内为马尾，骶骨骨折可损伤骶神经
C. 坐骨神经从闭孔穿出时，可因耻骨骨折而伤及
D. 坐骨支骨折可刺破直肠形成开放性骨折
E. 后尿道损伤多为耻骨骨折引起
11. 脊柱骨折者从现场运输至医院内的急救搬运方式至关重要，下述搬运方法错误的是
A. 采用担架、木板搬运
B. 一人抬头，一人抬脚或用搂抱的方法
C. 使伤员双下肢伸直，木板放在伤员一侧三人将伤员平抬至门板上
D. 三人采用滚动法，使伤员保持平直状态，成一体滚动至木板上
E. 在整个运输过程中避免伤员脊柱屈曲
12. 判断脊柱骨折脱位是否并发脊髓损伤，下列检查首先进行且最重要的是
A. X 线摄片
B. CT
C. MRI
D. 神经系统检查
E. 腰椎穿刺做脑脊液生化检查
13. 有关脊柱外伤与脊髓损伤关系的叙述，下列错误的是
A. 脊髓损伤节段与椎骨受伤平面可不一致
B. 胸椎较固定，所以胸椎的脱位多无脊髓损伤
C. 有的病例表现为明显脊髓损伤，但 X 线检查却无骨折脱位
D. 屈曲型骨折脱位造成脊髓损伤最多见
E. 椎管狭窄患者，脊柱骨折创伤更易发生脊髓损伤
14. 骨盆骨折特有的临床表现是
A. 疼痛广泛，坐位或行走时加重
B. 局部肿胀、瘀斑、压痛显著
C. 患侧肢体短缩
D. 骨盆挤压分离试验阳性
E. 患侧髂后上棘较健侧高
15. 脊柱骨折最常见的类型是
A. 屈曲型
B. 伸直型
C. 屈曲旋转型
D. 垂直压缩型
E. 椎体粉碎型
16. 脊髓损伤容易发生
A. 损伤性骨化
B. 缺血性肌挛缩
C. 尿道损伤
D. 压疮
E. 脂肪栓塞

17. 脊柱骨折造成布朗－塞卡综合征（脊髓半切综合征），其损伤平面以下的改变是

A. 双侧肢体完全截瘫

B. 同侧肢体运动消失，双侧肢体深、浅感觉消失

C. 同侧肢体运动和深感觉消失，对侧肢体痛、温觉消失

D. 同侧肢体运动和痛、温觉消失，对侧肢体深感觉消失

E. 同侧肢体痛、温觉消失，对侧肢体运动及深感觉消失

18. 男，28 岁，因外伤造成第 1 腰椎椎体压缩性骨折合并截瘫，骨折 1 周后出现体温升高，最可能的原因是

A. 骨折后血肿吸收热　　　　B. 尿路或呼吸道感染引起的发热

C. 脊髓损伤造成中枢调节功能减弱　　　　D. 自主神经功能紊乱

E. 肌肉瘫痪产热少

19. 男，37 岁。两个月前由高处跌落，发生第 1 腰椎压缩性骨折，双下肢不全瘫痪，脊髓造影发现有不全梗阻，脊髓被向后突出的第 1 腰椎后方骨嵴压迫。此时应采用

A. 双踝悬吊复位　　　　B. 自身功能复位

C. 椎板切除减压术　　　　D. 两桌法复位

E. 椎管侧前方减压、固定、融合术

20. 男，24 岁。由 8 米高处坠下，臀部着地，伤后 12 小时入院。脐下三指以远感觉明显减退或消失，除右足跖趾关节稍能活动，其余双下肢自主运动消失，尿潴留。X 线片示第 10 胸椎椎体压缩，有骨折片突向椎管，下列哪项是早期关键性的治疗

A. 尽早手术，解除压迫　　　　B. 做好护理，勤翻身以防压疮

C. 导尿并留置导尿管　　　　D. 高低桌法复位后上石膏背心

E. 积极而强有力的抗生素治疗

21. 某青年男性，从马上摔下，头后枕部着地，颈部活动受限，下颈椎压痛明显，四肢弛缓性瘫痪，胸骨柄平面以下痛、温觉消失，不能自主排尿，诊断首先考虑为

A. 颈椎骨折脱位合并颈髓损伤　　　　B. 胸椎骨折合并脊髓损伤

C. 颈部软组织损伤　　　　D. 颈椎间盘突出

E. 颈椎骨折脱位＋臂丛及腰骶丛神经损伤

二、共用题干单选题

（22~23 题共用题干）

男，29 岁。高处坠落 2 小时。主诉胸背部疼痛，双下肢不能活动。

22. 根据患者情况，首先要考虑的是

A. 脊柱损伤合并骨盆骨折　　　　B. 脊柱损伤合并脊髓损伤

C. 脊柱损伤合并双下肢骨折　　　　D. 胸部损伤合并骨盆骨折

E. 胸部损伤合并双下肢骨折

23. 下列首先应进行的检查是

A. B 超检查　　　　B. MRI 检查　　　　C. X 线检查

D. 脑脊液穿刺检查　　　　E. CT 检查

(24~26 题共用题干)

男，51 岁。汽车撞伤骨盆区后伤部疼痛，伴有休克，不能自行排尿，膀胱膨满，尿道口有少量血性液体溢出。直肠指检：指套上染有血迹。

24. 首先考虑下列哪项诊断

A. 骨盆骨折合并直肠癌

B. 骨盆骨折合并肾衰竭

C. 骨盆骨折合并尿路结石

D. 骨盆骨折合并休克，尿道与直肠损伤

E. 骨盆骨折合并膀胱破裂

25. 治疗措施的先后顺序，下列哪项正确

A. 抗休克，修复尿道、直肠损伤，处理骨折

B. 修复尿道、直肠损伤，处理骨折，抗休克

C. 抗休克，处理骨折，修复尿道、直肠损伤

D. 处理骨折，抗休克，修复尿道、直肠损伤

E. 处理骨折，修复尿道、直肠损伤，抗休克

26. 经积极治疗但休克难以纠正时，应采取下列哪项最主要的措施

A. 加快输血速度　　B. 使用升压药　　C. 使用促凝血药

D. DSA 栓塞髂内动脉　　E. DSA 栓塞髂外动脉

答案与解析

1. B　2. C　3. D　4. C　5. D　6. B　7. E　8. C　9. E　10. C　11. B　12. D　13. B　14. D　15. A　16. D　17. C　18. B　19. E　20. A　21. A　22. B　23. C　24. D　25. A　26. D

1. B【解析】急诊抢救的 ABCDEF 原则：A 即气道，通畅呼吸道，注意胸部损伤，必要时气管插管，胸腔闭式引流等。B 即出血，快速建立输血补液的途径，补充血容量，同时控制出血。C 即中枢神经系统，过度通气，保持 $PaCO_2$ 在 30~35mmHg。D 即消化，消化系统损伤的处理。E 即排泄，泌尿生殖系统的处理。F 即骨折，骨折的处理。应根据全身情况决定治疗步骤，首先应积极抗休克治疗，尿道损伤若不及时处理将出现尿外渗、感染等情况，后期修复效果差，故先于骨盆骨折的处理。

5. D【解析】因为骨盆各骨主要为骨松质，盆壁肌肉多，邻近又有许多动脉和静脉丛，血液供应丰富，骨折后可引起广泛出血，巨大血肿可沿腹膜后疏松结缔组织间隙蔓延至肠系膜根部、肾区和膈下，还可向前至侧腹壁。

7. E【解析】骨盆各骨多为骨松质，动、静脉血管丰富，骨折后很容易并发大出血，进而产生失血性休克。

8. C【解析】骨盆骨折由于其解剖的特殊性，畸形及反常活动均不明显，骨擦音与骨擦感有时可查到，而局部压痛及骨盆挤压分离试验阳性最具诊断意义。肿胀及瘀斑对骨折诊断意义不大。

9. E【解析】髋臼骨折易产生爆破型骨折，此时髋臼各个区域都有毁损，为不稳定骨折。

11. B【解析】一人抬头，一人抬脚或用搂抱，易增加脊柱的弯曲程度，将碎骨片向后推挤入椎管内，加重脊柱的额外损伤，正确的方法是保持伤员的平直状态即呈中轴一致性。

12. D【解析】是否合并脊髓损伤，可以通过对神经系统检查的情况来判断，此法简单快捷；常见的脊髓损伤有脊髓震荡、脊髓挫伤与出血、脊髓断裂、脊髓受压等。

13. B【解析】胸椎脱位常合并脊髓损伤。由于脊髓节段与椎骨节段不完全对应，因此脊髓损伤阶段与椎骨受伤平面可不一致。无骨折脱位型脊髓损伤并不少见，多由一过性脱位造成。屈曲型骨折脱位较伸直型多见，故造成脊髓损伤者也最多。椎管狭窄患者，由于缓冲空间小，更易出现脊髓损伤。

14. D【解析】挤压、分离骨盆时，不但受压区域乃至整个骨盆环任何一处有骨折时，均会受到牵扯而发生疼痛。

16. D【解析】脊髓损伤的截瘫患者长期卧床，皮肤知觉丧失，骨隆突部位的皮肤长时间受压于床褥与骨隆突之间而发生神经营养性改变，皮肤出现坏死，称为压疮。压疮最常发生的部位为骶部、股骨大转子、髂嵴和足跟等处。

17. C【解析】布朗－塞卡综合征，指损伤平面以下同侧肢体的运动与深感觉消失，对侧肢体痛觉和温觉消失。

18. B【解析】患者外伤 1 周后第 1 腰椎椎体骨折合并截瘫，1 周后突然出现发热，首先考虑是感染导致。

19. E【解析】根据题干信息，患者手术指征比较明确，选择侧前方减压可去除前方压迫骨嵴，同时行固定及融合。

20. A【解析】患者有外伤史，有局部感觉、运动障碍，X 线片示有明显骨块压迫并有脊髓受压的表现，是手术的绝对适应证。

21. A【解析】该患者颈部损伤后出现活动受限，局部压痛，同时伴有高位截瘫症状，考虑可能为颈椎骨折脱位合并颈髓损伤。

24. D【解析】根据患者有外伤史，伴有休克，不可自行排尿且具有膀胱膨满，尿道口有血性液体，提示合并尿道损伤；直肠指检有血迹，提示直肠损伤。

26. D【解析】骨盆骨折若低血压经快速输血后仍未好转，血压不能维持时，有条件的医院可作急诊介入治疗，作单侧或双侧髂内动脉栓塞。如没有造影条件而患者又无法转运时，则直接进行骨盆填塞以抢救生命。

第五节　腰腿痛及肩颈痛

一、单选题

1. 腰椎间盘突出症患者，疼痛性侧弯凸向健侧，椎间盘最可能在神经根的

A. 外上　　B. 外下　　C. 内上
D. 内下　　E. 后方

2. 与特发性脊柱侧凸发生有关的病因是
A. 椎体发育畸形，阻滞椎体或半椎体
B. 尚不清楚，可能与营养缺乏、生长失调、肌力不平衡有关
C. 椎间盘退行性改变及膨出
D. 脊柱骨折及脱位畸形愈合
E. 神经纤维瘤病

3. 腰椎管狭窄的典型表现是
A. 上楼梯时间歇性跛行
B. 腰痛
C. 腿痛
D. 平地行走时间歇性跛行
E. 骑自行车时无症状

4. 旁正中型 L_4~L_5椎间盘突出，最可能压迫的神经根为
A. S_1神经根
B. L_5神经根
C. L_4神经根
D. L_4~L_5神经根
E. L_5、S_1神经根

5. 下列哪项是高位腰椎间盘突出症的特点
A. 下肢肌肉无力少见
B. 腰腿痛症状重，范围大
C. 直腿抬高试验多阴性
D. 应尽量保守治疗
E. 括约肌功能障碍多见

6. 腰椎间盘突出时，常首先出现下列哪项临床症状
A. 腰僵硬
B. 腰部活动受限
C. 双下肢发紫
D. 腰痛
E. 大小便失禁

7. 从 $L_{4\sim5}$椎间孔经过的神经根是
A. S_2
B. S_1
C. L_5
D. L_4
E. L_3

8. 腰椎间盘最常见的突出和退行性改变间隙依次排列为
A. L_3~L_4、L_5~S_1、L_4~L_5
B. L_3~L_4、L_4~L_5、L_5~S_1
C. L_5~S_1、L_4~L_5、L_3~L_4
D. L_4~L_5、L_5~S_1、L_3~L_4
E. L_4~L_5、L_3~L_4、L_5~S_1

9. 腰椎间盘突出症的叙述中错误的是
A. 椎间盘变性
B. 纤维环破裂
C. 髓核突出刺激或压迫神经根
D. 以 L_5~S_1间隙发病最高，约占 50%
E. 损伤和退行性改变是常见病因

10. 腰椎间盘突出症，出现鞍区麻木及大小便功能障碍，则腰椎间盘突出压迫的区域是
A. 脊髓腰膨大部
B. 脊髓圆锥
C. 马尾神经
D. S_1神经根
E. S_2神经根

11. 下述哪一个椎间盘突出能使跟腱反射改变
A. L_3~L_4
B. L_2~L_3
C. L_4~L_5

D. L_5~S_1　　E. S_1~S_2

12. 特发性脊柱侧凸，其发展速度加快的年龄为

A. 18~25 岁　　B. 11~17 岁　　C. 5~10 岁

D. 28~32 岁　　E. 23~27 岁

13. 高处坠落致脊髓损伤的患者，入院后，下列哪项检查最能准确地确定脊髓损伤的平面

A. MRI 检查　　B. X 线平片　　C. 检查感觉平面

D. 检查肢体的运动　　E. 检查肢体的温度

14. 胸椎管狭窄症的最常见病因是

A. 胸椎黄韧带骨化　　B. 胸椎后纵韧带骨化　　C. 胸椎间盘突出

D. DISH 病　　E. 舒尔曼病

15. 腰椎间盘突出症的描述，错误的是

A. 纤维环破裂，髓核突出，压迫神经根后引起症状

B. 30~50 岁的体力劳动者或平时锻炼较少者常见

C. 患者均有坐骨神经分布区感觉、运动及反射的改变

D. 诊断时均应做腰椎 X 线摄片

E. 两下肢同时有神经症状者，应考虑手术治疗

16. 下列选项中，腰椎间盘突出症的最好发节段是

A. T_1~L_1　　B. L_3~L_4　　C. L_1~L_2

D. L_2~L_3　　E. L_4~L_5

17. 女，30 岁。外伤后腰痛向右下肢放射 1 周，二便正常。查体：腰椎左凸畸形，L_4、L_5椎旁右侧压痛并放射至右小腿，右下肢直腿抬高试验阳性，右小腿外侧皮肤感觉迟钝，第 1 足趾背伸力弱，腰椎 X 线平片示腰椎左凸畸形，余无异常，CT 扫描示 L_4、L_5椎间隙、椎体右后软组织阴影 1.0cm×0.7cm，右侧神经根受压。目前的最佳治疗是

A. 应用抗结核药　　B. 加强腰椎被动活动锻炼

C. 平卧硬板床，理疗，药物治疗　　D. 积极手术治疗

E. 应用抗生素

18. 男，36 岁。颈肩痛 1 个月，并向右手放射，右手拇指痛觉减弱，肱二头肌肌力减弱，诊断考虑

A. 肩关节周围炎　　B. 肩袖损伤

C. 颈椎间盘突出症　　D. 臂丛神经炎

E. 颈肩部肌筋膜炎

19. 女，50 岁。主诉颈部不适，左肩及左前臂麻木、疼痛，行走不稳 1 年，加重月余。查体：颈椎活动可，左上肢大拇指皮肤感觉减退，左侧霍夫曼征阳性。X 线片示颈椎曲度减小，各间隙高度正常，双下肢膝踝反射亢进，巴宾斯基征阳性。下列哪种诊断最准确

A. 交感神经型颈椎病　　B. 脊髓型颈椎病

C. 椎动脉型颈椎病　　D. 肩关节周围炎

E. 颈椎间盘突出症

20. 男，45 岁。腰痛，影像学检查结果如图，最可能的诊断是

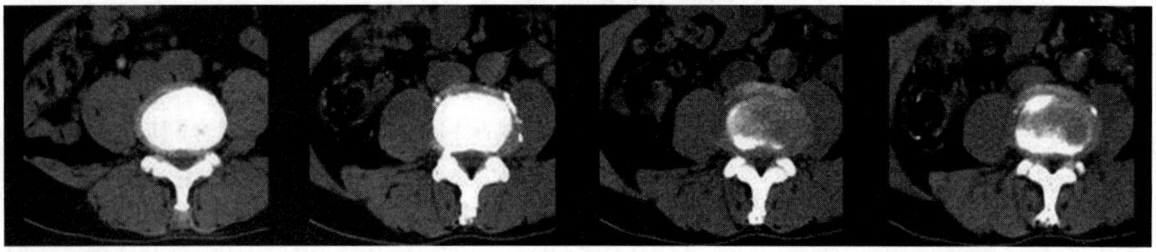

A. 椎间盘膨出　　B. 椎间盘钙化　　C. 椎间盘未见异常

D. 腰椎骨质增生　　E. 前纵韧带钙化

21. 男，20 岁，腰痛。低热已 3 个月，活动时腰痛加重。检查：腰椎生理弯曲消失，后凸畸形不明显，但椎旁肌紧张，有压痛及叩痛，拾物试验阳性。体温 38℃，血白细胞计数 $9 \times 10^9/L$，单核细胞占比 0.70，红细胞沉降率 30mm/h。X 线片见 L_4、L_5椎体骨小梁模糊，椎间隙狭窄，腰大肌阴影无增宽现象。该患者应选择哪一种最合适的治疗方法

A. 推拿按摩

B. 抗结核药物 + 卧硬板床休息等对症支持治疗

C. 骨盆牵引

D. 硬膜外封闭

E. 理疗

22. 男，32 岁。劳动时腰扭伤 3 天，腰部剧烈疼痛，不能活动，检查：腰椎右侧有压痛，用力时局部可摸到一有弹性的肿块，放松时消失，右侧直腿上举试验阳性，神经系统检查阴性。应怀疑以下疾病

A. 椎间小关节损伤　　B. 棘间韧带损伤　　C. 骶髂关节损伤

D. 腰背筋膜破裂　　E. 腰椎间盘突出症

23. 男，49 岁。腰腿痛 10 年。查体：L_5~S_1间压痛，并放射至小腿外侧，左侧直腿抬高试验阳性。加强试验阳性。最可能的诊断是

A. 棘突炎　　B. 腰椎管狭窄症　　C. 棘上韧带炎

D. 腰椎间盘突出症　　E. 棘间韧带炎

24. 男，30 岁。经检查诊断 L_4~L_5椎间盘突出症，目前尚无对生活产生明显影响。考虑合适的处理是

A. 卧硬板床，床头牵引　　B. 经皮椎间盘手术

C. 带腰围活动　　D. 卧软床并腰背肌功能锻炼

E. 经皮椎间盘注射激素

25. 患者，25 岁。搬重物后腰痛，检查发现腰部活动明显受限，右侧骶棘肌痉挛伴压痛，右直腿抬高试验 45°，诉腰痛，加强试验阴性，感觉、肌力反射均正常，诊断最先考虑为

A. 腰椎间盘突出症　　B. 腰扭伤　　C. 髋关节扭伤

D. 梨状肌扭伤　　E. 第 3 腰椎横突综合征

26. 男，60 岁。颈肩痛 3 年，四肢乏力，行走持物不稳 4 个月，近 1 个月来行走踩棉花感。

查体：霍夫曼（Hoffmann）征阳性，双膝反射活跃，双踝阵挛阳性。最可能的诊断是

A. 脊髓空洞症　　B. 颈椎后纵韧带骨化症　　C. 颈椎病

D. 颈椎间盘突出症　　E. 肌萎缩侧索硬化症

27. 男，55 岁。右颈肩痛 1 年，伴右手麻 3 个月。查体：颈椎生理弧度消失，L_5~L_6棘突间压痛。右颈肩部肌肉紧张，右手掌桡侧皮肤感觉减退，伴肱二头肌反射亢进，诊断为颈椎病。在颈椎病的诊断中，以下哪一条是可靠的依据

A. 手指麻木　　B. X 线摄片显示有骨刺　　C. 霍夫曼征阳性

D. 颈肩部疼痛　　E. 颈部活动受限

28. 女，45 岁。颈部不适，左上肢放射痛伴感觉障碍，考虑为神经根型颈椎病，以下治疗措施中哪一项不宜采用

A. 局部理疗　　B. 颈椎牵引　　C. 反复发作考虑手术

D. 手法推拿　　E. 改善不良工作体位

29. 男，65 岁。背部疼痛 2 个月余，MRI 检查结果如图，最可能的诊断是

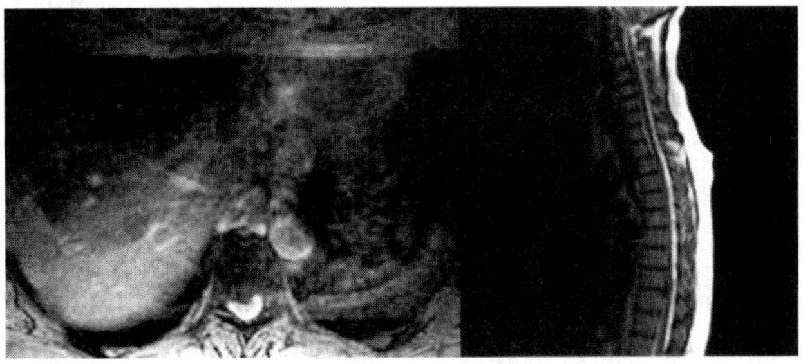

A. 椎间盘炎

B. 椎管内肿瘤

C. 椎间盘突出

D. 硬膜外纤维化

E. 神经根鞘囊肿

30. 女，40 岁。间歇性跛行逐渐加重 2 年，休息时缓解。查体：L_4~L_5椎间隙压痛，无放射，直腿抬高左右均达 70°，两下肢感觉、肌力均正常。其诊断考虑为

A. 腰椎管肿瘤　　B. 腰椎滑脱症　　C. 腰背部软组织劳损

D. 腰椎管狭窄症　　E. 腰椎间盘突出

31. 男，30 岁。从事驾驶员工作 5 年，近 2 年反复发作腰痛，放射到右足跟部，腰椎 CT 提示 L_5~S_1椎间盘突出，突向右后方，压迫神经根。以下体征哪项与该诊断不符

A. 右足外侧外踝部皮肤感觉减退　　B. 右下肢直腿抬高试验及加强试验阳性

C. 右膝反射明显减弱　　D. 右趾背伸肌力下降

E. L_5~S_1棘突间压痛，向右下肢放射

32. 男，10 岁。发热、咳嗽、咽痛 1 周。近 2 天颈背痛，头部不能屈伸和旋转，四肢无异常。考虑的诊断为

A. 强直性脊柱炎　　B. 落枕　　C. 风湿性肌炎

D. 颈椎结核　　E. 颈椎体自发性脱位

33. 男，45 岁。诉头痛，头晕 3 个月，颈侧屈或后伸时头晕加重，猝倒 3 次，有时视物不清，椎动脉造影有部分梗阻。最大可能是

A. 粘连性蛛网膜炎　　B. 体位性眩晕　　C. 脊髓肿瘤

D. 梅尼埃病　　E. 椎动脉型颈椎病

34. 男，24 岁。因抬家具扭伤腰部后，腰痛 1 周，腰椎出现前屈，侧弯畸形，左右活动度不对称，L_4~L_5椎间隙及一侧坐骨神经压痛，且该侧小腿内侧皮肤痛觉减弱，跟腱反射迟钝，应

首选哪一种治疗

A. 理疗，痛点封闭　　B. 椎板减压髓核摘除术　　C. 经皮椎间盘髓核摘除术

D. 髓核化学溶解疗法　　E. 卧床牵引

35. 某工人，双下肢发紧、无力 3 个月，继而行走困难，双手持物力弱，查体：肌张力增高，肌力弱，有不规则感觉减弱区，Hoffmann 征阳性。可能是

A. 发性神经炎　　B. 脊髓型颈椎病　　C. 横断性脊髓炎

D. 脊髓空洞症　　E. 肌萎缩侧索硬化症

36. 男，35 岁。长期从事文字工作，昨日弯腰取物时，突感腰部疼痛，放射到左臀部。查体：L_4~ L_5左椎旁压痛明显，放射到臀部，腹部垫枕试验阴性，左直腿抬高试验阳性，加强试验阳性。首先应考虑下列哪种诊断

A. 腰椎管狭窄症　　B. 急性腰椎间盘突出症　　C. 腰椎管内肿瘤

D. 腰椎滑脱　　E. 急性腰扭伤

37. 男，40 岁，车工。因近 2 个月来经常加班劳动而引起腰背痛及活动障碍，约 5 日前又扭伤腰部，疼痛加剧，且向右下肢后侧放散，每于弯腰、咳嗽及用力排便时加重，脊髓造影显示 L_4、L_5椎间盘水平偏右有一圆形压迹。最可能的诊断是

A. 劳累性腰痛　　B. 强直性脊柱炎　　C. 慢性腰部损伤

D. 腰部肌筋膜炎　　E. 腰椎间盘突出症

38. 男，26 岁。汽车修配工人，两天前抬轮胎时失手，腰部骤然有撕裂感，随即剧痛，自今晨起疼痛向右下肢放射，咳嗽与排便时疼痛加剧。查体：腰部僵硬，腰肌活动明显受限，右棘突旁明显压痛，直腿抬高试验左侧 60°，右侧 45°，加强试验阳性。最可能的诊断是

A. 腰椎结核　　B. 腰部肌筋膜炎　　C. 急性腰扭伤

D. 腰椎间盘突出症　　E. 腰椎屈曲型压缩性骨折

39. 男，25 岁，工人。骤然抬起重物时腰剧痛，继而右下肢麻痛，咳嗽时疼痛由臀部放射到左足跟。检查：腰部有肌痉挛，活动受限并有侧弯现象，L_4~ L_5间隙有明显按痛和叩痛，临床诊断最可能是

A. 腰椎骨折　　B. 腰椎脱位　　C. 蛛网膜下腔出血

D. 腰椎间盘突出症　　E. 腰扭伤

40. 女，49 岁。颈肩痛 5 年余，出现四肢麻木、无力半年，行走时步态不稳，查体见双手尺侧以下皮肤感觉减退，双下肢肌张力增高，肌力 3~4 级，X 线片见颈椎骨质明显退行性改变，其诊断可能为

A. 颈椎增生　　B. 神经根型颈椎病　　C. 脊髓型颈椎病

D. 交感神经型颈椎病　　E. 椎管内肿瘤

41. 男，50 岁。诊断为腰椎间盘突出症，查体：右侧小腿前外侧，足背皮肤感觉较对侧弱，右背伸肌力较对侧减弱，膝及踝反射正常，此椎间盘突出应在何节段

A. L_3~ L_4　　B. L_4~ L_5　　C. L_5~ S_1

D. L_2~ L_3　　E. L_1~ L_2

42. 男，50 岁。四肢麻胀，乏力逐渐加重近 2 年，1 个月前不慎滑倒，当即出现四肢活动障碍。查体：神志清楚，头部活动无明显受限，第 2 肋以下皮肤痛觉减退，四肢不能主动活

动，肌张力增高，病理征阳性。X 线检查示 C_4、T_1椎体后缘骨质增生，椎间隙变窄。可诊断为下列哪种疾病

A. 外伤性颈髓损伤　　B. 颈椎脱位　　C. 脊髓型颈椎病

D. 颈椎肿瘤　　E. 颈椎管内肿瘤

43. 男，60 岁。半年来双下肢沉重感，走路无力，右腿明显，无头痛、头晕。查体：颈部无明显压痛。臂丛牵拉试验阳性，双侧膝踝反射亢进，右膝髌阵挛阳性，右侧 Babinski 征阳性。应考虑的治疗是

A. 领枕吊带牵引　　B. 注射激素　　C. 按摩

D. 手术治疗　　E. 围领和颈托

44. 男，20 岁。双下肢发紧，继而双手持物力弱，行走困难。查体：有不规则感觉减弱区，肌张力增高，肌力弱，Hoffmann 征阳性。最可能是

A. 肌萎缩侧索硬化症　　B. 横贯性脊髓炎

C. 脊髓型颈椎病　　D. 原发性神经炎

E. 脊髓空洞症

45. 男，45 岁。开车 10 年，无诱因双手无力半年，双下肢不灵活，行走时有踏棉花感，伴胸部束带感。既往有 5 年颈肩痛放射史。查体：C_6以下肌力减退，感觉障碍。双跟腱反射亢进，双 Babinski 征阳性。X 线片示颈椎退行性改变，椎间隙变窄硬化。该患者应选择的治疗方法是

A. 颈椎牵引　　B. 超短波理疗

C. 按摩方法松解颈部　　D. 手术治疗

E. 等 CT 检查后再定

46. 女，40 岁。诉头痛、头晕，颈侧弯后伸后头晕加重并出现猝倒。肱二头肌腱反射亢进，颈椎斜位片显示钩椎关节增生。可能性最大的诊断是

A. 梅尼埃病　　B. 体位性眩晕　　C. 脊髓肿瘤

D. 椎动脉型颈椎病　　E. 粘连性蜘蛛膜炎

47. 男，35 岁。3 天前突发腰痛，半天后出现右脚痛，咳嗽时加重。查体：腰骶部压痛，放射至小腿，右直腿抬高试验阳性（40°），小腿外侧和足背痛觉减退，趾背伸肌肌力减弱，受累的神经根为

A. L_2　　B. L_3　　C. L_4

D. L_5　　E. S_1

48. 男，40 岁。腰痛 1 年，疼痛放射至臀部及双下肢后外侧，有咳嗽、压痛，经按摩推拿后疼痛加剧，小便难解，检查：脊柱前弯后仰无明显受限，L_4、L_5棘突压痛，马鞍区感觉减退，直腿抬高两侧均超过 50°，最佳治疗方法是

A. 中草药治疗　　B. 卧硬板床休息　　C. 手术治疗

D. 骨盆牵引　　E. 硬膜外封闭

49. 男，45 岁。自诉双下肢麻木无力已半年，1 周前被人撞伤后步行困难，小便费力，右手麻木，检查：双下肢感觉明显减退，肌力 2~3 级，肌张力增高，有双侧踝阵挛，病理反应阳性，X 线摄片：颈椎有骨质增生，CT 示 C_5、C_6髓核突出。此时最合适的治疗方法是

A. 颅骨牵引　　B. 手术治疗　　C. 神经营养学
D. 应用激素＋脱水剂　　E. 颈部牵引

50. 男，52 岁。肩痛 4 月余，手臂旋转时疼痛加剧，影像学检查结果如图，最可能的诊断是

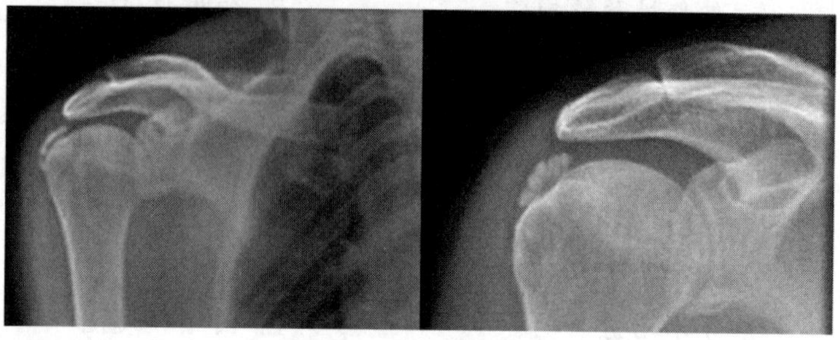

A. 软骨瘤
B. 骨结核
C. 冈上肌腱钙化
D. 骨脓肿
E. 骨囊肿

51. 男，30 岁。枢椎齿突基底部骨折，但无移位，寰椎亦无移位，枕颌吊带牵引 2 周后，颈痛减轻，活动范围增加，3 周后离床活动，6 周后颈痛再次加重，活动明显受限，并逐渐出现四肢无力与瘫痪，这种迟发性瘫痪的原因是

A. 黄韧带增厚　　B. 脊髓血运障碍
C. 椎管内纤维增生压迫　　D. 迟发性血肿压迫
E. 寰椎迟发性前脱位

52. 患者颈椎外伤截瘫，查体：双上肢屈肘位，屈肘动作存在，伸肘功能丧失，损伤部位是在

A. C_4~C_5　　B. C_6~C_7　　C. C_5~C_6
D. C_3~C_4　　E. C_2~C_3

53. 男，68 岁。从 2 米高的平台坠落后颈部疼痛 6 小时，影像学检查结果如图，最可能的诊断是

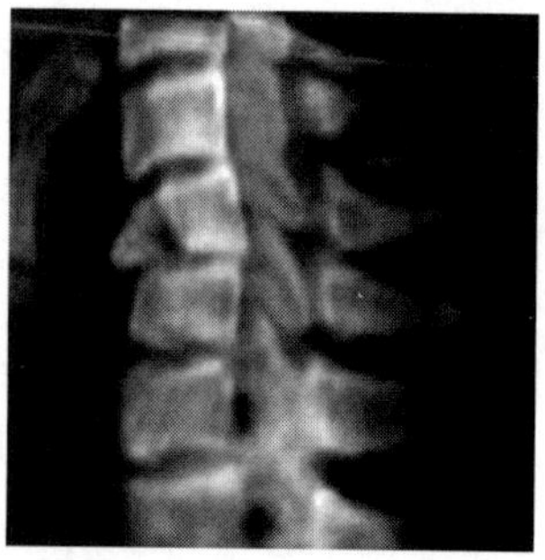

A. 椎体压缩性骨折
B. 化脓性脊柱炎
C. 强直性脊柱炎
D. 脊椎转移瘤
E. 脊椎结核

54. 男，29 岁，农民。腰痛半年，行走困难 1 周来诊。检查：明显消瘦，胸腰段向后成角畸形，X 线片示胸、腰椎体骨质破坏，椎间隙消失。首选诊断考虑为

A. 中央型腰椎间盘突出症　　B. 马尾神经瘤
C. 骨髓瘤向椎管内生长　　D. 椎体转移癌，压迫脊髓
E. 椎体边缘型结核，脊髓受压

55. 女，54 岁。颈肩痛伴左手麻木加重 2 个月，咳嗽时明显，左手做精细动作困难，检查：颈部活动受限，压颈试验阳性，左侧神经根牵拉试验阳性，左手肌肉萎缩，左手握力明显减弱，大拇指及前臂感觉减退，肱三头肌腱反射减弱，该患者诊断考虑为

A. 肩关节周围炎　　B. 颈肌筋膜炎
C. 胸廓出口综合征　　D. 神经根型颈椎病
E. 肌萎缩型侧索硬化症

二、共用题干单选题

（56～58 题共用题干）

女，35 岁。半年前弯腰提重物时突然腰痛，并向右大腿扩散。当时检查腰椎凸向左侧，腰部活动困难，腰骶部右侧压痛，直腿抬高试验阳性。X 线检查见腰椎向右侧弯曲。

56. 根据病史、体征，可初步诊断为

A. 棘间韧带损伤　　B. 腰椎结核　　C. 腰椎类风湿关节炎

D. 腰椎间盘突出症　　E. 腰椎管狭窄

57. 现阶段治疗中不必采取下列哪项方法

A. 痛点封闭　　B. 卧硬板床休息　　C. 口服镇痛药

D. 理疗　　E. 手术治疗

58. 近半个月来，右侧腰腿痛加重，经按摩后，左下肢也出现疼痛，小腿外侧及足背麻木，左足第 1 趾背伸无力，小便困难，此时最有效的治疗方法是

A. 痛点封闭　　B. 手术治疗　　C. 按摩推拿

D. 理疗　　E. 卧床休息

（59～60 题共用题干）

男，50 岁。颈肩部疼痛 1 年，出现拇指麻木约 5 个月，查体：肱二头肌肌力下降，约 4 级。入院诊断为神经根型颈椎病。

59. 最可能累及的神经根是

A. C_4　　B. C_5　　C. C_6

D. C_7　　E. C_8

60. 该患者首先采取的治疗应该是

A. 卧床休息，颈颌枕吊带牵引　　B. 抗炎镇痛药

C. 手术行颈椎后路椎伴切除减压术　　D. 手术行前路椎间盘摘除术

E. 理疗

（61～64 题共用题干）

男，36 岁。1 天前搬家时扭伤腰部。腰痛较剧烈并向右下肢放射，不能平卧，咳嗽时腰痛及右下肢反射痛加剧，排尿、排便正常。查体：L_4～L_5椎间隙叩击痛阳性；L_4～L_5椎旁压痛阳性，并向右下肢放射；右下肢直腿抬高受限，膝反射与跟腱反射正常，肌力正常；足背与小腿外侧痛觉过敏。

61. 最可能的诊断是

A. 腰椎管狭窄症　　B. 腰椎横突骨折　　C. 急性腰扭伤

D. 腰椎小关节滑膜嵌顿　　E. 腰椎间盘突出症

62. 诊断本病的基本方法是

A. MRI　　B. X 线平片 + CT　　C. CT

D. X 线平片　　E. 详细询问病史及仔细的体格检查

63. 如上述诊断成立，该患者的椎间盘突出应发生在

A. L_2～L_3　　B. L_5～S_1　　C. L_1～L_2

D. L_3~L_4　　E. L_4~L_5

64. 首选的治疗方法是

A. 卧床休息等非手术治疗　　B. 椎管内封闭术

C. 人工髓核置换术　　D. 髓核化学溶解术

E. 椎板间开窗减压术

（65~68 题共用题干）

男，27 岁。3 天前搬重物后感腰痛，伴右下肢放射痛，咳嗽、喷嚏时症状加重，不能下床活动，以前无类似发作史。查体发现，腰椎生理弧度消失，活动明显受限，直腿抬高仅达 40°，加强试验阳性，右足外侧、外踝部皮肤感觉过敏，右跟腱反射减弱。X 线平片示除腰椎生理弧度消失外，未见其他异常，尿常规正常。

65. 其诊断首先考虑为

A. 急性腰扭伤　　B. 急性腰椎小关节功能紊乱

C. 腰椎弓根峡部骨折　　D. L_4~L_5椎间盘突出

E. L_5~S_1椎间盘突出

66. 下列措施中哪一项不适宜采用

A. 药物治疗　　B. 手术治疗，椎板开窗减压髓核摘除

C. 卧硬板床休息　　D. 骨盆牵引及理疗

E. 封闭治疗（硬膜外注射类固醇药物）

67. 医师在分析病情时下列哪一项是错误的

A. L_5神经根受压常表现有伸踇肌力减弱

B. L_5~S_1椎间盘突出通常是 S_1神经根受压

C. L_5~S_1椎间盘突出，感觉异常区在外踝部和足外侧

D. 踝反射异常表示 L_5神经根受压

E. 胫前肌肌力减弱常见于 L_3~L_4椎间盘突出

68. 经过一阶段治疗，症状缓解后，首选的康复预防措施为

A. 增加营养，增强抵抗力　　B. 禁止弯腰活动　　C. 减轻体重

D. 腰背肌力量锻炼　　E. 下肢肌力锻炼

（69~71 题共用题干）

一位扭伤后腰及左腿痛 2 个月的患者，未经任何治疗。在当地医院 CT 检查显示 L_4~L_5椎间盘突出（偏左）。

69. 其定位体征应是

A. 左跟腱反射消失　　B. 腰骶棘突左侧压痛　　C. 左直腿抬高试验阳性

D. 腰向患侧凸弯　　E. 左踇趾背伸力减弱

70. 最佳治疗方法是

A. 坐骨神经封闭　　B. 局部涂骨质宁搽剂（外用药）

C. 暂行牵引、按摩和理疗等　　D. 通过椎间盘镜摘除突出髓核

E. 立即手术行髓核切除

71. 下列除哪项外都是手术适应证

A. CT 确诊后

B. 神经根刺激症状明显，疼痛严重者

C. 经系统非手术治疗半年以上不缓解者

D. 多次反复发作者

E. 中央型椎间盘突出，影响大小便者

（72~76 题共用题干）

男，30 岁。3 天前抬重物扭伤腰部。服用布洛芬后，卧床休息腰痛无缓解，出现右腿麻木，右直腿抬高阳性（40°~50°），加强试验阳性。

72. 经检查诊断 L_4~L_5椎间盘突出症，此时较合适的处理是

A. 佩戴腰围活动

B. 经皮椎间盘手术

C. 人工椎间盘置换术

D. 卧硬板床，床头牵引

E. 经皮椎间盘注射激素

73. 本患者的病情与急性腰扭伤相鉴别的要点是

A. 有无急性扭伤病史

B. 腰部有无压痛及固定压痛点

C. 该患者查体时在压痛点叩击时疼痛常可减轻

D. 该患者在压痛部位按压时常可激发坐骨神经痛

E. 急性腰扭伤患者有骶棘肌痉挛症状

74. 经半年保守治疗，症状无明显缓解，右小腿前侧和内侧痛觉明显减退，伸踇肌肌力 2 级，椎管造影示 L_4~L_5椎间盘突出，压迫硬膜囊，腰神经根袖套未显影，应选择下列哪种治疗

A. 麻醉下推拿

B. 椎间盘内注射泼尼松龙

C. 服用中药，理疗，牵引

D. 髓核摘除，神经根松解

E. 全椎板减压术

75. 患者检查示 L_4~L_5椎间盘突出，根据患者的病情，查体下列哪一项阳性一定发生

A. 小腿前外侧和足背感觉减退

B. 足跖屈肌力减弱

C. 膝反射减退

D. 踝反射减退

E. 肛门反射减退

76. 患者休息 1 个月后病情好转，下列哪项预防措施是错误的

A. 避免长期久坐

B. 坚持弯腰训练

C. 加强腰背肌肌肉锻炼

D. 使用腰围

E. 定期行理疗

（77~80 题共用题干）

男，30 岁。从事火车站搬运工作 7 年，1 天前在搬运货物时突发腰部疼痛，活动受限，并伴有右小腿后外侧放射痛，无大小便失禁。

77. 首先应考虑下列哪项诊断

A. 腰椎肿瘤

B. 腰椎结核

C. 腰肌劳损

D. 腰椎间盘突出症

E. 第 3 腰椎横突综合征

78. 查体：L_4~L_5棘突压痛，右下肢直腿抬高试验阳性，加强试验阳性。右小腿外侧皮肤感觉减退，踇趾背伸肌力稍减弱。如果诊断为腰椎间盘突出症，应定位的神经根是

A. L_2

B. L_3

C. L_4

D. L_5　　E. S_1

79. 下列哪项辅助检查最有助于确定椎间隙及鉴别诊断

A. 腰椎X线检查　　B. 腰椎管造影　　C. 肌电图

D. 腰段MRI　　E. 放射性核素显像

80. 治疗方法最恰当的是

A. 立即手术切除L_4、L_5椎间盘

B. 局部理疗

C. 应用非甾体抗炎镇痛药

D. 正规保守治疗，如症状持续无明显缓解，则行手术

E. 应用神经营养药

三、案例分析题

(81~87题共用题干)

男，43岁。腰痛伴左小腿外侧放射疼痛1周。

81. 可能的诊断有

A. 腰椎结核　　B. 腰椎间盘突出症　　C. 腰椎峡部裂

D. 腰椎管狭窄症　　E. 腰椎肿瘤　　F. 第3腰椎横突综合征

82. 进一步针对性的查体包括

A. 腰椎叩痛、活动度　　B. 下肢的感觉、肌力

C. 下肢直腿抬高试验　　D. 膝腱反射

E. 跟腱反射　　F. Hoffmann征

83. 如患者左小腿前外侧感觉异常，伸踇肌力3级，左直腿抬高试验阳性，膝腱、跟腱反射正常，考虑受压的神经根是

A. L_2　　B. L_3　　C. L_1

D. L_5　　E. S_1　　F. 无法确定

84. 明确诊断需做的辅助检查有

A. 血常规　　B. 肿瘤坏死因子　　C. 腰椎X线摄片

D. 腰椎MRI　　E. 颈椎X线摄片　　F. 颈椎MRI

85. 如X线显示腰椎骨质未见异常，L_4~L_5椎间隙变窄。MRI显示腰L_4~L_5椎间盘左侧突出，压迫相应节段神经根，腰椎管未见明显狭窄，腰椎体信号未异常，可明确诊断为

A. 劳损性腰痛　　B. 腰椎间盘突出症　　C. 腰椎峡部裂

D. 腰椎管狭窄症　　E. 腰椎肿瘤　　F. 腰椎结核

86. 患者当前首要考虑的治疗措施是

A. 卧床休息　　B. 腰背肌功能锻炼　　C. 腰部支具

D. 肌肉松弛药　　E. 镇痛　　F. 局部理疗

87. 经保守治疗6个月后，患者左下肢感觉异常加重，伸踇肌力2级，应考虑的治疗是

A. 卧床休息　　B. 腰背肌功能锻炼　　C. 腰部支具

D. 肌肉松弛药　　E. 镇痛　　F. 手术治疗

（88~91 题共用题干）

男，50 岁。外科医生，长期低头手术，颈肩痛伴右上肢放射性麻痹 1 年。颈椎 X 线片提示颈椎生理曲度变直，C_4~C_5、C_5~C_6椎间隙变窄，C_4~C_6椎体后缘骨质增生。

88. 该患者首先考虑诊断为

A. 颈椎结核　B. 神经根型颈椎病　C. 椎动脉型颈椎病

D. 交感神经型颈椎病　E. 脊髓型颈椎病　F. 落枕

89. 针对此病，常用的体格检查方法包括

A. 凯尔尼格（Kernig）征　B. 牵拉试验

C. 椎间孔挤压试验（Spurling 试验）　D. 感觉改变试验

E. 腱反射　F. 布鲁津斯基（Brudzinski）征

90. 查体发现患者拇指、示指感觉减退，肱二头肌肌力 4 级，提示压迫节段在

A. C_4~C_5　B. C_5~C_6　C. C_6~C_7

D. C_7~T_1　E. T_1~T_2　F. C_3~C_4

91. 手术指征包括

A. 经正规非手术治疗 6 个月以上无效

B. 有进行性肌肉萎缩

C. 非手术治疗有效，但由于症状反复发作影响工作、学习和生活

D. 疼痛剧烈

E. 临床症状重，且临床表现、影像学检查所见及神经学检查定位相一致

F. 疼痛反复发作

（92~94 题共用题干）

男，47 岁。无明显诱因下出现腰痛 4 个月。在推拿和手法“复位”后，突然出现剧烈的腰骶部疼痛，双侧大腿后侧疼痛，会阴区麻木、排尿无力 4 小时就诊。查体：肛门括约肌无力。

92. 该患者可能的诊断是

A. 腰椎间盘突出症　B. 腰扭伤　C. 腰椎滑脱症

D. 腰椎结核　E. 腰椎肿瘤　F. 腰肌劳损

93. 为进一步明确诊断，可先进行的实验室检查是

A. 腰椎 X 线平片　B. 腰椎 CT　C. 全身放射性核素显像

D. 腰椎 MRI　E. 颈椎 MRI　F. PET－CT

G. 脊髓造影

94. 如 MRI 提示 L_4~L_5椎间盘突出，中央型，可采用的治疗方法有

A. 患者发病时间短，应先正规保守治疗

B. 保守治疗无效后，单纯椎板间开窗减压髓核摘除术

C. 保守治疗无效后，人工髓核置换术

D. 保守治疗无效后，为防止以后发生腰椎不稳，在摘除髓核的同时行椎弓根内固定＋植骨融合术

E. 急症手术治疗，摘除压迫马尾的椎间盘髓核组织

F. 急症手术治疗，如有腰椎不稳，在摘除髓核的同时 PLIF 手术

G. 急症手术治疗，可采用棘突椎板全切除，如双侧关节突破坏不严重，脊柱稳定无影响，可不予内固定加植骨融合术

(95~97 题共用题干)

男，36 岁。感颈肩部不适伴左手麻木 3 年，近渐加重感双手无力，握物困难，行走时双下肢“踏棉感”。入院查体：一般状况好，双手握力减弱，双下肢肌力 4 级，双膝反射亢进。

95. 为明确诊断，患者还应做的检查是

A. 颈椎正侧位 X 线摄片　　B. 心电图
C. 胸部 X 线摄片　　D. MRI
E. 肌电图　　F. PET－CT

96. 诊断中应与之鉴别的疾病有

A. 尺神经炎　　B. 后纵韧带骨化症　　C. 颈背部筋膜炎
D. 肌萎缩型侧索硬化症　　E. 颈椎管内肿瘤　　F. 肩关节周围炎

97. 患者应做的术前准备工作是

A. 戒烟　　B. 气管推移训练
C. 双上肢力量训练　　D. 术前先行牵引
E. 术前先予局部封闭以减轻症状　　F. 心理准备

答案与解析

1. D　2. B　3. D　4. B　5. B　6. D　7. D　8. D　9. D　10. C　11. D　12. B　13. A　14. A　15. C　16. E　17. D 18. C　19. B　20. A　21. B　22. D　23. D　24. A　25. B　26. C　27. C　28. D　29. C　30. D　31. C　32. E　33. E　34. E　35. B　36. B　37. E　38. D　39. D　40. C　41. B　42. C　43. D　44. C　45. D　46. D　47. D　48. C　49. B　50. C　51. E　52. B　53. A　54. E　55. D　56. D　57. E　58. B　59. C　60. A　61. E　62. E　63. E　64. A　65. E　66. B　67. D　68. D　69. E　70. C　71. A　72. D　73. D　74. D　75. A　76. B　77. D　78. D　79. D　80. D　81. ABCDEF　82. ABCDE　83. D　84. CD　85. B　86. ABCDEF　87. F　88. B　89. BCDE　90. B　91. ABCDEF　92. ADE　93. ABD　94. EFG　95. ADE　96. BDE　97. ABF

2. B【**解析**】特发性脊柱侧凸系原因不明的脊柱侧凸，A、C、D、E 项为造成脊柱侧凸的先天或后天因素。

3. D【**解析**】腰椎管狭窄的典型表现是间歇性跛行。患者行走后（通常为数百米，严重时可为数十米），出现一侧或双侧腰酸、腰痛、下肢麻木、胀痛、跛行，被迫改变姿势或停止行走，蹲下或坐下休息片刻后，症状即可缓解或消失。患者继续行走，上述症状又会出现。

4. B【**解析**】L_5神经根从L_4~L_5椎间经过，所以L_4~L_5椎间盘突出通常压迫L_5神经根。L_5~S_1椎间盘突出，可压迫S_1神经根。L_3~L_4椎间盘突出，压迫L_4神经根。

5. B【**解析**】高位腰椎间盘突出一般为L_2~L_3、L_3~L_4椎间盘突出，可引起出现大腿前内侧或腹股沟区疼痛，其腰腿痛症状重，范围大，容易导致下肢肌肉无力，直腿抬高试验阳性。

6. D【**解析**】腰痛是腰椎间盘突出症患者最先出现的症状，发生腰痛的原因是椎间盘突出

刺激了外层纤维环及后纵韧带中的窦椎神经纤维。

7. D【解析】L_4~L_5椎间孔通过的是L_4神经根，但是L_4~L_5椎间盘突出时压迫L_5神经根，注意区分。

8. D【解析】腰椎间盘突出症以L_4~L_5，L_5~S_1间隙发病率最高，其次为L_3~L_4。其中，L_4~L_5间隙较L_5~S_1间隙发病率高。

10. C【解析】中央型的腰椎间盘突出可压迫马尾神经，出现鞍区麻木及大小便功能障碍。

11. D【解析】跟腱反射受S_1神经根支配，L_5~S_1椎间盘突出压迫S_1神经根，可使跟腱反射改变。

12. B【解析】特发性脊柱侧凸系原因不明的脊柱侧凸，11~17岁由于椎体第2骨骺加快发育，畸形即迅速发展，1~2年内可形成明显畸形。

13. A【解析】了解脊髓损伤，MRI最能反映其损伤情况；X线检查最适用于了解骨折的情况。

15. C【解析】腰椎间盘突出症患者多数有感觉异常；若神经受压严重或时间较长，患者可有肌力下降。根据受累神经不同，患者常出现相应的反射异常。故并非均有坐骨神经分布区感觉、运动及反射的改变，而是依据病变突出部位所压迫神经决定。

16. E【解析】腰椎间盘突出症中以L_4~L_5和L_5~S_1间隙发病率最高。

19. B【解析】患者为50岁女性，主要表现为行走不稳，双下肢膝踝反射亢进，巴宾斯基征阳性，为脊髓受压的表现，结合X线检查，考虑最可能的疾病是脊髓型颈椎病。

22. D【解析】腰背筋膜破裂后，局部肌肉疝出，用力时可有肿块，放松后消失，题目其他几种损伤不出现此体征。

27. C【解析】颈肩部疼痛、手指麻木、颈部活动受限、X线摄片显示有骨刺，均可见于颈椎病，但不具特异性，患侧霍夫曼征阳性更有价值。

36. B【解析】患者长期从事文字工作，有弯腰抬重物史，放射性痛提示为神经根受损的表现；直腿抬高试验及加强试验阳性，首先考虑为腰椎间盘突出症。

39. D【解析】患者骤然抬重物致腰剧痛，伴右下肢放射性感觉异常，伴腰部肌痉挛，活动度受限。叩击突出间隙的椎旁软组织时，可引出或加重坐骨神经痛，称椎旁叩击痛阳性。综上，该病例最符合腰椎间盘突出症的诊断。

41. B【解析】L_5神经根受压表现为小腿前外侧放射痛及感觉障碍，足背感觉减退，伸踇肌力减弱，无反射异常。L_4~L_5椎间盘突出时，L_5神经根受压。

42. C【解析】脊髓型颈椎病患者可出现上肢或下肢麻木无力、僵硬，后期可出现二便功能障碍；检查时可有感觉障碍平面，肌力减退，四肢腱反射活跃或亢进，浅反射减弱或消失；Hoffmann征、Babinski征等病理征可呈阳性。根据题干所述，本例患者符合脊髓型颈椎病的诊断。

43. D【解析】患者症状表现为双下肢沉重，无力，结合患者臂丛牵拉试验及病理征阳性，考虑患者为脊髓型颈椎病，治疗原则为手术治疗。

45. D【解析】患者无诱因双手无力半年，双下肢不灵活，行走时有踏棉花感，伴胸部束带感，查体肌力减退，感觉障碍，病理征阳性，X线示颈椎退行性改变，考虑该患者为脊髓型颈椎病。患者脊髓或神经根明显受压，伴有神经功能障碍，应选择手术治疗。

46. D【解析】头晕是椎动脉型颈椎病的主要症状，头部活动时可以诱发或者加重。椎动脉型主要的症状为眩晕、头痛、视觉障碍和猝倒。椎动脉受到刺激痉挛容易导致猝倒，倒地后再站起即可继续正常活动，常反复发作。

47. D【解析】根据题干信息，考虑患者腰椎间盘突出症的可能性大。L_3~L_4椎间盘突出压迫L_4神经根时，可出现小腿前内侧皮肤麻木、伸膝无力、膝反射减弱或消失；L_4~L_5椎间盘突出压迫L_5神经根时，可出现小腿外侧或足背皮肤麻木、足踇趾背伸无力、腱反射无改变；L_5~S_1椎间盘突出压迫S_1神经根时，可出现小腿及足外侧皮肤麻木，足趾跖屈乏力或不能，踝反射减弱或消失。

55. D【解析】神经根型颈椎病临床上开始多为颈肩痛，短期内加重，并向上肢放射。放射痛范围根据受压神经根不同而表现在相应皮节。皮肤可有麻木、过敏等异常，同时可有上肢肌力下降、手指动作不灵活。检查可见病侧颈部肌肉痉挛，颈肩部肌肉可有压痛，患肢活动有不同程度受限。上肢牵拉试验及压头试验可出现阳性，表现为诱发根性疼痛。

56. D【解析】患者弯腰提重物时突然腰痛，腰骶部右侧压痛，直腿抬高试验阳性，以及X线片显示腰椎侧弯，初步诊断为腰椎间盘突出症。腰椎管狭窄症的典型症状是间歇性跛行，安静休息、骑车多无症状，影像学检查显示椎管狭窄。腰椎结核时腰痛是最常见的症状，有神经损害时可出现下肢疼痛，可有全身结核中毒症状，拾物试验阳性，影像学检查显示骨质破坏，死骨形成，部分患者可见腰大肌冷脓肿。

57. E【解析】腰椎间盘突出症的手术治疗适应证：①腰腿痛症状严重，反复发作，经半年以上非手术治疗无效，且病情逐渐加重，影响工作和生活者。②中央型突出有马尾神经综合征，括约肌功能障碍者，应按急诊进行手术。③有明显的神经受累表现者。本例患者无手术治疗指征，优先保守治疗。

58. B【解析】患者症状加重，出现马尾神经综合征，治疗最有效的方法是手术治疗。

59. C【解析】C_6神经根受压，疼痛沿上臂和前臂外侧向远端放射痛至拇指和示指，拇指尖。手背第1背侧骨间肌处麻木。肱二头肌肌力和肱二头肌反射减弱。

60. A【解析】患者目前没有手术适应证，应采取保守治疗，首要治疗是卧床休息，颈颌枕吊带牵引，辅助应用非甾体抗炎镇痛药和肌肉松弛药、神经营养药等。

65. E【解析】L_5~S_1椎间盘突出常表现为疼痛放射至小腿后外侧、足跟或足外侧，小腿后外侧、足跟或足外侧感觉减退，伸趾肌力下降，跟腱反射减弱或消失。

68. D【解析】腰背肌功能锻炼可增强腰椎的稳定性，对腰椎间盘突出症患者有康复预防作用。

69. E【解析】腰椎间盘突出症患者神经受压严重或时间较长，患者可有肌力下降。L_5神经根受累时，踇趾背伸肌力下降。

70. C【解析】腰椎间盘突出症保守治疗适应证：①初次发病，病程较短的患者。②休息以后症状可以自行缓解者。③由于全身疾病或有局部皮肤疾病，不能实行手术者。④不同意手术者。常用疗法包括卧床休息、非甾体抗炎药、牵引疗法和理疗。

72. D【解析】腰椎间盘突出症患者，初次发病，病程较短，目前病情尚平稳，可首先采用保守治疗，包括卧硬板床，床头牵引等。

73. D【解析】腰痛及坐骨神经痛是腰椎间盘突出症的典型症状，急性腰扭伤常以腰痛为主，无放射性下肢痛、无下肢麻木。

74. D【解析】患者症状及体征重，经保守治疗无效，应行髓核摘除，神经根松解手术治疗。

76. B【解析】腰椎间盘术后预防措施应尽量避免弯腰动作，减少对椎间盘后方的压力。

77. D【解析】腰椎间盘突出症常见于20~50岁的患者，多有弯腰劳动或长期坐位工作史，首次发病常在半弯腰持重或突然扭腰动作过程中发生。该患者运货物时突发腰部疼痛，伴有右小腿后外侧放射痛，因此诊断为腰椎间盘突出症。

79. D【解析】MRI对于腰椎间盘突出的诊断有极大帮助，可以全面地观察各椎间盘退行性改变情况，也可以了解髓核突出的程度和位置，并鉴别是否存在椎管内其他占位性病变。

80. D【解析】患者初次发病，病程较短，症状不重，优先保守治疗，如保守治疗无效，再考虑进行手术治疗。

82. ABCDE【解析】ABCDE五项，对疾病的初步诊断和鉴别诊断都具有重要作用。该患者考虑为腰椎疾患，Hoffmann征常见于脊髓型颈椎病，故不选用该检查。

84. CD【解析】腰椎疾患一般需常规做腰椎X线摄片，可排除一些脊柱骨性疾患；MRI在脊柱脊髓疾病诊断方面有很大优越性。

85. B【解析】患者腰痛及左小腿外侧放射痛，查体提示L_5神经根受累；X线显示腰椎骨质未见异常，L_4~L_5椎间隙变窄。MRI显示腰L_4~L_5椎间盘左侧突出，压迫神经根，余未见明显异常，综上，支持诊断为腰椎间盘突出症。

88. B【解析】神经根型颈椎病临床上开始多为颈肩痛，短期内加重，并向上肢放射。皮肤可有麻木、过敏等感觉异常，同时可有上肢肌力下降、手指动作不灵活。X线平片可见颈椎生理前凸消失，椎间隙变窄，椎体前后缘骨质增生，钩椎关节、关节突关节增生，椎间孔狭窄等退行性改变征象。根据题干信息，患者符合神经根型颈椎病的诊断。

89. BCDE【解析】A、F项，凯尔尼格征属于脑膜刺激征。神经根型颈椎病检查可见患侧颈部肌痉挛、压痛，患肢上举、外展和后伸有不同程度受限，臂丛神经牵拉试验、压头试验阳性，神经系统检查有较明确的定位体征。

90. B【解析】C_4~C_5椎间盘突出压迫C_5神经根，表现为沿一侧颈部及肩部放射，在三角肌处感麻木，三角肌无力和萎缩，无反射改变；C_5~C_6椎间盘突出压迫C_6神经根，表现为沿上臂和前臂外侧向远端放射痛至拇指和示指，拇指尖。手背第1背侧骨间肌处麻木。肱二头肌肌力和肱二头肌反射减弱。C_6~C_7椎间盘突出压迫C_7神经根，表现为沿上臂和前臂背侧中央向远端放射痛至中指，亦可至示指和环指。肱三头肌肌力和肱三头肌反射减弱。C_7~T_1椎间盘突出压迫C_8神经根，表现为可引起指屈肌和手部骨间肌的肌力减弱，及环指、小指和手掌尺侧的感觉丧失，但无反射的改变。

91. ABCDEF【解析】颈椎病的手术适应证：神经根性疼痛剧烈，保守治疗无效；脊髓或神经根明显受压，伴有神经功能障碍；症状虽然不甚严重但保守治疗半年无效，或者影响正常生活和工作者，应采取手术治疗。

94. EFG【解析】腰椎间盘突出症中央型有马尾神经综合征，括约肌功能障碍者，应按急诊进行手术。

第六节　骨关节病

一、单选题

1. 类风湿髋关节炎与髋关节结核大多没有

A. Thomas 征阳性　　B. X 线摄片见骨质疏松，关节肿胀

C. 红细胞沉降率慢　　D. 关节畸形

E. 发生病理性半脱位

2. 一般急性血源性骨髓炎最早发生的部位是

A. 扁骨　　B. 长骨骨干　　C. 长骨骨骺

D. 长骨干骺端　　E. 短管骨干骺端

3. 早期急性血源性骨髓炎与深部脓肿的鉴别，下列哪项无意义

A. X 线摄片可发现病灶

B. 急性骨髓炎好发于干骺端

C. 急性骨髓炎疼痛剧烈，压痛部位深

D. 必要时小切口引流，可发现脓肿所在部位

E. 急性骨髓炎毒血症症状重

4. 关于骨与关节结核的手术治疗，下列哪项不妥

A. 病灶内有大块死骨或较大脓肿，应行病灶清除术

B. 全身中毒严重，病变处于活动期而抗结核药效果不佳，全身情况在用药后无明显改善为手术禁忌者

C. 脓肿切开引流可形成慢性窦道

D. 术前使用抗结核药治疗

E. 有明显混合感染的冷脓肿，应广泛切开引流

5. 有关膝关节结核的临床表现，错误的是

A. 可有低热　　B. 红细胞沉降率增快　　C. 浮髌试验阳性

D. 拾物试验阳性　　E. 膝关节屈曲挛缩

6. 具有脊柱“竹节样”改变的典型 X 线表现是

A. 增生性脊柱炎　　B. 白塞病　　C. 干燥综合征

D. 类风湿关节炎　　E. 强直性脊柱炎

7. 化脓性关节炎，早期诊断最有价值的辅助检查是

A. X 线摄片　　B. 血培养

C. 白细胞计数　　D. 关节镜检查

E. 关节腔穿刺，关节液检查

8. 治疗慢性血源性骨髓炎最有效的疗法是

A. 提高患者抵抗力　　B. 手术治疗　　C. 抗生素

D. 局部制动　　E. 间断换药

9. 急性血源性骨髓炎在骨膜下或骨髓内抽得脓液后，最关键的治疗措施是
A. 全身营养支持
B. 进行脓液细菌培养及药物敏感试验，据结果调整用药
C. 联合使用大量抗生素
D. 局部引流
E. 局部固定，防止病理性骨折
10. 下列急性血源性骨髓炎的临床检查中哪项最能明确诊断
A. 血培养　B. 放射性核素骨显像　C. 白细胞计数
D. 局部脓肿分层穿刺　E. X 线检查
11. 急性血源性骨髓炎经抗生素治疗后，全身及局部症状消失，应进一步的治疗是
A. 抗生素仍宜连续应用至少 3 周　B. 抗生素在 3 天内停用
C. 仍需要考虑手术治疗　D. 继续石膏固定 2~3 个月
E. 早期康复治疗，避免关节僵硬
12. 急性血源性骨髓炎最好发的部位位于
A. 脊柱　B. 肱骨与桡骨　C. 胫骨上段与股骨下段
D. 肱骨与桡骨　E. 肱骨与髂骨
13. 慢性血源性骨髓炎的手术指征是
A. 局部红肿　B. 病变骨变粗，密度增高　C. 有骨膜反应
D. 有死骨　E. 反复发热，局部疼痛
14. 化脓性关节炎早期诊断最有价值的辅助检查是
A. 血培养　B. 关节镜检查　C. X 线摄片
D. 关节腔穿刺，关节液检查　E. 白细胞计数
15. 急性血源性骨髓炎早期诊断最重要的依据是
A. 全身中毒症状严重　B. 局部持续性剧痛，患肢不愿活动
C. 干骺端处明显深压痛　D. 白细胞计数增多
E. 骨髓穿刺有脓性液体，查有化脓菌
16. 治疗化脓性关节炎，哪项措施是错误的
A. 急性期发生病理性脱位，应行切开复位术
B. 局部制动
C. 全身支持疗法
D. 联合应用大量有效抗生素
E. 关节腔穿刺吸引、冲洗或切开引流
17. 下列哪项最有助于骨与关节结核及化脓性骨髓炎的鉴别
A. 细菌学检查及病理学检查　B. 化脓性骨髓炎好发于干骺端
C. 化脓性骨髓炎多高热而骨结核多低热　D. 化脓性骨髓炎多为多发
E. 化脓性骨髓炎常为对称性
18. 下述哪项不是血清阴性脊柱关节病
A. 强直性脊柱炎　B. 银屑病关节炎　C. 类风湿关节炎

D. 莱特尔（Reiter）综合征　　E. 炎性肠病关节炎

19. Marie – strümpell 病见于

A. 骨关节炎　　B. 强直性脊柱炎　　C. 类风湿关节炎

D. 痛风性关节炎　　E. 脊柱结核

20. 应用雷公藤制剂治疗类风湿关节炎和强直性脊柱炎的适应证为

A. 较长时间使用一线药物，疗效不满意的早、中期患者

B. 长期使用皮质类固醇，已出现不良反应

C. 肝肾功能不佳、心脏病、高血压、较重贫血、溃疡病不用

D. 青年男女应慎用或不用

E. 以上都是

21. 与原发性骨关节炎的发生有关的是

A. 年龄大，积累性损伤多，软骨韧性减低，受力学伤害等

B. 关节的先天性发育不良和畸形

C. 代谢性骨病

D. 关节内骨折及脱位

E. 关节的特异性及非特异性感染

22. 骨关节炎的发生是从

A. 关节滑膜病变开始　　B. 关节软骨退行性改变开始

C. 邻近关节的骨质病变开始　　D. 关节的化脓性感染开始

E. 骨质疏松开始

23. 关于骨关节炎的临床表现，错误的是

A. 多见于老年女性　　B. 多累及负重关节

C. 常受累的是膝、髋关节　　D. 近指间关节受累多见

E. 疼痛程度不一定与 X 线片表现一致

24. 指间关节骨关节炎的典型体征是

A. 梭形肿胀　　B. 腊肠样肿胀

C. 赫伯登（Heberden）结节　　D. 扣眼畸形

E. 鹅颈畸形

25. 关于 Heberden 结节，下列说法正确的是

A. 手指任何部位出现的类风湿结节

B. 类风湿关节炎患者近指间关节背侧的骨刺

C. 类风湿关节炎患者远指间关节背侧的骨刺

D. 骨关节炎患者近指间关节背侧的骨刺

E. 骨关节炎患者远指间关节背侧的骨刺

26. 下述哪一种药物有控制类风湿关节炎病情进展的可能

A. 吲哚美辛　　B. 罗非昔布　　C. 阿司匹林

D. 改善病情的抗风湿药　　E. 糖皮质激素

27. 关于强直性脊柱炎，下列哪项是不正确的

A. 主要侵犯骶髂关节和脊柱

B. 以中年男性多见

C. 大多患者有人白细胞抗原 B27（HLA－B27）阳性

D. 类风湿因子阴性

E. 多有明显腰背痛

28. 1987 年美国风湿病协会修订的类风湿关节炎诊断标准，共计 7 项，确诊典型病例应具备其中至少

A. 三项　　B. 四项　　C. 五项

D. 六项　　E. 七项

29. 下列情况是类风湿关节炎典型体征的是

A. 肩关节活动受限　　B. 扳机指　　C. Finkelstein 征阳性

D. 杵状指　　E. 关节处红肿疼痛

30. 强直性脊柱炎患者一般不会出现下列哪项

A. 类风湿因子阳性　　B. 红细胞沉降率（ESR）增快

C. HLA－B27 阳性　　D. C 反应蛋白升高

E. 白细胞增高

31. 类风湿关节炎的化验检查中，下列哪项异常对诊断最重要

A. ESR 增高　　B. C 反应蛋白（CRP）增高

C. 抗环瓜氨酸肽抗体阳性　　D. 抗链球菌溶血素“O”（ASO）阳性

E. HLA－B27 阳性

32. 强直性脊柱炎的 X 线表现特点是

A. 累及单个椎体，椎间隙正常，常有椎弓根破坏

B. 椎体破坏，可有死骨，椎体压缩呈楔形，椎间隙变窄

C. 常累及多数椎骨，多同时伴有双骶髂关节病变。晚期韧带钙化呈“竹节样”，椎体无破坏

D. 常蔓延数个椎体，晚期增生明显，骨性融合成块

E. 骨质增生及间隙变窄，椎体边缘硬化，无骨质破坏

33. 下列关于脊柱结核，正确的是

A. 发病率仅次于膝关节结核

B. 椎弓结核多见，常发展成截瘫

C. 颈椎和腰骶段多见

D. 中心型椎体结核一般只侵犯一个椎体

E. 30 岁以上的成人多见

34. 下列哪项是脊柱结核合并早期截瘫的主要原因

A. 早期多由脓液、肉芽组织、死骨压迫脊髓

B. 脊髓前动脉栓塞

C. 脑脊膜炎

D. 脊柱畸形引起的压迫

E. 病理性脱位引起的压迫

35. 早期膝关节滑膜结核，除全身治疗及局部制动外，局部治疗首选

A. 滑膜切除术

B. 关节融合术

C. 关节腔连续抗结核药滴入冲洗吸引 2 周

D. 关节腔抽吸关节液，再将抗结核药注入，每周 1~2 次，3 个月为一疗程

E. 局部物理治疗

36. 化脓性膝关节炎的早期诊断中，最有价值的方法是

A. CT

B. 关节肿胀与压痛

C. 浮髌试验阳性

D. X 线摄片

E. 关节液检查

37. 骨关节结核的早期 X 线片表现是

A. 边缘不齐的小死骨

B. 层状骨膜增生

C. 骨质缺损

D. 骨小梁模糊，呈磨砂玻璃状

E. 骨空洞形成

38. 下列有关踇外翻畸形的描述错误的是

A. 跖趾关节突出部有滑囊炎

B. 足的横弓和纵弓异常

C. 第 1、2 跖骨间夹角超过 10°

D. 第 2、3 跖骨头跖面皮肤形成胼胝

E. 第 1 跖骨外翻，足趾向外倾斜

39. X 线片上成人的椎体结核和椎体肿瘤的主要鉴别点是

A. 椎体骨质疏松的程度

B. 椎间隙是否狭窄或消失

C. 椎体的破坏程度

D. 是否有死骨形成

E. 椎旁软组织阴影

40. 57 岁以上髋关节骨关节炎患者非手术治疗无效，有明显疼痛和运动障碍者，应首选

A. 髋关节融合术

B. 关节清理术

C. 钻孔减压术

D. 人工关节置换术

E. 截骨术

41. 男，25 岁。腰痛、腰僵硬，逐渐出现驼背，X 线片见骶髂关节模糊，间隙消失，最可能的诊断为

A. 强直性脊柱炎

B. 腰椎结核

C. 慢性腰扭伤

D. 腰肌劳损

E. 腰椎间盘突出症

42. 女，30 岁。被确诊为类风湿关节炎，药物治疗 7 个月，效果不明显，双膝关节肿胀明显，体检见双膝关节肿胀，触之肥厚感，皮温稍高，关节活动度 0°~120°。X 线片可见关节轻度骨质破坏。最合适的治疗方法为

A. 关节穿刺抽液

B. 理疗

C. 人工膝关节置换

D. 滑膜切除术

E. 继续内科治疗

43. 女，65 岁。右膝痛，活动受限，影像学检查结果如图，最可能的诊断是

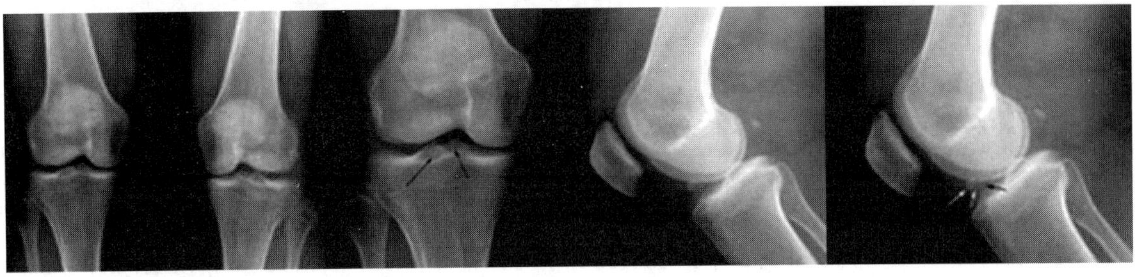

A. 神经性关节病　　B. 创伤性关节炎　　C. 骨关节炎
D. 类风湿关节炎　　E. 痛风

44. 男，35 岁。车祸伤致右髋关节痉疼痛，活动不能 3 天就诊，经检查诊断为右髋关节后脱位。在硬膜外麻醉下行手法复位治疗。伤后 1 年开始出现右髋关节疼痛，跛行，此时最可能是发生了

A. 右髋关节创伤性关节炎　　B. 右股骨头缺血性坏死
C. 右坐骨神经损伤　　D. 右髋关节僵硬
E. 右髋关节感染

45. 男，20 岁。左膝痛、肿胀 3 个月，活动尚可，夜间盗汗，乏力，食欲缺乏，轻度贫血，红细胞沉降率 80mm/h，X 线片示左膝正侧偏位，关节间隙增宽，关节面正常，首先应考虑的诊断是

A. 风湿性关节炎　　B. 类风湿关节炎　　C. 创伤性滑膜炎
D. 滑膜结核　　E. 骨关节炎

46. 女，50 岁。对称性多关节肿痛伴晨僵 1 年余，血类风湿因子（RF）1 ∶ 40 阳性，ESR 100mm/h。本患者目前暂不考虑的治疗措施是

A. 非甾体抗炎药　　B. 甲氨蝶呤　　C. 环磷酰胺
D. 泼尼松　　E. 关节置换

47. 女，35 岁。双手第 2、3、5 近指间关节、双腕和双肘关节肿痛 1 年，伴晨僵 1 小时。查体：上述关节肿胀、压痛。实验室检查：ESR 48mm/h，CRP 升高。双手 X 线片：双手骨质疏松，第 2 近指间关节可见骨质破坏。下列对诊断最有意义的实验室检查是

A. 血尿酸　　B. 类风湿因子　　C. 抗核抗体（ANA）
D. 抗链球菌溶血素“O”　　E. 抗环瓜氨酸肽抗体（抗 CCP 抗体）

48. 女，42 岁。双手指间关节疼痛半年。左腕关节肿痛 4 周，查体：左腕关节肿胀，压痛阳性，双手第 2、4、5 近指间关节压痛阳性，无肿胀。化验：ESR 45mm/h，CRP 187mg/L（正常小于 8mg/L），RF 阴性，抗 CCP 抗体 152RU/ml（正常小于 5RU/ml）。该患者首先考虑的诊断是

A. 强直性脊柱炎　　B. 风湿性关节炎
C. 系统性红斑狼疮（SLE）　　D. 类风湿关节炎
E. 骨关节炎

49. 女，48 岁。反复双手近指间关节、膝关节痛伴晨僵 2 年，肘部伸侧可触及皮下结节，

质硬、无触痛。下列最有助于确定诊断的辅助检查是

A. 抗核抗体　B. 红细胞沉降率　C. C反应蛋白

D. 影像学检查　E. 血抗链球菌溶血素“O”测定

50. 男，42岁。吃烧烤、饮啤酒后右膝关节红肿疼痛1天。3个月前左踝关节曾有相似症状发生，服非甾体抗炎药1周后好转。急性期化验血尿酸水平增高。最可能的诊断是

A. 痛风性关节炎　B. 类风湿关节炎　C. 银屑病关节炎

D. 化脓性关节炎　E. 强直性脊柱炎

51. 女，65岁。多关节肿痛2年，晨僵约1小时，查体：双手掌指关节对称性肿胀，压痛。双手X线片：双侧低2、3掌指关节骨破坏。该疾病主要治疗药物不包括

A. 羟氯喹　B. 来氟米特　C. 柳氮磺吡啶

D. 甲氨蝶呤　E. 别嘌醇

52. 男，35岁。左膝关节反复肿胀，活动受限，伴低热2年，经抗炎治疗效果不明显，左膝关节X线摄片如图，最佳诊断是

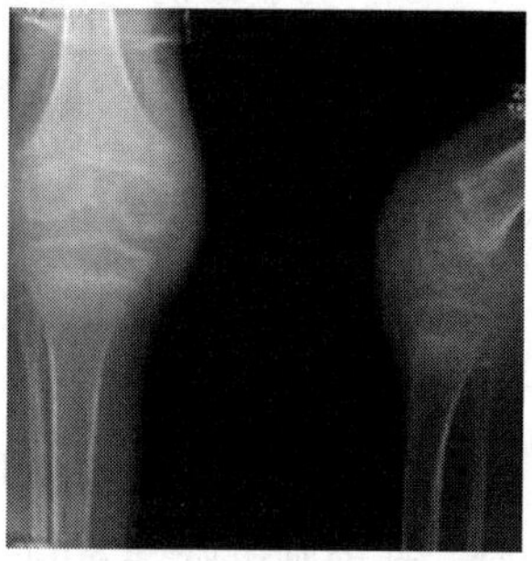

A. 左膝关节结核（滑膜型）

B. 左膝关节结核（骨型）

C. 左膝关节结核（混合型）

D. 左膝化脓性关节炎

E. 左膝关节肿瘤

53. 女，50岁。反复低热1年，伴四肢大小关节肿痛。WBC 8×10^9/L，Hb 100g/L，ANA阴性，RF阳性。经多种抗生素正规治疗无效，最可能的诊断是

A. 风湿性关节炎　B. 系统性红斑狼疮　C. 骨关节炎

D. 类风湿关节炎　E. 结核分枝杆菌感染引起的关节炎

54. 女，40岁。4个月前开始早晨双手活动时发僵伴疼痛，近两个月来双腕、掌指和指间关节对称性肿，服用布洛芬可减轻，X线片未见异常，抗核抗体阳性，RF阳性，最可能的诊断是

A. 系统性红斑狼疮　B. 类风湿关节炎　C. 风湿性关节炎

D. 骨关节炎　E. 反应性关节炎

55. 女，23岁。近半年来无诱因出现腰痛，伴有消瘦、乏力，午后低热，2个月来感右下肢放射痛，查体：腰椎僵硬，肌肉痉挛，活动受限，L_2~L_3椎间压痛，直腿抬高试验阳性，X线检查：椎间隙狭窄、模糊，L_2椎体楔形变，右侧腰大肌阴影增宽。临床首先诊断为

A. 腰椎结核　B. 类风湿关节炎　C. 腰椎间盘突出症

D. 脊柱肿瘤　E. 化脓性脊髓炎

56. 某患者，脊柱后凸，棘突叩痛，压痛，拾物试验阳性，X线片显示椎体有骨质破坏、椎间隙变窄，最可能的诊断是

A. 脊椎肿瘤　B. 化脓性脊髓炎　C. 脊椎结核

D. 强直性关节炎　E. 脊髓炎

57. 女，28岁。妊娠后期出现进行性背痛，下肢乏力，食欲缺乏，查体见L_7椎体轻度后凸，有叩痛，X线片示L_6、L_7椎间隙变窄，椎旁软组织阴影膨隆，红细胞沉降率60mm/h，最

可能的诊断是

A. 胸椎间盘脱出症　　B. 化脓性脊椎炎　　C. 胸椎血管瘤

D. 胸椎结核　　E. 胸椎转移癌

58. 男，76 岁。左膝关节长久站立时疼痛，可扪及捻发音，影像学检查结果如图，最可能的诊断是

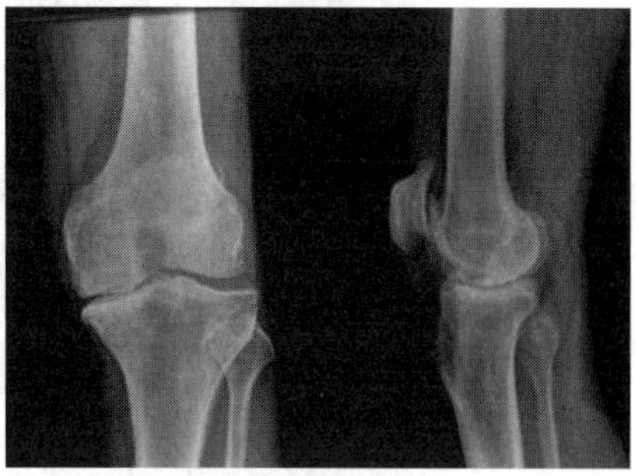

A. 畸形性骨炎

B. 骨关节炎

C. 肥大性骨关节病

D. 创伤性关节炎

E. 神经性关节病

59. 男，72 岁。手足多个小关节红肿热痛，并压痛明显，化验：白细胞升高，红细胞沉降率增快，血尿酸升高，影像学检查结果如图，最可能的诊断是

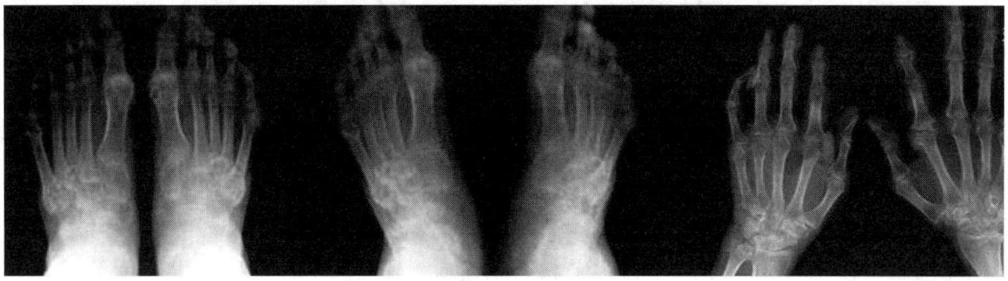

A. 滑膜炎　　B. 痛风性关节炎　　C. 假痛风

D. 退行性骨关节病　　E. 类风湿关节炎

60. 女，40 岁。双手肿痛 2 年，早晨起床前活动受限，影像学检查结果如图，最可能的诊断是

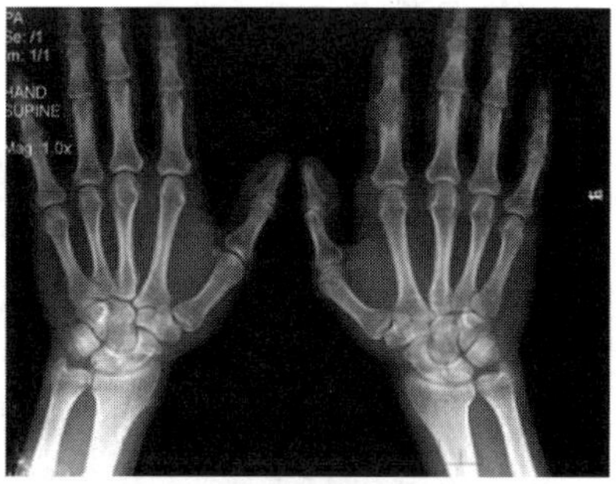

A. 痛风

B. 强直性脊柱炎

C. 骨关节炎

D. 类风湿关节炎

E. 未见异常

61. 男，21 岁。下腰不适，晨起加重半年余，X 线检查如图，最可能的诊断是

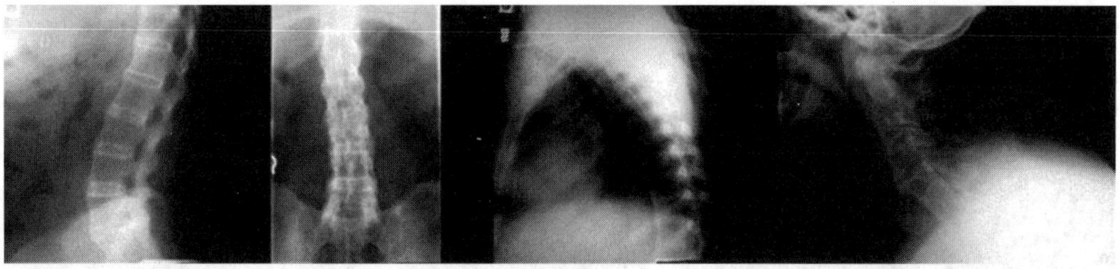

A. 化脓性脊柱炎　　B. 阻滞椎　　C. 类风湿关节炎

D. 强直性脊柱炎　　E. 脊椎退行性改变

62. 女，11 岁。肺部有结核病史，2 个月前右髋关节有外伤史，右髋关节部逐渐肿胀疼痛，休息后可减轻，影像学检查结果如图，最可能的诊断是

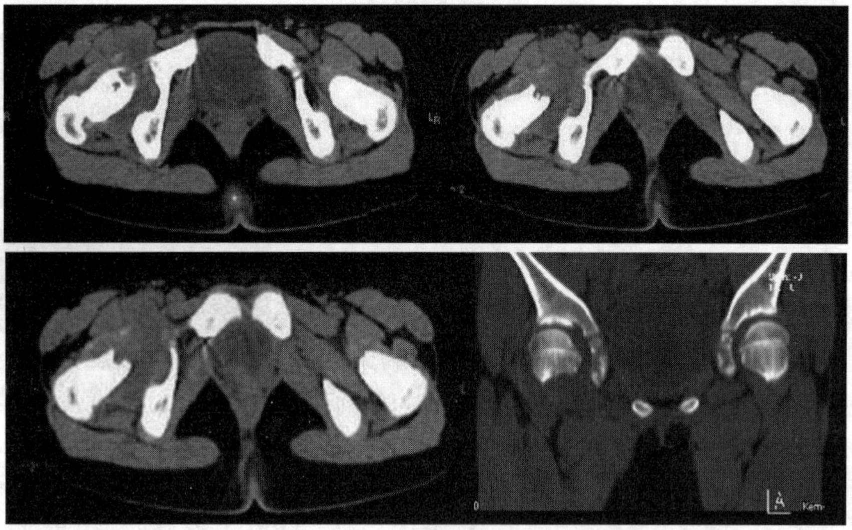

A. 化脓性骨关节炎　　B. 右髋关节类风湿关节炎　　C. 右髋关节退行性改变

D. 右髋关节结核　　E. 右髋关节痛风

63. 男，35 岁。左膝关节肿胀、疼痛。伴低热，盗汗，食欲缺乏 3 个月。查体：消瘦、贫血面容。红细胞沉降率 50mm/h。左膝关节梭形肿胀。浮髌试验阳性。X 线片示关节间隙增宽，未见骨质破坏。最可能的诊断是

A. 风湿性关节炎　　B. 化脓性关节炎　　C. 滑膜结核

D. 类风湿关节炎　　E. 创伤性关节炎

64. 男，68 岁。间歇性跛行 6 年。下蹲时疼痛减轻，骑自行车正常，直腿抬高试验阴性。X 线片示腰椎骨质增生明显，最可能的诊断是

A. 腰椎间盘突出症　　B. 慢性腰肌劳损　　C. 腰椎结核

D. 腰椎管狭窄症　　E. 棘间韧带损伤

65. 高龄患者，病程隐匿，发展缓慢，长期的下腰部疼痛。间歇性跛行，行走困难，但骑车自如。这位患者最可能的诊断是

A. 骨质疏松症　　B. 梨状肌综合征　　C. 腰椎间盘突出症

D. 脑梗死　　E. 腰椎管狭窄症

66. 男，44 岁。间断性背部疼痛 1 月余，影像学检查结果如图，选出最可能的诊断

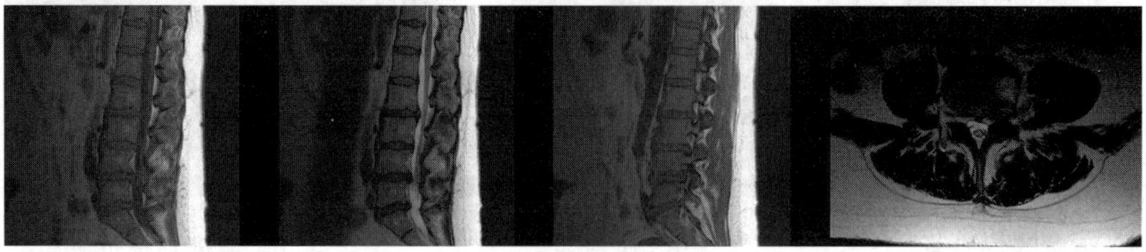

A. 脊髓空洞症　　B. 强直性脊柱炎　　C. 脊膜瘤

D. L_4~L_5椎间孔狭窄　　E. 脊柱结核

67. 男，29岁。腰背及髋部疼痛1年，晨起活动发僵，时而双跟红痛。查体：骶髂关节处叩痛，X线片无异常，ESR 28mm/h。为进一步确诊，应查

A. 血抗核抗体　　B. 结核菌素试验　　C. 血 HLA－B27

D. 双膝关节X线片　　E. IgM型RF

68. 女，60岁。因右侧膝关节骨关节炎，屈曲挛缩畸形30°，外翻畸形25°，接受人工全膝关节置换术，术后使用镇痛泵，但是患肢足背仍有疼痛，麻木无力。可能发生的并发症为

A. 敷料包扎过紧　　B. 坐骨神经受牵拉所致　　C. 胫后动脉损伤

D. 腓总神经麻痹　　E. 假体移位

69. 男，28岁。腰背痛10年，开始时腰骶部疼痛向双臀部放射。曾在县医院诊断为腰椎间盘突出症。后腰骶部痛减轻，背痛加重，并逐渐出现驼背畸形，双髋活动部分受限，上三楼后气喘、呼吸困难。查体：脊柱活动明显受限，肺活量明显减少，托马斯（Thomas）征阳性，床边试验阳性，血液检查：RF阴性，HLA－B27阳性，ASO 200U，ESR 54mm/h。初步诊断应首先考虑

A. 类风湿关节炎　　B. 肥大性脊柱炎　　C. 脊柱结核

D. DISH病　　E. 强直性脊柱炎

70. 某患者在乘车时，突遇急刹车，右膝前方受到撞击，出现右髋剧痛，髋关节运动障碍，处于屈曲内收、内旋、畸形状态。该患者治疗3周后，自行下地负重行走，正常活动，预计可能发生下列哪一种情况

A. 关节强直　　B. 股骨头缺血性坏死　　C. 习惯性关节脱位

D. 髋关节周围创伤性骨化　　E. 关节周围组织损伤

71. 男，23岁。左膝肿痛，急骤加剧，活动剧痛，伴有高热。检查左膝关节明显红、肿、热及压痛。X线片示关节间隙增宽，其诊断首先考虑为

A. 膝关节结核　　B. 风湿性关节炎　　C. 痛风性关节炎

D. 类风湿膝关节炎　　E. 化脓性关节炎

72. 男，8岁。玩耍时无意碰伤左膝关节下方，当时轻微疼痛，近一周出现剧痛，发热，寒战，住院查体：皮肤无明显发红，略肿、深压痛，关节活动略受限，T 39.3℃；P 100次/分，WBC 13×10^9/L，N 0.90，X线片未见异常。应考虑可能性最大的是

A. 蜂窝组织炎　　B. 急性血源性骨髓炎　　C. 急性肿瘤

D. 风湿性关节炎　　E. 化脓性关节炎

73. 一患者因患T_7~T_8结核病灶行清除术后，恢复工作已1年。近3个月来又出现背痛、乏力、盗汗、低热和双下肢无力症状。查体：T_7~T_8局部有明显叩击痛，双下肢肌力3级，巴宾斯基反射阳性，红细胞沉降率增快。最适当的治疗措施是

A. 非手术治疗，卧石膏床

B. 以非手术治疗为主，必要时行病灶清除术

C. 在抗结核药保护下尽早行病灶清除术

D. 后路植骨融合术

E. 按急症病灶清除术

74. 女，60 岁。髋部疼痛、活动受限、跛行，影像学检查结果如图，最可能的诊断是

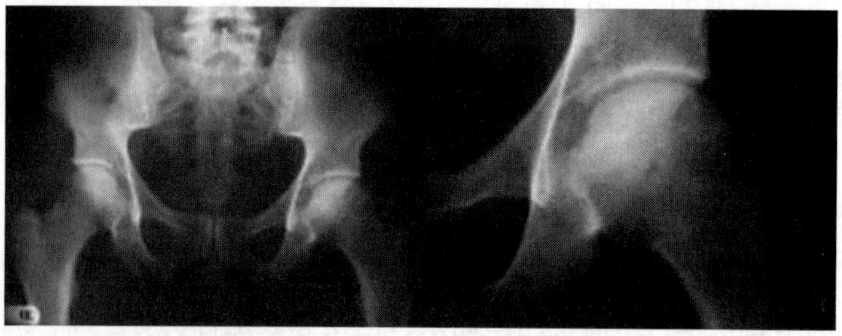

A. 髋关节结核
B. 股骨头缺血性坏死
C. 骨岛
D. 股骨近端骨折
E. 暂时性骨质疏松

75. 男，47 岁。长期左髋痛，CR 和 MRI 检查结果如图，最可能的诊断是

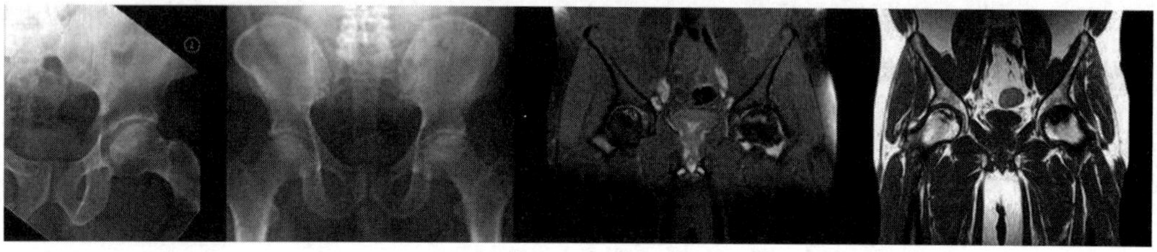

A. 暂时性骨质疏松　　B. 髋关节结核　　C. 股骨头缺血性坏死
D. 股骨近端骨折　　E. 骨岛

76. 女，34 岁。双侧髋部疼痛，影像学检查结果如图，最可能的诊断是

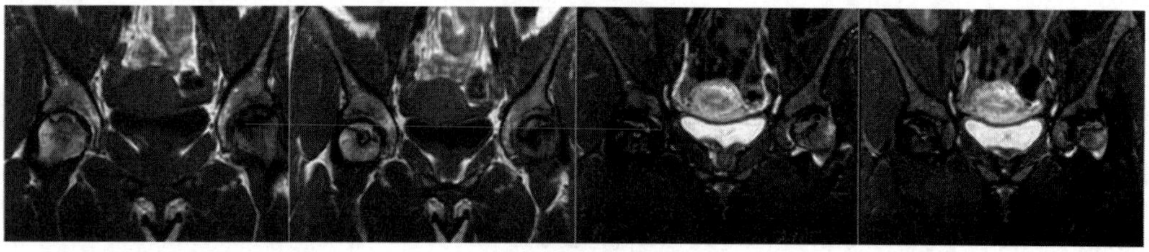

A. 类风湿关节炎　　B. 痛风　　C. 股骨头缺血性坏死
D. 髋关节退行性改变　　E. 未见异常

77. 男，20 岁。半年前曾患左股骨急性化脓性骨髓炎，经治疗后好转，但局部有窦道形成，常有少许稀黄色脓汁流出，近 4 日窦道口闭合，但出现高热，局部压痛明显，并有红肿，X 线片示有死骨存留，而且包壳形成充分。应立即

A. 窦道搔刮术　　B. 骨钻孔手术　　C. 死骨摘除，植骨术
D. 切开引流　　E. 窦道切除，一期缝合

78. 女，18 岁。左膝肿痛 2 个月，无发热，浮髌试验阳性，化验：末梢血白细胞 10×10^9/L，N 0.56。红细胞沉降率 120mm/h。既往 3 年前有肺结核史。局部治疗应选用

A. 滑膜切除术　　B. 关节融合术　　C. 切开引流术
D. 反复穿刺术及灌注抗结核药　　E. 人工关节置换术

79. 女，42 岁。有 RA 史，右膝关节肿胀疼痛，经风湿免疫科治疗半年，无好转。查体：右膝关节肿胀，滑膜肥厚，关节积液，关节活动度 5°~110°。X 线示关节间隙轻度变窄，首选的治疗方法是

A. 关节内注射糖皮质激素　　B. 继续内科保守治疗

C. 患肢石膏制动　　D. 滑膜切除术

E. 人工全膝关节置换术

80. 男，60岁。腰痛3周，无明显外伤史，X线片示L_3椎体压缩骨折，椎体破坏，椎间隙正常，最可能的诊断是

A. 椎体嗜酸性肉芽肿　　B. 老年性骨质疏松，椎体压缩性骨折

C. 椎体巨细胞瘤　　D. 椎体结核

E. 椎体转移性肿瘤

81. 男，24岁。曾有外伤史，两侧髋部疼痛不适数月，影像学检查结果如图，最可能的诊断是

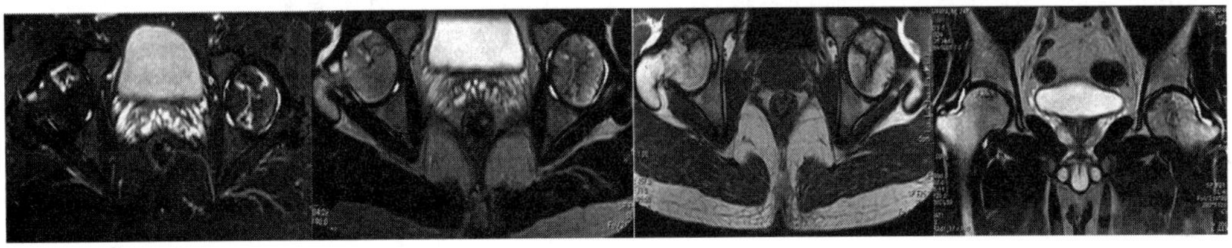

A. 未见异常　　B. 股骨头无菌性坏死　　C. 两侧类风湿关节炎

D. 化脓性骨关节炎　　E. 髋关节退行性改变

82. 女，50岁。背痛，查体发现胸椎后凸畸形，伴低热，红细胞沉降率增快，主要考虑是

A. 脊椎肿瘤　　B. 胸椎结核　　C. 脊柱骨关节炎

D. 化脓性脊椎炎　　E. 强直性脊柱炎

83. 女，12岁。左膝关节弥漫性肿胀已10个月，自觉轻度疼痛，无外伤史，检查见左膝关节肿胀，肌肉分层不清，骨质轻度疏松无破坏，可能为

A. 左膝关节结核性滑膜炎　　B. 左膝关节风湿性关节炎

C. 左膝关节色素沉着绒毛结节性滑膜炎　　D. 左膝关节滑膜瘤

E. 左膝关节类风湿性滑膜炎

二、共用题干单选题

（84~85题共用题干）

男，12岁。跌跤后当晚自感全身不适，发热，左膝部疼痛，经用青霉素3日无效来院。检查左股骨下端肿胀，有局限性深压痛，膝关节内有积液，活动障碍。体温39.5℃，白细胞计数18×10^9/L，中性粒细胞占比0.90，红细胞沉降率80mm/h。

84. 诊断最可能为

A. 风湿性膝关节炎　　B. 化脓性膝关节炎　　C. 股骨下端化脓性骨髓炎

D. 创伤性膝关节炎　　E. 股骨下端骨肉瘤

85. 进一步治疗中，下列哪项是最关键的

A. 联合应用大剂量的抗生素　　B. 患肢制动

C. 全身支持治疗，注意水电解质平衡　　D. 局部减压引流

E. 避免外伤骨折

(86~87 题共用题干)

青年男性，左膝关节慢性肿痛半年，活动障碍，但皮肤色泽正常，X 线片示关节间隙变窄。

86. 诊断考虑为

A. 化脓性骨髓炎合并关节炎
B. 单纯滑膜结核
C. 化脓性关节炎
D. 全关节结核
E. 单纯骨结核

87. 为进一步确诊，下列哪项检查不合适

A. 血常规及红细胞沉降率
B. 胸部 X 线摄片
C. 关节穿刺、生化检查及细菌培养
D. 结核菌素试验
E. 放射性核素骨显像

(88~91 题共用题干)

女，30 岁。以往有肺结核史，近 1 个月来腰背痛，伴低热，盗汗，查体：T_{11}~T_{12} 棘突明显压痛。

88. 诊断考虑最可能是

A. 椎体肿瘤
B. 强直性脊柱炎
C. 化脓性脊椎炎
D. 脊柱结核
E. 胸椎间盘脱出

89. 下列对该患者最简便有效的诊断方法为

A. 血常规及红细胞沉降率
B. 胸腰段 X 线摄片
C. CT
D. 结核菌素试验
E. 放射性核素骨显像

90. 有助于诊断的试验是

A. Dugas 征
B. 直腿抬高试验
C. Trendelenburg 征
D. 拾物试验
E. Thomas 征

91. 早期诊断确立后，哪项治疗措施不妥

A. 正规抗结核治疗
B. 卧硬板床休息
C. 立即手术，病灶清除
D. 全身支持疗法
E. 注意检查全身其他部位有无结核

(92~95 题共用题干)

女，62 岁。全身不适伴多关节对称性肿痛 10 年，晨起关节僵硬达 2 小时，活动后逐渐缓解。近 2 年患者病情加重，行走困难。查体：双手尺偏、纽扣指畸形，双膝关节轻度肿胀、屈曲挛缩畸形，活动度范围 20°~80°。X 线检查可见双膝关节间隙明显变窄，骨质疏松，关节周围有骨赘增生。血常规检查示白细胞计数轻度升高，红细胞沉降率 60mm/h，RF 阳性。

92. 最可能的诊断是

A. 类风湿关节炎
B. 骨关节炎
C. 痛风症
D. 色素绒毛结节性滑膜炎
E. 创伤性关节炎

93. 下列对诊断意义不大的是

A. 晨僵达 2 小时
B. 多关节对称性肿胀 10 年
C. 类风湿因子阳性
D. 对称性关节肿胀
E. 双膝关节活动范围 20°~80°

94. 该病早期主要的病变部位是

A. 关节软骨　　B. 软骨下骨　　C. 关节滑膜

D. 关节周围肌肉　　E. 半月板及交叉韧带

95. 目前该患者最佳的治疗方法应该是

A. 观察　　B. 手术治疗　　C. 吲哚美辛

D. 抗疟药　　E. 进行关节肌肉活动锻炼

（96~97 题共用题干）

女，55 岁。右膝关节疼痛伴频发关节交锁 1 个月，行走及活动时有突然“卡住”感，卡住后剧痛，轻轻活动到某一位置后可“解锁”，解锁后关节活动自如。查体：双膝关节无畸形，活动度正常，右膝浮髌试验阳性，研磨试验阳性，回旋挤压实验阴性，抽屉试验阴性。X 线检查：未见明显阳性征象。

96. 本病可能的诊断为

A. 类风湿关节炎　　B. 外侧半月板损伤

C. 前交叉韧带损伤　　D. 关节游离体

E. 一过性滑膜炎

97. 首选的治疗方法是

A. 交叉韧带重建术　　B. 关节镜检 + 半月板切除术

C. 人工膝关节置换术　　D. 口服抗炎镇痛药

E. 关节镜检 + 游离体取出术

（98~100 题共用题干）

某男，不慎摔倒，伤后感到右髋部疼痛，送往医院检查，X 线片：右股骨颈经颈型骨折，移位明显。

98. 如果该患者年龄为 80 岁，身体健康，最合适的治疗方法为

A. 闭合复位，穿针固定　　B. 牵引治疗

C. 切开复位，内固定，植骨　　D. 手法复位

E. 人工关节置换

99. 如果该患者年龄为 45 岁，最合适的治疗方法为

A. 切开复位，内固定，植骨　　B. 人工股骨头置换

C. 全髋关节置换　　D. 牵引治疗

E. 闭合复位，穿针固定

100. 上述患者面临的最大问题是

A. 畸形愈合　　B. 髋内翻　　C. 骨折不愈合

D. 疼痛　　E. 感染

（101~104 题共用题干）

女，68 岁。双膝关节疼痛 10 余年，加重 1 年，现仅能在室内扶拐行走。无外伤史，无发热。体格检查，双膝关节内翻伴轻度屈曲挛缩畸形，髌骨活动度差，髌骨周缘及关节间隙压痛，右侧尤其明显。双下肢反射正常。X 线片显示双侧膝关节间隙明显变窄，内侧尤甚，关节周围及髌骨骨赘增生。

101. 最正确的诊断为
A. 双膝关节类风湿关节炎
B. 双膝关节骨关节炎
C. 双膝关节半月板损伤
D. 双膝髌骨肿瘤
E. 胫骨平台压缩性骨折
102. 本病最先累及的病变部位为
A. 关节滑膜
B. 半月板
C. 关节软骨
D. 交叉韧带
E. 软骨下骨松质
103. 为进一步明确病变情况，还应进行的进一步检查为
A. 双膝关节 MRI 扫描
B. 下肢负重位 X 线片
C. 膝关节造影
D. 膝关节镜检
E. 关节滑膜活检
104. 如果采用双膝关节置换治疗，对远期效果最关键的操作是
A. 恢复正常的下肢力线
B. 切除病变的半月板
C. 去除增生的骨赘
D. 彻底切除关节滑膜
E. 使用保留后交叉韧带的膝关节假体
(105~108 题共用题干)
男，20 岁。近 3 个月来觉双髋及腰骶部疼痛，尤以夜间明显，伴呼吸、活动轻度受限。
105. 下列哪种诊断最不可能
A. 双侧髋关节滑膜炎
B. 强直性脊柱炎
C. 腰椎间盘突出症
D. 双侧股骨头坏死
E. 类风湿关节炎
106. 下列关于强直性脊柱炎的说法哪项不正确
A. 本病可自愈
B. 表现为骶髂关节炎症及疼痛
C. 晚期脊柱可呈竹节样改变
D. 本病好发于男性
E. 骶髂关节多首先发病
107. 该患者如需确诊，哪项检查意义最小
A. 床边试验（Gaenslen 征）
B. HLA - B27
C. 骶髂关节 X 线摄片
D. 红细胞沉降率
E. ASO
108. 下列关于强直性脊柱炎的说法哪项不正确
A. 治疗以手术为主
B. 下肢肌肉常萎缩
C. 易发双髋关节破坏
D. 本病病因不明
E. 严重者全脊柱可发生融合
(109~111 题共用题干)
女，18 岁。咳嗽 4 个月，伴低热，1 个月前左膝部外伤，体格检查：跛行，左股四头肌萎缩，左膝肿胀，浮髌试验阳性。
109. 一般首先进行哪项检查
A. 红细胞沉降率
B. 左膝 CT
C. 左膝穿刺抽液，生化检查及细菌培养
D. 胸部 X 线平片及左膝正侧位 X 线片

E. 血常规

110. 肺部X线片示左上肺有散在钙化灶，红细胞沉降率90mm/h，这时初步诊断是

A. 创伤性关节炎　　B. 类风湿关节炎　　C. 风湿性关节炎

D. 化脓性关节炎　　E. 结核性关节炎

111. 若要确诊，最有价值的辅助检查是

A. 左膝穿刺抽液，生化检查及细菌培养　　B. 结核菌素试验

C. 血常规　　D. 左膝CT

E. 血培养

（112~114题共用题干）

女，45岁。双手腕关节及掌指关节肿3个月，无明显的外伤史，晨起后双手关节僵硬、握不紧。

112. 最有可能的诊断是

A. 类风湿关节炎　　B. 骨关节炎　　C. 强直性脊柱炎

D. 结核性关节炎　　E. 化脓性关节炎

113. 下列最有可能出现异常的检查是

A. 抗链球菌溶血素“O”效价　　B. 红细胞沉降率、RF

C. 寻找红斑狼疮细胞　　D. 血白细胞计数

E. HLA－B27

114. 最合适的治疗是

A. 非甾体抗炎药　　B. 金制剂

C. 中医中药　　D. 激素

E. 环孢素

（115~117题共用题干）

女，70岁。双膝关节疼痛10年余，加重1年，行走较长距离后疼痛感加重。查体：双膝关节内翻，浮髌试验阴性，双膝关节活动度0°－10°－95°。X线片可见内侧关节间隙狭窄、周缘骨赘形成。

115. 最有可能的诊断是

A. 化脓性关节炎　　B. 创伤性关节炎　　C. 强直性脊柱炎

D. 类风湿关节炎　　E. 骨关节炎

116. 应给予的治疗方式是

A. 关节切开引流术　　B. 关节制动　　C. 物理治疗

D. 全膝关节置换术　　E. 关节镜检查

117. 术后不会出现的并发症是

A. 假体感染　　B. 假体松动　　C. 下肢深静脉血栓

D. 肺栓塞　　E. 股骨干骨折

（118~120题共用题干）

女，40岁。右髋关节疼痛8年，下楼和活动后髋关节疼痛加重，髋关节无痛行走距离800米，口服“双氯芬酸二乙胺”等镇痛药效果不佳，夜间疼痛不明显。查体：跛行步态，右髋关

节前方压痛，右髋关节内外旋转明显受限，内旋诱发痛阳性。

118. 需要考虑的诊断是

A. 右髋关节骨关节炎
B. 强直性脊柱炎
C. 右髋关节化脓性关节炎
D. 右髋关节结核
E. 右髋关节沙尔科（Charcot）关节炎

119. 下列对诊断有帮助的检查应首选

A. PET－CT
B. X线摄片
C. 关节穿刺，关节液涂片
D. 髋关节超声检查
E. MRI

120. 如果怀疑右髋关节发育不良伴骨关节炎，对治疗有帮助的检查是

A. MRI
B. 髋关节CT扫描三维重建
C. 关节镜检查
D. PET－CT
E. 髋关节超声检查

（121~123题共用题干）

男，53岁。类风湿关节炎病史10年，颈部疼痛2年。近1周来感觉四肢无力，行走不稳。

121. 考虑类风湿脊柱炎，首先应做的检查为

A. 颈椎MRI
B. 颈椎正侧位X线片
C. 颈椎功能位X线片
D. 肌电图
E. 颈椎X线平片和颈椎功能位X线片

122. 若X线片提示寰枢椎半脱位，寰齿间距≤14mm，则应考虑

A. 戴颈领，继续观察
B. 非甾体抗炎镇痛药治疗
C. 手术治疗，下颈椎融合
D. 牵引治疗
E. 手术治疗，上颈椎减压融合

123. 术后2年，发现下颈椎不稳定，考虑

A. 包含下颈椎的长节段融合
B. 前路齿状突切除同时行枕颈融合术
C. 牵引治疗
D. 戴颈领3个月
E. 继续观察，对症治疗

（124~126题共用题干）

男，24岁。腰背部疼痛，伴活动受限进行性加重3年余，夜间明显，偶有下肢放射痛，有晨僵，活动后可改善，休息不能缓解。查体：患者腰椎活动明显受限，“4”字试验阳性。RF阴性。

124. 该患者最可能的诊断是

A. 腰肌劳损
B. 强直性脊柱炎
C. 腰椎间盘突出症
D. 致密性骶髂关节炎
E. 类风湿关节炎

125. 为明确诊断，最有必要的检查是

A. 红细胞沉降率
B. CRP
C. 周围关节X线
D. RF
E. 双骶髂关节X线

126. 该病最常用的治疗药物是

A. 柳氮磺吡啶
B. 甲氨蝶呤
C. 沙利度胺
D. 双氯芬酸钠
E. 二甲双胍

三、案例分析题

（127～132 题共用题干）

男，27 岁。间断下腰痛 9 年，加重半年伴足跟痛。查体见患者腰部及髋关节活动受限，有晨僵。

127. 查体：右膝关节肿胀，左骶髂关节“4”字试验阳性。该患者可能性较大的诊断是

A. 强直性脊柱炎　　B. 骨关节炎　　C. 反应性关节炎
D. 类风湿关节炎　　E. 腰扭伤　　F. 腰椎间盘突出症

128. 要进一步明确诊断，还需做的实验室检查是

A. RF　　B. 肝、肾功能　　C. ESR
D. CRP　　E. ANA　　F. HLA－B27

129. HLA－B27 阳性，RF 阴性，ESR 39mm/h，尿常规正常。为确诊，还应做的辅助检查是

A. 肌电图　　B. 肾盂造影　　C. 腰椎 X 线检查
D. 肾 B 超检查　　E. 骶髂关节 CT　　F. 骶髂关节 X 线检查

130. X 线和 CT 提示骶髂关节模糊。根据以上信息，考虑诊断为

A. 化脓性关节炎　　B. 风湿热　　C. 类风湿关节炎
D. 反应性关节炎　　E. 腰椎间盘突出症　　F. 骨关节炎
G. 强直性脊柱炎

131. 患者既往有高血压史和磺胺过敏史。可选择的药物有

A. 洛索洛芬钠　　B. 美洛昔康　　C. 依那西普
D. 双氯芬酸钠　　E. 来氟米特　　F. 柳氮磺吡啶
G. 甲氨蝶呤

132. 经予以抗炎、镇痛、对症处理后，患者腰椎及关节活动范围有改善。应向患者交代的注意事项是

A. 需要手术治疗　　B. 预防感染
C. 卧床休息　　D. 每天合理做保健操
E. 可以大量运动　　F. 可以适当游泳
G. 必须 2 种以上非甾体镇痛药口服　　H. 可以适量运动

（133～135 题共用题干）

女，50 岁。因“右膝关节疼痛 3 个月，加重 1 周”前来门诊就诊。患者 1 周前曾爬山，但无外伤史。患者既往体健，曾有右足第 1 跖趾关节痛风发作史。查体：T 37.0℃，P 80 次/分，R 20 次/分。步态正常，右膝轻度肿胀，周围大片皮肤发红，界限明显，皮温较高，伸约 0°，屈约 120°，髌骨下摩擦感阳性。1 天前在外院行关节抽液检查：关节液黄色清亮，关节液常规和生化未见异常。

133. 根据目前的体格检查，为明确诊断，必要的初步检查是

A. 血糖、淀粉酶
B. 抗链球菌溶血素“O”，类风湿因子

C. 双膝 MRI 增强扫描

D. 血常规，红细胞沉降率，C－反应蛋白

E. 双膝正侧位 X 线摄片

F. 双小腿血管 B 超检查

G. 血尿酸

134. 追问病史，患者 3 天前于外院就诊，敷中药后出现皮肤过敏、发红后停敷，入院后血常规、C－反应蛋白检查未见异常；红细胞沉降率 25mm/h，血尿酸值 270μmol/L；患者右膝 X 线片显示右膝关节内侧间隙稍变窄，余未见异常。根据以上结果患者最可能考虑诊断的疾病是

A. 滑膜炎　B. 血友病性关节炎　C. 痛风性关节炎

D. 骨关节炎　E. 化脓性关节炎　F. 关节结核

G. 半月板损伤

135. 患者诊断明确后采用医师的治疗措施，2 周后门诊复查，右膝疼痛明显缓解。对于患者目前的情况，以下治疗措施不合理的是

A. 减少爬山锻炼

B. 予环氧化酶 2（COX－2）抑制药抗炎镇痛

C. 行关节置换手术

D. 右膝予透明质酸钠关节腔内注射

E. 减少上、下楼梯

F. 长期给予抗生素治疗

G. 反复膝关节穿刺抽液

（136～141 题共用题干）

男，48 岁。因腰背部疼痛来院就诊，10 年前因肺结核行抗结核治疗后治愈。近半年来，午后潮热，夜间盗汗症状逐渐加重，伴腰背部疼痛。门诊 X 线片提示左下肺少量结核结节。

136. 脊柱结核最为好发的部位是

A. 颈椎　B. 胸椎　C. 腰椎

D. 骶椎　E. 腰骶椎　F. 胸腰椎

137. 骨与关节结核中，最常受累的部位是

A. 脊柱　B. 长骨干骺端　C. 膝关节

D. 髋关节　E. 腕关节　F. 踝关节

138. 脊柱结核的手术适应证不包括

A. 病灶内有较大的死骨及寒性脓肿　B. 结核病灶压迫脊髓出现神经症状

C. 晚期结核引起迟发性瘫痪　D. 抗结核药治疗有效

E. 脊柱结核造成脊柱明显不稳　F. 反复发作致窦道形成

139. 脊柱结核并发截瘫好发于

A. 颈椎　B. 胸椎　C. 胸腰段

D. 腰椎　E. 腰骶椎　F. 颈胸椎交界

140. 脊柱结核并发截瘫病变早期压迫脊髓的病变不包括

A. 结核性脓肿　B. 干酪样坏死物质　C. 后纵韧带

D. 坏死的椎间盘　　E. 塌陷的骨质　　F. 前纵韧带

141. 脊柱结核并发截瘫，影响预后的因素包括

A. 年龄　　B. 病变位置　　C. 脊髓受损程度

D. 手术方法　　E. 脊髓受压时间　　F. 局部破坏情况

（142～144 题共用题干）

男，12 岁。因反复高热、骶尾部疼痛 1 个月，加重 6 天入院。T 39～40℃，为阵发性发热，继之逐渐出现骶部疼痛，双侧臀部疼痛，病后精神差，食欲缺乏，乏力。

142. T 39.4℃，P 118 次/分。专科检查：L_4～L_5 棘突及骶骨部压痛、叩痛，腹壁可见部分静脉显露，腹部稍膨隆，右下腹可扣及一包块，为长条形，约 8cm×5cm，不活动，双下肢轻度肿胀，双臀部轻度肿胀。最可能的诊断是

A. 腰椎结核　　B. 腰椎转移瘤　　C. 急性化脓性脊椎炎

D. 急性腹膜炎　　E. 急性阑尾炎　　F. 急性胆囊炎

143. 为明确诊断，应紧急检查的项目包括

A. 血常规　　B. 腹部 X 线平片　　C. 腹部 B 超检查

D. 腰骶段 CT　　E. 胃肠造影　　F. 尿淀粉酶

144. 血常规：WBC 31×10^9/L，N 0.90，L 0.08，M 0.02。CT：L_4、L_5 椎体破坏并双侧腰大肌脓肿。应采取的治疗措施是

A. 首选保守治疗

B. 立即应用广谱抗生素

C. 采用倒“八”字切口，行脓肿切开引流术

D. 术后置管行冲洗吸引疗法。待体温正常、症状好转，引流液清净后拔除

E. 常规进行细菌培养＋药物敏感试验

F. 营养支持

答案与解析

1. D　2. D　3. A　4. E　5. D　6. E　7. E　8. B　9. D　10. D　11. A　12. C　13. D　14. D　15. E　16. A　17. A　18. C　19. B　20. E　21. A　22. B　23. D　24. C　25. E　26. D　27. B　28. B　29. D　30. A　31. C　32. C　33. D　34. A　35. D　36. E　37. D　38. E　39. B　40. D　41. A　42. D　43. C　44. B　45. D　46. E　47. E　48. D　49. D　50. A　51. E　52. A　53. D　54. B　55. A　56. C　57. D　58. B　59. B　60. D　61. D　62. D　63. C　64. D　65. E　66. D　67. C　68. D　69. E　70. B　71. E　72. B　73. C　74. B　75. C　76. C　77. D　78. D　79. D　80. E　81. B　82. B　83. A　84. C　85. D　86. D　87. E　88. D　89. B　90. D　91. C　92. A　93. E　94. C　95. B　96. D　97. E　98. E　99. A　100. C　101. B　102. C　103. B　104. A　105. C　106. A　107. E　108. A　109. D　110. E　111. A　112. A　113. B　114. A　115. E　116. D　117. E　118. A　119. B　120. B　121. A　122. E　123. A　124. B　125. E　126. D　127. A　128. ACDF　129. EF　130. G　131. ABCDEFG　132. BDFH　133. DEG　134. D　135. CFG　136. C　137. A　138. D　139. B　140. CF　141. ABCDEF　142. C

143. ABCD　144. BCDEF

9. D【解析】局部引流可直接减小骨髓腔或骨膜下的压力，阻断脓液继续向骨内或骨膜下浸润，能起到减少组织坏死、缓解疼痛、防止感染扩散的作用。

11. A【解析】急性血源性骨髓炎出现 X 线片改变后，全身及局部症状消失，说明脓肿已被控制，有被吸收的可能。上述两种情况均无须手术治疗，但抗生素应连续使用 3~6 周。

17. A【解析】化脓性骨髓炎血培养可检出致病菌；骨与关节结核局部病理学检查可见典型结核性肉芽肿，且通过抗酸染色或其他细菌学检查证据证明为结核分枝杆菌感染是确诊的依据。

18. C【解析】血清阴性脊柱关节病包括强直性脊柱炎、反应性关节炎（又称 Reiter 综合征）、银屑病关节炎、炎症性肠病性关节炎、未分化脊柱关节炎和幼年慢性关节炎。类风湿关节炎大多有类风湿因子阳性。

19. B【解析】病变始发于骶髂关节，沿脊柱逐渐向上延伸，直至全脊柱融合强直的类型被称为 Marie－strümpell 病，属自限性疾病，病变可停止在任何阶段或部位，此类型也可同时向下延伸，累及双髋。为强直性脊柱炎的一种。

20. E【解析】应用雷公藤制剂治疗类风湿关节炎和强直性脊柱炎的适应证：较长时间使用一线药物，疗效不满意，不能控制病情发展的早、中期患者；长期使用皮质类固醇，因疗效不佳或已出现不良反应，患者希望停用皮质类固醇，而停药有困难者；为慎重起见，对于肝肾功能不佳、心脏病、高血压、较重贫血、溃疡病及过敏体质者不用；青年男女因易引起可逆的卵巢和睾丸功能障碍，故应慎用或不用。

21. A【解析】原发性骨关节炎发病原因不明，无明确的全身或局部诱因，与遗传和体质因素有一定的关系。多见于 50 岁以上的中老年人。

22. B【解析】骨关节炎最早、最主要的病理变化发生在关节软骨。表现为关节软骨软化，失去正常弹性，软骨深层出现裂隙，进而纤维化、剥脱乃至缺失。严重时软骨下骨裸露，关节间隙变窄。

23. D【解析】骨关节炎多见于中老年人，女多于男，好发于负重较大的膝关节、髋关节、脊柱及远指间关节等部位，可分为原发与继发性两类。

24. C【解析】手指关节炎是骨关节炎的一种，手指间关节最常受累，尤其是远指间关节。肿痛和压痛不太明显，亦很少影响关节活动。在指关节背面的内外侧，出现骨性增生而形成硬结节，位于远指间关节的结节称为 Heberden 结节，位于近指间关节的结节称为布夏尔(Bouchard)结节。

26. D【解析】改善病情的抗风湿药（DMARDs）是风湿病最基本、最主要的治疗方法之一，起效较慢，但因具有缓解和阻止关节炎和结缔组织病进展的作用。

27. B【解析】本病好发于 16~30 岁的青壮年，男性占 90%，有明显的家族史。

28. B【解析】1987 年美国风湿病协会修订的诊断标准：①晨起关节僵硬至少 1 小时（≥6 周)。②3 个或 3 个以上关节肿（≥6 周)。③腕、掌指关节或近指间关节肿（≥6 周)。④对称性关节肿（≥6 周)。⑤皮下结节。⑥手、腕 X 线片显示有骨侵蚀或有明确的骨质疏松。⑦类风湿因子阳性（滴度 >1∶32)。确认这种病需具备 4 条或 4 条以上标准。

29. D【解析】杵状指为类风湿关节炎的特征性表现。握拳尺偏试验（Finkelstein 试验）阳性，表示患有桡骨茎突部狭窄性腱鞘炎。

30. A【解析】强直性脊柱炎实验室检查：类风湿因子试验阴性，HLA－B27 多为阳性。急性期白细胞增多，有时继发贫血，红细胞沉降率加速，C 反应蛋白升高等。

31. C【解析】类风湿关节炎 70%~80% 的病例类风湿因子阳性，但其他结缔组织疾病也可为阳性。抗环瓜氨酸肽抗体阳性，对诊断有重要价值。

32. C【解析】强直性脊柱炎的 X 线表现：一般累及多数椎骨，并同时伴有骶髂关节病变，骨质疏松，晚期韧带钙化呈“竹节样”，椎体无破坏，无软组织阴影增宽。

33. D【解析】骨关节结核的最好发部位是脊柱，约占 50%，绝大多数发生于椎体；其次是膝关节、髋关节结核。脊柱结核中腰椎结核发生率最高，其次是胸椎、颈椎。成人、儿童均可发生。中心型椎体结核多见于 10 岁以下的儿童，好发于胸椎，病变进展快，整个椎体被压缩成楔形，一般只侵犯一个椎体，也可穿透椎间盘而累及邻近椎体。边缘型椎体结核多见于成人，腰椎为好发部位，病变局限于椎体的上下缘，很快侵犯至椎间盘及相邻的椎体。

34. A【解析】脊柱结核合并截瘫主要发生在胸椎，颈椎次之。可分为早期瘫痪和迟发性瘫痪两种。早期瘫痪出现于病灶活动期，结核性肉芽组织、干酪样坏死物质和死骨随着脓液进入椎管内直接压迫脊髓所致。迟发性瘫痪的原因主要为瘢痕组织形成对脊髓产生环形压迫。愈合很多年后出现的瘫痪多有脊柱后凸畸形或陈旧性病理性脱位，椎管前方形成的骨嵴是主要的致压因素。也可源于脊髓血管的栓塞。

35. D【解析】膝关节表浅，适合局部应用抗结核药，可先抽吸关节积液，再将抗结核药直接注入关节腔内。每周 1~2 次，3 个月为一疗程。

38. E【解析】踇外翻是一种常见的踇趾向足外侧倾斜、第 1 跖骨内收的前足畸形。

39. B【解析】成人的椎体结核多为边缘型结核，骨质破坏集中在椎体的上下缘，表现为进行性椎间隙狭窄，并累及邻近两个椎体。可见脊柱侧凸或后凸畸形。椎旁软组织阴影（腰大肌）增宽。脊柱肿瘤见于老年人，疼痛逐日加重，X 线平片可见椎体骨破坏，可累及椎弓根，椎间隙高度正常，一般无椎旁软组织块影。

40. D【解析】全髋关节置换术适用于各种原因导致的晚期髋关节骨关节炎、疼痛明显、功能严重受损、经严格保守治疗无效者。髋关节表面置换术适用于年轻、髋关节畸形程度相对较轻的骨关节炎患者。

42. D【解析】患者为类风湿关节炎，轻度屈曲挛缩畸形，X 线片可见轻度骨质破坏。经过滑膜切除，可以减少关节液渗出，防止血管翳形成，保护软骨及软骨下骨，减轻症状。

44. B【解析】股骨头缺血性坏死是髋关节脱位后期并发症，特别是在 24 小时内没有复位的髋关节脱位发生率更高。

46. E【解析】类风湿关节炎的外科手术治疗有关节置换术和滑膜切除术等，前者适用于较晚期有畸形并失去功能的关节。本例患者尚无关节置换指征，暂不考虑。

47. E【解析】根据题意，患者考虑诊断为类风湿关节炎，抗环瓜氨酸肽抗体（抗 CCP）对于类风湿关节炎（RA）的诊断，尤其是早期 RA 的诊断非常重要。抗 CCP 抗体高滴度阳性不仅是诊断 RA 的重要依据，也是 RA 患者预后不良的指征。

49. D【解析】X 线片对类风湿关节炎（RA）的诊断、关节病变分期及病情监测很重要，初诊至少应拍摄手指及腕关节的X线片。抗核抗体几乎见于所有SLE，为SLE的最佳筛选实验。红细胞沉降率和C反应蛋白异常见于多种疾病，缺乏特异性，对确定诊断价值不大。血清抗链球菌溶血素“O”滴度升高，提示近期曾有过链球菌感染。

50. A【解析】痛风性关节炎多见于中老年男性，常呈反复发作，好发部位为单侧第一跖趾关节或跗关节，也可侵犯膝、踝、肘、腕及手关节，急性发作时通常血尿酸水平增高，有时可在关节和耳廓等部位出现痛风石。根据题干信息，考虑患者为痛风关节炎的可能性大。化脓性关节炎儿童较多见，起病急骤，有寒战高热等症状，受累关节迅速出现疼痛和功能障碍。强直性脊柱炎常见的表现为下腰背痛伴晨僵，症状在夜间休息或久坐时较重，活动后可以减轻。

51. E【解析】根据题干信息，考虑患者患有典型的类风湿关节炎（RA）。其中传统DMARDs可延缓和控制病情，RA一经确诊应早期使用，包括羟氯喹和氯喹、来氟米特、柳氮磺吡啶、甲氨蝶呤。别嘌醇具有抑制尿酸合成的作用，一般用于痛风患者。

53. D【解析】根据题干信息，患者为50岁女性，属于类风湿关节炎的好发人群，主要表现为反复低热伴四肢大小关节肿痛，化验示轻度贫血，类风湿因子（RF）阳性，经多种抗生素正规治疗无效，提示与感染非直接相关，综合考虑最可能为类风湿关节炎。风湿性关节炎起病较急，多见于青少年，常有感染前驱症状，关节疼痛持续时间不长，几天内消退。系统性红斑狼疮多在病程中出现皮疹，包括颊部呈蝶形分布的红斑、盘状红斑等，其中以鼻梁和双颧颊部的蝶形红斑最具特征性，几乎所有SLE患者均有ANA阳性。骨关节炎为一种关节退行性疾病，好发于中老年人，无长期低热，RF多阴性。结核分枝杆菌感染引起的关节炎，常有盗汗、乏力、低热等全身症状。

57. D【解析】椎间隙变窄和椎旁软组织阴影膨隆为脊柱结核X线片的常见表现，脊椎局部疼痛、后凸畸形，红细胞沉降率快，均支持结核诊断。

67. C【解析】根据题干信息，患者最可能的诊断为强直性脊柱炎。该病病因尚不清楚，但HLA－B27与本病相关。IgM型RF常见于类风湿关节炎。

70. B【解析】下肢短缩，呈屈曲、内收、内旋畸形诊断为髋关节后脱位，股骨头自髋臼脱位后，造成股骨颈基底部旋股内、外血管发生扭曲、牵伸、受压，甚至断裂，下地过早负重，会加重损伤，延迟血管等组织的愈合，造成股骨头缺血性坏死。

77. D【解析】慢性骨髓炎应该彻底清除病灶、摘除死骨、清除增生的瘢痕肉芽组织、消灭无效腔，改善局部血液循环，为愈合创造条件，死骨摘除需待骨包壳充分形成、能够支持体重后，方可行病灶清除，但在慢性骨髓炎急性发作时仅可行切开引流而不宜做骨的其他手术。

78. D【解析】根据病史及相关检查结果，提示患者最可能为膝关节结核。膝关节位置较表浅，膝关节结核患者，局部应行关节腔内穿刺抽液及注入抗结核药。

80. E【解析】椎体转移肿瘤以溶骨性为多，无骨膜反应，多在合并病理性骨折后发现；该患者主要表现为腰痛，无外伤史，结合其X线片表现，考虑最可能的诊断是椎体转移性肿瘤。脊柱结核的X线特点之一是椎间隙变窄或消失。老年性骨质疏松症在X线片上其椎体有骨质疏松的表现。

82. B【解析】患者有全身结核中毒症状，背痛，胸椎后凸畸形，红细胞沉降率快，均支持结核诊断。化脓性脊椎炎起病急，局部及全身症状重。强直性脊柱炎在早期即可出现下腰痛或骶髂部不适、疼痛或发僵，背痛较广泛，晨起或久坐起立时腰部发僵明显，但活动后减轻。

86. D【解析】关节间隙变窄，表明关节软骨已有破坏，提示为关节感染晚期，但患者仅有关节慢性肿痛，无急性感染病史，可排除化脓性关节炎，考虑全关节结核。

92. A【解析】类风湿关节炎好发于手、腕、足等小关节，反复发作，呈对称分布，晨僵常可持续1小时以上。关节痛和肿胀反复发作伴进行性发展，最终导致关节破坏、强直和畸形。X线表现为关节周围软组织肿大，关节间隙增宽，关节周围骨质疏松，随病变进展，关节间隙变窄、消失，最终出现骨性强直。根据题干信息，考虑最可能为类风湿关节炎。

94. C【解析】类风湿关节炎的基本病理变化是关节滑膜的慢性炎症。早期滑膜充血、水肿，单核细胞、淋巴细胞浸润，滑膜边缘部分增生形成肉芽组织血管翳，后逐渐覆盖于关节软骨、软骨下骨，使骨小梁减少，骨质疏松。后期关节面间肉芽组织逐渐纤维化，形成纤维性关节僵直，进一步发展为骨性强直。

95. B【解析】患者初步诊断为类风湿关节炎，X线检查可见双膝关节间隙明显变窄，骨质疏松，关节周围有骨赘增生，适宜选择手术治疗。

101. B【解析】骨关节炎时患处呈非对称性关节间隙变窄，软骨下骨硬化和囊性变，关节边缘增生和骨赘形成，或者伴有不同程度的关节积液，部分关节内可见游离体。严重者出现关节畸形，如膝内翻。由题干可知，患者为老年女性，无外伤史，无发热。体格检查及X线片检查符合双膝关节骨关节炎的临床特点。

102. C【解析】关节软骨是骨关节炎最早、最主要的病理变化。首先关节软骨退行性改变、变性、磨损、消失，软骨下骨裸露、硬化、象牙质变。随后软骨下骨囊腔变，关节边缘骨赘形成，伴滑膜增生，关节囊、周围韧带退行性改变、纤维化、萎缩。最终关节面完全破坏、畸形。

104. A【解析】外科手术的目的在于消除疼痛；矫正畸形；改善关节功能。行双膝关节置换术时，恢复正常的下肢力线，能确保关节功能恢复，改善膝关节功能，纠正膝关节畸形和获得长期稳定。

138. D【解析】手术适应证主要有：①经保守治疗效果不佳，病变仍有进展。②病灶内有较大的死骨及寒性脓肿。③窦道经久不愈。④骨质破坏严重，脊柱不稳定。⑤出现脊髓和马尾神经受压迫症状或截瘫。⑥严重后凸畸形。抗结核药治疗有效，不是必须手术的指征。

139. B【解析】脊柱结核中截瘫的发生率在10%左右，以胸椎结核发生截瘫最多见，其次为颈椎、颈胸段和胸腰段，腰椎最为少见。

140. CF【解析】脊柱结核并发截瘫病变早期多由于结核性脓肿、干酪样坏死物质、结核性肉芽组织、死骨、坏死的椎间盘等压迫脊髓；前、后纵韧带是维持脊椎椎体正常位置的组织结构。

第七节　运动医学

一、单选题

1. 下列膝关节疾病与有关检查试验，错误的是

A. 髌骨摩擦试验阳性——髌骨软骨软化症

B. McMurray's 试验阳性——半月板损伤
C. 后抽屉试验阳性——后交叉韧带断裂
D. 浮髌试验阳性——膝关节积液
E. 前抽屉试验阳性——后交叉韧带断裂

2. 直腿抬高试验，正常一般至少提高到
A. 40°~49°　B. 50°~59°　C. 60°~70°
D. 80°~99°　E. 90°及以上

3. 运动系统疾病最重要的体征是
A. 肿胀　B. 波动　C. 肿块
D. 压痛　E. 瘀斑

4. 所谓单腿站立试验，是用来测试
A. 腰部是否有侧凸畸形
B. 下肢长度是否等长
C. 髋关节的臀中、小肌功能及股骨头与髋的关系是否正常
D. 臀大肌是否瘫痪
E. 髋关节是否强直

5. 运动系统检查法，最基本的是
A. X 线检查　B. 物理学检查　C. 实验室检查
D. 肌电图　E. 关节镜检查

6. 下列运动系统理学检查次序为
A. 触、视、动、量，特殊检查　B. 动、量、触、望，特殊检查
C. 视、触、动、量，特殊检查　D. 量、动、视、触，特殊检查
E. 特殊检查，视、触、动、量

7. 下列哪项是临床上最常用的关节镜度数
A. 120°　B. 90°　C. 70°
D. 0°　E. 30°

8. 以下哪一项是半月板损伤最佳的辅助检查
A. 膝关节镜检查　B. 膝关节碘油造影　C. 膝关节空气造影
D. 膝关节空气、碘油双重造影　E. CT

9. 膝关节旋转挤压试验阳性是下列哪一种疾病的重要体征
A. 膝关节半月板损伤　B. 膝关节滑膜炎
C. 膝关节侧副韧带损伤　D. 膝关节交叉韧带损伤
E. 膝关节结核

10. 在运动系统检查方法中，下列哪项最简单而重要
A. 物理学检查　B. 关节镜　C. 图像诊断学检查
D. 实验室检查　E. 病理学检查

11. 关于交叉韧带损伤的体格检查，下列哪项最不可能
A. 浮髌试验阳性　B. 轴移试验阳性　C. 内外翻试验阳性

D. 局限性关节间隙的压痛　　E. 抽屉试验阳性

12. 运动员百米赛跑途中突然闻及左膝撕裂声，然后倒地。查体左膝不能主动伸屈，X 线片示髌骨中段骨折，考虑造成骨折的最主要原因是

A. 积累性劳损　　B. 肌肉拉力　　C. 直接暴力

D. 病理性骨折　　E. 间接暴力

13. 女，52 岁。右肩痛，右上肢上举、外展受限 8 个月，无肩周红、肿、热等表现，疼痛向颈、耳、前臂及手放射。最可能的诊断是

A. 肩关节骨关节炎　　B. 肩关节周围炎　　C. 肩关节结核

D. 颈椎病　　E. 类风湿关节炎

14. 男，25 岁。喜好网球运动，右肘关节外侧疼痛 1 个月，加重 3 天，持物无力，拧毛巾痛。体格检查：除右肘关节外侧局限性压痛外，下列哪项试验最有助于诊断

A. 握拳尺偏试验（Finkelstein 试验）　　B. 拇示指捏夹试验（Froment 试验）

C. 搭肩试验（Dugas 试验）　　D. Gaenslen 试验

E. 腕伸肌紧张试验（Mills 试验）

15. 男，20 岁。踢足球时扭伤膝部 2 个月，常有“打软”，绞锁疼痛史，查体：膝不肿，关节外侧间隙有压痛，外侧挤压痛阳性，前、后抽屉试验阴性，关节活动正常，最可能诊断为

A. 内侧半月板撕裂　　B. 外侧半月板撕裂

C. 外侧副韧带损伤　　D. 前交叉韧带损伤

E. 后交叉韧带损伤

16. 男，24 岁。2 年前打篮球受伤后膝关节经常隐痛，检查发现：右膝前内侧关节间隙处有压痛，研磨试验阳性，McMurray's 试验有响声，最可能的诊断是

A. 前十字韧带损伤　　B. 创伤性关节炎　　C. 内侧半月板损伤

D. 髌骨软化症　　E. 内侧副韧带损伤

17. 女，47 岁。右肩部疼痛并肩关节活动受限数月，影像学检查结果如图，最可能的诊断为

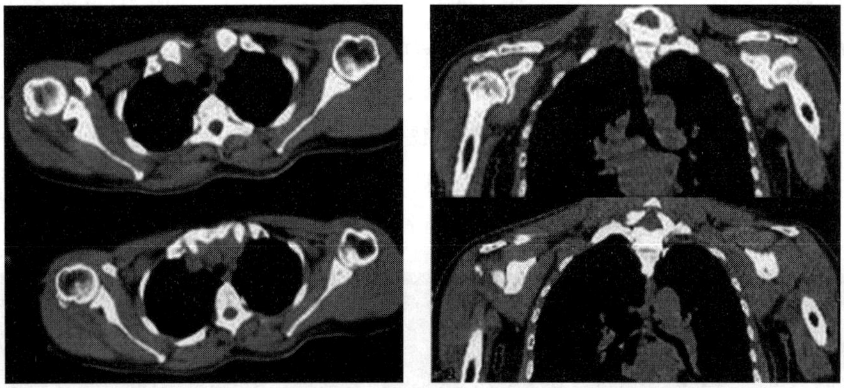

A. 化脓性肩关节炎　　B. 颈椎病　　C. 颈部肿瘤

D. 肩关节周围炎　　E. 未见明显异常

18. 男，20 岁，某羽毛球运动员。近半年来右肘部外侧疼痛，运动后加剧，检查时右肘外

侧压痛，但肘关节功能正常。最可能的诊断为

A. 肱骨慢性化脓性骨髓炎　　B. 肱骨外上髁炎

C. 肘关节陈旧性脱位　　D. 肱骨髁上陈旧性骨折

E. 桡神经损伤

19. 女，48 岁。长跑运动员，左跟骨部痛，影像学检查结果如图，最可能的诊断是

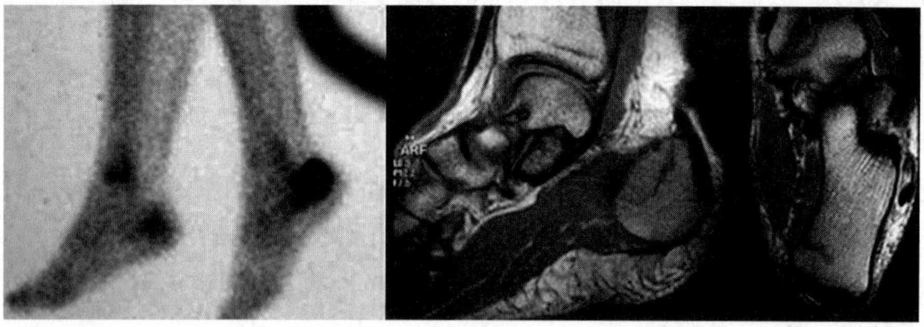

A. 应力性骨折　　B. 未见异常　　C. 左跟骨骨髓炎

D. 左踝关节退行性改变　　E. 结核

20. 女，58 岁。在外走路时不慎落足踩空摔倒，当时自觉右髋部疼痛难以站立，后经人搀扶勉强行走，但右下肢不能负重。查体：右下肢呈外展外旋畸形，短缩，右下肢纵轴叩痛试验阳性，大转子上移征阳性。最可能的诊断是

A. 髋关节后脱位　　B. 股骨头骨折　　C. 髋关节前脱位

D. 股骨颈骨折　　E. 股骨转子间骨折

21. 患者下台阶时扭伤右足部，疼痛剧烈，尚能步行上班，第二天发现右踝肿胀，踝关节前外侧足背青紫。检查：外踝前下方压痛，被动内翻时疼痛。最可能的诊断是

A. 踝关节外侧副韧带损伤　　B. 外踝骨折　　C. 第 5 跖骨基底部骨折

D. 腓骨肌腱脱位　　E. 胫骨平台骨折

22. 男，5 岁。患腰椎结核 1 个月，下列试验可能表现阳性的是

A. McMurray's 试验　　B. Gaenslen 试验　　C. Thomas 试验

D. 拾物试验　　E. Dugas 试验

23. 女，29 岁。重物砸伤腰部致脊髓损伤。最能准确地确定脊髓损伤平面的物理检查是

A. 检查球海绵体肌反射　　B. 检查肢体的运动感觉　　C. 压痛的部位

D. 检查腱反射　　E. 检查肢体的温度

24. 男，69 岁。腕部肿块 1 年，影像学检查结果如图，最可能的诊断是

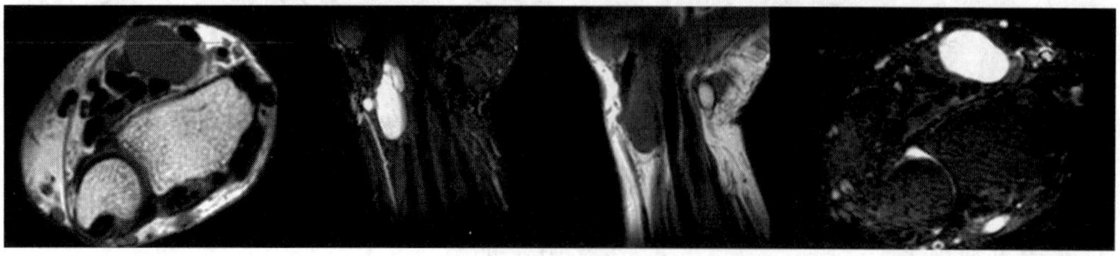

A. 腕部腱鞘囊肿　　B. 腕部腱鞘脓肿　　C. 腱鞘巨细胞瘤

D. 肌内脂肪瘤　　E. 未见异常

二、共用题干单选题

（25~27 题共用题干）

男，23 岁。长跑运动员，主诉跟腱起点近端 4cm 处的足跟疼痛 1.5 年，起跑时疼痛加重。检查发现跟腱梭形增粗伴有压痛，前足呈下垂位。

25. 在下列检查中可能并存的体征是哪一项

A. 跟骨外翻　　B. 小腿不等长　　C. 跟腱钙化

D. 跟腱挛缩　　E. 跟腱缺损

26. 如果疼痛加重，在下列治疗方法中应首选

A. 物理疗法　　B. 按摩　　C. 石膏制动

D. 局部封闭　　E. 镇痛气雾喷剂

27. 如果不慎在运动中发生跟腱断裂，最恰当的治疗方法是

A. 手术修补 + 长腿跖屈、屈膝位石膏固定

B. 跖屈、屈膝位长腿石膏固定

C. 卧床休息 + 物理疗法

D. 短期观察，待纤维性连结后加强功能锻炼

E. 跖屈位小腿石膏固定

（28~30 题共用题干）

男，21 岁。6 周前踢足球时扭伤左膝，疼痛至今未愈，行走时常有弹响和绞锁。

28. 关于膝关节半月板的作用，下列错误的是哪一项

A. 散布滑液　　B. 保持膝关节稳定

C. 不起作用　　D. 协同膝关节的伸屈与旋转活动

E. 承受重力

29. 初步诊断为半月板损伤，以下哪项检查无助于诊断

A. 关节过伸过屈试验　　B. 关节间隙的压痛

C. 浮髌试验　　D. 研磨试验

E. McMurray's 试验

30. 关于半月板损伤治疗，下列哪项不恰当

A. 急性损伤后石膏托外固定　　B. 一旦确诊，应行半月板全切除

C. 如关节积血，应抽尽积血后加压包扎　　D. 关节镜检，切除严重损伤部分

E. 半月板修补

（31~34 题共用题干）

男，20 岁。踢足球时右膝摔伤，8 周后仍疼痛。查体：右膝肿胀，浮髌试验阳性，前抽屉试验阳性，侧方应力试验阴性。

31. 最可能的诊断是

A. 内侧副韧带损伤　　B. 外侧副韧带损伤　　C. 后交叉韧带损伤

D. 前交叉韧带损伤　　E. 外侧半月板损伤

32. 最佳的无创诊断方法是

A. 膝关节 CT　B. 膝关节切开探查术　C. 膝关节 X 线摄片
D. 膝关节 MRI 检查　E. 膝关节穿刺抽液检查

33. 最佳的诊治方法是

A. 膝关节 CT　B. 膝关节 X 线摄片　C. 膝关节穿刺抽液检查
D. 切开探查修复　E. 膝关节镜

34. 关于膝关节交叉韧带，下列哪项说法正确

A. 单纯前交叉韧带损伤无须治疗
B. 交叉韧带为纤维软骨
C. 与后交叉韧带相比，前交叉韧带更容易受损伤
D. 单纯后交叉韧带损伤无须治疗
E. 前交叉韧带损伤常见单独损伤

(35~37 题共用题干)

男，25 岁。踢足球时突然摔倒在地，迅速出现左膝关节疼痛，不能伸直，伸屈活动时有弹响。无明显关节肿胀，无骨擦音和反常活动。

35. 最可能的诊断是

A. 骨折　B. 髌骨软化　C. 滑膜炎
D. 半月板损伤　E. 骨关节炎

36. 为明确诊断，对该患者应采用的检查是

A. 磁共振成像　B. 关节穿刺　C. CT
D. X 线检查　E. B 超检查

37. 确诊后首选的治疗方法是

A. 行关节切开手术　B. 理疗　C. 行关节镜手术诊治
D. 口服药物治疗　E. 石膏固定

(38~39 题共用题干)

男，45 岁。双髋关节疼痛 2 年，加重 3 个月，并出现跛行，有服用激素和外伤史。

38. 该患者应首先检查的是

A. 右髋关节正侧位 X 线摄片　B. 髋关节关节镜检查 + 活检
C. 双髋关节正位 X 线摄片　D. 腰椎正侧位 X 线摄片
E. 髋关节穿刺液常规检查 + 培养

39. 为进一步明确诊断，下列哪项检查最有实用价值

A. 选择性髋关节血管造影　B. 髋关节穿刺测压 + 活检
C. 放射性核素骨显像　D. 髋关节 B 超检查
E. 髋关节 MRI

(40~42 题共用题干)

女，50 岁。左肩疼痛 1 个月余，并有向左上臂放射，伴肩关节活动限制，症状逐渐加重，有夜痛甚至影响睡眠。发病前曾有外伤史，但伤时症状不明显。查体：左肩有肌肉萎缩，肩活动限制，尤其是外展和旋转较甚，肩前有局限按痛点，畸形不明显。

40. 其最可能的诊断是

A. 左肋骨近端转移性肿瘤
B. 左肩关节周围炎
C. 左肱骨近端不完全骨折后
D. 左肩关节软组织伤
E. 颈椎病

41. 下列哪项检查对明确诊断最有帮助

A. 超声检查
B. 肌电图
C. X 线摄片和 MRI
D. 关节镜检查
E. 放射性核素显像

42. 下列哪项治疗不宜用于该患者

A. 适度推拿按摩
B. 非甾体抗炎药
C. 手术治疗
D. 局部注射醋酸泼尼松龙
E. 积极进行肩关节主动活动并辅助理疗

(43~44 题共用题干)

男，40 岁。由高处跃下时，出现髋关节疼痛，伸屈活动髋关节时出现弹响，出现髋关节绞锁，行走时自觉关节不稳。

43. 最可能的诊断是

A. 股骨颈骨折
B. 髋关节脱位
C. 股骨头坏死
D. 髋关节骨关节炎
E. 髋关节盂唇损伤

44. 为明确诊断，对该患者应采用的检查是

A. 髋关节镜探查
B. CT
C. X 线检查
D. B 超检查
E. 磁共振成像

三、案例分析题

(45~47 题共用题干)

男，30 岁。打篮球受伤后右膝疼痛。

45. 无明显肿胀，伸屈关节有摩擦感，有时出现绞锁。最有可能的诊断是

A. 后叉韧带断裂
B. 外侧副韧带损伤
C. 内侧副韧带损伤
D. 关节软骨损伤伴游离体
E. 滑膜炎
F. 前叉韧带断裂

46. MRI 示股骨内侧髁软骨缺损。治疗方案应选择

A. 软骨膜和骨膜移植
B. 组织工程学软骨移植
C. 软骨打孔和微骨折
D. 软骨刨削
E. 全膝关节置换术
F. 异体骨软骨移植
G. 自体软骨细胞移植

47. 自体软骨移植供体包括

A. 软骨下骨
B. 骨板
C. 骨皮质
D. 透明软骨
E. 骨松质
F. 骨膜

(48~50 题共用题干)

男，42 岁。打羽毛球受伤后右肩疼痛。

48. 出现肩关节肿胀，活动肩关节有撕裂样疼痛，患肩不敢外展。最有可能的诊断是

A. 肩关节不稳
B. 肩关节创伤性关节炎
C. 肩关节游离体

D. 盂唇损伤　　E. 肱骨头骨折　　F. 锁骨骨折
G. 肩峰撞击　　H. 肩袖损伤

49. 肩关节MRI示肩袖撕裂。请问肩袖的组成是
A. 肩胛上肌、三角肌、背阔肌、斜方肌
B. 肩胛下肌、冈上肌、冈下肌、小圆肌
C. 大圆肌、冈上肌、肱二头肌、斜方肌
D. 肩胛下肌、大圆肌、肱二头肌、背阔肌
E. 三角肌、冈上肌、冈下肌、小圆肌
F. 三角肌、冈上肌、肱二头肌、肩胛下肌

50. 关于关节镜下修补肩袖损伤，正确的是
A. 术中三角肌损伤小　　B. 患者恢复快
C. 可同时处理肩关节的合并损伤　　D. 创伤小
E. 易损伤三角肌，且损害大　　F. 手术对于外观的影响较小

（51~53题共用题干）
男，50岁。行走过程中反复出现左髋关节弹响、绞锁，不敢负重。

51. 患者无外伤史，有膝关节滑膜软骨瘤病。最有可能的诊断是
A. 髋臼盂唇损伤　　B. 弹响髋　　C. 股骨头骨折
D. 髋关节滑膜软骨瘤病　　E. 髋臼发育不良　　F. 髋关节骨关节炎

52. X线片显示髋关节内多个游离体。请问髋关节镜手术需要的辅助设备有
A. CT　　B. 牵引床　　C. MRI
D. 冲洗加压装置　　E. C臂系统　　F. 导航系统
G. 导针

53. 髋关节镜的并发症包括
A. 股骨颈骨折　　B. 髋关节周围肌肉牵拉伤　　C. 坐骨神经损伤
D. 髋关节滑膜炎　　E. 深静脉血栓　　F. 髋关节周围血管损伤
G. 髋关节软骨损伤

答案与解析

1. E　2. C　3. D　4. C　5. B　6. C　7. E　8. A　9. A　10. A　11. C　12. B　13. B　14. E　15. B　16. C　17. D　18. B　19. A　20. C　21. A　22. D　23. B　24. A　25. D　26. D　27. A　28. C　29. C　30. B　31. D　32. D　33. E　34. C　35. D　36. A　37. C　38. C　39. E　40. B　41. C　42. C　43. E　44. A　45. D　46. G　47. ADE　48. H　49. B　50. ABCDF　51. D　52. BDEG　53. ABCFG

1. E【**解析**】前抽屉试验阳性，一般提示前交叉韧带断裂。

2. C【**解析**】直腿抬高试验及加强试验阳性常是腰椎间盘突出症的体征。患者仰卧，伸膝，被动抬高患肢。正常人神经根有4mm的滑动度，下肢抬高到60°~70°始感腘窝不适。腰椎间盘

突出症患者神经根受压或粘连使滑动度减少或消失，抬高在60°以内即可出现坐骨神经痛，称为直腿抬高试验阳性。在直腿抬高试验阳性时，缓慢降低患肢高度，待放射痛消失，这时再被动背屈患肢踝关节以牵拉坐骨神经，如又出现放射痛，称为加强试验阳性。

4. C【解析】单腿站立试验是用来测试髋关节的臀中、小肌功能及股骨头与髋的关系是否正常的检查。

6. C【解析】骨科基本检查包括视、触、叩、听、动、量诊六项，（先查健侧，后查患侧），再进行特殊检查。

8. A【解析】在诊断半月板损伤的各种检查中，最直接、最有价值的是膝关节镜检查。X线摄片、CT等都是间接征象。

12. B【解析】剧烈运动中，髌骨中段骨折应是股四头肌剧烈收缩所致。

13. B【解析】肩关节周围炎好发于中老年人，起病缓，病程长，症状冬春季加重、夏秋季减轻，有自愈倾向；肩痛开始较轻，以后逐渐明显，甚至疼痛难忍、夜不能寐，向颈、耳、前臂及手放射；压痛范围广；活动障碍以外展、外旋、内旋、后伸最重。本例患者符合肩关节周围炎的临床特点。

15. B【解析】半月板损伤常见于年轻患者，多有膝关节扭伤史。主要临床表现以膝关节内外侧间隙疼痛为主，可伴有卡锁。膝关节受伤后出现疼痛，可出现关节积血，一般是第2天出现肿胀。急性期过后，关节肿胀可能不明显，关节功能恢复，但可能出现关节活动时疼痛、不适，或者活动时关节间隙弹响感。有时在活动时可听到关节内响声，关节便不能活动，即发生关节卡锁。卡锁发生后反复轻微活动小腿，可以解除卡锁，解锁后关节又可恢复活动度。根据题干信息，考虑患者最可能的诊断是外侧半月板撕裂。

18. B【解析】肱骨外上髁炎是伸肌总腱起点附近的慢性损伤性炎症，好发于网球、羽毛球等运动员，检查时仅在右肘外侧压痛，皮肤无炎症，而肘关节活动不受影响。根据题干信息，考虑患者最可能为肱骨外上髁炎。

20. C【解析】根据患者有外伤史，右下肢呈外展外旋畸形，短缩，右下肢纵轴叩痛试验阳性，大转子上移征阳性，提示为髋关节前脱位。

21. A【解析】踝部扭伤后出现疼痛，肿胀，皮下瘀斑，活动踝关节疼痛加重，检查可以发现伤处有局限性压痛点，踝关节跖屈位加压，使足内翻或外翻时疼痛加重，应诊断为踝部韧带损伤。由题干可知，患者下台阶时有足扭伤史，症状表现符合踝关节外侧副韧带损伤的特点。

27. A【解析】极少见的闭合性部分跟腱断裂可在踝关节悬垂松弛位，用石膏固定4~6周。然后加强功能训练，可自行修复。完全断裂者应早期手术，切开或微创缝合或修补断裂跟腱。术后在屈膝和踝关节跖屈位用石膏固定4~6周后开始功能训练。

34. C【解析】后交叉韧带损伤相对少见，通常与前交叉韧带同时损伤，单独后交叉韧带损伤更为少见。

38. C【解析】患者有服用激素和外伤病史，主要表现为关节疼痛、跛行，应高度怀疑股骨头缺血性坏死，首先行双髋关节正位X线摄片。

39. E【解析】MRI可以观察到髋关节周围的软骨、韧带以及血管组织情况。

40. B【解析】肩关节周围炎以肩关节周围疼痛、各方向活动受限为特点，尤其是外展、外旋和内旋、后伸活动，逐渐出现肩部某一处局限性疼痛。夜间因翻身移动肩部而痛醒。根据题干信息，考虑最可能为左肩关节周围炎。

41. C【解析】肩关节周围炎时X线平片见肩关节结构正常；可有不同程度骨质疏松，MRI见关节囊增厚，肩部滑囊可有渗出，MRI对鉴别诊断意义较大。

42. C【解析】早期给予理疗、针灸、适度的推拿按摩，可改善症状。痛点局限时，可局部注射醋酸泼尼松龙，能明显缓解疼痛。疼痛持续、夜间难以入睡时，可短期服用非甾体抗炎药。每日进行肩关节的主动活动，活动以不引起剧痛为限。对症状持续且重者，以上治疗无效时，在麻醉下采用手法或关节镜下松解粘连，然后再注入类固醇或透明质酸钠，可取得满意疗效。

46. G【解析】自体软骨细胞移植是一项最近发展的热门技术，用于治疗负重关节面（主要是股骨髁部）的创伤性软骨损伤。

48. H【解析】肩袖损伤的主要表现是肩关节疼痛和活动受限。肩关节前方或外侧活动时加重，常伴夜间痛。上举受限最常见，主动受限而被动受限不明显。

49. B【解析】肩袖是由冈上肌、冈下肌、肩胛下肌和小圆肌四块肌肉围成，这些肌肉起自肩胛骨体部，组成一个袖套样结构包绕肱骨头，止于肱骨大、小结节。

50. ABCDF【解析】肩袖损伤镜下修补有其独特的优势，主要包括：术中三角肌损伤小；手术创伤小、患者恢复快；术中可以同时处理肩关节的合并损伤；手术对于外观的影响较小。随着关节镜技术以及器械的不断发展，镜下肩袖修补术已经获得越来越好的手术效果。在修补之前，针对合并有肩峰下撞击综合征的患者要先行肩峰下减压术。

第八节　关节脱位

一、单选题

1. 髋关节后脱位时患肢的畸形是

A. 患肢缩短，髋关节屈曲、外展，内旋畸形

B. 患肢缩短，髋关节屈曲、大转子明显上移

C. 患肢缩短，髋关节屈曲、外旋畸形

D. 患肢缩短，髋关节屈曲、内收、内旋畸形

E. 患肢缩短，髋关节屈曲、外展，外旋畸形

2. Hippocrates法适用于哪种脱位的复位

A. 肩关节前脱位　　B. 肩关节后脱位

C. 髋关节前脱位　　D. 髋关节后脱位

E. 髋关节半脱位

3. 学生在训练时，倒立不稳，枕部触于垫上，出现双上肢麻木，活动无力，头稍歪向一侧，不敢转动。估计最可能为何种损伤

A. 寰椎骨折　　B. 寰椎单侧半脱位

C. 枢椎齿突基底骨折　　D. 寰椎后弓骨折

E. 寰椎后脱位

4. 肘关节脱位常为
A. 前脱位 B. 后脱位 C. 左脱位
D. 右脱位 E. 侧方脱位

5. 下列哪项是导致方肩畸形的损伤
A. 锁骨骨折 B. 肩关节脱位 C. 肱骨外科颈骨折
D. 肩关节周围炎 E. 肩袖撕裂伤

6. 对于肩锁关节脱位，以下错误的是
A. 多见于年轻人的运动创伤
B. 多因直接暴力致伤
C. 严重者，肩锁韧带与喙锁韧带均破裂
D. X线摄片阴性发现，可以排除肩锁关节脱位
E. 肩锁韧带与喙锁韧带均破裂者，应该手术治疗

7. 肩关节脱位的临床表现，不包括
A. 关节盂空虚 B. Thomas征阳性 C. Dugas征阳性
D. 方肩畸形 E. 肩部外伤史

8. 下列各种肩关节脱位中，最常见的是
A. 前脱位 B. 下脱位 C. 后脱位
D. 上脱位 E. 外脱位

9. 在下列关节脱位类型中，复位及保持较为困难的是
A. 肩关节脱位 B. 肘关节脱位 C. 腕关节脱位
D. 掌指关节脱位 E. 指间关节脱位

10. 下述不是桡骨头半脱位发病因素的是
A. 桡骨小头未发育好 B. 环状韧带薄弱
C. 患肢前臂受牵引力后，桡骨头向远端滑移 D. 环状韧带卡压在肱桡关节内
E. 环状韧带强壮

11. 在肩关节前脱位的患者中，下列哪项可以作为确诊依据
A. 功能障碍 B. 关节弹性固定伴关节囊空虚
C. 疼痛 D. 肿胀
E. 反常活动

12. 有关肘关节损伤后遗症，哪种说法不正确
A. 肘内翻畸形达一定程度者可手术矫形
B. 肘关节骨化性肌炎的发生率儿童高于成年人
C. 肘关节损伤后可继发尺神经炎
D. 肘外翻达一定角度时可考虑手术治疗
E. 创伤性骨化性肌炎与进行性骨化性肌炎不是一种疾病

13. 一般关节脱位的特有体征是
A. 反常活动 B. 关节面外露 C. 关节肿胀
D. 疼痛与压痛 E. 弹性固定

14. 男，18 岁。肩部外伤，疼痛、活动受限，影像学检查结果如图，最可能的诊断是

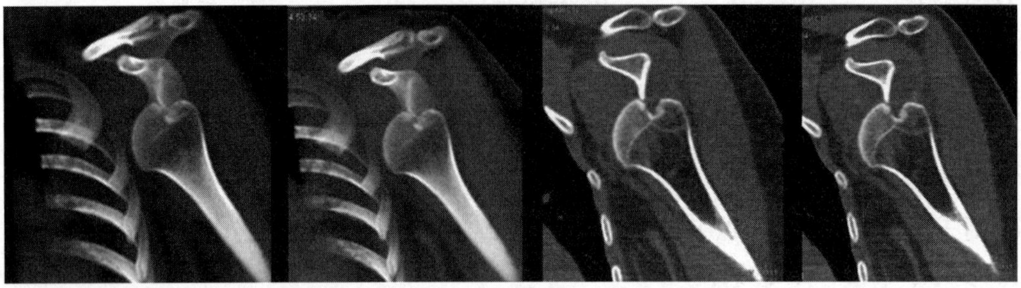

A. 肩关节盂下脱位　　B. 肩关节喙突下脱位　　C. 肩关节锁骨下脱位
D. 肩锁关节脱位　　E. 肩关节未见脱位

15. 在正常情况，用单足站立时，臀中、小肌收缩，对侧骨盆抬起，才能保持身体平衡。如果站立侧患有先天性髋关节脱位时，因臀中、小肌松弛，对侧骨盆不但不能抬起，反而下降。该体征叫做

A. Galeazzi 征　　B. Ortolani 征　　C. Barlow 征
D. Trendelenburg 征　　E. Cob 角

16. 男，40 岁。外伤致右肩部疼痛 2 小时入院。查体右肩关节呈方肩畸形，Dugas 征阳性，患肢远端感觉血运正常。该患者诊断应首先考虑下列哪种情况

A. 肩关节脱位　　B. 肱骨外科颈骨折　　C. 锁骨外侧段骨折
D. 肩锁关节脱位　　E. 肱骨大结节骨折

17. 患者步行中不慎后仰跌倒，右手撑地受伤，随后感觉右手不能活动，肩部疼痛，颈部向右侧偏斜。临床诊断首先考虑为

A. 右肩周软组织损伤　　B. 右肩关节前脱位　　C. 肱骨外科颈骨折
D. 肱骨解剖颈骨折　　E. 肩锁关节脱位

18. 青年，25 岁。以前有右肩外伤史。今天转身开门时，突感右肩部疼痛，不敢活动。用左手托住右上肢来医院就诊。最可能的诊断是

A. 锁骨骨折　　B. 肱骨大结节撕脱骨折　　C. 肘关节脱位
D. 肩关节脱位　　E. 肩锁关节Ⅰ度脱位

19. 男，55 岁，因交通事故致左髋部疼痛、畸形，查体见左下肢呈内收、短缩、屈曲畸形，左下肢足尖指向右足背，最可能的诊断是

A. 股骨颈骨折　　B. 骨盆骨折　　C. 髋关节前脱位
D. 股骨干骨折　　E. 髋关节后脱位

20. 司机小郑，男，25 岁。因方向盘失灵，车撞到树上，确定外伤为髋关节后脱位，最有意义的体检是

A. 肢体肿胀　　B. 髋关节功能障碍　　C. 下肢不能持重站立
D. 髋部骨损伤　　E. 右髋屈曲内旋畸形

21. 某患者跌倒后手掌撑地，肩外展、外旋，出现肩痛。肿胀，活动受限，查体 Dugas 征阳性。该患者肩部的畸形是

A. 屈曲外展、外旋　　B. 屈曲内收、内旋　　C. 方肩

D. 肩过度后伸　　E. 肩过度膨隆

22. 男，28 岁。2 小时前摔倒后左肩受伤，X 线检查示左盂肱关节失去正常对应关系、未见骨折征象。给予手法复位，复位成功的标志是

A. 弹性固定　　B. 肩胛盂处有空虚感　　C. 方肩

D. Mills 征阴性　　E. Dugas 征阴性

23. 女，38 岁。右肩部外伤后疼痛、活动受限 2 小时。查体：右侧肩胛盂处有空虚感，Dugas 征阳性。X 线检查未见骨折，首选的治疗方法是

A. 外展支具固定　　B. 肩部绷带固定　　C. 三角巾悬吊固定

D. 切开复位　　E. 麻醉下 Hippocrates 法复位

24. 男，15 岁。跑动中摔倒，手掌着地，感肘部剧痛，不能屈伸，尚可旋转，检查肘部肿胀畸形，弹性固定于半伸位，最可能诊断是

A. 肘关节后脱位　　B. 肱骨髁上骨折　　C. 上尺桡关节脱位

D. 肘部软组织扭伤　　E. 桡骨小头脱位

25. 男，3 岁。走路跛行，两下肢不等长，左脚外展受限，影像学检查结果如图，最可能的诊断是

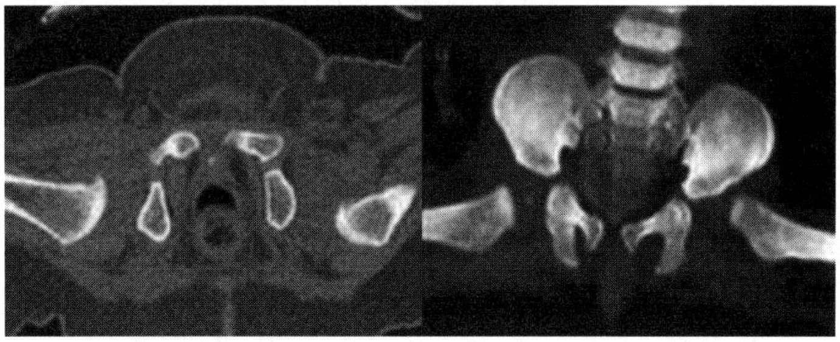

A. 髋关节结核

B. 髋关节后脱位

C. 髋关节前脱位

D. 髋关节中心脱位

E. 先天性髋内翻

26. 男，25 岁。创伤后右髋部疼痛，不能活动，右股后侧及右小腿后外侧有麻木感。查体：右下肢短缩、屈曲，内收、内旋畸形，手法复位后畸形矫正，髋关节活动恢复正常，但上述区域麻木感仍存在，膝以下感觉迟钝，小腿和足部肌力 3 级。X 线片示右髋臼后上缘有 1cm×2cm 骨块，无移位。最可能的诊断是

A. 髋关节中心性脱位并髋臼骨折

B. 髋关节后脱位并髋臼骨折及坐骨神经损伤

C. 髋关节前脱位并坐骨神经损伤

D. 髋关节前脱位并髋臼骨折

E. 髋关节中心性脱位并坐骨神经损伤

二、共用题干单选题

(27～30 题共用题干)

女，35 岁。步行时后仰跌倒，右手掌撑地伤后 1 小时，右肩痛，不敢活动。检查：右肩方肩畸形，Dugas 征阳性。

27. 临床诊断首先考虑为

A. 肱骨解剖颈骨折　　B. 右肩周软组织损伤　　C. 肩锁关节脱位

D. 肱骨外科颈骨折　　E. 右肩关节前脱位

28. 需要对右肩关节做的辅助检查是

A. 磁共振成像　B. CT　C. B 超检查

D. 正位及穿胸位 X 线平片　E. 肩关节镜

29. 最常见的合并损伤是

A. 肱骨大结节撕脱骨折　B. 肱骨干骨折

C. 腋神经损伤　D. 关节盂骨折

E. 腋部动静脉损伤

30. 首选治疗方法为

A. 切开复位内固定　B. 肱骨髁上牵引

C. 切开复位，石膏外固定　D. 观察

E. 手法复位，制动 3 周

(31~33 题共用题干)

男，25 岁。骑车时摔倒，右肩部外伤，于医院就诊。患者肩部疼痛、畸形、活动受限，就诊时患者以左手扶持患肢前臂，头倾向右侧。查体：肩部失去圆钝平滑的曲线轮廓，患肩呈弹性固定状态，位于外展约 30°位。尝试任何方向的活动都可引起疼痛加重。

31. 最可能的诊断是

A. 锁骨骨折　B. 肱骨近端骨折　C. 肩胛骨骨折

D. 肩关节脱位　E. 肩锁关节脱位

32. 对该患者首选的实验室检查是

A. B 超　B. 肌电图　C. CT

D. X 线检查　E. MRI

33. 下列不属于稳定盂肱关节的结构是

A. 肱三头肌　B. 盂唇　C. 关节盂

D. 周围韧带　E. 肱二头肌长头

(34~35 题共用题干)

女，82 岁。外伤后出现左肩疼痛，肿胀，伴有肩部活动障碍，肘关节及腕关节活动正常，来院急诊就诊。

34. 需要进行的初步检查是

A. 肩关节正位、轴位及肩胛骨切线位　B. 肩关节超声检查

C. 肩关节 MRI　D. 肩关节造影

E. 肩关节放射性核素显像

35. 经检查后发现患者为左侧肱骨近端 Neer 三部分骨折脱位，伴有明显骨质疏松。有糖尿病史，急查血糖 10mmol/L。该患者初步处理正确的是

A. 三角巾悬吊，药物治疗骨质疏松和高血糖

B. 检查腋神经功能，麻醉下尝试复位

C. 急诊切开复位内固定

D. 急诊切开人工肱骨头置换术

E. 克氏针直接固定

（36~37 题共用题干）

男，3 岁。右手被大人突然牵拉后，哭述右臂痛，活动受限。查体：右手拒绝取物，肘略屈，前臂略旋前，未拍摄 X 线片。

36. 最可能的诊断是

A. 腕关节脱位
B. 前臂骨骺软骨损伤
C. 肘关节脱位
D. 桡骨头半脱位
E. 肱骨骺损伤

37. 治疗应选择

A. 骨牵引
B. 手法复位
C. 皮肤牵引
D. 切开复位
E. 小夹板固定

（38~39 题共用题干）

男，41 岁。搭乘公共汽车时，因突然刹车撞击前排座位后感右髋部疼痛，屈曲、内收畸形，弹性固定。

38. 该患者首先考虑下列哪项诊断

A. 骨盆骨折
B. 股骨颈骨折
C. 髋关节脱位
D. 股骨干骨折
E. 髋臼骨折

39. 为明确诊断，首选的检查是

A. X 线检查
B. 数字减影血管造影（DSA）
C. MRI
D. CT
E. B 超检查

（40~41 题共用题干）

女，45 岁。被钢管砸伤右上臂，疼痛、活动受限 3 小时入院。查体：右上肢严重肿胀，有张力性水疱，被动牵拉前臂剧痛，右前臂桡侧、拇指、示指痛觉消失，腕关节不能背伸，桡动脉搏动未触及，末梢血运极差。

40. 患者目前考虑的诊断不包括

A. 右肱骨骨折
B. 筋膜间隔综合征
C. 肱动脉损伤
D. 桡神经损伤
E. 右肘关节脱位

41. 患者需要首先考虑的措施是

A. 开放复位内固定术
B. 神经、血管探查术
C. 手法复位外固定
D. 补液抗休克
E. 深筋膜室切开减压

三、案例分析题

（42~45 题共用题干）

男，38 岁。乘车时左腿搭在右腿上，突然发生车祸，左膝冲撞在前座椅背上，即感左髋疼痛，不敢活动，查体：左下肢缩短，左髋关节呈屈曲、内收、内旋畸形，伤后 3 小时入院。

42. 最可能的诊断是

A. 股骨颈骨折
B. 股骨转子间骨折
C. 髋关节前脱位
D. 髋关节后脱位
E. 骨盆骨折
F. 髋臼骨折

G. 股骨干骨折

43. 为明确诊断，应进行下列哪些辅助检查

A. X线检查　B. 尿常规　C. DSA

D. CT　E. 心电图　F. 血常规

44. X线及CT显示髋关节后脱位。对患者首先可以采用的治疗方式有

A. 切开复位，骨圆针内固定　B. 闭合复位，内固定

C. 手法复位，持续皮肤牵引2~3周　D. 手法复位，石膏固定4周

E. 持续骨牵引6周　F. 持续骨牵引8周

G. 持续骨牵引12周

45. 手法复位后发现有坐骨神经损伤，其治疗原则是

A. 立即手术探查

B. 观察2~3个月，如无恢复则进行手术探查

C. 可应用神经营养药

D. 观察期间应进行功能锻炼，防止肌肉萎缩

E. 功能锻炼应个体化

F. 功能锻炼宜循序渐进

(46~49题共用题干)

女，40岁。乘车时盘腿而坐，突然刹车致右膝关节受撞击，右髋关节疼痛不能活动6小时。查体：患肢缩短，右髋关节屈曲、内收、内旋畸形。

46. 应首先考虑的诊断是

A. 髋关节外脱位　B. 髋关节后脱位

C. 髋关节前脱位　D. 髋关节脱位合并膝关节损伤

E. 髋关节中心脱位　F. 股骨颈骨折

47. 应首先进行的检查是

A. 右髋关节侧位X线摄片　B. 右髋关节正位X线摄片

C. 双侧髋关节正、侧位X线摄片　D. 右髋关节正、侧位X线摄片

E. MRI　F. CT

48. 若X线片未见明显的骨折征象，应首先选择的治疗方法是

A. 骨牵引4周　B. 切开复位、石膏托外固定

C. 切开复位内固定　D. 手法复位后卧床8周

E. 手法复位后患肢皮肤牵引2~3周　F. 麻醉下进行手法复位

49. 该患者复位固定4周后，扶双拐下地活动，完全承重的时间是

A. 1个月　B. 2个月　C. 3个月

D. 4个月　E. 5个月　F. 6个月

答案与解析

1. D　2. A　3. B　4. B　5. B　6. D　7. B　8. A　9. D　10. E　11. B　12. B　13. E　14. A

15. D　16. A　17. B　18. D　19. E　20. E　21. C　22. E　23. E　24. A　25. B　26. B　27. E
28. D　29. A　30. E　31. D　32. D　33. A　34. A　35. B　36. D　37. B　38. C　39. A　40. E
41. E　42. D　43. AD　44. C　45. BCDEF　46. B　47. C　48. EF　49. C

2. A【解析】肩关节前脱位，首选手法复位加外固定治疗，手法复位一般采用局部浸润麻醉，用 Hippocrates 法复位。

4. B【解析】肘关节脱位常为后脱位，肩关节脱位常为前脱位。

5. B【解析】肩关节脱位常有肩部外伤史，常见表现为关节盂空虚、方肩畸形、Dugas 征阳性等。

7. B【解析】Thomas 征阳性者，常表示髋关节有屈曲挛缩，腰大肌脓肿，腰大肌挛缩。

8. A【解析】肩关节脱位根据肱骨头脱位的方向可分为前脱位、后脱位、上脱位及下脱位四型，以前脱位最多见。

9. D【解析】手指扭伤、手背强力背屈等可引起掌指关节脱位，多见于拇指和示指。拇指脱位时，掌骨头突破掌侧关节囊，颈部被卡在纵行撕裂的关节囊间，有时籽骨或拇长屈肌腱也嵌在两关节面间，使复位困难，示指脱位时掌骨头从掌板近端穿破关节囊，掌板嵌于两关节面之间，掌骨颈两侧夹在屈指肌腱和蚓状肌之间，造成复位困难。

11. B【解析】肩关节弹性固定伴关节囊空虚是肩关节脱位的特有体征，可以作为确诊依据。

12. B【解析】肘关节骨化性肌炎的发生率成年人高于儿童。

15. D【解析】Trendelenburg 征：在正常情况下，用单足站立时，臀中、小肌收缩，对侧骨盆抬起才能保持身体平衡。如果站立侧患有髋关节脱位时，因臀中、小肌松弛，对侧骨盆不但不能抬起反而下降。

16. A【解析】肩关节脱位是指肩胛盂与肱骨头失去正常的解剖对合关系。患者常有外伤史，常见体征有关节窝空虚；弹性固定、方肩畸形；Dugas 征阳性。

17. B【解析】肩关节脱位以间接传导暴力所致多见。当人跌倒时，肘或手掌撑地，肩关节位于外展、外旋、后伸位，此时肩峰阻挡肱骨大结节发挥类似杠杆作用，使肱骨头向肩关节前下方突破关节囊发生前脱位。根据题干信息，考虑患者有肩关节脱位的可能。

18. D【解析】肩关节脱位的临床表现是外伤后肩关节肿胀疼痛，关节活动受限，上肢呈外展，弹性固定，患者常用健侧手托患肢前臂，头倾向患侧。患者表现符合上述特点，考虑最可能为肩关节脱位。

21. C【解析】外伤性肩关节前脱位有明显的外伤史，肩部疼痛、肿胀和功能障碍，患肢呈弹性固定于轻度外展内旋位，肘屈曲，用健侧手托住患侧前臂。外观呈“方肩”畸形，肩峰明显突出，肩峰下空虚。在腋下、喙突下或锁骨下可摸到肱骨头。患肢轻度外展，不能贴紧胸壁，如肘部贴于胸前时，手掌不能同时接触对侧肩部，即 Dugas 征阳性。

22. E【解析】根据题干描述，患者为肩关节脱位。肩关节脱位时会出现肩部弹性固定，肩胛盂处有空虚感，方肩畸形，Dugas 征阳性，故当肩关节复位后，上述表现将消失。

23. E【解析】本例患者初步诊断为右肩关节脱位。对于肩关节脱位患者，一般用局部浸润麻醉、Hippocrates 法复位，当感到有弹跳及听到响声，提示复位成功，再做 Dugas 征检查时结果为阴性。

30. E【解析】肩关节前脱位一般采用手法复位加外固定的方式，手法复位一般选用 Hippocrates 法。复位后用三角巾悬吊上肢，肘关节屈曲 90°，腋窝处垫棉垫固定 3 周，合并大结节骨折者应延长 1~2 周。

36. D【解析】桡骨头半脱位多发生在 5 岁以下儿童，桡骨头发育尚未健全，环状韧带相对松弛，当腕、手被向上提拉、旋转时，肘关节囊内负压增加，使薄弱的环状韧带或部分关节囊嵌入肱骨小头与桡骨头之间，取消牵拉力以后，桡骨头不能回到正常解剖位置，而是向桡侧移位，形成桡骨头半脱位。根据题中小儿有上肢被牵拉史以及拒绝取物，活动受限，最可能为桡骨头半脱位。

37. B【解析】桡骨头半脱位，不用麻醉即可进行手法复位。采用轻柔手法都可达到满意复位。

38. C【解析】患者在乘车时因突然刹车髋部受伤，伤后髋部疼痛，屈曲、内收畸形，弹性固定，符合髋部后脱位的临床表现。

39. A【解析】对于骨科疾病，X 线检查是最基本的、首选的检查手段。可以明确骨折、关节脱位的部位、类型、移位情况，是选择治疗方法的重要依据。

41. E【解析】患者有上臂被钢管砸伤史，右上肢严重肿胀、被动牵拉前臂剧痛，桡动脉搏动未触及，末梢血运极差等，怀疑深筋膜综合征的可能，应该立即减压。

46. B【解析】患者有明显的外伤史，髋关节疼痛、不能自主活动，患肢缩短，髋关节屈曲、内收、内旋畸形，符合髋关节后脱位的临床表现。髋关节前脱位时，患肢呈外展、外旋和屈曲畸形。髋关节中心脱位多见失血性休克和合并腹腔脏器损伤，大腿上段外侧常有大血肿。

48. EF【解析】X 线片未见明显的骨折征象，属于单纯脱位。治疗时可采用复位加固定、功能锻炼。髋关节脱位复位时需肌肉松弛，必须在全身麻醉或椎管内麻醉下行手法复位。复位宜早，尽可能在 24 小时内复位完毕。复位后用绷带将双踝暂时捆在一起，于髋关节伸直位下将患者搬运至床上，患肢做皮肤牵引或穿丁字鞋 2~3 周。

49. C【解析】髋关节后脱位手法复位后，卧床期间做股四头肌收缩动作。2~3 周后开始活动关节。4 周后扶双拐下地活动。3 个月后可完全承重。

第九节　周围神经损伤

一、单选题

1. 有关正中神经的叙述，正确的是

A. 支配第 1、2 蚓状肌与第 1、2 骨间肌

B. 正中神经于腕部时位于指浅屈肌腱深面，较表浅，易于损伤

C. 正中神经损伤对手部感觉的影响不如尺神经损伤时影响大

D. 单纯感觉功能的障碍，也严重影响手的功能，拿东西时易掉，无实物感

E. 腕部正中神经损伤多见，运动障碍主要表现为大鱼际肌的四块肌肉瘫痪

2. 骨折如图，最常见的并发症是

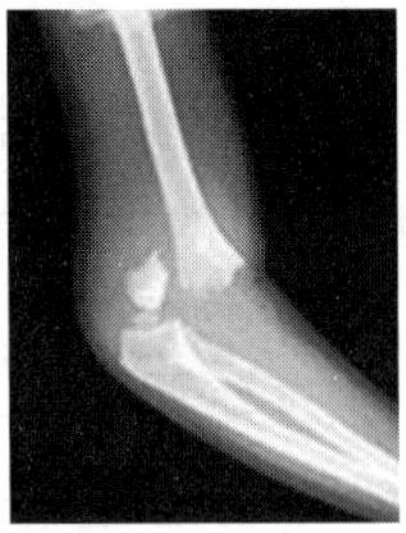

A. 肱骨下端缺血性坏死

B. 损伤性休克

C. 血管神经损伤

D. 骨折局部感染

E. 脂肪栓塞

3. 腓骨近端骨折后足不能背伸、外翻，提示可能有

A. 坐骨神经损伤　　B. 腓总神经损伤　　C. 闭孔神经损伤

D. 胫神经损伤　　E. 股神经损伤

4. 腓总神经在腓骨小头处位置表浅，易于损伤，下列说法错误的是

A. 上石膏或夹板前要在腓骨小头处加垫保护，防止压迫损伤

B. 对于腓总神经的压迫伤可先观察一段时间，视恢复情况再决定下一步的治疗

C. 损伤后表现为足下垂内翻，走路呈跨越步态

D. 同桡神经一样，腓总神经也分成两支，腓浅神经（感觉支）与腓深神经（运动支）

E. 感觉障碍位于小腿前外侧与足背前内侧

5. 肘部桡神经损伤的症状、体征，可见

A. 大鱼际萎缩　　B. 虎口区感觉障碍　　C. 拇指不能背伸

D. 拇指不能内收　　E. 不能伸腕

6. 肱骨闭合性骨折并伴有桡神经损伤的处理原则是

A. 给予大剂量神经营养药　　B. 处理骨折后观察 2~3 个月

C. 立即手术探查松解神经　　D. 先手术吻合神经再处理骨折

E. 物理疗法

7. 尺神经在近腕部损伤，临床可见下列哪项主要症状

A. 腕掌指关节伸肌瘫痪　　B. 手前旋，手指半屈

C. 屈肌力减弱，桡侧三指不能弯曲　　D. 垂腕，拇指不能对指

E. 手指不能内收，外展肌及骨间肌萎缩

8. 手部创伤止血时，止血带应缚于

A. 腕部　　B. 前臂中段　　C. 上臂

D. 前臂上段　　E. 前臂下段

9. 神经损伤与畸形的关系中，下列哪项是错误的

A. 猿手畸形——桡神经损伤　　B. 垂腕、垂指畸形——桡神经损伤

C. 拇指内收畸形——正中神经损伤　　D. 爪形手畸形——尺神经损伤

E. 骨间肌萎缩畸形——尺神经损伤

10. 在尺神经损伤的临床表现中，下列哪项是正确的

A. 拇背伸功能障碍

B. 第 3、4 蚓状肌及骨间掌、背侧肌麻痹

C. 桡侧皮肤感觉迟钝

D. 猿手畸形

E. 手的第 2 蚓状肌麻痹

11. 腓总神经分出腓浅神经和

A. 腓深神经　　B. 腓肠神经　　C. 胫后神经

D. 胫神经　　E. 骨间神经

12. 下列不是腓总神经支配肌肉的是

A. 腓骨长短肌　　B. 胫前肌　　C. 胫后肌

D. 趾长伸肌　　E. 踇长伸肌

13. 某男青年，施工中右小腿上段外侧被石头击伤，随即出现膝及膝下肿胀，软组织裂伤，膝有轻度外翻，右足下垂。最可能的诊断为

A. 右侧腓总神经损伤　　B. 右侧胫神经损伤

C. 右坐骨神经损伤　　D. 右侧骨筋膜隔室综合征

E. 右侧腓动脉损伤

14. 某患者割伤手腕部，伤口二期愈合，以后手指呈爪形手畸形，手内部肌肉明显萎缩，所有手指感觉消失，对掌功能丧失。最可能的诊断是

A. 桡神经损伤　　B. 正中神经损伤　　C. 尺神经损伤

D. 桡神经、正中神经联合伤　　E. 尺神经、正中神经联合伤

15. 男，32 岁。因受木棒打击左上臂后，局部出现畸形与反常活动，同时出现左腕下垂。考虑为左肱骨闭合性骨折，X 线片示肱骨中下 1/3 交界处横行骨折，明显移位。考虑所发生的并发症最大可能是

A. 臂丛神经损伤　　B. 肱动脉损伤　　C. 正中神经损伤

D. 桡神经损伤　　E. 尺神经损伤

16. 女，18 岁。左腕部机器绞伤 2 小时。查体：伤口污染，正中神经断裂，神经挫伤明显，皮肤部分缺损，对神经的最佳处理方法是

A. 自体神经移植

B. 标记定位，伤口愈合后 3 个月内再做处理

C. 异体神经移植

D. 拉拢后对端缝合

E. 不做任何处理

17. 女，4 岁。因肘部外伤并肿胀、活动障碍急诊入院。查体：肘部肿胀明显，可见皮下瘀斑。据 X 线片诊断为肱骨髁上骨折。患者手部尺侧皮肤感觉消失，拇指不能内收，余 4 指并指无力。考虑诊断为

A. 肌皮神经损伤　　B. 桡神经浅支损伤　　C. 腋神经损伤

D. 尺神经损伤　　E. 正中神经损伤

18. 男，25 岁。2 个月前右腕部被摩托车挡风玻璃划伤。目前拇指无法对掌，5 指不能并拢，手部肌肉轻度萎缩，全手掌感觉障碍，最可能的损伤是

A. 正中神经 + 桡神经损伤　　B. 仅尺神经损伤

C. 正中神经 + 尺神经损伤　　D. 仅正中神经损伤

E. 仅桡神经损伤

19. 男，26 岁。外伤致肱骨中下 1/3 骨折，来院检查时发现有垂腕征，垂指畸形。该患者合并的神经损伤可能是

A. 臂丛神经损伤　　B. 正中神经损伤　　C. 桡神经损伤
D. 正中、尺神经同时损伤　　E. 尺神经损伤

20. 患者被自行车撞伤右膝外侧，X 线摄片证实为腓骨小头骨折，检查发现踝关节不能主动背伸，可能并发

A. 腓骨长、短肌撕裂伤　　B. 胫神经损伤
C. 胫前肌撕裂伤　　D. 腓总神经损伤
E. 坐骨神经损伤

21. 女，35 岁。外伤后患肢垂腕畸形，各指间、掌指关节不能伸直，拇指不能伸直，手背桡侧皮肤感觉麻木，考虑哪条神经损伤

A. 肌皮神经　　B. 腋神经　　C. 正中神经
D. 尺神经　　E. 桡神经

22. 患者不慎摔伤右前臂，局部肿胀、畸形，旋转功能障碍，上段内侧可扪及骨擦感，掌指关节不能主动伸直，拇指不能外展，手背虎口区感觉存在，腕关节能自主活动；X 线片示右尺骨上段骨折并桡骨小头脱位，最可能的诊断是

A. Galeazzi 骨折并发正中神经损伤
B. Galeazzi 骨折并发尺神经损伤
C. Monteggia 骨折并发桡神经浅支损伤
D. Galeazzi 骨折并发桡神经浅支损伤
E. Monteggia 骨折并发桡神经深支损伤

23. 男，32 岁。因摩托车车祸致右上肢功能障碍 4 个月来我院就诊。查体示肩外展及屈肘不能，胸大肌锁骨部瘫痪，背阔肌肌力基本正常，肘以下活动可。该患者最可能的诊断为

A. 全臂丛根性撕脱伤　　B. C_8、T_1神经根性损伤
C. 臂丛束支部损伤　　D. C_5、C_6神经根性损伤
E. C_5、C_6、C_7神经根性损伤

二、共用题干单选题

（24~28 题共用题干）

男性青年，20 岁。玻璃割伤右前臂。

24. 如右腕不能抬起，考虑可能为

A. 正中神经损伤　　B. 桡神经损伤　　C. 尺神经损伤
D. 肌皮神经损伤　　E. 腋神经损伤

25. 如出现对掌困难，考虑可能为

A. 肌皮神经损伤　　B. 桡神经损伤　　C. 尺神经损伤
D. 正中神经损伤　　E. 腋神经损伤

26. 如患者尺侧一个半手指出现感觉减退，考虑可能为

A. 腋神经损伤　　B. 桡神经损伤　　C. 尺神经损伤

D. 肌皮神经损伤　　E. 正中神经损伤

27. 如损伤后3个月，出现猿手畸形，考虑可能为

A. 肌皮神经损伤　　B. 正中神经损伤　　C. 腋神经损伤

D. 桡神经损伤　　E. 尺神经损伤

28. 如患者为陈旧性神经损伤，下列哪条神经最常为神经移植的供体

A. 腓肠外侧皮神经　　B. 股外侧皮神经　　C. 肋间神经

D. 臂外侧皮神经　　E. 肌皮神经

(29～30题共用题干)

男，28岁。外伤后急诊入院。

29. X线检查结果及患肢畸形如图。该患者最可能合并哪条神经损伤

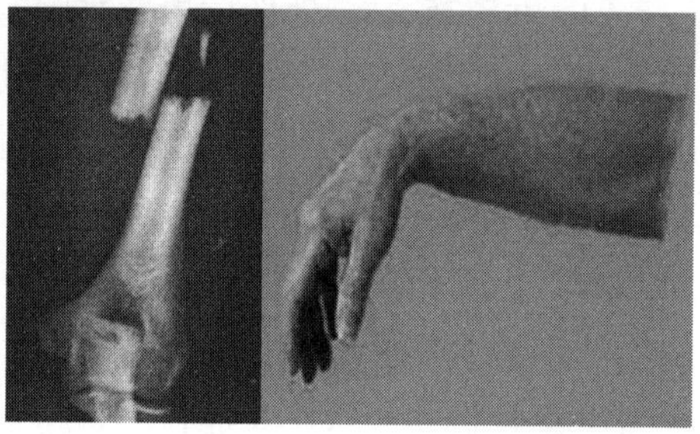

A. 尺神经损伤

B. 桡神经损伤

C. 正中神经损伤

D. 正中、尺神经同时损伤

E. 臂丛神经损伤

30. 患者应采取哪种治疗方法较稳妥并痛苦小

A. 立即切开复位，内固定，同时探查并修复受损的神经

B. 手法复位，管型石膏外固定

C. 手法复位，悬垂石膏固定2个月，垂腕、垂指无恢复则再行手术

D. 手法复位，夹板固定

E. 骨牵引治疗

三、案例分析题

(31～33题共用题干)

男，20岁。因右踝关节扭伤，在当地医院就诊，行X线摄片未见明显骨折征象，考虑右踝关节扭伤，行右下肢石膏托外固定，回家后感觉右小腿麻木、无力，3天后来我院就诊，查体：右小腿石膏固定在位，右足踇趾背伸功能障碍。

31. 该患者可能损伤

A. 坐骨神经　　B. 胫神经　　C. 腓总神经

D. 腓肠神经　　E. 股神经　　F. 腓深神经

32. 最可能的损伤原因是

A. 扭伤　　B. 石膏压迫

C. 手术误伤　　D. 膝关节损伤合并伤

E. 神经炎　　F. 一过性神经麻痹

33. 腓总神经最易损伤的部位是

A. 腓骨头或腓骨颈　　B. 股骨外侧髁　　C. 胫腓骨近段

D. 胫腓骨中下段　　E. 腘窝处　　F. 胫腓骨下段

（34~38 题共用题干）

女，58 岁。左肩关节外伤，医院就诊，X 线检查结果如图。

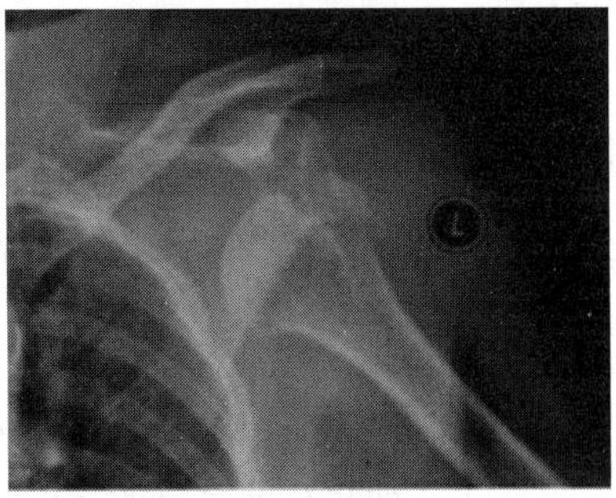

34. 诊断考虑的疾病是

A. 肩关节下脱位

B. 肩锁关节脱位

C. 肩关节前脱位

D. 肱骨外科颈骨折

E. 肱骨小结节骨折

F. 肱骨大结节骨折

35. 这种情况损伤概率最高的神经是

A. 腋神经　　B. 肩胛上神经　　C. 桡神经

D. 肌皮神经　　E. 正中神经　　F. 尺神经

36. 急诊应尽快进行的处理方法是

A. 给予适当的麻醉　　B. 悬吊制动　　C. 闭合复位治疗

D. 静脉补液　　E. 心电图　　F. 血常规

37. 如脱位复位不成功，可能的原因是

A. 移位的大结节骨块阻挡　　B. 关节软骨退行性改变

C. 肩袖嵌入　　D. 二头肌腱嵌入

E. 关节粘连　　F. 关节囊嵌入

38. 关节复位成功后，处置方法为

A. 将患肩制动于内收、内旋位　　B. 复查 X 线摄片

C. 复查神经、血管体征　　D. 无须复查 X 线摄片

E. 复查 MRI　　F. 继续补液

答案与解析

1. D　2. C　3. B　4. D　5. C　6. B　7. E　8. C　9. A　10. B　11. A　12. C　13. A　14. E　15. D　16. B　17. D　18. C　19. C　20. D　21. E　22. E　23. D　24. B　25. D　26. C　27. B　28. A　29. B　30. A　31. C　32. B　33. A　34. CF　35. A　36. AC　37. ACDF　38. ABCE

1. D【**解析**】在前臂，正中神经位于指浅屈肌腱桡侧和掌长肌腱深面，经腕管进入手内。在腕部较表浅，易被锐器伤及。在手掌部支配拇短展肌、拇短屈肌外侧头、拇指对掌肌和第 1、2 蚓状肌。正中神经在肘上无分支，其损伤表现：①腕部损伤时所支配的鱼际肌和蚓状肌麻痹及所支配的手部感觉障碍，临床表现主要是拇指对掌功能障碍和手的桡侧半感觉障碍，特别是示、中指远节感觉消失。②肘上损伤则所支配的前臂肌亦麻痹。③拇指和示、中指屈曲功能障碍。

4. D【**解析**】腓浅神经运动支支配腓骨长短肌，腓深神经感觉支支配小腿前外侧伸肌群及小腿前外侧和足背皮肤。

5. C【解析】肘部桡神经损伤并不会造成伸腕障碍，仅有伸拇、伸指障碍，无手部感觉障碍。

6. B【解析】肱骨骨折所致桡神经损伤多为挤压、挫伤，应首先复位骨折、固定，观察2~3个月。若肱桡肌功能恢复，则可继续观察，否则应手术探查。晚期功能不恢复者，可行肌腱移位重建伸腕、伸拇、伸指功能，效果良好。

7. E【解析】尺神经易在腕部和肘部损伤，腕部损伤主要表现为骨间肌，第3、4蚓状肌，拇收肌麻痹所致环、小指爪形手畸形，以及手指内收、外展障碍和Froment征，以及手部尺侧半和尺侧一个半手指感觉障碍，特别是小指感觉消失。

9. A【解析】猿手畸形一般是正中神经损伤的表现。

17. D【解析】患者表现符合尺神经损伤的症状。桡神经浅支支配手背桡侧皮肤和桡侧两个半近节背面的皮肤。肌皮神经损伤后常表现为屈肘无力、前壁外侧部分皮肤感觉减弱。正中神经损伤常表现为拇指对掌功能障碍、手的桡侧半感觉障碍。腋神经损伤常表现为臂不能外展，臂旋外力减弱，肩部感觉障碍，三角肌萎缩等。

19. C【解析】桡神经在肱骨中下1/3紧贴肱骨，此处肱骨骨折时桡神经易受损伤。垂腕、垂指畸形是桡神经受损的表现。

23. D【解析】上臂丛的C_5、C_6神经根或上干损伤，因冈上肌、冈下肌、三角肌、小圆肌、肱二头肌麻痹表现为肩外展和屈肘功能障碍。

32. B【解析】腓总神经损伤的原因有夹板、石膏压伤及手术误伤；膝关节韧带损伤合并腓总神经损伤；危重患者长期卧床；下肢在外旋位压伤等。根据题干信息，考虑患者为石膏固定过紧导致腓总神经损伤。

第十节　骨软组织肿瘤

一、单选题

1. 临床表现局部肿块，无触痛，外伤后始发现。常见于

A. 骨软骨瘤　　B. 骨肉瘤　　C. 骨坏死

D. 骨巨细胞瘤　　E. 骨结核

2. 奥利尔（Ollier）病属于

A. 纤维组织肿瘤　　B. 骨髓组织肿瘤　　C. 软骨组织肿瘤

D. 滑膜组织肿瘤　　E. 骨组织肿瘤

3. 关于尤因肉瘤，下列哪项是错误的

A. 多见于儿童　　B. 好发于股骨、胫骨、尺骨、跖骨

C. 早期向肺部转移，不向其他骨转移　　D. 主要症状为进行性疼痛，逐渐加重

E. 对放疗敏感，预后极差

4. 骨巨细胞瘤的典型X线表现特征是

A. 外生性，可见明显骨破坏

B. 长骨干骺端偏心性溶骨破坏，呈“肥皂泡”样改变

C. 位于干骺后端，可见有分格
D. 骨破坏，可见 Codman 三角
E. 骨性破坏，可见片状钙化

5. 骨巨细胞瘤好发于
A. 手骨　B. 长骨干骺端　C. 足骨
D. 椎管　E. 骨髓

6. 骨软骨瘤病属于
A. 骨组织肿瘤　B. 滑膜组织肿瘤　C. 纤维组织肿瘤
D. 软骨组织肿瘤　E. 骨髓组织肿瘤

7. 加德纳（Gardner）综合征属于
A. 软骨组织肿瘤　B. 纤维组织肿瘤　C. 骨髓组织肿瘤
D. 骨组织肿瘤　E. 滑膜组织肿瘤

8. Maffuci 综合征属于
A. 骨髓组织肿瘤　B. 滑膜组织肿瘤　C. 骨组织肿瘤
D. 软骨组织肿瘤　E. 纤维组织肿瘤

9. 男，15 岁。左膝酸痛 2 个月，加重 1 周伴局部肿胀，无发热，X 线片显示左股骨下端骨质不均匀性溶骨性改变，有散在的钙化并有骨膜反应，经病理活检证实为软骨肉瘤，采取以下哪种治疗
A. 化疗 + 免疫治疗　B. 中药治疗　C. 放疗
D. 病段切除 + 自体带血管骨移植　E. 截肢

10. 男，35 岁。右手中指近节指骨肿胀，疼痛。查体：右手中指近节指骨膨隆，皮肤颜色正常，轻微压痛，关节运动不受限。下列哪项诊断可能性最大
A. 骨囊肿　B. 内生软骨瘤　C. 骨巨细胞瘤
D. 骨软骨瘤　E. 骨结核

11. 男，35 岁。右桡侧逐渐隆起，活动受限。查体：右桡骨远端膨隆，有压痛，皮温正常，X 线片显示右桡骨远端膨胀，呈偏心性，局部骨密度减低，呈肥皂泡样改变，其诊断考虑为
A. 骨肉瘤　B. 骨髓炎　C. 骨软骨瘤
D. 软骨肉瘤　E. 骨巨细胞瘤

12. 女，38 岁。因右大腿远端部有疼痛，可摸到肿块，影像学检查结果如图，最可能的诊断是

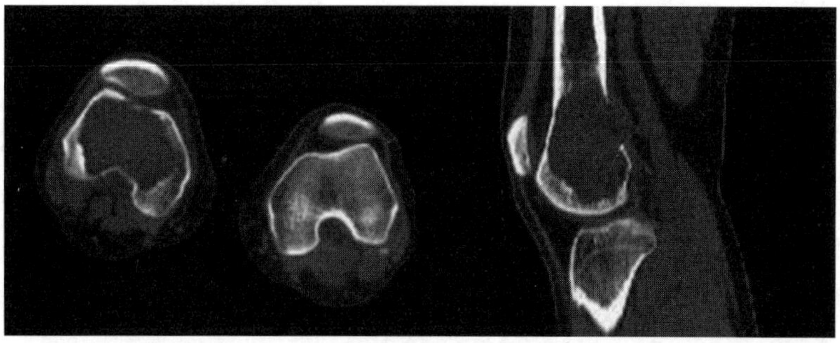

A. 非骨化性纤维瘤　B. 骨囊肿　C. 纤维异常增殖症

D. 动脉瘤样骨囊肿　　E. 骨巨细胞瘤

13. 男，50 岁。骶尾部痛半年，排尿不畅 1 个月，体格检查：骶骨偏右侧向背部略有隆起，无压痛，右下腹部扪及巨大肿块，表面光整，质地偏硬，固定不能推动。X 线片示巨大肿块来自骶骨，呈膨胀性，溶骨性改变，无骨膜反应，CT 示骶骨右侧自 S_2 起均受累，病变超过中线，其诊断首先考虑为

A. 骨巨细胞瘤　　B. 脊索瘤　　C. 转移性肿瘤

D. 骨髓炎　　E. 骨肉瘤

14. 男，29 岁。右肩肿物 4 年，质地硬，压痛不明显，影像学检查结果如图，考虑最可能为

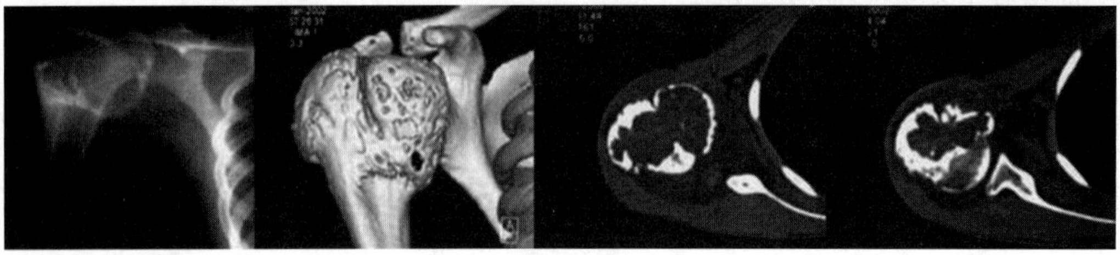

A. 结核　　B. 骨转移瘤　　C. 成软骨细胞瘤

D. 巨细胞瘤　　E. 软骨肉瘤

15. 男，6 岁。左小腿近端痛 1 个月，进行性加重，各方面检查提示左胫骨上端骨肉瘤，外周血化验中发现哪一条最支持诊断

A. 本周蛋白阳性　　B. 红细胞沉降率加快

C. 血中碱性磷酸酶升高　　D. 血中白细胞计数升高

E. 血中酸性磷酸酶升高

16. 男，30 岁。右手中环指肿胀，疼痛。X 线检查显示中、环指近节指骨膨胀性骨吸收，夹杂钙化斑。诊断内生软骨瘤，施行刮除植骨术。术后 1 年复发，进一步行下列哪项治疗

A. 肿瘤段切除植骨术　　B. 肿瘤段切除人工关节置换术

C. 刮除植骨术　　D. 截指术

E. 放射治疗

17. 一青年左小腿上端肿痛，先是间歇痛，后加剧呈连续性，夜间重，患部肿胀发热，静脉曲张，最可能是

A. 急性骨髓炎　　B. 蜂窝织炎

C. 骨结核　　D. 恶性骨肿瘤

E. 胫骨结节骨软骨炎

18. 患者，35 岁。1 个月前右膝被铁锹把撞伤，此后即感局部疼痛，来院检查，右胫骨上端轻微肿胀并且压痛，X 线片示胫骨上端外侧有膨胀的肥皂泡样透明阴影，最可能诊断是

A. 骨内生软骨瘤　　B. 骨巨细胞瘤

C. 骨样骨瘤　　D. 骨肉瘤

E. 骨脓肿

19. 男，15 岁。右髋部疼痛、红肿，有压痛，皮温增高，影像学检查结果如图，最可能的

诊断是

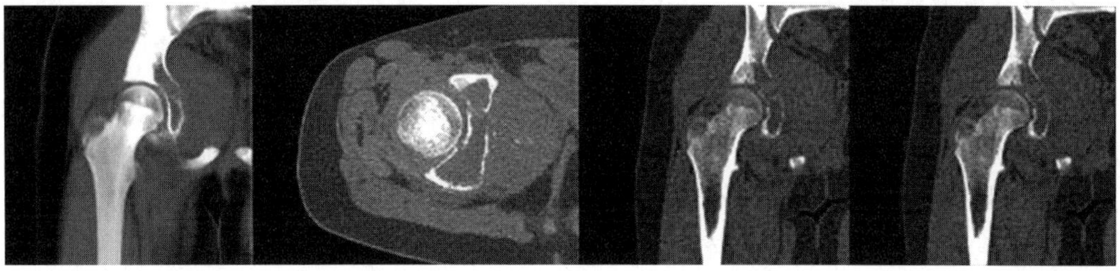

A. 尤因（Ewing）肉瘤　　B. 急性骨髓炎　　C. 转移性神经母细胞瘤
D. 骨肉瘤　　E. 骨结核

20. 男，12 岁。右膝撞伤后膝前疼痛，X 线摄片：无骨折但胫骨近端内侧有一突出骨膜骨软骨瘤 1.5cm×1.5cm，采取以下哪种措施

A. 截肢+化学治疗　　B. 化疗+免疫治疗
C. 病灶整块切除　　D. 病段整块切除+自体大块骨移植
E. 病灶刮除+植骨

21. 男，60 岁。腹部束带样痛 2 个月，渐加重。体格检查：脐以下皮肤感觉退钝，右侧明显，双下肢肌力正常，膝、踝反射亢进，巴宾斯基征阳性，脊髓造影 T_{10}椎体水平对比剂中断，呈杯口状充盈缺损，其诊断最大可能性是

A. 胸椎结核　　B. 粘连性蛛网膜炎　　C. 椎间盘突出症
D. 胸椎管内肿瘤　　E. 胸椎转移性肿瘤

22. 男，24 岁。20 天前无任何诱因出现右下肢膝关节上疼痛，逐渐加重，夜间尤甚。同时局部肿胀迅速，关节活动明显受限。检查：右膝关节肿胀明显，触之发热，表面浅静脉怒张。行 X 线检查，右股骨下端骨质破坏，在骨膜下形成三角状新骨（Codman 三角）。考虑可能诊断是

A. 骨巨细胞瘤　　B. 急性化脓性骨髓炎　　C. 骨肉瘤
D. 骨软骨瘤　　E. 骨化性肌炎

23. 男，35 岁。左髂部剧烈疼痛，尤以夜间明显，可摸到肿物，影像学检查结果如图，考虑最可能的是

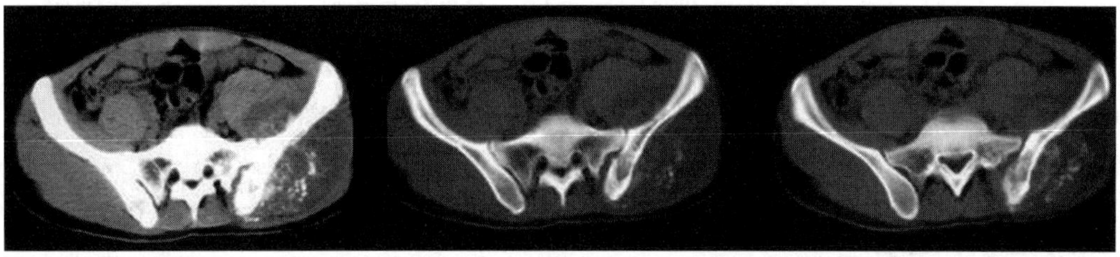

A. 骨巨细胞瘤　　B. 软骨肉瘤　　C. 骨转移瘤
D. 骨肉瘤　　E. 软骨瘤

24. 患者半年前右小腿上段开始肿胀、疼痛，近 2 个月肿胀增长较快，疼痛日渐加重，夜间疼痛明显，局部温度增高。检查见左胫骨上端肿胀，压痛明显，浅静脉怒张。X 线片显示左

胫骨上段有虫蚀样破坏，骨膜反应明显，可见 Codman 三角。诊断最可能为

A. 骨巨细胞瘤恶变　　B. 慢性骨髓炎

C. 骨肉瘤　　D. 骨结核

E. 骨软骨瘤恶变

25. 男，60 岁。因颈前肿块 2 年，声音嘶哑 4 个月，于 2 个月前行甲状腺全切除术，病理切片报告为甲状腺癌，术后下床时不慎滑倒，臀部着地，出现腰痛。近 2 周腰痛加剧，不能下床活动。腰椎正侧位 X 线片：L_3椎体压缩变扁，密度不均，右侧椎弓根影消失，椎间隙正常，其诊断可能是

A. 腰椎骨髓炎　　B. 腰椎结核　　C. 转移性骨肿瘤

D. 椎体棘球蚴病　　E. 腰椎间盘突出症

26. 女，25 岁。左膝外上方逐渐隆起包块伴酸痛半年，X 线平片提示左股骨下端外侧有一病灶，边缘膨胀，中央有肥皂泡样改变，无明显的骨膜反应。其诊断考虑为

A. 骨纤维异样增殖症　　B. 骨髓瘤　　C. 骨肉瘤

D. 骨巨细胞瘤　　E. 骨囊肿

27. 男，19 岁。半月前感右大腿近端内侧有些酸痛，按摩时发现局部有一包块，极硬，检查发现右大腿近端股血管内侧扪及 5cm×6cm 肿块，表面光滑，质硬固定，X 线片：右股骨小粗隆部位一肿块，向外生长，与小转子相连，其密度与小转子的密度相仿，其诊断应考虑为

A. 骨软骨瘤　　B. 骨髓炎　　C. 软骨肉瘤

D. 骨巨细胞瘤　　E. 骨肉瘤

28. 男，22 岁。左侧膝部肿胀，疼痛 2 个月余，影像学检查结果如图，最可能的诊断是

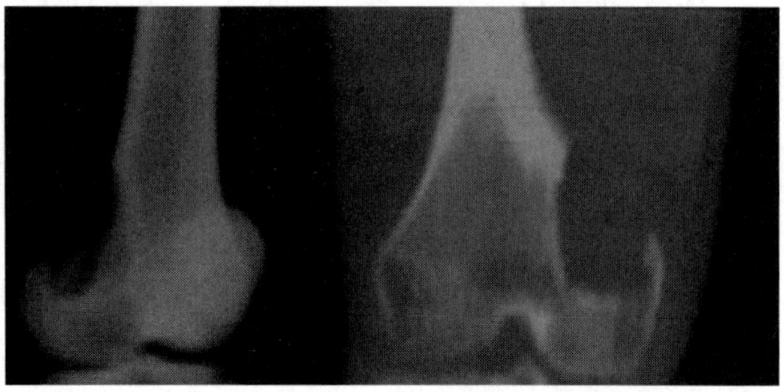

A. 骨脓肿

B. 骨肉瘤

C. 骨髓炎

D. 动脉瘤样骨囊肿

E. 软骨肉瘤

29. 男，42 岁。劳累后右髋骨轻微酸痛 1 年余，加重半个月，X 线片发现右股骨颈及转子间膨胀性改变，中央透亮，边缘有硬化带，无骨折，考虑为骨囊肿，采取以下哪项措施

A. 中药治疗　　B. 病段切除＋人工假体移植

C. 化疗治疗＋免疫治疗　　D. 病灶刮除并植骨

E. 截肢＋化学治疗

二、共用题干单选题

(30~32 题共用题干)

女，16 岁。左小腿上段肿胀疼痛半年，近 1 个月来肿胀明显，夜间痛明显。查体：左胫骨上端肿胀严重，压痛明显，浅静脉怒张，扪及一 6cm×7cm 硬性肿块，固定，边界不清。X 线片示左胫骨上段呈虫蚀状溶骨性破坏，骨膜反应明显，可见 Codman 三角。

30. 最可能的诊断是

A. 左胫骨慢性骨髓炎
B. 左胫骨软骨肉瘤
C. 左胫骨骨巨细胞瘤恶变
D. 左胫骨骨肉瘤
E. 左胫骨骨软骨瘤恶变

31. 在住院行手术治疗前，应常规进行下列哪项检查

A. 淋巴结活检
B. 头颅 CT
C. 胃肠道钡餐检查
D. 胸部 X 线摄片
E. 骨髓穿刺

32. 最佳治疗方案是

A. 单纯化疗
B. 单纯放疗
C. 保肢术，术前后化疗
D. 刮除植骨术，术前后化疗
E. 截肢术

（33~35 题共用题干）

男，32 岁。无意中发现左腘窝部无痛性肿块 1 周，无其他不适。

33. 该患者首先应考虑的诊断为

A. 腘窝囊肿
B. 脂肪瘤
C. 腘窝骨肉瘤
D. 腘窝纤维瘤
E. 腘窝半月板囊肿

34. 为了明确诊断，下列哪项检查最有价值

A. 肿块 B 超检查
B. 关节镜检查
C. 放射性核素显像
D. 膝部 X 线摄片
E. 碱性磷酸酶

35. 在下列治疗方法中，哪种最合适

A. 不负重，扶拐行走
B. 穿刺抽吸后加压包扎
C. 肿块切除，病理检查
D. 石膏管型固定 3 周
E. 随访观察

（36~40 题共用题干）

男，25 岁。发现股骨下段包块就诊，查体局部轻度压痛，关节无明显活动受限，X 线检查股骨下段内侧呈溶骨性破坏，轻度向内侧膨胀，软组织内无包块。病灶边缘清晰，无骨膜反应。

36. 初步诊断为

A. 尤因肉瘤
B. 骨髓瘤
C. 骨肉瘤
D. 骨巨细胞瘤
E. 骨结核

37. 关于该病，下列哪一项叙述正确

A. 是最常见的原发性骨肿瘤，多数为良性
B. 好发于长骨的骨骺，呈偏心位生长
C. 多见于儿童和青少年
D. 病理分级与肿瘤良、恶性程度完全一致
E. 手术治疗复发率较高

38. 患者入院后检查体温正常，血常规及红细胞沉降率均无异常，进一步治疗应采用

A. 新辅助化疗
B. 大剂量放疗
C. 肿瘤切除 + 灭活处理 + 骨水泥填充术
D. 膝关节置换术
E. 截肢术

39. 患者治疗后出院，下列哪一项检查最为重要

A. 膝关节及胸部X线检查　　B. 红细胞沉降率

C. 抽血查瘤细胞　　D. 局部CT监测

E. 全身放射性核素显像

40. 1年后患者又出现右膝关节疼痛，X线检查示局部复发，骨端进一步膨胀，外侧亦有骨皮质变薄，此时的治疗应采用

A. 全膝关节置换术　　B. 股骨下段切除+假体置换术

C. 免疫疗法　　D. 大剂量化疗

E. 病灶清除+骨水泥填充术

(41~42题共用题干)

女，39岁。右膝外上方酸痛半年，逐渐加重，膝关节屈伸活动好。X线平片提示右股骨下端外侧有一膨胀性病灶，边缘清楚，远端距关节面不足1cm，无明显骨膜反应。

41. 首先考虑的诊断为

A. 骨髓炎　　B. 骨结核　　C. 骨肉瘤

D. 骨巨细胞瘤　　E. 骨囊肿

42. 确立诊断最有力的证据是

A. 外周血中碱性磷酸酶增高　　B. 局部穿刺病理组织学检查

C. CT检查　　D. 放射性核素骨显像

E. 外周血白细胞计数和分类

(43~45题共用题干)

女，20岁。右小腿酸痛2个月，进行性加重伴发热近1周。现疼痛难忍，夜间尤其明显。查体：体温38.0℃。右胫骨中段膨隆，压痛，局部皮温增高。X线检查显示胫骨中段骨质破坏，骨膜“葱皮”现象。

43. 临床诊断为尤因肉瘤，但最需与下列哪一种疾病相鉴别

A. 骨囊肿　　B. 骨纤维肉瘤　　C. 化脓性骨髓炎

D. 骨纤维异样增殖症　　E. 骨结核

44. 对诊断、鉴别诊断最有价值的辅助检查是

A. 组织活检，病理检查　　B. 放射性核素骨显像

C. 血白细胞计数及分类　　D. CT

E. X线平片

45. 目前的治疗宜采取

A. 病段切除，灭活再植　　B. 放疗+化疗+手术的综合治疗

C. 化疗　　D. 截肢+化疗

E. 放疗

三、案例分析题

(46~48题共用题干)

男，15岁。有胫骨近端疼痛、肿胀1个月，夜间痛明显，无明显外伤史。

46. 患者最有可能的诊断是

A. 骨囊肿
B. 骨纤维异样增殖症
C. 动脉瘤样骨囊肿
D. 内生软骨瘤
E. 骨肉瘤
F. 化脓性骨髓炎
G. 骨折
H. 骨巨细胞瘤

47. 就诊拍摄 X 线片显示左胫骨近端囊状透亮区，边界清，最可能的诊断是

A. 骨软骨瘤
B. 骨肉瘤
C. 骨化性肌炎
D. 骨结核
E. 慢性骨髓炎
F. 骨巨细胞瘤
G. 动脉瘤样骨囊肿

48. 患者摔倒后出现局部肿痛和异常活动，可采用的治疗方法有

A. 卧床休息
B. 切开手术
C. 穿刺活检
D. 放疗
E. 化疗
F. 理疗
G. 石膏临时固定

（49~52 题共用题干）

男，16 岁。右小腿上段肿胀疼痛 1 个月，肿胀明显，影响睡眠质量，查体：右小腿上段肿胀，压痛明显，可及一大小约 5×4cm 肿块，固定，边界不清。

49. 最有可能的诊断是

A. 右胫骨慢性骨髓炎
B. 右胫骨软骨肉瘤
C. 右胫骨骨巨细胞瘤恶变
D. 右胫骨骨肉瘤
E. 右胫骨软骨肉瘤恶变
F. 右胫骨尤因肉瘤

50. 为确诊，首先要进行的检查是

A. MRI
B. CT
C. 血清肿瘤标志物
D. 胸部 X 摄片
E. 穿刺活检
F. PET-CT

51. 根据患者情况，治疗方案宜采取（提示：术前化疗评估反应良好，肿瘤缩小，周围形成骨壳）

A. 化疗
B. 放疗
C. 术前化疗，根治性截肢，术后化疗
D. 术前化疗，骨段切除，人工关节置换，术后化疗
E. 术前化疗，骨段切除，肿瘤灭活再植，术后放疗
F. 化疗结合放疗

52. 必须进行的后续治疗是

A. 功能锻炼，严密随访
B. 术后更换化疗方案
C. 继续术前化疗
D. 局部放疗
E. 免疫治疗
F. 双膦酸盐类药物治疗

（53~57 题共用题干）

男，32 岁。左膝关节内侧疼痛，肿胀半年，曾在外院行 X 线检查，见胫骨上壁内侧有一 5cm×4cm 大小透光区，中间有肥皂泡样阴影，骨端膨大。

53. 该患者最可能的诊断是

A. 骨巨细胞瘤
B. 骨囊肿
C. 化脓性骨髓炎
D. 骨结核
E. 骨肉瘤
F. 骨软骨瘤

54. 确立诊断的最有力的依据是

A. 血清碱性磷酸酶增高
B. 放射性核素骨显像
C. CT 检查
D. 红细胞沉降率增快
E. 局部穿刺活组织病理检查
F. MRI 检查
G. X 线检查

55. 该患者 X 线片还可能出现的改变是

A. “日光射线”形态
B. 葱皮样骨膜反应
C. 大量棉絮样肿瘤骨
D. 偏心性、溶骨性、囊性破坏
E. 膨胀性磨砂玻璃样改变
F. 病理性骨折

56. 患者病灶清除后行病理检查发现细胞分化良好，该患者外科分级属于

A. $G_0T_0M_0$
B. $G_1T_1M_1$
C. $G_2T_1M_1$
D. $G_0T_1M_0$
E. $G_1T_1M_0$
F. $G_2T_0M_0$

57. 下列治疗措施合理的是

A. 病灶刮除填塞骨水泥
B. 瘤段骨切除 + 同种异体半关节移植术
C. 截肢，安装假肢
D. 病灶刮除 + 植骨
E. 病灶不处理，密切观察
F. 单纯病灶刮除

答案与解析

1. A　2. C　3. C　4. B　5. B　6. D　7. D　8. D　9. D　10. B　11. E　12. E　13. B　14. C　15. C　16. C　17. D　18. B　19. A　20. C　21. E　22. C　23. D　24. C　25. C　26. D　27. A　28. D　29. D　30. D　31. D　32. C　33. A　34. A　35. C　36. D　37. E　38. C　39. A　40. B　41. D　42. B　43. C　44. A　45. B　46. CEFH　47. FG　48. BCG　49. D　50. E　51. D　52. C　53. A　54. E　55. DF　56. A　57. D

3. C【解析】尤因肉瘤好发于儿童，多见于长骨骨干、骨盆和肩胛骨等，主要症状为局部疼痛、肿胀，并进行性加重。对放疗极为敏感，但由于尤因肉瘤易早期转移，预后极差。

7. D【解析】骨瘤是骨膜性成骨过程异常引起骨组织过度增殖形成的一种良性肿瘤，Wills（1953 年）、Paron（1964 年）认为它不是真正肿瘤，而是一种错构瘤。也有人认为是一种骨组织异常的致密性增殖。膜内成骨的骨瘤可随骨骼发育成熟而停止生长，并且无恶变，预后较好。多发性骨瘤伴发小肠息肉、软组织纤维瘤和上皮样囊肿者称之为 Gardner 综合征，此病具有遗传性。

8. D【解析】Maffuci 综合征属于内生软骨瘤的特殊类型，它和多发内生软骨瘤（Ollier 病）都属于软骨组织肿瘤。

9. D【解析】软骨肉瘤以手术治疗为主，手术原则是彻底切除肿瘤，手术方案应结合肿瘤的分级、部位、大小、范围和患者情况而定。对放疗不敏感。预后比骨肉瘤好。

10. B【解析】内生软骨瘤的临床表现：①发病年龄多在20~40岁。②手足部位的短管状骨为好发部位，其次为股骨、肱骨、胫骨和肋骨。③病变多无明显症状，往往因为继发病理性骨折而被偶然发现。④内生软骨瘤可能恶变为软骨肉瘤。该患者表现符合内生软骨瘤的临床特点。

11. E【解析】右桡骨远端膨隆，有压痛，皮温正常；X线片显示右桡骨远端膨胀，呈偏心性，局部骨密度减低，呈肥皂泡样改变。上述症状表现支持骨巨细胞瘤的诊断。

13. B【解析】脊索瘤主要表现为疼痛和肿块，出现压迫症状，如压迫骶神经可出现大小便困难或失禁，压迫直肠和膀胱则出现相应症状。典型的X线表现为单腔性、中心性、溶骨性中轴骨的破坏病灶，可伴软组织肿块和散在钙化斑，骨皮质变薄呈膨胀性病变，无骨膜反应。根据题干信息，考虑患者最可能为脊索瘤。

15. C【解析】骨肉瘤的外周血化验中碱性磷酸酶升高，是最重要的血液学诊断指标。

17. D【解析】该患者病变部位在左胫骨上端持续性疼痛，夜间痛，患部肿胀发热，静脉曲张。以上临床表现符合恶性肿瘤的临床特点，考虑恶性骨肿瘤。

19. A【解析】尤因肉瘤的主要症状为局部疼痛、肿胀，并进行性加重。全身情况迅速恶化，常伴有低热、白细胞计数增多和红细胞沉降率加快。X线表现常见的特征是长骨骨干或扁骨发生较广泛的浸润性骨破坏，表现为虫蛀样溶骨改变，界限不清；外有骨膜反应，呈板层状或“葱皮”现象。根据题干信息及图像，考虑患者最可能为尤因肉瘤。

20. C【解析】骨软骨瘤一般无须治疗。若肿瘤生长过快，有疼痛或影响关节活动功能；影响邻骨或发生关节畸形；压迫神经、血管以及肿瘤自身发生骨折；肿瘤表面滑囊反复感染；或病变活跃有恶变可能者应行切除术。

21. E【解析】患者年龄较大，主要表现为腹部束带样痛，逐渐加重，脐以下皮肤感觉障碍，腱反射亢进，巴宾斯基征阳性，脊髓造影T_{10}椎体水平对比剂中断，呈杯口状充盈缺损，符合恶性肿瘤的体征。

25. C【解析】该患者年龄大，甲状腺癌术后2个月，X线片示L_3椎体压缩变扁，密度不均，右侧椎弓根影消失、椎间隙正常，考虑骨肿瘤可能性大。结核时X线片示椎间隙应变窄。

28. D【解析】动脉瘤样骨囊肿以疼痛和肿胀为主要症状，大多数患者以病理性骨折就诊。X线片表现为长骨骨干或干骺端的气球样、透亮的膨胀性、囊状溶骨性改变，偏心，边界清晰，有骨性间隔，将囊腔分隔呈蜂窝状或泡沫状。有时病灶也可位于中心位置。

29. D【解析】骨囊肿是一种发生于髓内、通常是单腔的、囊肿样局限性瘤样病损，囊肿腔内含有浆液或血清样液体。单纯性骨囊肿的标准治疗为病灶刮除，自体或异体骨移植填充缺损。有些骨囊肿骨折后可以自愈。

30. D【解析】恶性骨肿瘤的病灶多不规则，呈虫蛀样或筛孔样，密度不均，界限不清，可有骨膜反应，如Codman三角和“日光射线”形态，多见于骨肉瘤。根据患者左小腿上段肿胀疼痛，夜间尤重，浅静脉怒张，X线片可见Codman三角，最可能是左胫骨骨肉瘤。

31. D【解析】骨肉瘤容易发生肺转移，故术前常规行胸部X线摄片。

38. C【解析】囊内切除术适用于大多数初发的骨巨细胞瘤病例，具体方式是开窗显露瘤腔，尽量用刮匙刮净肿瘤组织，瘤腔填充可选用植骨、骨水泥或两者并用。术中配合采用物理、化学方法灭活，以达到扩大的外科边界，从而降低复发率。骨水泥既可充填缺损，又能利用其聚合热杀伤残存的肿瘤细胞，而且即刻稳定，便于患者早期康复锻炼，同时影像学上能较早发现复发的透亮带。

46. CEFH【**解析**】骨囊肿、骨纤维异样增殖症、内生软骨瘤，通常无明显疼痛不适。患者无明显外伤史，不支持骨折诊断。CEFH 四项，均可出现胫骨近端疼痛、肿胀表现，需行进一步辅助检查以明确诊断。

48. BCG【**解析**】患者摔倒后出现局部肿痛和异常活动，结合其疑似肿瘤病史，考虑为病理性骨折，宜切开手术后予以石膏暂时固定，并穿刺活检，明确肿瘤性质，以便拟定治疗方案。

49. D【**解析**】骨肉瘤好发于青少年，好发部位为股骨远端、胫骨近端和肱骨近端的干骺端，主要症状为局部疼痛，多为持续性，逐渐加重，夜间尤重，可伴有局部肿块，附近关节活动受限。局部表面皮温升高，静脉怒张。可以伴有全身恶病质表现。该患者临床表现符合上述特点，故考虑最可能的诊断为右胫骨骨肉瘤。

第十一节　小儿骨科

一、单选题

1. 小儿先天性狭窄性腱鞘炎治疗应

A. 局部制动　B. 口服药物　C. 局部药物封闭
D. 手术治疗　E. 观察，无须治疗

2. 下述哪项检查为阳性结果即可确诊新生儿的先天性髋脱位

A. 膝高低征（Allis 征）阳性　B. Ortolani 试验阳性　C. Trendelenburg 征阳性
D. Barlow 试验阳性　E. Telescoping 征阳性

3. 矫正马蹄内翻足，用连续石膏矫形法常能获得成功，但应先矫正下列哪种畸形

A. 后足内翻　B. 胫骨内旋　C. 跟腱挛缩
D. 前足内收　E. 踝关节背伸

4. 儿童股骨干骨折，几岁以下可采用垂直悬吊皮肤牵引治疗

A. 3 岁　B. 4 岁　C. 5 岁
D. 6 岁　E. 7 岁

5. 有关先天性马蹄内翻足的畸形，下列不正确的是

A. 跗骨间关节内收　B. 踝关节背伸
C. 足内翻　D. 年龄较大的患儿可有胫骨内旋
E. 足处于畸形位置时对矫正有弹性，可继发跟腱挛缩

6. 患儿，8 个月。先天性髋关节脱位的治疗方法为

A. 内收肌切断术　B. 股骨短缩术　C. 髋臼加盖术
D. 骨盆截骨术　E. 闭合复位，支具固定

7. 关于先天性髋关节脱位的检查，在3岁患儿不宜采用的是

A. 弹进弹出试验　　B. 单足站立试验　　C. 打气筒样征

D. 屈膝屈髋外展试验　　E. Galeazzi 试验

8. 桡骨头半脱位多见于

A. 20~40岁的成年女性　　B. 老年人

C. 12~14岁的儿童　　D. 20~40岁的成年男性

E. 5岁以下的小儿

9. 患儿，6岁。据X线片诊断为锁骨青枝骨折，正确的处理是

A. 三角巾悬吊患肢3周　　B. 手法复位，“8”字绷带外固定

C. 手术复位内固定　　D. 不予处理

E. 卧床2周

10. 男，6岁。右股骨干陈旧性骨折8个月。X片显示为右股骨中三分之一骨折，已畸形愈合，前后成角10°，重叠1.5cm。对该患者处理应

A. 无须处理　　B. 手法整复，石膏固定

C. 切开复位，钢板固定　　D. 切开复位，髓内针固定

E. 手法整复牵引加小夹板固定

11. 患儿，4岁。摔倒后肩部疼痛，检查患肩下沉，患肢活动障碍，头向患侧偏斜，杜加斯（Dugas）征阴性，最可能的诊断是

A. 桡骨头半脱位　　B. 臂丛神经损伤　　C. 锁骨骨折

D. 肩关节脱位　　E. 肱骨外科颈骨折

12. 女，7岁。触及左胫骨上端内侧硬性肿物，3cm×1cm，X线片示肿物从骨皮质突起、界限清楚。诊断最可能是

A. 骨囊肿　　B. 骨巨细胞瘤　　C. 尤因肉瘤

D. 骨软骨瘤　　E. 骨肉瘤

13. 患儿，男。左肘摔伤急诊就医。小夹板外固定后，前臂高度肿胀，手部青白发凉，麻木无力，经拍X线片，诊断为左肱骨髁上骨折，若不及时处理，其最可能的后果是

A. 骨化性肌炎　　B. 关节僵硬　　C. 缺血性肌挛缩

D. 缺血性骨坏死　　E. 感染

14. 男，16岁。右肘部摔伤2天。右肘关节肿胀，压痛明显，活动受限，内上髁处有骨擦感。对诊断有意义的首选检查是

A. X线摄片　　B. MRI　　C. 放射性核素骨显像

D. B超检查　　E. CT

15. 男，2岁。母亲为之穿衣牵拉右手臂后突然哭闹，不敢屈肘持物，其诊断应首先考虑为

A. 右桡骨头半脱位　　B. 右肱骨髁上骨折

C. 右肩关节脱位　　D. 右腕关节脱位

E. 右肘关节脱位

16. 男，6岁。突发寒战。体温39℃，右膝部疼痛剧烈，不敢活动，局部无明显肿胀，应

首先考虑的是

A. 慢性骨髓炎　B. 胫骨结节骨软骨病　C. 急性血源性骨髓炎

D. 类风湿关节炎　E. 化脓性关节炎

17. 男，12岁。平素体弱，易感冒，突发高热10天，体温39~40℃，伴寒战、头痛，食欲缺乏，左大腿下段持续剧痛，患肢不能活动，查体：左大腿下端轻肿（活动关节时疼痛不重），局部皮温高，化验：末梢血白细胞计数$18\times10^9/L$，最能帮助诊断的检查是

A. 膝关节穿刺　B. 肌肉活检　C. 局部脓肿分层穿刺

D. 结核菌素试验　E. X线摄片

18. 患儿突发恶寒、高热4周。左小腿肿痛，膝关节活动受限，左小腿弥漫性红肿，广泛压痛，膝关节积液，浮髌试验阳性，关节穿刺为浆液性渗出，X线片示右胫骨上端骨皮质散在虫蚀样骨破坏，骨膜反应明显。血象：白细胞计数$15.6\times10^9/L$，分层穿刺见软组织内与骨膜下大量脓液，切开引流后体温下降，急性症状消退，其预后是

A. 形成慢性骨髓炎　B. 形成慢性局限性骨脓肿（Brodie脓肿）

C. 痊愈　D. 形成硬化性骨髓炎

E. 形成骨肿瘤

19. 患儿，8岁。据X线片诊断桡骨远端青枝骨折，有背侧成角，正确的处理是

A. 药物治疗　B. 卧床2周

C. 手术复位内固定　D. 不予处理

E. 手法复位，石膏托外固定

20. 男，6岁。主诉右髋关节疼痛1天，T 36.8℃，追问病史1天前有剧烈活动史，查髋关节X线片正常，可能的诊断是

A. 强直性脊柱炎　B. 髋关节滑膜炎　C. 结核性滑膜炎

D. 化脓性关节炎　E. 类风湿关节炎

21. 男，12岁。走路挺腰。查体：腰椎棘突叩击痛阳性，拾物试验阳性。X线片示L_2~L_3椎间隙窄，相邻椎体边缘模糊，腰大肌影膨隆。诊断为

A. 髂腰肌炎　B. 腰椎肿瘤　C. 腰椎结核

D. 肾周围脓肿　E. 化脓性脊椎炎

22. 男，13岁。左胫骨结节处疼痛，隆起，压痛阳性，对抗伸膝阻力时疼痛加剧。X线检查示胫骨结节骨骺增大，碎裂，周围软组织肿胀。临床诊断应是

A. 胫骨结节骨骺骨折　B. 股四头肌肌腱断裂

C. 胫骨结节骨骺感染　D. 胫骨结节骨软骨病

E. 尤因肉瘤

23. 患儿10天前突发右髋剧痛，右下肢活动受限，伴畏寒、高热、全身不适及食欲缺乏。查体：急重病容，贫血，T 38.7℃，P 100次/分，右大腿近端肿胀，皮温升高，但外观无异常，腹股沟韧带中点稍下方深压痛，最可能的诊断是

A. 左大腿软组织炎症　B. 左髋关节急性化脓性关节炎

C. 左髋关节结核　D. 左髋关节急性风湿性关节炎

E. 左股骨近端恶性肿瘤

24. 患者，19 岁。右股骨下端疼痛 3 月，夜间尤甚。查体：右股骨下端偏内侧局限性隆起，皮温略高，皮肤浅静脉怒张，明显压痛，膝关节运动受限。X 线片示股骨下端溶骨性骨破坏，可见 Codman 三角。诊断为

A. 骨肉瘤　　B. 骨巨细胞瘤　　C. 尤因肉瘤

D. 纤维肉瘤　　E. 软骨肉瘤

25. 男，5 岁。右胫骨上端疼痛，肿胀，压痛，关节活动受限。X 线片：右胫骨上端偏右骨密度增高，边界不清，有骨膜反应。治疗应选择

A. 理疗　　B. 非甾体抗炎药　　C. 牵引制动

D. 手术治疗　　E. 大量抗生素

26. 患儿，5 岁。2 个月来经常夜啼，哭诉右膝关节痛，右腿拒动，不敢行走及站立。曾去医院检查并拍摄 X 线片，未见右膝明显异常。首先应考虑哪个部位有问题

A. 右髋关节　　B. 右膝关节　　C. 右股骨

D. 右胫骨　　E. 右踝关节

27. 患儿，8 岁。左胫腓骨中段骨折 3 个月，X 线片见胫腓骨中段斜形骨折，断端对位 65%，向前成角 5°，重叠 1.0cm，已愈合。首选处理应

A. 切开复位，钢板固定　　B. 切开复位，髓内钉固定　　C. 手法折骨，石膏固定

D. 手法折骨，持续牵引　　E. 无须治疗

28. 男，10 岁。突然高热、持续不退 4 天，伴左大腿外上方疼痛和肿胀。检查：体温 39.5℃，脉搏 120 次/分，一般情况尚可。左大腿上段肿胀，该处外侧压痛最严重，但无波动感。血白细胞计数明显高于正常范围上限，中性粒细胞占比 0.83。患肢 X 线摄片未发现异常。首先考虑的诊断为

A. Ewing 肉瘤　　B. 急性化脓性骨髓炎　　C. 风湿热

D. 骨结核继发感染　　E. 骨巨细胞瘤

29. 男，11 岁。右肱骨中段斜形骨折后，曾行手法复位及小夹板外固定。下列并发症中哪项最易发生

A. 骨质疏松症　　B. 肱骨远侧端缺血性骨坏死

C. 桡神经损伤及前臂缺血性肌挛缩　　D. 神经损伤及肱动脉损伤

E. 骨折延迟愈合

30. 男，16 岁。左膝关节有过外伤，现肿痛，有膝关节弹响，MRI 检查结果如图，最可能的诊断是

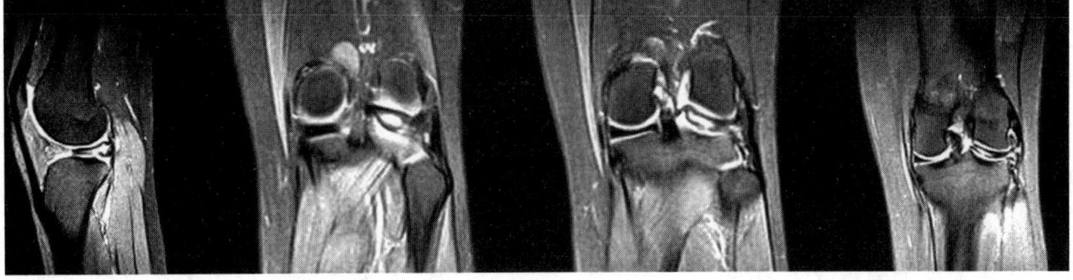

A. 滑膜炎　　B. 化脓性关节炎　　C. 半月板撕裂

D. 关节结核　　E. 风湿关节炎

二、共用题干单选题

（31~34 题共用题干）

男，5 岁。跌倒时左手掌着地，查体肘关节半屈状，肘部明显肿胀及压痛，皮下有瘀斑，向外突出畸形，肘后三角存在。

31. 该患儿最有可能诊断是

A. 伸直型肱骨髁上骨折　　B. 屈曲型肱骨髁上骨折

C. 肘关节脱位　　D. 桡骨头半脱位

E. 尺骨鹰嘴骨折

32. 该患儿需要做以下哪项检查，能够简单、准确了解病情

A. 肱骨下 1/3 为中心，包括肘关节的正侧位 X 线摄片

B. 肱骨全长的正侧位 X 线摄片

C. 肱骨下 1/3 为中心 MRI

D. 肱骨下 1/3 部位 CT

E. 肱骨下 1/3 正侧、斜位 X 线检查

33. 患儿 X 线片示肱骨髁上完全骨折（伸直型），断端有旋转移位，以下治疗恰当的是

A. 小儿骨折可塑性强，单纯石膏固定就可以

B. 手法复位 + 石膏固定

C. 切开复位、内固定

D. 骨牵引治疗

E. 弹性绷带“8”字固定

34. 肱骨髁上骨折尺侧侧方移位，未能矫正时，最常见下列哪项晚期后遗症

A. 肘关节后脱位　　B. 尺神经损伤　　C. 肘内翻畸形

D. 肘关节前脱位　　E. 前臂缺血性肌挛缩

（35~37 题共用题干）

男，4 岁。被母亲牵拉右手上台阶时突然哭闹，拒绝使用右上肢。

35. 最可能查到的阳性体征是

A. 肘关节肿胀　　B. 肘后三角关系异常　　C. Dugas 征阳性

D. 桡骨头压痛　　E. 肘内翻

36. 诊断首先考虑为

A. 肱骨髁上骨折　　B. 右肩关节脱位　　C. 右肘关节脱位

D. 右上肢软组织损伤　　E. 右桡骨头半脱位

37. 初诊后进一步处理应是

A. 右肩关节正位 X 线摄片　　B. 右肩关节正位、穿胸位 X 线摄片

C. 右肘关节正侧位 X 线摄片　　D. 试行手法复位，不必固定

E. 试行手法复位，外固定

(38~41 题共用题干)

女，1.5 岁。行走时发现有摇摆式跛行。查体：“4”字试验阳性，套叠试验阳性，单腿站立试验阳性。

38. 患者进行 X 线检查，测量其髋 CE 角小于多少时考虑先天性髋关节脱位

A. 35° B. 25° C. 40°

D. 20° E. 30°

39. 婴儿期先天性髋关节脱位的典型体征是

A. 屈髋畸形 B. 单腿站立试验阳性

C. Ortolani 征阳性 D. 摇摆式跛行

E. 鸭步

40. 该女孩诊断为双侧先天性髋关节脱位，最佳治疗方案可选择

A. 牵拉复位 B. 髋臼成形术 C. 连衣袜套

D. 手法复位＋蛙式石膏固定 E. 手术切开复位

41. 先天性髋关节脱位成年后最常见的并发症是

A. 肌肉挛缩 B. 术后跛行 C. 再脱位

D. 骨折 E. 双髋关节骨关节炎

(42~43 题共用题干)

女，4 岁。其母提拉其手上台阶时出现患儿哭闹，右肘痛，不愿活动。查体：右肘稍肿胀，未见明显畸形，X 线片未见明显异常征象。

42. 其诊断最可能是

A. 右肩锁关节脱位 B. 习惯性右肩关节脱位

C. 右尺骨鹰嘴骨折伴肘关节前脱位 D. 右桡骨头半脱位

E. 右尺神经卡压综合征

43. 正确的治疗方法应是

A. 单纯手法复位 B. 全身麻醉下行手法复位

C. 切开复位并内固定 D. 手法复位后患肘外固定 2 周

E. 手术松解卡压的神经

(44~46 题共用题干)

男，9 岁。左肘关节半屈位、手掌着地跌倒，伤后左肘部肿胀、疼痛、伴功能受限 4 小时就诊。查体：左肘部肿胀及压痛、半屈位畸形，左前臂及手部血运良好。X 线片：伸直型肱骨髁上骨折，移位不明显。

44. 下列哪项处理最恰当

A. 三角巾悬吊 B. 开放复位内固定

C. 手法复位外固定 D. 持续骨牵引

E. 开放复位外固定

45. 骨质愈合后肘关节屈伸功能障碍最常见的原因是

A. 创伤性关节炎 B. 关节强直 C. 缺血性肌挛缩

D. 骨化性肌炎 E. 关节僵硬

46. 该疾病具有的下列体征中，哪项对鉴别肘关节脱位无意义

A. 骨擦音　B. 反常活动　C. 触及骨折断端

D. 肘后三角关系正常　E. 半屈曲位畸形

（47~48 题共用题干）

男，3.5 岁。父母牵其手跳过台阶后，患儿哭闹，左肘不让碰，左上肢不愿做任何活动。

47. 最可能的诊断是

A. 肱骨髁上骨折　B. 桡骨头半脱位　C. 肩关节脱位

D. 肘关节内侧韧带损伤　E. 尺骨鹰嘴撕脱骨折

48. 送医院诊断后最恰当的治疗是

A. 立即麻醉下复位　B. 无须麻醉立即手法复位

C. 麻醉下切开复位　D. 手法复位石膏固定

E. 收住院后择期手术

三、案例分析题

（49~52 题共用题干）

男，7 岁。因右膝部摔伤后疼痛 15 天，加重伴发热 10 天入院。患儿 15 天前玩耍时摔伤右膝部，当时述膝部疼痛，肿胀不明显。10 天前疼痛加重，伴发热、头痛。查体：痛苦面容，体温 38℃，心率 120 次/分，右膝关节屈曲，不敢伸直，浮髌试验阳性，膝关节皮肤温度高，压痛以股骨下端明显，血常规：白细胞计数 $13 \times 10^9/L$，中性粒细胞占比 0.90；右膝关节 X 线片骨质未见异常。

49. 根据上述情况，该患儿要考虑诊断下列哪些疾病

A. 急性上呼吸道感染　B. 急性化脓性关节炎

C. 急性化脓性骨髓炎　D. 股骨骨肉瘤

E. 股骨近端 Ewing 肉瘤　F. 急性软组织蜂窝织炎

G. 风湿性关节炎　H. 类风湿关节炎

I. 结核性关节炎

50. 为明确诊断，需行哪些检查

A. 查 ESR 和 CRP　B. 抽血行血培养

C. 抽血查结核三项　D. 做结核菌素试验

E. 膝关节穿刺　F. 股骨干骺端穿刺行细菌学检查

G. 全身放射性核素骨显像

51. 下列急性化脓性骨髓炎治疗原则，哪些是正确的

A. 在脓肿形成前，应用适当的抗生素是有效的

B. 如果患者在 7 天内对抗生素治疗没有反应，就要考虑手术切开引流

C. 抗生素不能消灭无血运组织和脓液中的病菌，它们必须通过手术去除

D. 如果手术清创彻底，抗生素将防止脓肿的再形成，因此，一期缝合切口是安全的

E. 婴幼儿患者手术时即使髓腔内有脓液形成，也只需要在骨皮质上钻孔即可

F. 手术后必须继续使用抗生素

52. 有关慢性骨髓炎的描述，下列哪些不正确

A. 大多数慢性骨髓炎是因为急性骨髓炎治疗不当或不及时，病情发展的结果

B. 急性骨髓炎治疗 4~6 周未痊愈，即可诊断为慢性骨髓炎

C. 慢性骨髓炎的皮肤窦道时愈时发，窦道周围皮肤长期受炎症刺激，可发生癌变

D. X 线片可见到骨质增生、增厚、硬化，骨髓腔不规则，有大小不等的死骨

E. 慢性骨髓炎的致病菌常为多种细菌混合感染

F. 特殊类型的慢性骨髓炎有硬化性骨髓炎、Brodie 脓肿

G. 治疗原则是尽可能彻底清除病灶，摘除死骨，清除增生的瘢痕和肉芽组织，消灭死腔

（53~56 题共用题干）

男，8 岁。在奔跑中跌倒，右上肢首先着地后受伤，右肘关节肿胀、疼痛、畸形，功能障碍。6 小时后来院。

53. 患肢压痛点在肘部，肘后三角关系正常。此时可能的诊断是

A. 肘关节脱位

B. 肱骨干骨折、移位

C. 肱骨外科颈骨折、移位

D. 桡骨小头半脱位

E. 肱骨髁上骨折

F. 尺骨鹰嘴骨折、移位

G. Monteggia 骨折

54. X 线摄片示右肱骨髁上骨折，明显移位，同时患者手指苍白，桡动脉搏动未触及，手指麻木。最可能的诊断是

A. 骨折伴有桡动脉受损

B. 骨折伴有尺动脉受损

C. 骨折伴有肌皮神经受刺激

D. 骨折伴有桡神经受损

E. 骨折伴有正中神经受损

F. 骨折伴有肱动脉受损

G. 骨折伴有骨筋膜隔室综合征

55. 如保守处理无效，手术检查发现肱动脉痉挛，处理应为

A. 肱动脉结扎

B. 局部热敷

C. 解痉药

D. 麻醉药局部应用，如利多卡因

E. 痉挛血管切除，血管移植

F. 动脉外膜剥离

56. 此时对骨折的处理应为

A. 直视下复位，钢板固定

B. 直视下复位，克氏针固定

C. 直视下复位，缝合后石膏托固定

D. 缝合后，尺骨鹰嘴牵引复位，固定

E. 缝合后，手法复位，石膏托固定

F. 暂不处理骨折断端，二期处理骨折

答案与解析

1. D　2. B　3. D　4. A　5. B　6. E　7. A　8. E　9. A　10. A　11. C　12. D　13. C　14. A　15. A　16. C　17. C　18. A　19. E　20. B　21. C　22. D　23. B　24. A　25. D　26. A　27. E　28. B　29. C　30. C　31. A　32. A　33. B　34. C　35. D　36. E　37. D　38. D　39. C　40. D　41. E　42. D　43. A　44. C　45. D　46. E　47. B　48. B　49. BCF　50. ABEF　51. ACDF　52. BF　53. E　54. FG　55. BDF　56. B

1. D【解析】小儿先天性狭窄性腱鞘炎保守治疗通常无效，应行手术治疗。

2. B【解析】Ortolani 试验和 Barlow 试验，适用于自出生至 3 个月之间的先天性髋关节脱位。Ortolani 试验（弹入试验）阳性，即可诊断新生儿的先天性髋脱位，Barlow 试验（弹出试验）阳性表明髋关节不稳定或有半脱位。

5. B【解析】先天性马蹄内翻足的畸形包括踝关节跖屈位，前足内收、跟骨内翻、继发性胫骨远端内旋。

6. E【解析】6 个月至 1.5 岁的患儿活动量和体重增加，股骨头脱位更为明显，已不能自然复位。Pavlik 吊带治疗成功率显著降低，需要闭合复位或切开复位。首选麻醉下闭合复位，石膏或支具固定髋关节于屈髋 95°，外展 40°~45°位置。

9. A【解析】儿童的锁骨青枝骨折及成人的无移位骨折可不做特殊治疗，仅用三角巾悬吊患肢 3~6 周即可开始活动。

18. A【解析】根据题干信息，患者考虑为急性血源性骨髓炎。本病由于诊断不及时，急性骨髓炎往往演变为慢性骨髓炎，故早期诊断与治疗是关键。

21. C【解析】患者走路挺腰，腰椎棘突叩击痛阳性，拾物试验阳性。X 线片示 L_2~L_3 椎间隙窄，相邻椎体边缘模糊，腰大肌影膨隆。符合腰椎结核、腰大肌脓肿改变，椎体结核表现以骨质破坏和椎间隙狭窄为主，累及邻近两个椎体。椎体肿瘤椎间隙高度正常。

22. D【解析】胫骨结节骨软骨病常见于 9~14 岁好动的儿童，临床上以胫骨结节处逐渐出现疼痛、隆起为特点，疼痛与活动有明显关系。检查可见胫骨结节明显隆起，皮肤无炎症。局部质硬、压痛较重。做伸膝抗阻力动作、牵拉股四头肌或下蹲完全屈曲膝关节时疼痛加剧。对于非典型的患者，X 线平片可显示胫骨结节骨骺增大、致密或碎裂，周围软组织肿胀等。

28. B【解析】患儿急性起病，主要表现为高热、患肢疼痛剧烈，不敢活动，长骨干骺端有深压痛；白细胞计数升高，中性粒细胞占比增大，应考虑急性骨髓炎。

31. A【解析】根据肘部明显肿胀及压痛和肘后三角存在，肘部向后突出并呈屈曲位，考虑最可能为伸直型肱骨髁上骨折。

33. B【解析】受伤时间短，局部肿胀轻，没有血液循环障碍者，可进行手法复位外固定。手术切开复位内固定的指征为：①手法复位失败。②小的开放伤口。③有神经血管的损伤。一般的情况下进行手法复位石膏固定。

34. C【解析】治疗肱骨髁上骨折应该做到解剖复位以免造成肘关节畸形，尺侧移位最容易造成肘内翻畸形。

35. D【解析】桡骨头半脱位多见于 5 岁以下的小儿，其桡骨头发育未好，环状韧带只是一片薄弱的纤维环，一旦小儿前臂被牵拉，桡骨小头向远端滑行，回复原位时，环状韧带未及时退缩，卡压在肱桡关节内而成，桡骨头外侧明显压痛是桡骨头脱位典型体征。

36. E【解析】幼儿期桡骨头发育尚未健全，小头和桡骨颈的直径基本相同，环状韧带相对松弛，对桡骨小头不能确实稳定，故桡骨头半脱位是儿童手被牵拉后常出现的损伤。患儿的手、腕有被动向上牵拉受伤的病史，后感肘部疼痛，活动受限，检查肘部外侧有压痛，即应诊断为桡骨头半脱位。

37. D【解析】采用轻柔手法都可达到满意复位。复位后不必固定，但须告诫家长不可再暴力牵拉，以免复发。

38. D【解析】CE 角是通过股骨头中心的垂线和中心与髋臼外上缘连线之间的夹角。即股骨头中心点的垂线与髋臼外侧边缘的夹角。1939 年 Wiberg 首先采用测量 CE 角的方法评价股骨头与髋臼的关系，认为 CE 角正常 $>25°$，如 $<20°$ 提示髋关节发育不良。

42. D【解析】根据题中的上肢被牵拉史以及小儿拒绝取物，活动受限，或者伴有桡骨头有压痛，可以判定为桡骨头半脱位，此时 X 线常显示为无异常征象。

43. A【解析】桡骨头半脱位的治疗措施：单纯手法复位，复位后不必固定，但要防止暴力再次牵拉。

44. C【解析】前臂血运良好提示无血管神经损伤，伸直型肱骨髁上骨折、无明显移位，首选手法复位外固定。

45. D【解析】骨化性肌炎是指由于关节扭伤、脱位或者关节附近骨折，骨膜剥离形成骨膜下血肿，处理不当使血肿扩大，血肿扩大机化并在关节附近软组织内广泛骨化，造成严重的关节活动功能障碍，常见于肘关节。

46. E【解析】骨擦音、反常活动、触及骨折断端、肘后三角关系正常均支持骨折诊断。半屈曲位畸形可见于伸直型肱骨髁上骨折、肘关节脱位，对两者的鉴别诊断无帮助。

55. BDF【解析】肱动脉血管痉挛，骨折复位后大多数可以缓解，或者可以剥离血管外膜，局部用温热的生理盐水或 2% 利多卡因湿敷。血管内膜损伤者，可切除血管损伤节段后做血管端端吻合术，若动脉搏动正常则须扩大切口，广泛切开前臂筋膜并观察肌肉颜色，同时显露正中神经。

第四章　基本技能

第一节　基本急救技能

一、单选题

1. 骨折的血管并发症方面，下列哪一项不对
A. 怀疑有骨筋膜隔室综合征时应抬高患肢，越高越好
B. 骨折治疗不当，包扎过紧可造成缺血性肌挛缩
C. 胫骨上段骨折可能伤及胫前或胫后动脉
D. 动脉损伤有破裂、受压、痉挛等情况
E. 肱骨髁上骨折可伤及肱动脉

2. 关于复苏的定义，下列正确的是
A. 指心脏按压　　B. 指对脑缺血缺氧损伤的治疗措施
C. 指人工呼吸　　D. 指容量治疗
E. 指一切为了挽救生命而采取的医疗措施

3. 怀疑脊柱骨折的患者，正确的搬运姿势是
A. 数人平托　　B. 平背　　C. 搂抱
D. 一人抬头，一人抬足　　E. 坐轮椅

4. 小剂量［$<10\mu g/(min\cdot kg)$］多巴胺的作用不包括
A. 扩张肾动脉　　B. 兴奋 β_1 受体和多巴胺受体
C. 增加心输出量　　D. 加强心肌收缩力
E. 收缩肠系膜动脉

5. 脊柱骨折患者的搬运过程中，应固定的体位是
A. 半卧位　　B. 侧卧位　　C. 俯卧位
D. 仰卧过伸位　　E. 屈曲侧卧位

6. 关于骨折现场急救的叙述，错误的是
A. 开放性骨折应现场复位　　B. 重点检查有无内脏损伤
C. 平托法搬移脊柱骨折患者　　D. 取清洁布类包扎伤口
E. 就地取材，固定伤肢

7. 可疑脊柱骨折患者，急救运送中下列哪项是正确的
A. 救护中 2~4 人握住四肢搬动　　B. 疑颈椎骨折时，去枕平卧运送
C. 由人背着运送　　D. 仰卧床单上运送
E. 仰卧硬板床上运送

8. 脊柱损伤伤员的正确搬运方法是
A. 二人用手分别托住伤员头、肩、臀和下肢，平放于帆布担架上后送
B. 二人用手分别托住伤员头、肩、臀和下肢，动作一致将伤员搬起平放于门板或担架上后送
C. 一人抱起伤员放于门板担架上后送
D. 二人分别抱头抱脚平放于硬板上后送
E. 无搬运工具时可背负伤员后送

9. 下列药物中，心肺复苏（CPR）首选的药物是
A. 肾上腺素　B. 去甲肾上腺素　C. 异丙肾上腺素
D. 阿托品　E. 利多卡因

10. 下列哪项不是肾上腺素的作用
A. 使心率加快　B. 使骨骼肌血管舒张　C. 使肾和皮肤血管收缩
D. 使组织液生成减少　E. 使心肌收缩力增强

11. 有关骨筋膜隔室综合征，下列哪项是错误的
A. 局部剧烈疼痛为紧急信号，应及早明确诊断并作出恰当处理
B. 本综合征系四肢筋膜隔室内肌肉和神经严重缺血所致
C. 组织压测定为唯一诊断依据
D. 常需立即切开深筋膜，减除室内高压
E. 肢体近端动脉搏动常消失

12. 骨筋膜隔室综合征，最主要的治疗措施是
A. 解除包扎固定物，经观察不见好转，切开筋膜减压
B. 给予血管扩张药，消除血管痉挛
C. 被动按摩，以利消肿
D. 抬高患肢，以利消肿
E. 做臂丛麻醉，解除血管痉挛

13. 呼吸心搏骤停 5 分钟可发生
A. 代谢性酸中毒　B. 呼吸性碱中毒　C. 呼吸性酸中毒
D. 呼吸性和代谢性酸中毒　E. 代谢性碱中毒

14. 骨筋膜隔室综合征一旦确诊，应进行下列哪项处理
A. 立即手术切开深筋膜减压　B. 立即撤除外固定
C. 继续观察 1 小时，如无好转再行处理　D. 立即开放复位，解除对血管的压迫
E. 施行矫形手术，如肌腱延长术

15. 心搏骤停一旦确诊，应立即
A. 尝试捶击复律及清理呼吸道　B. 气管内插管
C. 人工呼吸　D. 口对口呼吸
E. 心脏按压

16. 发生筋膜间隔综合征的主要原因是
A. 主要神经损伤　B. 肌肉痉挛　C. 筋膜隔室内高压

D. 病变以下血供受阻　　E. 静脉血栓

17. 在治疗骨折时，下述哪种情况对骨折的愈合过程影响不大

A. 切开复位，剥离了骨外膜

B. 数次手法复位，损伤软组织及骨外膜

C. 持续牵引过度，骨折断端稍有分离

D. 未获得功能复位，骨折断端虽对位尚可，但对线不良

E. 固定不够确实

18. 关于小夹板固定治疗骨折，说法错误的是

A. 有效地防止骨折断端再发生移位　　B. 便于及时进行锻炼，防止关节僵硬

C. 不妨碍肌肉纵向收缩，有利于骨折愈合　　D. 取材方便，操作简单，并发症少

E. 需要经常调整

19. 骨筋膜隔室综合征的常见发生部位不包括

A. 股骨骨折　　B. 胫腓骨骨折　　C. 骨盆骨折

D. 前臂双骨折　　E. 肱骨骨折

20. 骨筋膜隔室综合征的常见症状、体征不包括

A. 疼痛　　B. 肌腱牵拉痛　　C. 末梢血运差

D. 开放伤口出血　　E. 张力性水疱

21. 一名冠心病患者在全身麻醉下行左肺切除术，术中处理肺门时突然出现心室颤动，考虑下列哪种处理方法恰当

A. 胸外心脏按压　　B. 静脉注射利多卡因 1mg/kg

C. 胸外电除颤　　D. 胸内电除颤

E. 胸内心脏按压

22. 男，53 岁。汽车撞伤 3 小时，急诊入院，检查：骨盆骨折，左股骨干骨折及左胫腓骨开放性骨折，入院后首先应密切观察的是哪一种并发症

A. 创伤性关节炎　　B. 创面感染　　C. 尿路感染及结石

D. 休克　　E. 坠积性肺炎

23. 男，30 岁。交通事故被压伤，伤后 2 小时被抬入院，严重下肢挤压伤合并骨折和严重低血压，此时首要处理应该是

A. 吸氧　　B. 骨折固定

C. 注射镇痛药　　D. 应用血管收缩药，以提高血压

E. 补充血容量

24. 女，21 岁。颈椎高位骨折脱位，并出现严重呼吸困难，最先应采取的措施是

A. 气管切开　　B. 行 MRI 检查以明确损伤位置和程度

C. 手法复位　　D. 吸氧

E. 手术切开复位

25. 女，40 岁。被歹徒用棍棒击中右小腿中部，X 线片示中 1/3 骨折，手法复位后石膏外固定，5 小时后小腿肿胀明显，足背动脉搏动消失，末梢循环差，牵拉足趾剧痛，此时哪项处

理方法最适合

A. 继续观察

B. 立即切开深筋膜，打开骨筋膜隔室，减压

C. 下肢静脉泵治疗

D. 给予脱水药

E. 患肢抬高

26. 男，25 岁。被汽车压伤后立即送来急诊。查体：神志清楚，面色苍白，右上、下肢不能活动，明显肿胀及压痛。X 线片示右肱骨、右股骨、右胫腓骨骨折。对此患者应密切注意可能产生下列哪种并发症

A. 休克　B. 重要动脉损伤　C. 缺血性骨坏死

D. 骨折部位感染　E. 尿路感染

27. 男，54 岁。车祸，右胫腓骨中 1/3 粉碎性骨折，复位后夹板固定，因右小腿肿胀、足趾剧烈疼痛伤后 36 小时转诊，检查：右足趾明显肿胀，青紫，感觉麻木，足趾活动差，毛细血管充盈尚存在，去除夹板见右小腿肿胀严重，皮温较高且皮肤有水疱出现，考虑最可能并发

A. 胫后动脉损伤　B. 胫动脉损伤　C. 腓总神经损伤

D. 胫前动脉损伤　E. 骨筋膜隔室综合征

28. 男，30 岁。枪伤后，右上臂反常活动，其远端未触及动脉搏动，不能主动伸腕、伸指，需立即

A. 伤口清创，骨牵引　B. 加压包扎，观察血液循环

C. 清创固定，修复血管　D. 闭合创口，夹板外固定

E. 清创内固定，探查血管、神经

29. 经 X 线平片和 CT 检查，诊断为 L_2 椎体单纯性楔形压缩性骨折，根据 Denis 三柱理论，该患者 L_2 椎体损伤在

A. 前柱　B. 中柱　C. 后柱

D. 前柱和中柱　E. 中柱和后柱

二、共用题干单选题

（30~32 题共用题干）

男，29 岁。3 小时前不慎从 3 米高处跌下，左下肢疼痛不能站立。查体：左小腿明显肿胀，中段畸形，足背动脉搏动减弱，皮温明显较对侧降低，足趾屈曲张力高，被动伸趾时疼痛加重，考虑为骨筋膜隔室综合征。

30. 其首选的治疗方法是

A. 脱水药、激素治疗　B. 深筋膜室切开减压

C. 跟骨结节骨牵引　D. 小夹板固定

E. 长腿石膏托固定

31. 该患者的预后状况主要取决于

A. 手术减压的早晚　B. 外固定时间的长短

C. 内固定方式的选择
D. 有无及时应用脱水药和抗感染治疗
E. 有无及早抬高患肢

32. 造成该患者骨筋膜隔室综合征的最重要原因是
A. 胫腓骨严重骨折
B. 骨折断端压迫动脉影响血供
C. 骨折压迫静脉影响回流
D. 骨折引起骨筋膜隔室内大量瘀血，室内压力增高
E. 小腿部广泛软组织挫伤，压力增高

（33~35 题共用题干）

一建筑工人不慎坠楼，腰剧痛，双下肢感觉运动障碍，二便功能障碍。

33. 现场搬运的正确方法是
A. 单人搂抱法
B. 侧卧搬运法
C. 背驮法
D. 双人搂抱法
E. 平托或滚动法

34. 经 X 线平片诊断为胸腰段屈曲型压缩性骨折合并脊髓损伤，为进一步明确骨折片向椎管内移位的情况，下列哪项检查是最有价值的
A. 脊髓造影
B. 发射型计算机断层成像（ECT）
C. X 线体层摄影
D. CT
E. MRI

35. 除手术外，伤后早期最重要的治疗措施是
A. 镇痛药
B. 抗生素
C. 防止褥疮
D. 留置导尿
E. 甘露醇与大剂量糖皮质激素

（36~37 题共用题干）

男，14 岁。左肱骨髁上骨折已行手法复位，石膏托外固定。

36. 临床早期观察是否有骨筋膜隔室综合征时，重点的观察项目是
A. 桡动脉搏动是否消失
B. 手及前臂皮肤有无大理石花纹
C. 患肢肿胀程度
D. 疼痛转为无痛
E. 有无静息痛，手指被动伸直有无障碍，伸指时是否加剧疼痛

37. 其最严重的并发症为
A. Volkman 畸形
B. 并指畸形
C. 爪形手畸形
D. 垂腕畸形
E. 槌状指畸形

（38~39 题共用题干）

男，24 岁。2 小时前自高处坠落，臂部着地，随即出现臂部、腰骶部剧烈疼痛。查体：骨盆挤压分离试验阳性，臂部见面积约 15cm×20cm 大小皮肤擦伤，深达肌层。BP 90/70mmHg，心率 120 次/分，受伤至今未解小便。

38. 首先需要处置的是
A. 输血、补液
B. 臂部清创
C. 导尿
D. 完善相关检查
E. 急诊手术

39. 入院4小时后，患者血压升至125/70mmHg，心率80次/分，下腹部膨隆，仍然未解小便，此时应该给予

A. 增加静脉通路，补充血容量
B. 导尿
C. 检查有无肾等腹部脏器损伤
D. 立即手术止血
E. 膀胱穿刺

(40~41题共用题干)

男，38岁。车祸致伤4小时，神志清醒，临床检查见左小腿肿胀明显，张力大，触诊有压痛，小腿有异常活动，因疼痛使患者不能配合检查。

40. 应警惕有发生哪种并发症的危险

A. 休克
B. 血管神经损伤
C. 腹部脏器伤
D. 骨筋膜隔室综合征
E. 下肢深静脉血栓

41. 应立即进行的临床检查是

A. 心肺听诊及检查
B. 腹部触诊和肠鸣音听诊
C. 骨盆分离试验
D. 下肢关节被动活动检查
E. 足背动脉搏动和小腿皮肤张力检查

三、案例分析题

(42~44题共用题干)

男，28岁。因车祸伤致骶髂部疼痛1小时来院急诊。平素体健。查体：T 36.5℃，P 110次/分，R 22次/分，BP 85/60 mmHg。神志清楚，表情淡漠，口唇苍白。头颅、胸、腹部检查无异常发现。直肠指检阴性，肛门括约肌收缩有力。右侧腹股沟和骶髂关节处压痛，骨盆挤压分离试验阳性。双下肢感觉、运动、血运均正常。

42. 急诊最初应重点进行的检查项目是

A. 血常规
B. 骨盆X线检查
C. 骨盆MRI
D. 导尿和尿常规
E. 躯体感觉诱发电位（SEP）
F. 数字减影血管造影（DSA）

43. 导尿顺利，尿液清亮，尿常规未见红细胞。X线检查显示右侧耻骨上下支骨折伴骶髂关节完全性脱位，右侧骨盆向上移位2cm。目前应该考虑的诊断有

A. 骨盆骨折，Tile分型A型
B. 骨盆骨折，Tile分型B型
C. 骨盆骨折，Tile分型C型
D. 直肠损伤
E. 失血性休克
F. 尿道断裂

44. 经过在ICU快速输注林格液和红细胞悬液，血压稍有上升后又开始下降。目前应该采取的综合救治措施有

A. 紧急转入骨科普通病房救治
B. 继续在ICU进行休克复苏
C. 紧急手术打开后腹膜止血
D. 紧急动脉造影并进行髂内动脉栓塞
E. 紧急开腹探查

F. 紧急手术进行骨盆骨折切开复位内固定

G. 紧急进行骨盆外固定支架固定

(45~48 题共用题干)

男，30 岁。搬家公司工人，工作时不慎被家具砸伤右前臂，18 小时后急诊来院，诉右前臂疼痛剧烈，右手主动活动障碍。查体见右前臂明显肿胀、压痛。

45. 可能的诊断有

A. 右前臂双骨折　　B. 挤压综合征

C. 右前臂桡动脉损伤　　D. 筋膜间隔综合征

E. 右侧蒙泰贯（Monteggia）骨折　　F. 右侧尺骨骨折

46. 该患者确诊为筋膜间隔综合征，下列体征对于早期诊断非常重要的是

A. 右前臂皮肤明显肿胀　　B. 右前臂肌腹处压痛

C. 被动伸直手指时疼痛加重　　D. 右手主动活动严重受限

E. 桡动脉脉搏减弱　　F. 前臂旋转功能障碍

47. 该患者目前可以选择的处理方式有

A. 拍摄前臂 X 线片明确诊断　　B. 石膏固定

C. 利尿、碱化尿液　　D. 立即手术减压

E. 静滴甘露醇消肿　　F. 制动，抬高右臂，严密观察

48. 如治疗不及时，晚期可遗留的体征是

A. 右侧屈腕屈指畸形　　B. 右侧伸腕伸指畸形

C. 右前臂旋转功能障碍　　D. 右手出现雷诺现象

E. 少尿　　F. 右手手内肌麻痹

(49~54 题共用题干)

女，8 岁。不慎从约 2 米高树上跌下，右手掌着地，即感右肘部疼痛难忍，继之出现肘部肿胀及功能障碍。2 小时后由家人陪送来急诊。

49. 按损伤外因属何种外力

A. 直接暴力　　B. 间接暴力　　C. 传导暴力

D. 扭转暴力　　E. 积累性劳损　　F. 杠杆力

50. 按损伤发生过程及力的性质，应是

A. 急性损伤　　B. 慢性损伤　　C. 外伤性损伤

D. 病理性损伤　　E. 擦伤　　F. 刺伤

51. 为明确诊断，需做以下哪些检查

A. 询问受伤时姿势　　B. 是否出现畸形　　C. 找压痛部位

D. 环形压痛　　E. X 线摄片　　F. 瘀斑

52. 应首先与下列哪项鉴别

A. 尺骨鹰嘴骨折　　B. 肘部皮肤挫伤　　C. 肘关节后脱位

D. 肱骨干骨折　　E. 桡骨头半脱位　　F. 桡骨头骨折

53. 急诊处理原则是

A. 检查是否合并颅脑等其他损伤　　B. 给予镇痛等对症处理

C. 患处做临时固定后拍摄 X 线片
D. 复位固定
E. 局部麻醉
F. 动静结合肘部做屈伸练功

54. 如何正确促进肘关节功能早日恢复
A. 及早正确的复位
B. 固定时间越长越好
C. 固定时间应适当，不宜过长
D. 在未拆除夹板固定前应经常屈伸肘部
E. 适当药物促进消肿等对症治疗
F. 拆除夹板后指导合理功能锻炼

答案与解析

1. A　2. E　3. A　4. E　5. D　6. A　7. E　8. B　9. A　10. D　11. C　12. A　13. D　14. A　15. E　16. C　17. D　18. A　19. C　20. D　21. D　22. D　23. E　24. A　25. B　26. A　27. E　28. E　29. A　30. B　31. A　32. D　33. E　34. D　35. E　36. E　37. A　38. A　39. B　40. D　41. E　42. ABD　43. CE　44. BDG　45. ADEF　46. ABC　47. DEF　48. AF　49. BC　50. AC　51. CDE　52. C　53. ABCDE　54. ACEF

3. A【解析】怀疑脊柱骨折时，正确的搬运原则是要尽力保持伤员的平直状态，错误的姿势可能增加脊柱弯曲，会将碎骨片挤入椎管内加重脊髓的损伤。

4. E【解析】应用小剂量［$<10\mu g/(min \cdot kg)$］多巴胺时，主要是 β_1 和多巴胺受体作用，可增强心肌收缩力和增加心输出量，并扩张肾和胃肠道等内脏器官血管。

5. D【解析】脊柱骨折患者的搬运过程中，需要保持脊柱轴线的稳定，避免脊柱扭曲、转动。

6. A【解析】掌握骨折的现场急救方法，救治时需分清主次。开放性骨折不应现场复位，以免污染扩散。

9. A【解析】肾上腺素是心肺复苏的首选药物。对于可除颤心律，经过≥1 次除颤和 2 分钟 CPR 后不能恢复自主循环者，应考虑使用肾上腺素。对于不可除颤心律，建议尽早使用肾上腺素。

10. D【解析】肾上腺素的药理作用特点：①具有 α 与 β 肾上腺素能受体激动作用，但 CPR 时主要利用其 α 受体激动药的特性。②可使舒张压升高、周围血管总阻力增加，而冠状动脉和脑血管的阻力不增加，因而可以提高冠状动脉和脑的灌注压及血流量，冠状动脉灌注增加有利于恢复自主心律。③能增强心肌收缩力。

11. C【解析】骨筋膜隔室由骨、骨间膜、肌间隔和深筋膜形成，其内的肌肉、神经因急性缺血而产生的一系列早期症状，为骨筋膜隔室综合征。骨筋膜隔室综合征的诊断依据包括筋膜间隙压、通过间隙的肌肉活动障碍、神经受压导致功能障碍等。

12. A【解析】骨筋膜隔室综合征指肢体创伤后发生在四肢特定的筋膜间隔的进行性病变，主要是肌肉和神经干发生进行性缺血性坏死，要早诊断、早治疗。一经确诊，保守治疗不见好转，尽快手术切开。

14. A【解析】立即手术切开深筋膜减压是骨筋膜隔室综合征治疗中最重要的部分。本病治疗不及时，后果将非常严重，可致神经干及肌肉坏死，从而导致肢体畸形及神经麻痹，康复困难。避免严重并发症的唯一方法，只有早期诊断、早期治疗。

15. E【解析】心搏骤停一旦确诊，应立即给予心肺复苏，顺序为心脏按压—开放气道—人工呼吸。

16. C【解析】肢体损伤后各种原因造成筋膜间隔内压力增高，使骨筋膜室内的肌和神经组织进一步缺血，恶性循环，发生筋膜间隔综合征。

17. D【解析】对位尚可，未影响骨折断端的接触，故对骨折愈合影响不大。

18. A【解析】小夹板固定治疗骨折，适用于四肢闭合性、无移位稳定骨折。一般不包括骨折的上、下关节，以便于及早进行功能锻炼，防止关节僵硬。但易导致骨折再移位、压迫性溃疡、缺血性肌挛缩，甚至肢体坏疽等严重后果。

21. D【解析】心室颤动用电除颤治疗效果好，本例冠心病患者为手术中发生，术野可直视心脏，胸内电除颤需要电能较小，效果也较好。

26. A【解析】患者有被汽车压伤病史，右肱骨、右股骨、右胫腓骨等多发性骨折，查体见面色苍白，可疑休克。

28. E【解析】根据题干信息，患者为枪伤后出现骨折，考虑合并血管、神经损伤，需切开内固定，同时探查血管、神经。

29. A【解析】单纯性楔形压缩性骨折，主要是脊柱前柱的损伤。根据 Danis 三柱理论，三柱分类即将胸腰椎分成前、中、后三柱，脊柱的稳定性取决于中柱的完整性，当前柱遭受压缩暴力，产生椎体前方压缩者为稳定性损伤，而爆裂性骨折、韧带损伤及脊椎骨折脱位，因其三柱均损伤，则属于不稳定损伤。

30. B【解析】根据题意，该患者考虑骨筋膜隔室综合征，首先应该深筋膜室切开减压，防止发生严重后果。

31. A【解析】骨筋膜隔室综合征会导致间隙内容物发生进行性缺血性坏死。是否坏死、坏死程度如何，在很大程度上决定治疗效果及预后，故应及时行筋膜室切开减压手术。

38. A【解析】患者考虑骨盆骨折，目前提示有休克，首选予以抗休克处理，此时输液途径宜建立于上肢或者颈部。

39. B【解析】患者生命体征尚可，仍然无尿，结合骨盆骨折，考虑尿道损伤可能，导尿是最简单有效的检查方法。

41. E【解析】从病史分析，患者可能为骨筋膜隔室综合征，应先检查足背动脉搏动和小腿皮肤张力，再决定是否立即手术治疗。

42. ABD【解析】患者有外伤史，入院时血压降低，心率增快，骨盆挤压分离试验阳性，高度怀疑骨盆骨折并发失血性休克，应进行血常规检查和骨盆 X 线检查。因骨盆骨折可能导致膀胱或尿道损伤，故应进行导尿和尿常规检查。骨盆 MRI、SEP 和 DSA 都不是急诊首先重点考虑的检查项目。

43. CE【解析】患者右侧耻骨上下支骨折伴骶髂关节完全性脱位，右侧骨盆向上移位 2cm，说明骨盆横向和直向均不稳定，符合 Tile C 型骨盆骨折。另外，失血性休克是严重骨盆骨折的并发症，结合患者血压、心率、口唇颜色、意识情况等考虑休克。

44. BDG【解析】重度骨盆骨折应进入 ICU 监护治疗。不稳定骨盆骨折主张手术复位和内固定，但在血压不稳定的情况下手术是危险的，骨盆外固定支架可在局部麻醉下操作，可以简便、快速地稳定骨盆环，减少骨盆容积，对控制出血有利。经大量输血和补液血压仍不稳定，说明仍在继续失血，此时应紧急进行动脉造影并进行单侧或双侧髂内动脉栓塞止血。

49. BC【解析】根据患儿病史，可初步判断为间接暴力、传导暴力导致的肱骨髁上骨折。直接暴力多发生于车祸伤中的长骨骨干损伤（如胫骨骨折）；扭转暴力多见于肩、腕等关节扭转力损伤；杠杆力多见于肱骨骨干骨折。

51. CDE【解析】CDE 三项，找压痛部位、环形压痛、X 线摄片均是为了明确骨折脱位的具体情况。ABF 三项有助于了解受伤机制、局部伤情，对明确诊断意义较小。

52. C【解析】根据患者病史和体征初步判断为伸直型肱骨髁上骨折，首先与肘关节后脱位相鉴别。

54. ACEF【解析】ACEF 四项，均可促进关节功能恢复。B 项，固定时间并不是越长越好，一般要在合适时间尽早活动，加强功能锻炼。D 项，一般在拆除夹板后指导合理功能锻炼。

第二节　骨科专业基本技能——常见骨科症状体征识别、检查方法及操作

一、单选题

1. 周围神经损伤后，为观察神经的修复情况，下列哪项检查意义不大

A. 肌电图　　B. 神经干叩击试验　　C. 神经传导速度检查

D. CT 检查　　E. 电刺激检查

2. 被一起称为骨科“三结合”检查的是物理学检查、X 线检查和下列哪项检查

A. 病理检查　　B. 实验室检查　　C. 关节镜检查

D. 电生理检查　　E. 神经系统检查

3. 了解下肢和足血液循环，最重要的检查是

A. 足背动脉触诊　　B. 足趾能主动活动　　C. 腹动脉触诊

D. 足趾被动活动是否疼痛　　E. 足是否肿胀或发凉

4. 腰椎间盘突出症与腰椎椎管狭窄症的鉴别，最主要是根据

A. 腰痛的部位　　B. 腰痛的轻重程度

C. 有无坐骨神经区的放射痛　　D. 有无神经源性间歇性跛行

E. X 线片、CT、MRI 等检查

5. 下列肢体测量方法中，错误的是

A. 必须先将两侧肢体放置于对称的位置上来测量长度

B. 必须在肢体的中部来测量周径

C. 上肢的长度为肩峰到桡骨茎突尖（或中指指尖）

D. 下肢的长度为髂前上棘至内踝尖

E. 下肢的轴线为膝伸直位时髂前上棘和第 1、2 趾间的连线，通过髌骨中心

6. 腕关节掌侧玻璃切割伤，出现哪项体征说明有正中神经损伤

A. 内收拇指受限　　B. 外展拇指受限　　C. 并指功能受限

D. 伸指受限　　E. 外展小指受限

7. 颈部疼痛，四肢无力 2 年患者，检查时出现第 2 肋间以下感觉明显减弱，对其诊断最有意义的检查是

A. 胸椎 X 线平片　　B. 颈椎 X 线平片　　C. 颈椎 MRI

D. 胸椎 MRI　　E. 全身详细的体检

8. 股骨下 1/3 被砸伤患者，局部肿胀、疼痛、畸形，首先选择的检查是

A. 检查有无骨擦音

B. 包括胫骨上 1/3 在内的膝关节正侧位 X 线摄片

C. 检查有无异常活动

D. 包括膝关节在内的股骨下 1/3 正侧位 X 线摄片

E. 股骨下 1/3 横断面的 CT

9. 肱骨下 1/3 骨折，下列哪项检查简单、实用、正确

A. 肱骨下 1/3 为中心 MRI

B. 肱骨下 1/3 正侧，斜位 X 线摄片

C. 肱骨下 1/3 部位 CT

D. 肱骨下 1/3 为中心，包括肘关节的正侧位

E. 肱骨全长的正侧位 X 线摄片

10. 腘窝软组织严重损伤伴有腘动脉断裂的患者就诊时，最简单直接的检测手段是

A. 检查小腿和足的感觉　　B. X 线摄片

C. 观察小腿和足的肿胀情况　　D. 检查小腿和足的运动

E. 触诊足背动脉

11. 煤矿塌方将一工人的骨盆部砸伤，3 小时后方被救出。查体：神志清，面色苍白，血压测不清。以下哪项检查是最必要的

A. 骨盆分离试验　　B. 是否有腹膜刺激症状　　C. 腹腔诊断性穿刺

D. 尿道口是否有血液滴出　　E. 腹部听诊

12. 男，56 岁。被汽车撞伤 3 小时，临床表现为左大腿及髋痛，表情淡漠，气促，患肢拒动。目前最重要的检查是

A. 测血压、脉搏　　B. 骨盆挤压试验　　C. 测量 Nelaton 线

D. 明确压痛部位　　E. 左下肢纵叩试验

13. 男，13 岁。入院前开始突然高热 39.5℃，持续一周，大腿外上方疼痛、肿胀，该侧压痛严重，但无波动感，白细胞计数 19.5×10^9/L，中性粒细胞占比 0.83，最佳检查方法是

A. 局部分层穿刺　　B. 血培养　　C. X 线检查

D. 红细胞沉降率　　E. B 超检查

14. 男，20 岁，工人。在工地右大腿被砸伤，当即不能站立，局部剧痛，用哪种检查最安全迅速、无痛，还可判断有无骨折

A. 检查有否骨擦音　　B. 听诊

C. 移动式小型 X 线机照相　　D. 检查有否异常活动

E. 有否纵向压痛

15. 男，62 岁。L_3椎体肿瘤被当作“腰椎间盘突出症”予局部物理疗法加抗炎镇痛药治疗 3 个月。为避免误诊，最简便的检查是

A. CT　　B. 脊髓造影　　C. 放射性核素骨显像

D. MRI　　E. X 线平片

16. 患者 1 小时前，被他人刺伤左腹股沟中部，来院时伤口有大量鲜血涌出，此时最先应检查的是

A. 检查肢体感觉有无缺失　　B. 触诊足背和胫后动脉

C. 立即做 X 线检查　　D. 检查膝腱或跟腱反射

E. 足部有否主动活动

17. 男，30 岁。2 小时前右手中指被刀砍伤，致屈指深、浅肌腱损伤，来院首先应进行的检查是

A. 手的功能位　　B. 手的休息位有无改变　　C. 有无指神经损伤

D. 详细检查伤口情况　　E. 有无骨折存在

18. 男，24 岁。左大腿轻微外伤后，来院第 2 天出现局部明显肿胀，剧痛，不敢活动，高热。下列最有意义的检查是

A. 测体温　　B. 分层穿刺　　C. 局部检查

D. 超声探查　　E. X 线摄片

二、共用题干单选题

(19~20 题共用题干)

车祸造成右小腿中上段皮裂伤，短缩，成角畸形并有骨外露。

19. 来院后，首先应用哪项物理学检查

A. 望诊　　B. 听诊　　C. 触诊

D. 量诊　　E. 初诊

20. 在物理学检查后，还要做下列哪项最必要的检查

A. 右小腿中上 1/3 为中心的，包括膝关节在内的正侧位 X 线平片

B. 电生理检查

C. 右小腿的全长正侧位 X 线平片

D. CT

E. 血常规

(21~25 题共用题干)

男，45 岁。近 3 个月来觉头晕，低头以及头部旋转时明显，门诊就诊。

21. 怀疑颈椎不稳，下列哪项检查简便、有助于确诊

A. 正侧位 X 线片　　B. 颈椎 CT　　C. 脊髓造影

D. 颈椎 MRI　　E. 过伸过屈位 X 线片

22. 患者既往有高血压史 5 年，1 个月前曾晕厥一次，若住院检查，还应行的检查不包括

A. 心电图平板运动试验　B. 前庭功能检查　C. 头颅 MRI

D. 脑血流图　E. 下肢动脉 B 超检查

23. 查体发现患者旋颈试验阳性，四肢感觉运动均未见异常，最可能的诊断是

A. 脊髓型颈椎病　B. 梅尼埃病　C. 混合型颈椎病

D. 椎动脉型颈椎病　E. 交感型颈椎病

24. 若上述检查均未见异常，下列哪项检查最有助于确诊

A. 椎动脉造影　B. 颈椎磁共振血管成像（MRA）

C. 颈椎 CT　D. 脊髓造影

E. 颈椎 MRI

25. 该患者首选的治疗方案是

A. 颈椎牵引　B. 颈椎按摩　C. 药物治疗

D. 手术治疗　E. 颈托固定

（26~27 题共用题干）

男，21 岁。踝关节旋后扭伤 2 小时，外侧肿胀、疼痛，可勉强行走。查体：外踝前方及下方软组织肿胀，压痛明显，抽屉试验阳性，内翻及外翻试验阴性。

26. 首先应该进行的实验室检查是

A. B 超　B. X 线检查　C. CT

D. MRI　E. 踝关节造影

27. 如果 X 线检查阴性，最可能的诊断是

A. 下胫腓联合分离　B. 外踝骨折　C. 内踝骨折

D. 外侧副韧带损伤　E. 内侧副韧带损伤

（28~29 题共用题干）

男，30 岁。车祸导致右髋臼粉碎性骨折。查体：血压 80/50mmHg，脸色苍白，右足不能背伸。

28. 此时最有可能的并发症是

A. 结直肠损伤　B. 神经损伤　C. 失血性休克

D. 生殖器损伤　E. 泌尿系统损伤

29. 最适当的处理是

A. 行腰椎 MRI 检查　B. 行骨盆 CT 检查

C. 开放输液通道，补液等抗休克治疗　D. 行详细的体格检查

E. 行骨盆 X 线检查

（30~32 题共用题干）

男，40 岁。搬运工人，弯腰中被重物砸伤胸背部。查体：T_{12}、L_1 棘突间压痛，棘间距离加大，双下肢无力。

30. 入院时首选的最有意义检查是

A. 胸腰椎正侧位 X 线摄片　B. 腰椎 CT　C. 腹部 B 超检查

D. 肌电图　E. 腰椎 MRI

31. 患者最后诊断为 T_{12} 椎体爆裂性骨折，需进一步治疗，患者需做哪一项检查最有意义

A. 出凝血时间　B. 肌电图　C. 腹部 B 超检查

D. 腰椎 CT　E. 心电图

32. 该患者的最佳治疗方法是

A. 过伸复位术　B. 卧床休息　C. 手术治疗

D. 综合保守治疗　E. 石膏床固定制动

（33～35 题共用题干）

男，10 岁。左大腿下端疼痛伴高热达 39.5℃1 天，怀疑为急性化脓性骨髓炎。

33. 体格检查有力的证据是

A. 左膝关节伸屈受限　B. 局部血管充盈怒张

C. 左股骨下端（干骺端）深压痛　D. 左股骨下端肿胀

E. 左股骨下端皮温升高

34. 最有价值的辅助检查是

A. 局部穿刺　B. X 线摄片　C. CT 检查

D. 血常规检查　E. 血培养

35. 若已确定诊断，最重要的方法为

A. 静脉注射抗生素＋钻孔引流　B. 卧床休息

C. 肢体制动　D. 大量广谱抗生素

E. 输液、注意水电平衡

（36～39 题共用题干）

男，11 岁。因左膝关节及大腿间歇性疼痛、跛行 1 年就诊。

36. 以下哪一项检查的诊断与鉴别诊断意义不大

A. 左髋关节“4”字试验　B. 浮髌试验

C. 划圈征　D. 髋关节活动受限情况

E. 膝关节活动受限情况

37. 首先要做的检查是

A. X 线平片　B. 血常规　C. 彩色多普勒超声检查

D. MRI　E. 神经传导速度

38. 检查发现股骨头及髋臼骨质破坏，股骨头密度不均匀，关节间隙明显变窄。诊断首先要考虑

A. 髋关节滑膜炎　B. 髋关节结核　C. 化脓性髋关节炎

D. 股骨头化脓性骨骺炎　E. 股骨头骨软骨炎

39. 若确定为股骨头缺血性坏死 1 期，首选的治疗方式是

A. 全身支持治疗　B. 股骨头置换　C. 关节减压术

D. 卧床制动，保守治疗　E. 骨盆内移截骨术＋滑膜切除

三、案例分析题

（40～42 题共用题干）

男，54 岁。右髋关节疼痛 2 年。有右髋关节外伤史，但具体情况不详。无发热、盗汗。有

长期饮酒史。查体：患者右髋关节各向活动受限，“4”字试验阳性。

40. 有可能是哪些诊断

A. 右股骨头缺血性坏死
B. 一过性右髋关节炎
C. 右下肢神经性麻痹
D. 右股骨颈病理性骨折
E. 右髋关节化脓性关节炎
F. 右髋关节骨关节炎
G. 右髋关节脱位

41. 为进一步明确诊断，下列哪些检查对诊断有帮助

A. 双髋关节 MRI
B. 双髋关节 CT
C. 髋关节活动度检查
D. 放射性核素显像及 γ 闪烁照相
E. 照双髋关节正侧位 X 线摄片
F. 直腿抬高试验
G. 骨的血流动力学检查

42. 患者 X 线片见关节间隙正常，股骨头扁平。根据以上检查，拟诊断

A. 右股骨头缺血性坏死
B. 右髋关节化脓性关节炎
C. 先天髋内翻
D. 右髋关节发育不良
E. 扁平髋
F. 右髋关节结核

（43~47 题共用题干）

男，55 岁。双下肢无力半年，右侧明显，近 2 个月行走不稳，右手不能扣纽扣，无外伤史，无发热。体格检查：颈背部无明显压痛，两上肢前臂、手及上臂尺侧皮肤感觉减退，右侧尤其明显，四肢肌张力增高，肱二头肌反射亢进，双侧膝踝反射亢进，右髌阵挛阳性，右巴宾斯基征阳性。

43. 最可能的诊断是

A. 颈部软组织损伤
B. 周围神经炎
C. 脑血栓栓塞
D. 脑出血
E. 颈椎病
F. 颈椎结核

44. 根据体格检查，确定病变节段为

A. C_4~C_5
B. 臂丛神经
C. C_5~C_6
D. C_6~C_7
E. C_2~C_3
F. C_7~T_1

45. 最有助于鉴别诊断的辅助检查为

A. 颈椎 MRI
B. 放射性核素显像
C. PET－CT
D. 颈椎 X 线摄片
E. 肌电图
F. 颈部血管超声检查

46. 应考虑的治疗是

A. 推拿
B. 手术
C. 颈枕吊带牵引
D. 颈托围领
E. 激素治疗
F. 按摩治疗

47. 如 MRI 检查提示患者 C_5~C_6椎间盘突出压迫脊髓，下列哪些因素对该患者不利

A. 头过度后伸
B. 颈椎牵引
C. 颈部突然前后摆动
D. 枕头过高
E. 长时间低头伏案写作
F. 颈部理疗

（48~50 题共用题干）

男，9 岁。2 天前右大腿扭伤，右大腿下端疼痛伴高热入院，查体：39.1℃，白细胞计数 16×10^9/L，疑为急性化脓性骨髓炎。

48. 体格检查有可能出现的体征有

A. 右股骨下端（干骺端）深压痛
B. 右股骨下端肿胀
C. 右股骨下端痛觉减退
D. 右膝关节伸屈受限
E. 局部血管充盈怒张
F. 右股骨下端皮温升高

49. 最有价值的辅助检查是

A. 血常规
B. CT
C. 局部穿刺
D. 血培养
E. X线摄片
F. 下肢动脉B超检查

50. 如患儿右股骨下端穿刺出脓性液，确诊为急性化脓性骨髓炎，下列哪些治疗措施是恰当的

A. 肢体制动
B. 钻孔引流应在X线检查有异常时才进行
C. 输液、注意水电平衡
D. 引流手术过程中应探查膝关节有无积脓
E. 在细菌培养结果出来前应用广谱抗生素
F. 卧床休息
G. 钻孔引流

答案与解析

1. D　2. A　3. A　4. E　5. B　6. B　7. C　8. D　9. D　10. E　11. C　12. A　13. A　14. C　15. E　16. B　17. B　18. B　19. A　20. A　21. E　22. E　23. D　24. A　25. E　26. B　27. D　28. C　29. C　30. A　31. D　32. C　33. C　34. A　35. A　36. C　37. A　38. B　39. D　40. AF　41. ABCDE　42. A　43. E　44. C　45. A　46. B　47. ABCDE　48. ABDF　49. C　50. ACEFG

2. A【解析】骨科“三结合”检查主要包括：物理检查、X线检查以及病理检查。

4. E【解析】腰椎间盘突出症和腰椎椎管狭窄症均可有腰痛、受累神经根支配区的放射痛以及运动感觉反射等改变。神经源性间歇性跛行是腰椎椎管狭窄症的特点，但可见于部分腰椎间盘突出症患者。两者的主要鉴别需根据X线片、造影、CT、MRI等检查。

6. B【解析】正中神经控制拇短展肌，其他四项运动功能可由桡神经或尺神经支配完成。

7. C【解析】患者主要表现为长期颈部疼痛、四肢无力，检查时出现第2肋间以下感觉明显减弱，符合脊髓颈段疾患的特点，故颈椎MRI对其诊断最有意义。

14. C【解析】患者有外伤史，考虑骨折，最安全迅速、无痛的方法是移动式小型X线机照相。纵向压痛、检查异常活动、骨擦音检查，会给患者带来痛苦。

15. E【解析】X线平片检查可发现椎间隙、椎弓根的骨质情况，有无破坏，是腰椎肿瘤最简便的检查。CT、MRI、脊髓造影和放射性核素骨显像是进一步较复杂的检查。

43. E【解析】颈痛不明显，以四肢乏力，行走、持物不稳为脊髓型颈椎病的常见症状。患者出现上肢或下肢麻木无力、僵硬、双足踩棉花感，束带感，双手精细动作障碍。后期可出现二便功能障碍。检查时可有感觉障碍平面，肌力减退，四肢腱反射活跃或亢进，而浅反射减弱

或消失。霍夫曼（Hoffmann）征、巴宾斯基（Babinski）征等病理征可呈阳性。根据题干信息，考虑患者最可能为颈椎病。

第三节　骨科专业基本技能——骨科治疗操作与常见手术操作

一、单选题

1. 对于严重开放性骨折行清创时，下列哪项做法不正确

A. 切除无活力的组织　B. 用无菌生理盐水冲洗创面
C. 旋转皮瓣闭合创面　D. 彻底去除所有碎骨块
E. 清创止血后应放开止血带

2. 单纯性肩关节脱位采用三角巾悬吊上肢固定，一般固定的时间为

A. 1 周　B. 2 周　C. 3 周
D. 4 周　E. 6 周

3. 新鲜肩关节前脱位常用的治疗方法是

A. 局部麻醉下闭合复位，无须固定，立即开始肩关节功能锻炼
B. 局部麻醉下闭合复位，三角巾悬吊固定3 周，固定期间活动患手及腕关节
C. 臂丛麻醉下闭合复位，石膏外固定3 周，固定期间活动患手及腕关节
D. 全身麻醉下切开复位，修复关节囊，术后立即开始肩关节功能锻炼
E. 臂丛麻醉下切开复位，修复关节囊，术后三角巾外固定3 周

4. 对于清创术，哪项观点不恰当

A. 出现神经断裂，不易吻合时，可留待二期处理
B. 伤口中的异物都应清除
C. 对于开放性的伤口，都应马上清创缝合，关闭伤口
D. 静脉滴注抗生素，预防感染
E. 不影响患肢血运供应的血管，可以不予吻合

5. 急性血源性骨髓炎早期局部穿刺的正确方法是

A. 不可穿入骨髓内　B. 一次穿入骨髓腔　C. 仅刺入软组织即可
D. 一次穿入骨膜下　E. 逐层穿刺

6. 伤口的处理原则是越早清创，感染机会越少，疗效越好，一般应争取在伤后几小时内进行缝合

A. 12~14 小时　B. 24~28 小时　C. 6~8 小时
D. 24 小时　E. 10~12 小时

7. 关于石膏技术操作，下列说法错误的是

A. 骨性突起的部位应做好衬垫
B. 为使衬垫平整应使用绷带环形缠绕衬垫
C. 石膏未固化前尽量减少肢体活动

D. 石膏未固化前用手掌扶持石膏固定的肢体

E. 应避免在关节屈侧出现向内的石膏皱褶

8. 长腿石膏管型可用于治疗

A. 股骨干上段骨折　　B. 股骨干中段骨折

C. 胫腓骨骨干骨折　　D. 内外踝骨折

E. 跖骨骨折

9. 女，20 岁。高处坠落伤致双下肢不全瘫而急诊入院。X 线及 CT 证实 T_{12}椎体爆裂性骨折，碎骨片挤入椎管内并压迫脊髓，T_{12}椎板骨折、轻度移位。下述哪个治疗方案最合理

A. 经椎弓根外固定架复位及固定

B. 行椎板切除并摘除挤入椎管内的碎骨片，脊柱植骨，内固定

C. 除给予脱水及神经营养药外，立即行大重量复位牵引

D. 立即脱水、给予神经营养药，3 周后根据神经恢复情况再考虑是否手术

E. 行椎板前外侧减压，切除挤入椎管内的碎骨片，脊柱植骨、内固定

10. 男，21 岁。车祸伤，左小腿下段软组织严重碾挫伤，踝部完全离断。现场紧急止血处理，断肢无菌敷料包扎，10 小时后送到医院。根据患者伤情，宜采取的处理方法是

A. 小腿中段截肢　　B. 残端清创缝合　　C. 残端短缩后再植

D. 大腿下段截肢　　E. 膝关节解脱术

11. 女，25 岁。半小时前从高处坠下，右股骨下端肿痛，腹部疼痛，查体：神志淡漠，股骨下端有成角畸形。该患者最后诊断为右股骨下 1/3 斜形骨折，骨盆坐骨支及耻骨支骨折，3 天后患者腹部症状消失，生命体征平衡，但出现右足背动脉搏动弱，足发凉，色苍白，此时应采用哪种治疗

A. 继续观察　　B. 探查血管后，石膏外固定

C. 切开复位，内固定加探查血管　　D. 手法复位、夹板固定

E. 手法复位，石膏外固定

12. 男，40 岁。1 年前右股骨颈骨折行三翼钉内固定。1 个月前拔钉后右髋痛不能负重。摄片提示骨折不愈合，但股骨头外形尚未改变。应首选的治疗方案为

A. 闭合复位，加压螺丝钉内固定　　B. 内固定 + 带血管的骨移植

C. 超关节外固定支架固定　　D. 人工全髋置换

E. 髋“人”字形石膏固定 3 个月

13. 女，20 岁。30 分钟前被从 2 米高处坠落的重 100kg 米袋砸伤右小腿。X 线摄片提示右胫腓骨中段短斜形骨折。临床医师立即采取的固定措施中，最不适宜的是

A. 闭合复位 + 外固定支架固定　　B. 切开复位 + 钢板螺丝钉内固定

C. 跟骨结节骨牵引　　D. 闭合复位管型石膏固定

E. 长腿石膏托固定

14. 男，23 岁。右小腿中 1/3 骨折入院，管形石膏固定 24 小时后，自诉足趾疼痛、发凉，查体：足趾不敢活动。首先可采用以下哪种处理方法

A. 拆除石膏外固定　　B. 立即切开筋膜减压　　C. 急查血电解质和尿素氮

D. 抬高患肢利于静脉回流　　E. 应用脱水药

15. 男，24 岁。右示指中、末节掌侧切削伤 6 小时，局部软组织缺损 1cm × 2cm，肌腱外露，急诊清创后应采用

A. 腹股沟轴型皮瓣　　B. 中厚游离皮片移植　　C. 凡士林纱布覆盖包扎
D. 邻指带蒂皮瓣　　E. 直接缝合皮肤

16. 患者因重物压伤小腿而发生胫、腓骨中上 1/3 处开放性粉碎性骨折，曾行彻底清创术，摘除游离骨片术后，伤肢长期牵引及固定，但 6 个月余后，骨折仍不愈合，最大可能原因是

A. 未及时行切开复位及骨固定术　　B. 功能锻炼不够
C. 伤肢固定不确实　　D. 骨折处血液循环差
E. 彻底清创时，摘除过多的碎骨片

17. 男，56 岁。高处坠落伤。查体：颈部压痛，四肢瘫痪，呼吸困难，有较重痰鸣音。X 线示 C_4~C_5 骨折脱位。该患者应首先采取下列哪项措施

A. 应用呼吸机　　B. 手术复位固定　　C. 呼吸兴奋药
D. 气管切开　　E. 吸氧

18. 男，70 岁。平素身体健康，在跑步时不慎摔伤右髋部。X 线提示右侧股骨颈骨折，Garden Ⅲ型。首选的治疗方法是

A. 全髋关节置换术　　B. 股骨头置换术　　C. 卧床，皮肤牵引
D. 多根空心钉内固定　　E. 骨牵引

19. 男，55 岁。近半年来颈肩部不适，头向后仰时左上肢疼痛，伴左拇指、食指麻木，查颈僵、C_5 叩痛，食指感觉减退，X 线示 C_5~C_6 颈椎关节增生，应首选的疗法是

A. 痛点封闭　　B. 按摩　　C. 吊带牵引
D. 围领保护　　E. 超短波理疗

20. 男，24 岁。3 小时前车祸导致左股骨上段骨折，骨折断端外露，X 线片示斜形骨折，此时该患者的最佳治疗是

A. 清创缝合，夹板固定　　B. 清创缝合，骨折二期处理
C. 清创，骨折复位，髓内针内固定加外固定　　D. 清创缝合，石膏固定
E. 清创缝合，手法复位，夹板固定

21. 患者，男。左前臂尺侧近肘部机器绞伤，行清创术，尺神经断裂埋于肌肉待二期处理。关于在二次神经手术中，操作错误的是

A. 无论何种修复方法，术后必须注意保持吻合处无张力
B. 尺神经由肘后移到肘前，可缩短距离，使损伤神经两端得以靠近，吻合口无张力
C. 如神经缺损在 5cm 左右，游离神经后，保持屈肘位仍可直接吻合，但术后需应用石膏维持位置
D. 若通过屈肘仍不能对接，可就近取同侧桡神经浅支移植修复
E. 缺损长、不能准确分清束膜对应关系的情况下，外膜缝合与束膜缝合的效果差异不大

22. 女，30 岁。1 年前车祸造成右股骨中段闭合性粉碎性骨折，曾行持续性股骨髁上骨牵引和髋“人”字形石膏固定。目前仍有缩短畸形，不能负重，膝关节强直、屈曲受限。X 线摄片提示骨折两断端增白，无骨性连接。应进一步采取的治疗措施是

A. 加强被动髋膝关节功能锻炼，待关节功能明显改善后，再考虑骨折的进一步处理

B. 髋“人”字石膏固定

C. 切开复位内固定，同时植骨

D. 小夹板固定扶拐行走

E. 改善全身营养状况，局部电刺激促进骨愈合

23. 男，36 岁。20 小时前右拇指末节指腹尺侧被机器切削，软组织缺损 1.7cm×1.0cm，指骨外露，创面污染，应采用的处理方法为

A. 清创后一期中厚皮片游离植皮

B. 清创后人造皮或凡士林纱布暂时覆盖，72 小时后再次清创，环指岛状皮瓣植皮

C. 清创后游离皮瓣植皮

D. 清创后末节短缩缝合

E. 清创后一期腹股沟皮瓣植皮

24. 患者左小腿外侧反复溃破流脓 6 年。检查：见左小腿上段外侧脓窦两处。X 线摄片示腓骨于上 1/2 段不规则破坏，有死腔 3 处，其中两腔内含有死骨，骨皮质广泛硬化。宜采用何种措施

A. 行死骨摘除术，伤口敞开换药治疗

B. 换药，应用有效抗生素

C. 行死骨摘除术，闭合冲洗吸引疗法

D. 行病变骨段全部截除术

E. 行死骨摘处术，蝶形术

25. 男，40 岁。肱骨干骨折行手法复位，夹板外固定治疗 9 个月，X 线片示骨折线存在，断端有 0.3cm 的间隙，断端骨髓腔已封闭硬化，此时应选择哪种治疗

A. 手术切除硬化骨，钢板固定，植骨

B. 继续夹板固定

C. 改为牵引固定

D. 手术切除硬化骨，钢板固定

E. 改为石膏外固定

26. 女，71 岁。肩部外伤致锁骨骨折，查体：肩部外展，伸肘、屈肘以及腕、手的功能完全丧失，并有感觉障碍。应选择哪种治疗方案

A. 手法复位，“8”字绷带固定

B. 手法复位，夹板固定

C. 早期手术切开复位内固定，同时探查臂丛神经

D. 手法复位，石膏外固定

E. 牵引复位

27. 男，69 岁。平素体健，在跑步时，不慎摔伤右髋部。X 线检查结果如图，首选的治疗方法是

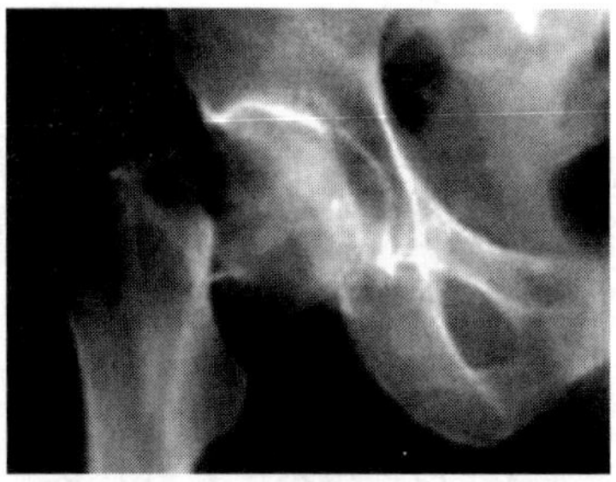

A. 多根空心钉内固定

B. 股骨头置换术

C. 全髋关节置换术

D. 卧床，皮肤牵引

E. 骨牵引

28. 女，68 岁。不慎髋部着地跌倒，造成股骨颈头下型骨折，患者有心血管慢性疾病，且

伴骨质疏松症，目前处理方法最合适的是

A. 人工股骨头置换术转子间截骨术
B. 骨牵引保持下肢过伸位
C. 带螺纹的多根克氏针内固定
D. 皮肤牵引保持下肢中立位
E. 三刃钉固定

29. 男，24 岁。因车祸导致胫腓骨开放性骨折，4 小时后入院，急诊手术，手术的重点在于

A. 腓骨骨折的复位和内固定
B. 胫腓骨骨折的复位和内固定
C. 骨牵引，待伤口二期愈合
D. 彻底清创，确保伤口一期愈合
E. 胫骨骨折的复位和内固定

30. 战斗中某人被炮弹碎片击中，经过包扎 4 小时后送达后方医院。检查：左小腿外侧有一 5cm 长较整齐的伤口，创面尚清洁，未见异物。伤口处理宜采用

A. 清创后一期缝合
B. 清创后立即缝合
C. 清创后不宜一期缝合，可酌情延期缝合
D. 按感染伤口处理
E. 清洗消毒后一期缝合

31. 患者，40 岁。汽车压伤小腿，2 小时后急诊入院，右小腿前方皮肤裂开 4cm × 8cm，污染泥沙，有 1cm × 3cm 骨片游离，治疗最好为

A. 清创，保留骨片，外固定支架
B. 截肢
C. 清创，保留骨片，内固定，一期闭合伤口
D. 清创，清除游离骨片，外固定
E. 清创，清除骨片，内固定

32. 女，60 岁。既往体健，左髋摔伤，不能行走，右下肢呈 45°，外旋畸形，最宜选择治疗方案是

A. 全髋关节置换术
B. 骨牵引
C. 切开复位内固定
D. 皮肤牵引
E. 人工股骨头置换术

二、共用题干单选题

(33~34 题共用题干)

男，35 岁，12 小时前不慎于 2 层楼坠地摔伤，下肢不能活动。

33. 该患者应首先进行何种辅助检查

A. 血常规
B. X 线检查
C. CT
D. MRI
E. 放射性核素骨显像
F. 血生化

34. 查体见患者神清，血压、脉搏正常，L_1 椎体棘突明显后突，叩击痛阳性，左侧腹股沟韧带以下感觉消失，右下肢感觉减退，左下肢肌力为 0 级，右下肢肌力减退。X 线片显示腰椎体压缩性骨折（压缩超过 1/2），CT 示腰椎体椎板骨折、椎体骨折呈爆破型，骨折块向椎管内移位，压迫脊髓。根据以上情况准备采取的处理方法是

A. 高低两桌法，过伸复位，石膏背心固定
B. 卧硬板床，腰部垫枕休息
C. 推拿
D. 手术减压
E. 按摩

（35~37 题共用题干）

女，13 岁。右膝关节疼痛 2 个月，就诊于当地医院，诊断为生长痛，未予以特殊诊治。昨天在学校跑步时突然摔倒，疼痛剧烈，无法活动，右下肢畸形明显。急诊送往医院，X 线片示右股骨下段骨折，骨折线分离，骨折两侧可见虫蚀样骨质破坏，髓腔内骨质硬化。

35. 最可能的诊断是

A. 右股骨急性骨髓炎，创伤性骨折
B. 右股骨创伤性骨折
C. 右股骨骨巨细胞瘤，病理性骨折
D. 右股骨应力性骨折
E. 右股骨骨肉瘤，病理性骨折

36. 对该患者的急诊处理是

A. 急诊手术，截肢
B. 石膏外固定，穿刺活检
C. 急诊手术，外固定架固定
D. 石膏外固定，回家等待骨折愈合
E. 急诊手术，切开复位内固定

37. 在化疗过程中，患者疼痛和肿胀加重，骨质破坏增加，血管神经束被肿瘤包裹，首选的治疗方法是

A. 给予强烈镇痛药
B. 肿瘤刮除，股骨下段肿瘤型假体置换术
C. 截肢术
D. 继续化疗至足够疗程
E. 大剂量放疗

（38~40 题共用题干）

男，30 岁。车祸 2 小时后来院，一般情况尚好，右小腿中上段皮裂伤 14cm，软组织挫伤较重，胫骨折端有外露，出血不多。

38. 在进行 X 线摄片前，应该进行的处理是

A. 行气压止血带止血
B. 石膏固定
C. 急送手术室
D. 跟骨结节牵引
E. 行简单的外固定及局部包扎

39. 此时最佳的处理方法是

A. 清创术，骨折复位，钢板内固定
B. 清创术，石膏管型固定
C. 清创术，手法复位，髓针内固定
D. 清创术，夹板固定
E. 清创术，骨折复位，外固定支架固定

40. 术后 2 天，患者出现发热，体温 39.1℃，伤口有脓性分泌物，细菌培养为金黄色葡萄球菌，此时最佳的处理措施是

A. 伤口引流，去除外固定支架固定，改为加压钢板内固定
B. 伤口引流，继续用外固定支架固定
C. 伤口引流，去除外固定支架固定，改为髓内针内固定
D. 伤口引流，去除外固定支架固定，改为石膏外固定
E. 伤口引流，去除外固定支架固定，改为牵引外固定

（41~44 题共用题干）

男，60 岁。6 小时前双大腿中段被汽车撞伤。查体：脉率 120 次/分，血压 70/50mmHg，双大腿中段严重肿胀，有骨擦音及反常活动，足背动脉可扪及。X 线片示双股骨中段斜形骨折。

41. 此患者哪种危及生命的问题需要立即处理

A. 缺血性骨坏死　B. 失血性休克　C. 坐骨神经损伤

D. 挤压综合征　E. 骨筋膜隔室综合征

42. 经过骨牵引治疗 1 周后，生命体征平稳，局部皮肤正常。X 线片示两处骨折复位均较差，有重叠、成角移位。此时最好的治疗方法是

A. 继续调整牵引角度，加大牵引重量

B. 改用小夹板外固定

C. 小夹板外固定 + 骨牵引

D. 手法复位 + 双侧髋“人”字石膏外固定

E. 切开复位内固定

43. 骨折愈合后 1 年，左膝屈膝活动度差，X 线摄片未发现异常。最可能的原因是

A. 内固定影响关节活动　B. 股四头肌腱粘连伴关节僵硬

C. 创伤性关节炎　D. 关节强直

E. 软组织损伤严重

44. 针对上述病情，最恰当的处理是

A. 手术松解股四头肌腱及关节周围粘连组织

B. 人工膝关节置换术

C. 配合中草药治疗

D. 继续理疗 + 功能锻炼

E. 左膝关节融合术

（45~48 题共用题干）

男，60 岁。搬运工人，因间歇性跛行 1 年，加重 1 个月来就诊，无烟酒嗜好，亦无外伤史。

45. 首先考虑的诊断为

A. 动脉闭塞性脉管炎　B. 腰臀部软组织劳损

C. 腰椎间盘突出症　D. 先天性心脏畸形，伴右向左分流

E. 腰椎管狭窄症

46. 体格检查最可能发现的是

A. 足背动脉搏动明显减弱　B. 口唇发绀

C. 直腿抬高试验阳性　D. 腰臀部明显压痛点

E. 腰腿部无明显阳性体征

47. 除腰椎正侧位 X 线片外，进一步的辅助检查应该是

A. 腰椎 CT　B. 胸部 X 线平片　C. 下肢血管超声检查

D. 脑电图　　E. 肌电图

48. 现阶段最适宜的治疗方法

A. 腰椎板切除椎管减压手术　　B. 镇痛药

C. 卧床休息　　D. 腰背部推拿按摩

E. 神经营养药治疗

(49~52 题共用题干)

女，38 岁。1 小时前被机器碾压伤，局部疼痛、肿胀、畸形、活动障碍，X 线片提示肱骨中下段粉碎性骨折。

49. 体格检查时应特别注意

A. 有无伸肘功能障碍　　B. 有无屈肘功能障碍

C. 有无伸腕功能障碍　　D. 有无屈腕功能障碍

E. 有无拇指对掌功能障碍

50. 患者出现下列哪种情况时，需立即手术切开复位内固定

A. 严重的骨折类型　　B. 局部皮肤有挫裂伤口

C. 观察期间，局部肿胀逐渐加重　　D. 桡动脉搏动消失

E. 前臂外侧皮肤感觉减退

51. 经过闭合复位临时固定一周，局部肿胀消退，没有出现其他并发症，准备采用牢固的外固定，以下哪一种固定方法最不适当

A. 外展支架　　B. 单臂外固定支架　　C. 悬吊石膏

D. 胸肱石膏　　E. 小夹板固定

52. 如果患者闭合复位失败，经适当的术前准备后行切开复位，钢板螺丝钉内固定，手术满意，固定坚强可靠，术后什么时候可开始进行肩肘关节功能锻炼

A. 术后当天　　B. 术后 1 周内　　C. 术后 2~3 周

D. 术后 3 个月　　E. 术后 1 年

(53~55 题共用题干)

女，25 岁。骑自行车不慎摔倒跌伤左大腿，大腿中段可见皮肤破损，创面少量渗血，受伤部位剧痛，急救人员到达时患者平卧于地面，面色苍白，呼吸困难。

53. 急救人员的首要任务是

A. 给予破伤风抗毒素　　B. 判断生命体征和支持

C. 给予抗菌药物　　D. 包扎和止血

E. 复位与固定

54. 急诊室 X 线片证实为股骨中段骨折，给予输液、清创缝合，发现创面污染较轻，理想的治疗方法是

A. 髓内钉固定　　B. 保守治疗　　C. 外固定架固定

D. 皮肤牵引　　E. 胫骨结节牵引

55. 术后 4 个月复查，见断端骨折线清晰，无明显骨痂，进一步的处理是

A. 继续观察，无须处理　　B. 切开复位内固定

C. 髓内钉动力化　　D. 断端切开植骨

E. 取出髓内钉，换用钢板螺钉固定

（56~58 题共用题干）

女，40 岁。右膝肿痛 1 年，反复发作，近 2 个月膝关节活动受限，膝关节内穿刺抽出血性液体、不凝，X 线片示膝关节肿胀、关节面完整、间隙正常，未见关节内游离体。

56. 该患者诊断应考虑为

A. 风湿性关节炎　　B. 色素沉着绒毛结节性滑膜炎

C. 化脓性关节炎　　D. 滑膜软骨瘤病

E. 类风湿关节炎

57. 治疗宜采用

A. 关节穿刺抽液后加压包扎　　B. 膝关节滑膜切除术

C. 关节穿刺抽液后，关节内注入泼尼松龙　　D. 长腿石膏托固定

E. 关节切开，闭式引流

58. 如果采用手术治疗，术后应特别预防

A. 跛行　　B. 下肢肌肉萎缩　　C. 膝关节屈曲功能受限

D. 病变复发　　E. 膝关节伸膝功能受限

（59~60 题共用题干）

男，21 岁。右手背被刀片划伤 3 小时。急诊体格检查：手背尺侧有一约 2cm 长锐器伤口，深及皮下，右第 4 掌指关节不能伸直。

59. 下列哪项诊断最有可能

A. 环指指深屈肌腱断裂　　B. 小指指深屈肌腱断裂

C. 环指伸肌腱断裂　　D. 小指伸肌腱断裂

E. 小指指浅屈肌腱断裂

60. 下列哪种处理方式最适宜

A. 清创、缝合皮肤，肌腱损伤留待二期处理

B. 清创，缝合肌腱，包扎

C. 包扎伤口，留待自然愈合

D. 清创，缝合肌腱，石膏固定

E. 冲洗伤口，包扎

（61~63 题共用题干）

患者在车祸中造成左小腿中下段外伤，疼痛、流血、异常活动，被人简单包扎后立即送到附近医院，经检查发现小腿中下段胫腓骨骨折，诊断为小腿中下段开放性骨折。

61. 如果此人伤口 1cm，为骨折断端刺破皮肤，短斜形骨折，正确、最简单的处理方法是

A. 清创、钢板固定　　B. 清创后按照闭合骨折处理，石膏固定

C. 清创、交锁髓内针固定　　D. 清创后小夹板固定

E. 清创后外固定架固定

62. 如果此人为粉碎性骨折，伤口在小腿前内侧，长度约 8cm，直接缝合伤口差 1cm，清

创后最合理的处理是

A. 骨折钢板内固定，减张缝合　B. 跟骨牵引，减张缝合
C. 石膏固定，减张缝合　D. 交锁钉固定，减张缝合
E. 外固定架固定，减张缝合

63. 最可能发生的问题是

A. 肢体短缩　B. 畸形愈合　C. 骨折延迟或不愈合
D. 足下垂　E. 感染，骨髓炎

(64~65 题共用题干)

男，36 岁。车祸致肩部外伤半小时。查体：左锁骨中外 1/3 处明显畸形，局部肿胀明显，淤血，桡动脉搏动触不到，手部发凉，皮色苍白，血压 80/40mmHg。

64. 首先应采取的处理措施是

A. X 线检查　B. 各项实验室检查　C. 血管造影
D. 补液抗休克　E. 整复骨折，固定

65. 正确的治疗方法是

A. 手法复位，横"8"字绷带固定
B. 手法复位，石膏固定
C. 牵引治疗
D. 手术切开复位、内固定，同时探查臂丛神经
E. 手术探查受损血管并修复血管，骨折复位、内固定，加适当外固定

(66~67 题共用题干)

男，36 岁。车祸致伤 2 小时。查体：右小腿有一长约 16cm 斜形伤口，有沙土污染，胫骨断端外露，出血不多，周围软组织广泛挫伤。

66. 在 X 线摄片以前，首先要进行的处理是

A. 行简单的外固定及局部包扎　B. 止血带止血
C. 清创术　D. 跟骨结节牵引
E. 静脉输液，应用抗生素

67. 彻底清创后，下列不符合治疗原则的是

A. 外固定支架固定
B. 用硅胶管置于伤口内最深处，外接负压引流瓶，于 24~48 小时后拔除
C. 应用抗生素预防感染
D. 一期缝合伤口，将开放伤变为闭合伤
E. 注射破伤风抗毒素

(68~69 题共用题干)

男，18 岁。20 分钟前走路不慎跌倒伤及右上肢。查体：右手无畸形，稍肿胀，无反常活动及骨擦感，右桡骨远端压痛，右腕关节活动障碍。

68. 下列说法不正确的是

A. 可首先排除骨折　B. 需 X 线摄片以协助诊断　C. 注意有无合并伤

D. 暂不排除骨折　　E. 不应反复查骨擦感及反常活动

69. 如果X线检查诊断为桡骨远端骨折，无明显移位，治疗方法宜采取

A. 钢板内固定　　B. 石膏外固定　　C. 外固定支架固定

D. 外展架固定　　E. 皮肤牵引

答案与解析

1. D　2. C　3. B　4. C　5. E　6. C　7. B　8. C　9. E　10. A　11. C　12. B　13. D　14. D　15. D　16. E　17. D　18. A　19. C　20. C　21. D　22. C　23. B　24. D　25. A　26. C　27. C　28. D　29. D　30. C　31. A　32. A　33. B　34. D　35. E　36. B　37. C　38. E　39. E　40. B　41. B　42. E　43. B　44. A　45. E　46. E　47. A　48. A　49. C　50. D　51. C　52. B　53. B　54. A　55. A　56. B　57. B　58. D　59. C　60. D　61. B　62. E　63. C　64. D　65. E　66. A　67. D　68. A　69. B

2. C【**解析**】单纯性肩关节脱位复位后，一般采用三角巾悬吊上肢，肘屈曲90°，腋窝处棉垫固定3周，如合并大结节骨折者，应延长1~2周。

3. B【**解析**】新鲜肩关节前脱位，局部麻醉下手法复位，绝大部分均能成功。复位后将患肢置于体侧，三角巾托起3周，以利于脱位同时损伤的软组织愈合，减少复发性脱位的机会。固定期间应做手和腕的功能练习。

9. E【**解析**】根据题干信息，该患者应以去除椎管内骨片，解除神经压迫，恢复脊柱稳定性为治疗原则，故必须手术。

10. A【**解析**】严重的肢体离断，断端毁损严重，直接再植困难，应当按标准方法截肢，不应当残端清创缝合。

12. B【**解析**】患者股骨颈骨折治疗后骨折不愈合，而股骨头外形尚未改变，治疗方案首选手术切开内固定加植骨术。如用带血管蒂的植骨块，则更易愈合。全髋关节置换术主要用于大面积的骨坏死和严重的关节面塌陷阶段，可根据患者年龄、骨质情况、全身状况和活动量选择假体类型和固定方式。

13. D【**解析**】患者右胫腓骨中段骨折，因所受外力较大，估计小腿软组织损伤较重，很快引起肢体肿胀等。如用闭合复位加管型石膏固定，易引起小腿骨筋膜隔室综合征，故不宜选用。

15. D【**解析**】肌腱外露不适合游离植皮，邻指带蒂皮瓣较简单，对于小的手部软组织缺损较合适。

19. C【**解析**】颈椎牵引能限制颈椎活动，可解除肌痉挛，使颈椎间的空隙增宽，减少椎间盘压力，从而减轻或消除对神经根的压迫和对椎动脉的刺激，有利于解除疼痛和麻木等症状。

21. D【**解析**】神经移植时，不可取同侧桡神经浅支修复尺神经，以免手麻木区过大。

22. C【**解析**】此患者骨折后1年，X线片示骨折两断端增白、无骨性连接，诊断为骨不愈合，加上有缩短畸形，不能负重，故应切开复位内固定、同时植骨。

30. C【解析】火器伤的全身治疗与一般创伤相同，主要是全面了解伤情，积极防治休克，维持呼吸、循环的稳定。局部治疗主要是尽早清创，充分显露伤道，清除坏死和失活的组织，清创后不宜一期缝合，因为初期清创时，挫伤区和震荡区参差交错，不易判断。此时应保持伤口引流通畅 3~5 天，之后酌情行延期缝合。同时，应积极抗感染和支持治疗。

31. A【解析】患者伤口开放、有污染，需清创；骨片较大，应该保留，以免造成骨缺损，导致骨折不愈合。伤口污染，不宜应用内固定，可选用外固定器固定，否则易导致感染。

34. D【解析】此患者有外伤史，腰椎体压缩性骨折超过 1/2，有骨折块压迫脊髓，故需要手术治疗，以解除对脊髓的压迫和恢复脊柱的稳定性。

49. C【解析】机器碾压伤致肱骨中下段粉碎性骨折，常合并桡神经损伤，可出现垂腕，注意检查伸腕功能。

50. D【解析】桡动脉搏动消失说明肱动脉断裂，会导致前臂缺血性坏死，应立即手术修复。

51. C【解析】悬吊石膏靠重力牵引，不能牢固固定骨折断端。

52. B【解析】肱骨干骨折无论是手法复位外固定，还是切开复位内固定，术后均应早期进行功能锻炼。患者手术满意，固定坚强可靠，术后 1 周内即可开始被动活动肩关节和肘关节，锻炼腕关节及掌指关节。

54. A【解析】患者股骨骨折合并大量出血，不宜采用保守治疗，钢板、带锁髓内钉固定是大多数股骨干骨折的手术治疗方案。

56. B【解析】色素沉着绒毛结节性滑膜炎的好发年龄为 20~40 岁，以膝关节最多见，膝关节可触及柔韧肿块，并有弥漫性压痛，甚至可侵蚀骨组织。腱鞘也可发生，手的屈肌腱鞘比较多见，形成孤立性硬韧结节。关节积液可抽出血性或黄褐色液体。根据题干信息，考虑患者最可能诊断为色素沉着绒毛结节性滑膜炎。

58. D【解析】治疗可手术切除病变滑膜。术后应辅以放疗，以防止复发。

62. E【解析】皮肤缺损，伤口张力较大，不能直接缝合者，如周围皮肤及软组织损伤较轻，可在伤口一侧或两侧做与伤口平行的减张切口。软组织损伤严重的开放性胫腓骨干双骨折，在进行彻底的清创术后，选用髓内针或外固定架固定，同时做局部皮瓣或肌皮瓣转移覆盖创面，使内固定物或骨质不显露。

第五章　外科通用部分

第一节　普外科

一、单选题

1. 下肢静脉曲张的主要并发症是
A. 小腿溃疡　B. 深静脉血栓形成　C. 深静脉瓣膜功能不全
D. 小腿丹毒　E. 足部发绀

2. 腋窝Ⅱ组淋巴结位于
A. 胸大肌外侧
B. 胸小肌外侧
C. 胸小肌后方的腋窝淋巴结，胸大、小肌间淋巴结
D. 胸大肌内侧
E. 胸小肌内侧

3. 诊断腹外疝绞窄时，下列最重要的是
A. 有无休克　B. 疝块有否压痛
C. 疝块不能回纳的时间长短　D. 疝内容物有无血液循环障碍
E. 疝块局部是否发红

4. 下肢深静脉血栓形成根据解剖部位的分型，不包括
A. 混合型　B. 髂－股静脉血栓形成　C. 中央型
D. 周围型　E. 原发型

5. 髂－股静脉血栓形成后可发生的严重致命并发症为
A. 血栓性静脉炎　B. 下肢动脉闭塞，肢体缺血性坏死
C. 肺栓塞　D. 下腔静脉阻塞
E. 下肢溃疡、感染致全身感染

6. 电除颤时，电极板放置的位置为
A. 胸骨右缘第 2、3 肋间及心尖区
B. 胸骨右缘第 3 肋间及左缘胸骨第 2 肋间
C. 胸骨右缘第 2 肋间及左缘胸骨第 2 肋间
D. 胸骨左缘第 2 肋间及心尖区
E. 胸骨左缘第 3 肋间及心尖区

7. 下列选项中，大量呕血又不易控制的常见病是
A. 应激性溃疡出血

B. 十二指肠溃疡球部以下出血
C. 食管静脉曲张破裂出血
D. 肠道感染出血
E. 胃癌出血

8. 肝癌与肝脓肿鉴别时，最容易混淆诊断的是
A. 肝区疼痛　B. 肝癌坏死液化　C. 发热
D. 右上腹部肿块　E. 贫血

9. 急性腹膜炎患者若无休克，应采取的体位是
A. 半卧位　B. 平卧位　C. 侧卧位
D. 头高脚低位　E. 坐位

10. 关于急性腹膜炎的病因，下列哪项不恰当
A. 绞窄性肠梗阻，细菌通过坏死肠壁进入腹腔
B. 腹内脏器急性炎症扩散到腹腔
C. 消化道穿孔，消化液进入腹腔
D. 肺部的急性感染，细菌通过血流到达腹腔
E. 女性尿路感染，含有细菌的尿液渗入腹腔

11. 关于急性腹膜炎手术指征的叙述，错误的是
A. 无论原发性腹膜炎或继发性腹膜炎，一经确诊均应行手术治疗
B. 经非手术治疗 6~8 小时后（一般不超过 12 小时）症状、体征加重
C. 中毒症状明显，伴有休克表现
D. 继发于急性出血坏死性胰腺炎的弥漫性腹膜炎
E. 弥漫性腹膜炎无局限趋势

12. 急性阑尾炎最常见的原因为
A. 阑尾血运差　B. 异位阑尾　C. 阑尾腔内梗阻
D. 阑尾系膜过短　E. 阑尾壁淋巴组织丰富

13. 提示存在消化道肿瘤的报警症状中不包括
A. 黑便　B. 嗳气　C. 消瘦
D. 吞咽困难　E. 贫血

14. 直肠癌切除术能否保留肛门，主要取决于
A. 肿瘤有无远处转移　B. 肿瘤的病理类型
C. 肿瘤是否已侵犯肠管周围　D. 肿瘤距肛门的距离
E. 直肠及乙状结肠的长度

15. 下列哪项不符合妊娠合并阑尾炎特点及处理原则
A. 疼痛位置不典型　B. 以保守治疗为主　C. 炎症易扩散
D. 可导致流产　E. 腹膜刺激征不明显

16. 急性腹膜炎最主要的临床表现是
A. 全身疲乏　B. 腹膜刺激征　C. 叩出移动性浊音

D. 肠鸣音消失　　E. 高热、脉快

17. 外科治疗门静脉高压症最主要的目的是

A. 减轻肝性脑病　　B. 纠正血小板减少

C. 预防腹水并发感染　　D. 防治食管胃底静脉曲张破裂出血

E. 治疗顽固性腹水

18. 治疗门静脉高压症食管胃底静脉曲张破裂出血，紧急情况下暂时控制出血的有效方法是

A. 应用促凝血药　　B. 立即输血　　C. 立即补液

D. 用三腔双囊管压迫　　E. 局部注射硬化剂

19. 怀疑肛管直肠肿瘤，最简单而重要的检查是

A. 直肠指检　　B. 乙状结肠镜　　C. 直肠镜

D. X 线气钡灌肠　　E. B 超

20. 诊断急性阑尾炎最重要的体征是

A. 右下腹有肌紧张　　B. 右下腹有反跳痛

C. 右下腹有明显固定压痛点　　D. 闭孔内肌试验阳性

E. 结肠充气试验阳性

21. 低位小肠梗阻的临床特点应为

A. 腹胀，呕吐明显、可为粪样内容物，排便、排气停止

B. 以腹痛、呕吐不明显，无排便、排气停止

C. 无呕吐，以排便、排气停止为著，腹痛轻微，无腹胀

D. 腹痛、呕吐及排便、排气停止，无腹胀

E. 以腹痛和腹胀为主，无呕吐，无排气、排便停止

22. 十二指肠溃疡手术适应证中，哪项不恰当

A. 有穿孔史，溃疡呈活动性　　B. 病史长，发作频繁

C. 反复多次大出血　　D. 胰源性溃疡

E. 年龄在 45 岁以上

23. 胃癌患者出现以下哪一项临床表现，应考虑发生了远处转移

A. 上腹部触及肿块　　B. 腹水　　C. 贫血

D. 消瘦　　E. 直肠指检触及盆腔肿块

24. 常导致休克，且休克不易纠正的急腹症见于

A. 阑尾炎穿孔　　B. 急性水肿性胰腺炎　　C. 溃疡病急性穿孔

D. 肠伤寒穿孔　　E. 急性梗阻性化脓性胆管炎

25. 嵌顿疝与绞窄疝的主要鉴别要点是

A. 嵌顿疝是否为闭袢性　　B. 有无休克表现　　C. 疝嵌顿的时间

D. 有无肠梗阻症状　　E. 疝内容物有无血运障碍

26. 下列哪项是手术中鉴别直疝与斜疝最可靠的依据

A. 精索与疝囊的关系　　B. 疝囊颈与腹壁下动脉的关系

C. 疝块与腹股沟深环的关系　　D. 疝块是否进入阴囊

E. 是否产生嵌顿

27. 关于腹股沟斜疝的处理，不恰当的是

A. 婴幼儿斜疝可行疝囊高位结扎术

B. 超过 12 小时的嵌顿疝，可行手法复位

C. 1 周岁以下的婴儿可应用保守治疗

D. 疝修补术不适合绞窄性斜疝

E. 手术的目的是消除腹腔内脏突出的空间，加强腹壁薄弱区

28. 老年复发性腹股沟斜疝，最好的手术方法是

A. 巴西尼（Bassini）疝修补术　　B. 单纯疝囊高位结扎术

C. 弗格森（Fergusson）疝修补术　　D. 麦克维（McVay）疝修补术

E. 腹股沟深环修补法

29. 检查腹股沟疝时，压迫腹股沟管深环的部位应在

A. 肿块隆起最明显处　　B. 耻骨结节外缘

C. 腹股沟韧带中点　　D. 精索的前内方

E. 腹股沟韧带中点上方约一横指处

30. 根据解剖生理特点，下列哪项是判断大隐静脉曲张患者能否手术治疗的关键

A. Pratt 试验　　B. 特伦德伦堡（Trendelenburg）试验

C. 佩尔特斯（Perthes）试验　　D. Burger 试验

E. 毛细血管充盈试验

31. 血栓闭塞性脉管炎常见的临床症状不包括

A. 病肢远侧动脉搏动减弱　　B. 间歇发作的突发性疼痛

C. 静息痛　　D. 对寒冷敏感性增加

E. 局部皮肤颜色改变

32. 关于下肢静脉曲张，下列描述哪项不恰当

A. 病理改变在静脉壁中层的肌组织和弹力组织

B. 静脉壁薄弱和静脉压增高为主要病因

C. 主要发生在下肢浅静脉的大、小隐静脉

D. 交通支瓣膜功能不全时，应在曲张静脉切除后将交通支结扎切断

E. 曲张静脉内血的含氧量高

33. 血栓闭塞性脉管炎的保守治疗，不包括

A. 防止患肢外伤　　B. 局部保暖，但不宜过热

C. 中西医扩张血管的药物治疗　　D. 步行锻炼，每日 3 次，每次 2 千米

E. 绝对禁烟

34. 血管闭塞性脉管炎施行腰交感神经切除术时，应切除

A. 病侧 L_2、L_3、L_4 交感神经节及神经链

B. 病侧及对侧 L_2 交感神经节及神经链

C. 对侧 L_2 交感神经节及神经链

D. 对侧 L_3、L_4 交感神经节及神经链

E. 病侧及对侧 L_3、L_4 交感神经节及神经链

35. 有关血栓闭塞性脉管炎的治疗，下列哪项是错误的

A. 应用高压氧治疗，增加肢体供氧量

B. 可应用扩张血管的药物治疗

C. 腰交感神经切断术适合腘动脉远侧动脉狭窄者

D. 腰交感神经切断术的目的是镇痛

E. 旁路转流术适合于动脉局段性闭塞患者

36. 下列哪项是血栓闭塞性脉管炎最突出的症状

A. 患肢疼痛　B. 患肢溃疡　C. 游走性浅静脉炎

D. 患肢皮肤色泽改变　E. 患肢动脉搏动减弱

37. 下列不是肝脏闭合性损伤特点的是

A. 多见于肝脏膈面　B. 可致胆道出血

C. 常合并其他脏器损伤　D. 无腹膜刺激征

E. 较易引起低血容量性休克

38. 急性动脉栓塞临床表现中除外

A. 动脉搏动减弱，以至消失

B. 皮肤呈苍白色，皮肤温度下降

C. 往往最早出现疼痛，常伴有触痛

D. 患肢远端感觉异常，甚至丧失，并可出现运动受损

E. 疼痛、皮温下降及触觉障碍的平面与动脉栓塞平面均一致

39. 血栓闭塞性脉管炎的主要病变部位是

A. 腋动脉、肱动脉　B. 股动脉、腘动脉　C. 四肢大血管

D. 四肢中小动静脉　E. 肱动脉、股动脉

40. 血栓闭塞性脉管炎时

A. Trendelenburg 试验阳性　B. Perthes 试验阳性

C. Pratt 试验阳性　D. Buerger 试验阳性

E. Trendelenburg 试验阴性

41. 晚期乳腺癌的临床表现不包括

A. 肿块固定

B. 患侧上肢淋巴水肿

C. 肿块破溃

D. 同侧锁骨上淋巴结肿大，与组织粘连

E. 肿块表面皮肤凹陷

42. 乳腺 X 线摄影，以下哪一项不是乳癌征象

A. 乳腺局部区域 3 个圆形钙化　B. 高密度影周围有透亮环

C. 乳腺内泥沙样钙化　　D. 乳腺高密度毛刺影
E. 邻近高密度影的皮肤增厚凹陷

43. 关于胃癌淋巴结转移，哪项不恰当
A. 一般情况下，胃癌淋巴结转移按淋巴引流顺序进行
B. 早期胃癌无淋巴结转移
C. 淋巴结转移是胃癌主要转移途径
D. 胃癌转移至左锁骨上淋巴结是通过胸导管转移的
E. 胃癌可通过肝圆韧带淋巴管转移至脐周

44. 乳腺癌乳腺 X 线摄影的典型表现为
A. 片状或结节状致密影，和周围腺体组织密度类似
B. 高密度影肿物，边缘呈毛刺状，可见小簇状、沙砾样钙化
C. 密度均匀的肿物，可见圆圈及小斑片状钙化
D. 密度均匀的肿物，边界较清晰、整齐
E. 密度不均匀，边界清楚

45. 下述与急性胰腺炎发病最密切的是
A. 胆囊结石进入胆总管　　B. 内镜逆行胰胆管造影术（ERCP）
C. 感染伤寒沙门菌　　D. 环状胰腺
E. 甲状旁腺功能亢进症

46. 下列哪种乳腺癌的恶性程度最高
A. 湿疹样癌　　B. 髓样癌　　C. 硬癌
D. 黏液癌　　E. 炎性乳癌

47. 乳腺癌改良根治术中损伤患者胸长神经，患侧会出现
A. 前锯肌瘫痪，翼状肩　　B. 上臂后内侧皮肤麻木
C. 胸大肌外侧萎缩　　D. 前臂内旋、外展无力
E. 胸小肌萎缩

48. 引起急性胆囊炎的常见病因是
A. 胆道蛔虫进入胆囊　　B. 胆囊息肉继发感染
C. 胆囊结石堵塞胆囊管　　D. 胰腺炎致胰液反流
E. 胆总管下端梗阻

49. 下述不是晚期乳腺癌表现的是
A. 患侧手臂水肿　　B. 乳房及周围有广泛的皮肤水肿
C. 锁骨上淋巴结转移　　D. 患侧腋下多个淋巴结肿大
E. 皮肤破溃形成溃疡

50. 下列有关乳腺癌叙述，哪项不恰当
A. 内分泌治疗是乳腺癌治疗的一个重要组成部分
B. 早期表现为无症状性乳房肿块
C. 癌肿的大小是决定其预后的唯一因素

D. 最常见的远处转移为肺、骨、肝

E. 发病率与雌激素水平有明显关系

51. 绞窄性肠梗阻的体征不包括

A. 呕吐物为血性液　B. 腹部有孤立胀大的肠袢　C. 全腹均匀膨胀

D. 有腹膜刺激征或固定压痛　E. 疼痛为持续性，阵发加重

52. 急性乳腺炎形成脓肿后切开引流，下列哪项不恰当

A. 必要时做对口引流　B. 切口应引流通畅

C. 切口多选择按放射方向切开　D. 不要分离脓肿隔膜，以防扩散

E. 乳房后脓肿可做弧形切口

53. 肝性脑病的分期不包括

A. 前驱期　B. 兴奋期　C. 昏迷期

D. 昏睡期　E. 昏迷前期

54. 急性乳腺炎最多见于

A. 经产妇　B. 全身抵抗力较强　C. 先天乳头内陷

D. 有乳腺囊性增生症病史　E. 乳头皮肤破溃损伤

55. 下类选项中，诊断甲状腺功能亢进症（甲亢）最可靠的检查方法是

A. 血三碘甲腺原氨酸（T_3）、甲状腺素（T_4）　B. 心电图检查

C. 放射性碘摄取试验　D. 基础代谢率测定

E. 血清蛋白结合碘测定

56. 有关肝癌，下列哪项叙述不恰当

A. 多以肝区疼痛为首发症状

B. 早期施行手术仍是最有效的疗法

C. 肝大是中晚期肝癌最常见的体征

D. 甲胎蛋白（AFP）阴性可以除外原发性肝癌的诊断

E. AFP明显持续升高，并有影像学证据可以诊断

57. 引起单纯性甲状腺肿的病因最常见的是

A. 甲状腺素需要量增高

B. 碘缺乏

C. 某些食物或药物导致甲状腺素分泌过程障碍

D. 某些食物或药物导致甲状腺素合成过程障碍

E. 先天性缺少合成甲状腺素的酶

58. 单纯性甲状腺肿的治疗方法中，下列错误的是

A. 一般可口服小剂量甲状腺制剂

B. 青少年单纯性甲状腺肿是手术禁忌证

C. 胸骨后明显甲状腺肿，需手术治疗

D. 结节性单纯性甲状腺肿继发有甲状腺功能亢进的综合征，应早期手术治疗

E. 绝经期后甲状腺结节短期内突然增大，说明有恶变，需尽快手术

59. 下列哪项不是溃疡性结肠炎的手术适应证

A. 中毒性巨结肠　　B. 肠穿孔　　C. 癌变

D. 暴发型溃疡性结肠炎　　E. 脓肿和瘘管形成

60. 下列不是单纯性甲状腺肿手术指征依据的是

A. 有明显压迫症状　　B. 胸骨后甲状腺肿　　C. 继发甲亢

D. 病史较长者　　E. 疑有恶变者

61. 下列直肠与腹膜关系的叙述，正确的是

A. 直肠为腹腔外肠道　　B. 直肠上 1/3 全被腹膜覆盖

C. 直肠中 1/3 前面有腹膜　　D. 直肠下 1/3 两侧有腹膜覆盖

E. 直肠中 1/3 两侧有腹膜覆盖

62. 男，57 岁。胸部创伤，胸部 X 线片示左侧第 7 肋骨骨折，无血气胸。其处理应当首选采用

A. 骨折切开固定　　B. 诊断性胸腔穿刺

C. 放置胸腔引流管　　D. 开胸探查

E. 镇痛，24 小时后复查胸部 X 线片

63. 女，46 岁。反复发作右上腹疼痛半年，多为餐后发生，并向右肩部放射。检查：肥胖，血压 110/80mmHg，心率 90 次/分，右上腹轻度压痛，无腹肌紧张。此患者最可能是下列哪项诊断

A. 高位急性阑尾炎　　B. 胆囊息肉　　C. 十二指肠溃疡

D. 急性胃炎　　E. 慢性胆囊炎，胆石症

64. 女，43 岁。左乳头溢液十余天。无不适症状。查体：乳房视诊无异常发现，未扪及肿块，无压痛，按压左乳晕外上方可见黄褐色溢液。门诊首选的检查是

A. 热图像检查

B. 乳腺 X 线摄影、溢液涂片细胞学检查

C. B 超检查

D. 穿刺细胞学检查

E. 近红外线扫描

65. 男，42 岁。右颈前气管三角区可触及多发肿大淋巴结，质硬，较固定，最常见的病因是

A. 肺结核　　B. 甲状腺癌　　C. 乳腺癌

D. 急性扁桃体炎　　E. 肺癌

66. 女，65 岁。因发现右侧乳房近乳头处包块半年来院就诊，既往体健。查体：右侧乳腺外上象限近乳头处可触及约 3.0cm × 1.5cm 质硬肿物，肿物局部皮肤稍凹陷，无压痛，边界尚清，腋窝未触及明显肿大淋巴结。对明确诊断最有意义的检查项目是

A. 红外线摄影　　B. 乳腺 X 线摄影　　C. B 超检查

D. CT 检查　　E. 切除或穿刺活检

67. 女，40 岁，教师。左下肢静脉迂曲扩张 15 年，长期站立有酸胀感，近 2 年右足靴区颜

色加深，肿胀，大隐静脉瓣功能试验阳性，深静脉通畅试验阴性，诊断最可能是

A. 单纯性下肢静脉曲张　　B. 原发性下肢深静脉瓣膜功能不全

C. 下肢深静脉血栓形成　　D. 动静脉瘘

E. 血栓性浅静脉炎

68. 女，52岁。肥胖。右腹股沟韧带下方卵圆窝处可见3cm×3cm半球状突起，局部有胀痛感。平卧时突起可变小、变软，但有时不完全消失。查体：卵圆窝处咳嗽冲击感不明显。最常用的手术方式是

A. Shouldice 疝修补术　　B. 霍尔斯特德（Halsted）疝修补术

C. 巴西尼（Bassini）疝修补术　　D. Ferguson 疝修补术

E. 麦克维（McVay）疝修补术

69. 男，70岁。肝炎病史16年，近2月来食欲缺乏、消瘦，肝区疼痛。查体：轻度黄疸，面部有蜘蛛痣，腹膨隆，肝肋下4cm，质硬、压痛。脾肋下3cm，移动性浊音阳性。临床上应首先考虑的是

A. 肝硬化　　B. 慢性肝炎　　C. 原发性肝癌

D. 继发性肝癌　　E. 结核性腹膜炎

70. 男，50岁。乙型肝炎表面抗原阳性多年，近期出现肝区痛、食欲缺乏、消瘦，查体：肝大（肋下4cm）、质硬，肝边缘不整，最有可能的诊断是

A. 急性肝炎　　B. 慢性活动性肝炎　　C. 大结节性肝硬化

D. 原发性肝癌　　E. 肝脓肿

71. 男，26岁。右侧腹股沟区发现可复性肿块4年，6小时前患者发现肿块突然增大、剧烈疼痛。查体：右侧腹股沟区有6cm×5cm椭圆形肿块，触痛明显，腹部无压痛、反跳痛、腹肌紧张。首选的有效治疗是

A. 禁食、补液　　B. 手法复位　　C. 应用镇痛或镇静药

D. 急诊手术　　E. 应用抗生素

72. 男，58岁。右腹股沟斜疝嵌顿7小时来诊，既往有可复性腹股沟斜疝病史3年，检查：右侧腹股沟至阴囊有约10cm×6cm嵌顿疝，张力较高，表面皮肤无红肿，首选的治疗方法是

A. 试行手法复位　　B. 手术复位并行疝囊高位结扎术

C. 手术复位并行加强腹股沟管前壁的疝修补术　　D. 手术复位并行无张力疝修补术

E. 手术复位并行加强腹股沟管后壁的疝修补术

73. 女，45岁。1年来久站，长时间行走时，觉左下腹部胀痛不适。查体：T 36.5℃，P 80次/分，R 18次/分。BP 120/80mmHg，双肺呼吸音清，未闻及干湿性啰音，心律齐，腹软，无压痛，立位左腹股沟韧带下方内侧突起半球形肿物，平卧时可缩小，咳嗽时无明显冲击感，压迫腹股沟深环后肿物仍可复出。该患者最适宜的手术方法是

A. Shouldice 疝修补术　　B. McVay 疝修补术

C. Bassini 疝修补术　　D. Halsted 疝修补术

E. Ferguson 疝修补术

74. 男，35岁。3周前上腹部被自行车把撞伤。近5天来上腹持续性胀痛，餐后加重，伴

恶心、呕吐。查体：体温38.5℃，上腹偏左明显膨隆，可扪及边界不清的痛性肿块，不活动。首选的检查应当是

A. 胸腹部X线透视　　B. 胃肠道钡餐透视　　C. 纤维十二指肠镜

D. 腹部B超检查　　E. 腹腔动脉造影

75. 女，51岁。1小时前因咳嗽突发右下腹疼痛，右腹股沟出现肿块，查体：全腹轻压痛，无腹肌紧张，肠鸣音亢进，右侧腹股沟韧带下方呈半球形隆起，不能回纳，有轻压痛，应采取的正确措施是

A. 急症手术复位，行McVay疝修补术　　B. 急症手术复位，行Ferguson疝修补术

C. 及时手法复位，密切观察　　D. 密切观察，病情加重及时手术

E. 观察，应用抗生素、镇痛药

76. 女，20岁。因低热、腹痛诊断为结核性腹膜炎。近日来呕吐、腹胀，未解粪便。查体：肠鸣音亢进。最可能的并发症是

A. 肠梗阻　　B. 肠穿孔　　C. 中毒性肠麻痹

D. 肠出血　　E. 腹腔脓肿

77. 男，74岁。左腹股沟可复性包块10年，不能回纳8小时，以左腹股沟斜疝嵌顿急诊手术，术中见部分嵌顿小肠肠管色暗，无蠕动，行部分肠切除，此时不宜行疝修补术的理由是

A. 术前准备不充分　　B. 术后易出现腹胀

C. 患者年龄大，伤口愈合能力低　　D. 术后易继发手术野感染

E. 术后易发生上呼吸道感染

78. 男，70岁。左侧腹股沟突出半球形包块，不降入阴囊，咳嗽冲击试验阴性，易还纳，应诊断为

A. 鞘膜积液　　B. 隐睾　　C. 股疝

D. 斜疝　　E. 直疝

79. 男，38岁。上腹疼痛6年。餐前痛，伴反酸，近日疼痛加重，且呈持续性向腰背部放射，有时低热。胃肠钡餐示十二指肠球部变形。WBC 11×10^9/L，N 0.78。诊断首先考虑为

A. 慢性胃炎　　B. 胃溃疡　　C. 胃癌

D. 十二指肠穿透性溃疡　　E. 胃黏膜脱垂

80. 男，59岁。因右腹股沟斜疝行手术治疗。术中发现疝囊壁的一部分由盲肠组成，此时的诊断为

A. 肠壁疝（Richter疝）　　B. 憩室疝（Littre疝）　　C. 滑动疝

D. 难复性疝　　E. 易复性疝

81. 男，42岁。腹部撞伤3小时，持续性腹痛，未排尿。查体：T 37.5℃，P 110次/分，BP 90/60mmHg，腹式呼吸受限，腹稍胀，全腹肌紧张，压痛阳性，腹部移动性浊音阳性，肠鸣音消失。实验室检查：Hb 100g/L，WBC 12×10^9/L。最佳治疗方案是

A. 抗休克治疗　　B. 急症剖腹探查　　C. 广谱抗生素治疗观察

D. 胃肠减压观察　　E. 导尿，留置尿管观察

82. 男，32岁。腹部钝性伤伴休克。经抗休克治疗好转。24小时后发生休克，最可能的原

因是

A. 肝破裂　　B. 气胸　　C. 脾破裂

D. 感染性休克　　E. 消化道出血

83. 男，45 岁。腹部撞伤后脐周痛 2 小时，呈持续性，伴恶心，无呕吐，腹部范围迅速扩大。查体：P 126 次/分，BP 146/90mmHg，全腹肌紧张，压痛和反跳痛阳性，肠鸣音消失。准备剖腹探查。手术治疗的原则不包括

A. 尽量分离粘连组织　　B. 处理原发病灶

C. 关腹前用生理盐水反复冲洗腹腔　　D. 留置引流管，保证引流通畅

E. 术后禁食并胃肠减压

84. 女，35 岁。腹泻、食欲缺乏、乏力、发热 5 个月余。粪便为黄色糊状，无黏液及脓血，3~5 次/天，体温 37.5~38℃。发病以来体重减轻约 8kg。最可能的诊断是

A. 阿米巴肠病　　B. 结肠癌　　C. 溃疡性结肠炎

D. 肠结核　　E. 克罗恩病

85. 女，50 岁。车祸致腹部损伤 3 小时。伤后腹痛、腹胀。在急诊室非手术治疗观察期间，最重要的措施是

A. 实验室检查的动态监测　　B. 全面了解损伤经过

C. 腹部 X 线检查　　D. 腹部 B 超的动态检查

E. 观察腹部体征的变化

86. 男，20 岁。急性阑尾炎术后第 1 天禁食，不应静脉补充的是

A. 水分 2000~2500ml　　B. 5% 碳酸氢钠溶液 1000ml

C. 氯化钾 3g　　D. 氯化钠 4g

E. 葡萄糖 150g

87. 男，72 岁。10 小时前突发昏迷。CT 诊断为脑出血，2 小时前胃管引流出咖啡色液体约 50ml，其上消化道出血最可能的原因是

A. 缺血性胃病　　B. 胆汁反流性胃炎

C. 感染引起急性胃黏膜病变　　D. 药物性胃炎

E. 应激引起急性胃黏膜病变

88. 男，7 岁。便血，排便时可见单个、鲜红色樱桃样肿物脱出，便后可自行回纳。应首先考虑的是

A. 肛瘘　　B. 内痔　　C. 直肠息肉

D. 血栓性外痔　　E. 肛管直肠周围脓肿

89. 男，70 岁。突发剧烈头痛、呕吐、左侧肢体活动障碍 6 小时，昏迷 5 小时。1 小时前呕暗红色血液 1 次。应首先考虑的呕血原因是

A. 急性胃黏膜病变

B. 黏膜下恒经动脉破裂出血（Dieulafoy 病）

C. 胃癌

D. 肝硬化食管胃底静脉曲张破裂

E. 十二指肠溃疡

90. 男，43 岁。右上腹疼痛 1 年。行 B 超检查：肝左外叶直径 10cm 占位性病变，边界不清，门静脉左支内可见癌栓，首选下列哪项治疗方案

A. 全身化学治疗　　B. 肿瘤局部放射治疗　　C. 手术治疗
D. 介入治疗　　E. 中医治疗

91. 男，52 岁。头颈部、双上肢浅Ⅱ°烧伤。伤后第 3 天出现黑便，量约 700ml。查体：P 107 次/分，BP 85/60mmHg。最可能的原因是

A. 胆道出血　　B. 消化性溃疡出血　　C. 慢性胃炎出血
D. 食管溃疡出血　　E. 应激性溃疡出血

92. 女，51 岁。乙型肝炎病史 30 余年。2 小时前进食烧饼后突然出现呕血，量约 800ml。查体未发现全身皮肤、黏膜黄染和腹水，如果该患者需要接受急诊手术，最佳的手术方式是

A. 经颈静脉肝内门体分流术　　B. 非选择性门体分流术
C. 选择性门体分流术　　D. 贲门周围血管离断术
E. 脾切除术

93. 男，72 岁。突发头痛 10 小时，昏迷 8 小时。头颅 CT 示右颞叶出血。1 小时来呕暗红色血 2 次，共约 350ml。无慢性肝病史。最可能的呕血原因是

A. 急性胃黏膜病变　　B. 胃癌　　C. 十二指肠溃疡
D. 贲门黏膜撕裂　　E. 食管胃底静脉曲张破裂

94. 男，74 岁。因大量呕血、黑便送来急诊。既往有冠心病，肾动脉硬化。对此患者指导液体入量及输入速度最有意义的参考指标是

A. 中心静脉压　　B. 肘静脉压　　C. 血压
D. 心率　　E. 尿量

95. 女，35 岁。腹胀、腹部隐痛伴低热 3 个月，突发脐周绞痛 6 小时，呕吐数次，无排便排气。最可能的诊断是

A. 消化性溃疡并发幽门梗阻　　B. 慢性阑尾炎急性发作
C. 结肠癌并发肠穿孔　　D. 结核性腹膜炎并发肠梗阻
E. 缺血性肠病并发肠梗阻

96. 男，42 岁。2 天前突然出现右上腹部疼痛，经检查诊断为胆囊结石并急性胆囊炎，给予禁食、抗生素等治疗无缓解，最佳的处理方法应是

A. 加大抗生素的用量　　B. 调整抗生素
C. 胃肠减压　　D. 行术前准备，常规胆囊切除
E. 行术前准备，腹腔镜胆囊切除

97. 男，75 岁。左下肢深静脉血栓。准备行非手术治疗，下列措施不恰当的是

A. 使用右旋糖酐、双嘧达莫等进行祛聚治疗
B. 抗凝治疗，使用肝素和华法林维持 2 个月左右
C. 卧床休息 1 周后，可给予尿激酶溶栓治疗
D. 卧床休息 10 天左右，抬高患肢

E. 起床活动时，穿弹力袜或用弹力绷带

98. 男，48岁。右上腹反复发作绞痛3年，2小时前饮酒后出现上腹部剧痛，即转为全腹痛。查体：患者烦躁，四肢发冷，脉率120次/分，血压90/60mmHg，腹胀，全腹有压痛、反跳痛。该患者最可能的诊断是

A. 急性胃溃疡穿孔
B. 急性梗阻性化脓性胆管炎
C. 急性出血坏死性胰腺炎
D. 急性胆囊炎
E. 急性绞窄性肠梗阻

99. 女，55岁。1年前因左乳腺癌行根治性手术，近1个月出现两侧胸前及腰背部痛，渐加重，难以忍受，考虑为乳腺癌骨转移可能，要确诊应采取以下哪项检查

A. X线平片检查
B. CT
C. 脊髓造影
D. 放射性核素骨显像
E. MRI

100. 男，62岁。慢性胆囊炎，胆囊结石，拟行手术治疗，曾患心肌梗死，手术治疗至少应在心肌梗死多长时间以后实施

A. 1周
B. 2周
C. 4周
D. 12周
E. 24周

101. 女，27岁。已婚，急性腹膜炎后7天，体温升至38.9℃，自觉全身不适，食欲缺乏，大便次数增多并有里急后重感，今天出现膀胱刺激征，最简便的检查手段是

A. 腹部B超检查
B. 肛门镜检查
C. 腹腔穿刺
D. 后穹隆穿刺
E. 直肠前壁穿刺

102. 男，51岁。脓血便半年余，纤维结肠镜发现距肛门11cm处直肠前壁有一肿物，直径1cm，基底宽，病理证实为直肠息肉恶性变，手术方式应选择

A. 经肛门局部切除术
B. 腹会阴联合直肠癌根治术
C. 经腹直肠癌切除术
D. 乙状结肠造瘘术
E. 骶后径路局部切除术

103. 男，30岁。左上腹外伤后4小时，神清、面色苍白，P 120次/分，BP 70/50mmHg。上腹部压痛、反跳痛。B超提示腹水，腹腔穿刺抽出不凝血。最可能的诊断是

A. 肝破裂
B. 胰腺损伤
C. 脾破裂
D. 十二指肠破裂出血
E. 肾破裂

104. 男，62岁。排便习惯改变，大便变细、混有黏液脓血1个月，粪便常规检查可见多数红细胞。首选应做哪项检查

A. B超
B. 钡灌肠
C. 下消化道造影
D. 直肠指检
E. 纤维结肠镜

105. 男，20岁。因阑尾炎穿孔行阑尾切除术后1周，体温仍在38~39℃，腹胀、腹痛，尿频，大便次数多。首先考虑

A. 膈下脓肿
B. 肠间脓肿
C. 盆腔脓肿
D. 脾破裂
E. 胃十二指肠穿孔

106. 男，65岁。诊断为胃癌，术中发现胃窦部5cm×6cm肿块，与胰腺浸润固定，肝散在

多个转移结节。处理正确的是

A. 胃癌扩大根治术　　B. 肿瘤局部切除　　C. 胃空肠吻合

D. 胃癌根治术加左肝外叶切除　　E. 关腹后化疗

107. 男，60 岁。患胃溃疡多年，近年来上腹痛发作频繁，出现无规律，体重减轻，营养不良，胃钡餐透视见有龛影，该患者最需要进行下列哪项检查

A. 腹部 B 超　　B. 胃酸测定　　C. 胃镜和病理学检查

D. 粪便潜血试验　　E. 经内镜逆行胆胰管成像（ERCP）

108. 男，48 岁。既往无胃病史，半年来自觉乏力，食欲减退，间断出现黑便，无呕血，体重下降约 10kg。查体：上腹部膨隆，轻压痛，肝、脾未触及，移动性浊音阴性，类便潜血阳性。此患者首先怀疑诊断为

A. 慢性萎缩性胃炎　　B. 胃癌

C. 食管胃底静脉曲张破裂出血　　D. 应激性溃疡出血

E. 消化性溃疡出血

109. 男，48 岁。呕血伴黑便 3 天，2 年前曾诊断为胃溃疡，一直接受药物治疗。胃镜检查结果提示胃窦部溃疡，直径约 2cm。此患者的最佳治疗方案为

A. 比尔罗特Ⅱ式胃大部切除术

B. 胃镜下硬化剂及促凝血药注射治疗

C. 比尔罗特Ⅰ式胃大部切除术

D. 继续加强内科药物保守治疗，等待溃疡愈合

E. 全胃切除术

110. 男，65 岁。发现左腹股沟可复性肿物 5 年。查体：左腹股沟韧带上方可见半圆形肿物，左腹股沟浅环口不大。考虑诊断为

A. 左腹股沟股疝　　B. 左腹股沟脂肪瘤　　C. 左腹股沟直疝

D. 左腹股沟斜疝　　E. 左腹股沟淋巴结肿大

111. 男，37 岁。右腹股沟区可回复性肿块 2 年，渐增大，诊断为右腹股沟斜疝，决定手术治疗。疝囊高位结扎，手术中必须解剖出

A. 疝囊颈　　B. 全部疝囊　　C. 疝囊体

D. 疝囊底　　E. 腹膜

112. 男，50 岁。右侧下肢静脉曲张已 10 年，劳动后肢体肿胀，皮炎及溃疡经久不愈，应行

A. 手术治疗　　B. 弹性绷带包扎治疗　　C. 抗感染治疗

D. 局部药物治疗　　E. 物理治疗

113. 女，40 岁。右下肢静脉曲张 15 年，长时间站立有酸胀感，近 2 年右小腿胫前皮肤颜色加深，可凹性水肿，Trendelenburg 试验阳性，Perthes 试验阴性，诊断可能是

A. 单纯性下肢静脉曲张　　B. 原发性下肢深静脉瓣膜功能不全

C. 下肢深静脉血栓形成　　D. 动静脉瘘

E. 血栓性浅静脉炎

114. 男，73 岁。患慢性冠状动脉供血不足 30 余年，伴心房颤动 10 年。2 小时前突然出现左下肢剧烈疼痛，开始时为大腿上部急袭性痛，触痛明显，足背动脉搏动消失，检查发现在大腿上部可触及一较明显变温带，足趾活动困难。最可能的病变部位在

A. 股总动脉　B. 腹主动脉　C. 髂总动脉

D. 髂股静脉　E. 股深静脉

115. 男，37 岁。患下肢静脉曲张 2 年，平卧后下肢曲张静脉消失后，在腹股沟下方扎橡胶带阻断大隐静脉，然后让患者站立，曲张静脉迅速充盈，考虑诊断为

A. 原发性下肢深静脉瓣膜功能不全　B. 隐股静脉瓣膜功能不全

C. 交通支瓣膜功能不全　D. 下肢深静脉血栓形成

E. 单纯性大隐静脉曲张

116. 男，32 岁。稍长距离步行后感右小腿疼痛，肌肉抽搐而跛行，稍休息后症状消失，平时感右足发凉，怕冷，有麻木感。右足背动脉搏动减弱。应考虑

A. 动脉硬化性闭塞症　B. 深静脉血栓形成

C. 血栓性静脉炎　D. 血栓闭塞性脉管炎

E. 动脉粥样硬化症

117. 女，55 岁。在行右侧改良乳腺癌根治、放射治疗后欲行乳房再造。该患者左侧乳房较大且轻度下垂。下列哪种手术方案最容易达到术后双侧乳房的对称

A. 二期假体置入乳房再造　B. 横行腹直肌肌皮瓣乳房再造

C. 一期假体置入乳房再造　D. 背阔肌肌皮瓣加乳房假体置入

E. 臀大肌肌皮瓣乳房再造

118. 女，54 岁。1 年前洗澡时无意中扪及右侧乳房一肿块，无痛，查体：在右乳外上象限见局限性皮肤凹陷，该部位能扪及 3cm × 2cm 大小肿块。此处皮肤凹陷最可能的原因是

A. 癌肿浸润乳腺管　B. 癌细胞填塞皮内、皮下淋巴管

C. 癌肿侵犯 Cooper 韧带　D. 乳房充血水肿

E. 癌肿浸润乳腺小叶腺泡

119. 女，48 岁。发现右乳内上象限肿物 1 周。检查：局部可及 2cm 大小肿物，表面皮肤凹陷，肿物质硬，表面不光滑，活动。右腋下可及 1cm 大淋巴结，质较硬，既往患者有肺结核病史。最可能的诊断是

A. 乳腺癌　B. 乳腺纤维瘤　C. 乳房结核

D. 乳腺囊性增生病　E. 乳腺内乳头状瘤

120. 女，70 岁。患高血压、冠心病，行右乳腺癌改良根治术，分期为：$T_2N_0M_0$，雌、孕激素受体均为阴性，手术后 2 年发现右胸壁结节，经手术切除证实为乳腺癌复发，此时应选择的治疗是

A. 化学治疗　B. 放射治疗

C. 内分泌治疗　D. 扩大切除右胸壁复发结节范围

E. 不再继续治疗，临床密切观察

121. 女，45 岁。右乳无痛性肿块 1 年，肿块直径约 2cm，右腋窝未扪及肿大淋巴结。此患

者最不可能的诊断是

A. 乳腺囊性增生病　　B. 急性乳腺炎　　C. 乳腺癌

D. 乳腺纤维腺瘤　　E. 乳头乳晕湿疹样癌（Paget 病）

122. 女，24 岁。无意中发现右乳腺上方无痛性肿物，诊断为乳腺纤维腺瘤，应采取下列哪项治疗方法

A. 限期手术　　B. 择期手术　　C. 中药治疗

D. 立即手术　　E. 口服他莫昔芬治疗

123. 女，22 岁。主因心悸伴乏力，消瘦就诊。检查：心率 126 次/分，血压 125/60mmHg，双手细颤，双眼稍突，颈部明显增粗，双甲状腺Ⅲ°，光滑，未及结节，活动，听诊有血管杂音。为明确诊断，可选以下哪项检查

A. 颈部 CT　　B. 颈部 X 线平片

C. 双甲状腺放射性核素显像　　D. 颈部多普勒超声检查

E. 选择性血管造影

124. 女，38 岁。2 周前做过口服胆囊造影，现因食欲亢进、消瘦、心悸和甲状腺肿大，拟诊甲状腺功能亢进症，要行甲状腺功能检查，下列哪项测定结果易受干扰

A. BMR　　B. 促甲状腺激素（TSH）　　C. T_3、T_4

D. 游离 T_3、游离 T_4　　E. 甲状腺摄取^{131}I 率

125. 女，25 岁。因甲亢行手术治疗，术后 24 小时突然出现脉快，烦躁，高热，其原因可能为

A. 甲状旁腺损伤　　B. 喉返神经损伤　　C. 甲状腺危象

D. 喉上神经损伤　　E. 交感神经损伤

126. 女，28 岁。胃纳好，体重明显下降且有心悸、乏力。体检：脉搏 110 次/分，眼球突出，甲状腺弥漫性肿大，无杂音。符合下列哪种疾病

A. 高功能腺瘤　　B. 淋巴性甲状腺肿

C. 原发性甲状腺功能亢进症　　D. 结节性甲状腺肿继发亢进

E. 甲状腺功能亢进症

127. 女，22 岁。查体发现双侧甲状腺对称性肿大，质地软，无结节，无不适。弟弟也有类似症状。应如何处理

A. 穿刺后决定治疗　　B. 手术行双侧甲状腺切除术

C. 手术行双侧甲状腺部分切除术　　D. 可给予甲状腺素

E. 放射性碘治疗

128. 女，29 岁。患甲状腺功能亢进症，经抗甲状腺药治疗后症状得到控制，决定外科手术，但唯有心率不下降（105 次/分），下列哪种作为术前准备用药较合适

A. 碘剂　　B. 地西泮（安定）

C. 盐酸普萘洛尔（心得安）+碘剂　　D. 甲状腺片

E. 盐酸普萘洛尔

129. 女，38 岁。因全身骨密度降低，多发肾结石，化验血钙升高而就诊。初步诊断是

A. 甲状旁腺功能亢进症　　B. 甲状腺功能亢进症

C. 甲状腺功能减退症　　D. 甲状旁腺功能减退症

E. 尿石症

130. 男，38 岁。因“甲状腺功能亢进症”行双侧甲状腺大部切除术，术后第 2 天突然出现面部麻木及手足搐搦。有关手足搐搦的处理，正确的是

A. 气管切开　　B. 静脉注射葡萄糖酸钙　　C. 静脉注射镇静药

D. 静脉滴注碘化钾溶液　　E. 静脉注射肾上腺皮质激素

二、共用题干单选题

（131~132 题共用题干）

男，45 岁。溃疡病史 5 年，突发呕血 2 小时入院。患者出现冷汗、脉搏细速、呼吸浅促，血压下降至 80/40mmHg。

131. 估计出血量为

A. 400~500ml　　B. 500~600ml　　C. 600~700ml

D. 700~800ml　　E. >800ml

132. 需紧急进行下列哪项处理

A. 继续观察　　B. 抗休克治疗　　C. 胃镜检查

D. 腹部立位 X 线平片　　E. B 超检查

（133~135 题共用题干）

女，38 岁。反复发作右上腹疼痛 3 年。1 天前进食油腻食物后腹痛，继之高热 39.2℃，疼痛向右肩背部放射，无黄疸，来院急诊。体格检查：右上腹压痛、反跳痛。

133. 最可能的诊断是

A. 急性胆囊炎、胆囊结石　　B. 急性梗阻性化脓性胆管炎

C. 肝脓肿　　D. 急性胰腺炎

E. 壶腹部肿瘤

134. 为迅速作出诊断，下列检查最有价值的是

A. 肝功能检查　　B. 急查血、尿淀粉酶　　C. 血培养+药物敏感试验

D. B 超检查　　E. 腹腔穿刺

135. 诊断明确，宜采取何种手术方式

A. 胆总管切开引流术　　B. 开腹胆囊切除术

C. 胆囊造瘘术　　D. 腹腔镜胆囊切除术

E. 胆肠内引流术

（136~137 题共用题干）

女，53 岁。右上腹疼痛 5 天，伴皮肤、巩膜轻度黄染，体温 38.5℃，2 小时前突然呕血约 300ml。B 超：肝内多发无回声区，圆形，直径 1~2cm。

136. 该患者上消化道出血的原因考虑为

A. 胃、十二指肠溃疡　　B. 门静脉高压症

C. 出血性胃炎　　D. 胆道出血

E. 胃癌

137. 首选治疗为

A. 三腔管压迫止血　B. 选择性动脉栓塞止血　C. 胃镜下局部止血

D. 胃大部切除术　E. 胃癌根治术

（138~141 题共用题干）

男，46 岁。间断黑便 7 天。伴轻度上腹疼痛，无发热，无黄染。患者既往患肝炎后肝硬化 8 年。入院体检：一般情况可，腹稍膨隆，肝脾未及，移动性浊音阳性，肠鸣音正常。

138. 患者应考虑诊断为

A. 胆道出血　B. 胃癌　C. 胃十二指肠溃疡

D. 食管胃底静脉曲张破裂　E. 门静脉高压性胃病

139. 进一步检查应包括

A. 血常规和肝功能　B. CT 检查　C. 胃镜检查

D. 上消化道造影　E. 甲胎蛋白（AFP）

140. 胃镜：食管胃底静脉Ⅲ度静脉曲张，胃黏膜糜烂。肝功能：血清胆红素 56μmol/L，白蛋白 27g/L。血常规：血红蛋白 10g/L。下一步治疗应包括

A. 应用三腔双囊管压迫止血　B. 给以利尿药

C. 给予促凝血药　D. 给予抗酸药

E. 给予血管升压素或生长抑素静脉滴注

141. 患者经保守治疗 7 天后，大便逐渐转为正常，腹水消退，肝功能：血清胆红素 20μmol/L，白蛋白 37g/L，血常规：血红蛋白 12g/L。但是患者突然出现呕血，量约 1500ml，经保守治疗后，出血仍难控制，应首先考虑

A. 急诊行门奇断流术 + 脾切除术　B. 急诊行分流术

C. 急诊行分流术 + 断流术　D. 不考虑手术治疗

E. 三腔双囊管继续压迫止血

（142~146 题共用题干）

男，32 岁。暴饮暴食 2 小时后发生上腹部剧烈疼痛，并向腰背部放射，伴恶心、呕吐，呕吐物为胃内容物，吐后腹痛不缓解。8 小时后急诊。

142. 下列哪项检查最有助于诊断。

A. 血淀粉酶　B. 血常规　C. 尿淀粉酶

D. 心电图　E. 腹部平片

143. 如病情进展，出现上腹部压痛、反跳痛、肌紧张，移动性浊音阳性，此时下列哪项检查最有价值。

A. 腹穿液性状及淀粉酶测定　B. 白细胞计数和分类

C. 尿淀粉酶　D. 血淀粉酶

E. 血红蛋白和血细胞比容测定

144. 如果患者血钙低于 1.75mmol/L，表明

A. 病情严重　B. 甲状旁腺功能亢进　C. 腹部体征缓解

D. 呕吐加重　E. 胃肠无改变

145. 本病最常见的并发症是

A. 肠出血　　B. 肠瘘　　C. 肠梗阻

D. 胰腺假性囊肿　　E. 腹腔脓肿

146. 若患者出现上述并发症，手术指征不包括

A. 持续腹痛不能缓解　　B. 出现压迫症状

C. 合并感染　　D. 合并出血

E. 发生该并发症后及早手术

(147~148 题共用题干)

女，50 岁。上腹部持续性疼痛伴腰背部放射 12 小时，伴呕吐，吐后腹痛不减轻。既往有胆总管结石病史。查体：体温 38℃，腹略膨隆，上腹正中压痛，轻度肌紧张，反跳痛。移动性浊音阳性，肠鸣音减弱。血白细胞 20×10^9/L，尿胆红素阴性，血清钾 4mmol/L，血清钠 135mmol/L，血清氯 106mmol/L。

147. 最可能诊断为

A. 急性胆囊炎　　B. 急性肠梗阻　　C. 急性胰腺炎

D. 急性阑尾炎　　E. 重症胆管炎

148. 应选以下哪种检查为宜

A. 血细菌培养　　B. 尿硝酸盐测定　　C. 大便真菌检查

D. 呕吐物潜血试验　　E. 腹腔穿刺

(149~151 题共用题干)

男，45 岁。近 2 个月有脓血便。腹部体检未及阳性体征。直肠指检可触及一肿物下缘，质较硬，指套带血。

149. 最可能的疾病为

A. 直肠癌　　B. 溃疡性结肠炎　　C. 内痔

D. 直肠内脱垂　　E. 粪块梗阻

150. 下列哪项检查对患者的诊断无意义

A. 粪便常规及培养　　B. 直肠镜检查　　C. X 线钡剂灌肠检查

D. 肝脏超声　　E. 盆腔 CT

151. 直肠镜检查发现距肛门 8cm 肿物，占据肠腔 1/3，病理为高分化腺癌。恰当的手术方式为

A. 经肛门直肠内局部切除　　B. 迈尔斯（Miles）手术

C. Dixon 手术　　D. Bacon 手术

E. 放射治疗

(152~154 题共用题干)

男，55 岁。1 个月前出现大便次数增多，里急后重，且大便变细，带血。

152. 其就诊时首选的检查手段应为

A. 直肠指检　　B. 钡剂灌肠　　C. 血清癌胚抗原（CEA）

D. 腹部 CT　　E. 腹部超声

153. 该患者最可能的诊断为

A. 右半结肠癌　　B. 直肠癌　　C. 横结肠癌

D. 左半结肠癌　　E. 溃疡性结肠炎

154. 该疾病的大体分型中最常见的为

A. 菜花型　　B. 浸润型　　C. 隆起型

D. 溃疡型　　E. 狭窄型

(155~156 题共用题干)

男，54 岁。反复脓血便半年，每天 3~4 次，在当地曾按“痢疾”治疗无明显效果。近 1 个月出现腹胀，伴阵发性腹痛。查体：消瘦，腹稍胀、软，下腹轻压痛，右下腹可扪及一肿块，质较硬，尚可活动。

155. 根据上述资料，最可能的诊断为

A. 慢性痢疾　　B. 溃疡性结肠炎　　C. 结肠息肉

D. 肠结核　　E. 结肠癌

156. 首选的辅助检查是

A. 粪便细菌培养　　B. CT　　C. 钡餐检查

D. 纤维结肠镜检查　　E. B 超检查

(157~159 题共用题干)

男，32 岁。餐后 1 小时突发上腹部剧痛，很快扩散至右下腹，疼痛呈持续性，无放射，伴有恶心、呕吐。发病 3 小时后来院就诊。体检：血压 120/70mmHg，腹平，全腹压痛，反跳痛，肌紧张，以右上腹及中上腹为甚，肝浊音界不清，肠鸣音微弱。

157. 患者行立位腹部平片检查：膈下见游离气体。应考虑诊断为

A. 肝破裂　　B. 结肠肝曲肿瘤破裂　　C. 乙状结肠穿孔

D. 胆囊穿孔　　E. 胃、十二指肠溃疡穿孔

158. 患者腹膜炎的性质属于

A. 细菌性腹膜炎　　B. 化学性腹膜炎　　C. 渗出性腹膜炎

D. 毒素性腹膜炎　　E. 化脓性腹膜炎

159. 首选的治疗方案是

A. 穿刺引流　　B. 胃肠减压，补液观察　　C. 支持治疗

D. 镇静，镇痛　　E. 即行剖腹探查术

(160~161 题共用题干)

女，78 岁。右大腿卵圆孔反复出现圆形包块已多年，此次因便秘突出包块增大，用力还纳后右下腹持续疼痛，伴呕吐而就医，下腹压痛，反跳痛及肌紧张，叩诊肝浊音界缩小，肠鸣音减弱。

160. 此患者直肠右侧壁有触痛，子宫直肠富有液性暗区，白细胞计数 12×10^9/L，中性分粒细胞占比 0.80，腹部 X 线透视可见左膈下有半月形少量游离气体影，镜检见直肠黏膜充血，应诊断为

A. 溃疡病急性穿孔　　B. 急性阑尾炎穿孔　　C. 卵巢囊肿蒂扭转

D. 外伤性肠破裂　　E. 急性盆腔炎

161. 对此患者处置中，不适当的处置是
A. 禁饮禁食
B. 严密观察血压，如有下降再行手术治疗
C. 半卧位
D. 胃肠减压
E. 使用抗生素
(162~163 题共用题干)
男，20 岁。因刀刺伤入院，急诊行 X 线检查，发现腹膜后积气。
162. 最可能的诊断是
A. 胰腺损伤　B. 十二指肠破裂　C. 小肠破裂
D. 结肠破裂　E. 胃破裂
163. 十二指肠损伤较多见的部位位于
A. 水平部　B. 降部 + 水平部　C. 降部
D. 球部 + 水平部　E. 升部
(164~166 题共用题干)
男，20 岁。8 小时前左侧腹部被木棍击伤，腹痛渐加重，伴恶心、呕吐，伤后无大、小便。查体：体温 38.5℃，血压 110/70mmHg，心率 110 次/分，强迫体位，腹式呼吸减弱，全腹肌紧张，压痛，反跳痛以左脐旁为著。移动性浊音阳性，肠鸣音消失。WBC 15×10^9/L。
164. 以下各项检查，可能为阴性结果的是
A. 腹部 B 超检查　B. 腹部立位 X 线平片　C. 选择性血管造影
D. 腹部 CT　E. 腹腔穿刺
165. 下列各项处理，不是必需的是
A. 开放静脉　B. 密切观察病情变化　C. 留置导尿管
D. 胃肠减压　E. 尽快输全血
166. 其最可能的诊断与最适合的治疗是
A. 结肠破裂——结肠修补 + 造瘘　B. 输尿管断裂——肾造瘘 + 输尿管吻合
C. 肾破裂——破裂修补　D. 脾破裂——脾切除
E. 腹壁挫伤——观察
(167~169 题共用题干)
男，32 岁。上腹部挤压伤 5 小时，上腹部，腰部及右肩持续性疼痛，伴恶心，呕吐。查体：体温 38.6℃，上腹部肌紧张明显，有压痛，反跳痛（±），移动性浊音阴性，肠鸣音存在。血常规：白细胞计数 18.6×10^9/L，中性粒细胞占比 0.90。怀疑胰腺损伤。
167. 为进一步确诊，首选的检查方法是
A. 腹腔穿刺液淀粉酶测定　B. 尿淀粉酶测定
C. 动态监测血压　D. 复查血常规
E. 血清淀粉酶测定
168. 该患者最可能合并损伤的脏器是
A. 横结肠　B. 十二指肠　C. 胃

D. 右肾　　E. 脾

169. 如果该患者行手术治疗，术后腹腔引流管应留置至少

A. 1~3 天　　B. 3~5 天　　C. 6~7 天

D. 8~10 天　　E. 11~14 天

（170~172 题共用题干）

男，42 岁。右侧下肢单纯性静脉曲张，近 1 年来加重，半年来，右内踝上方溃疡 3cm × 3cm。长期换药不愈。

170. 下列哪项试验是检测深静脉通畅情况的

A. Trendelenburg 试验　　B. Buerger 试验

C. Pratt 试验　　D. Perthes 试验

E. Branham 试验

171. 最佳治疗方案是

A. 大隐静脉高位结扎，曲张静脉剥出，溃疡切除植皮术

B. 大隐静脉高位结扎，曲张静脉剥出

C. 局部换药，等溃疡愈合后再手术

D. 口服抗生素

E. 绑弹力绷带或穿弹力袜

172. 为了解下肢深静脉有无异常，首选的检查方法是

A. 测下肢浅静脉区　　B. 测下肢温度　　C. 多普勒超声检查

D. 下肢静脉造影　　E. 化验静脉血

（173~174 题共用题干）

男，66 岁。既往有冠心病，心房颤动史。12 小时前突发右下肢疼痛、麻木、无力，查体：一般情况可，心律绝对不齐，右股中段以下发凉，右足色苍白，右股动脉可触及，右腘以下动脉搏动未触及。

173. 诊断应考虑为

A. 动脉栓塞　　B. 动脉硬化闭塞症　　C. 急性动脉血栓形成

D. 糖尿病足　　E. 下肢深静脉血栓形成

174. 目前应采取下列哪项治疗措施

A. 卧床抬高患肢　　B. 股动脉切开取栓术　　C. 溶栓治疗

D. 高压氧疗法　　E. 祛聚治疗

（175~177 题共用题干）

男，53 岁。因心脏病、心房颤动住院治疗，病情好转准备出院休息，突然出现下肢剧痛，色苍白，患肢大腿下段皮温较对侧为低，查足背动脉搏动消失，右足发凉。

175. 为明确诊断，应首选下列哪项检查

A. 超声心动图　　B. 下肢 X 线摄片　　C. 下肢动脉造影

D. 下肢静脉造影　　E. 下肢动脉彩色多普勒检查

176. 估计此患者动脉栓塞的平面在

A. 股浅动脉上段　　B. 髂外动脉上段　　C. 股浅动脉下段

D. 股深动脉上段　　E. 股深动脉下段

177. 此患者不应进行下列哪项处理

A. 用热水袋加温患肢

B. 镇静、镇痛

C. 静脉滴注低分子右旋糖酐

D. 紧急手术治疗（术中动脉栓塞血管内注入1%肝素溶液）

E. 使用解除血管痉挛的药物

（178~180题共用题干）

女，42岁。颈前右侧肿块5天，无痛，质硬，表面不光滑，随吞咽活动。

178. 该患者最可能的诊断是

A. 甲状腺癌　　B. 甲状舌管囊肿　　C. 甲状腺腺瘤

D. 颈淋巴结结核　　E. 桥本甲状腺肿

179. 该患者行放射性核素甲状腺显像最可能出现的结果为

A. 热结节　　B. 冷结节　　C. 温结节

D. 冷结节，边缘清晰　　E. 冷结节，边缘模糊

180. 进一步最有助于诊断的检查是

A. 穿刺细胞学检查　　B. 甲状腺摄碘率的测定　　C. 甲状腺素测定

D. 基础代谢　　E. 胸部透视

（181~184题共用题干）

男，35岁。2周前开始出现牙痛，牙龈肿胀，20小时前突然出现左颈部肿胀、剧痛，伴高热。查体：左颈部肿胀，张力大，压痛，无结节。

181. 诊断首先考虑下列哪种疾病

A. 急性化脓性淋巴结炎　　B. 口底化脓性蜂窝织炎

C. 项痈　　D. 淋巴结结核

E. 颈深部化脓性蜂窝织炎

182. 其处理原则是

A. 局部注射抗生素治疗　　B. 穿刺引流

C. 不可行气管切开　　D. 早期切开引流

E. 避免手术治疗

183. 该患者可能出现的并发症是

A. 化脓性纵隔炎　　B. 咽炎　　C. 甲状腺急性化脓性感染

D. 支气管炎　　E. 肺炎

184. 如穿刺细胞学检查为滤泡状腺癌，且有右颈部淋巴结转移，治疗首选

A. 患侧腺体连同峡部全部切除，对侧腺体大部切除加患侧淋巴结清除

B. 全部切除甲状腺加放射碘治疗

C. 外放射治疗

D. 患侧腺体，连同峡部全部切除，对侧大部切除

E. 全部切除甲状腺

三、案例分析题

（185～187 题共用题干）

女，68 岁。突发左下肢发凉、麻木、疼痛 20 小时。风湿性心脏病（风心病）史 30 年，心房颤动 8 年，合并高血压。查体：左小腿及以远肤色苍白，足趾轻度发绀，浅静脉瘪陷，膝以下皮温低。双侧股动脉（+++），左腘动脉及以远动脉未扪及，右足背、胫后动脉搏动好。

185. 初步临床诊断为

A. 动脉硬化闭塞症
B. 急性左下肢动脉血栓形成
C. 急性左下肢动脉栓塞
D. 急性主动脉夹层
E. 急性左下肢动脉痉挛
F. 急性下肢缺血

186. 为明确诊断，首先应行的检查是

A. 左下肢动脉造影
B. 左下肢动脉多普勒测压
C. 双下肢 X 线摄片
D. 超声心动图
E. 双下肢动脉多普勒测压
F. 左下肢静脉多普勒检查

187. 患者取栓术后左下肢动脉恢复，无肿胀、麻木。出院后治疗药物是

A. 肠溶阿司匹林
B. 硫酸氢氯吡格雷
C. 肠溶阿司匹林+华法林
D. 华法林
E. 肠溶阿司匹林+硫酸氢氯吡格雷
F. 华法林+硫酸氢氯吡格雷

（188～190 题共用题干）

男，50 岁。骤发剧烈上腹痛，伴腹胀、恶心、呕吐 1 天。患者于发病当天无明显诱因突然发作剧烈腹痛，初起时觉剑突下偏右呈发作性胀痛，腹痛迅速波及全腹部转成持续性、刀割样剧烈疼痛，并向后背放射，伴恶心、呕吐，吐出胃内容物。发病以来未曾排便及排气，12 小时前腹痛加重并出现烦躁不安，憋气，伴体温升高遂来急诊。3 年前查体发现胆囊结石，未予治疗。既往无类似腹痛，无溃疡病史。查体：T 38.9℃，BP 110/80mmHg，P 110 次/分，R 32 次/分。全身皮肤及巩膜可疑黄染，全腹膨隆，伴明显肌紧张及广泛压痛、反跳痛，移动性浊音（±），肠鸣音弱。辅助检查：Hb 96.1g/L，WBC 18.9×10^9/L，谷草转氨酶（GOT）211U/L，血尿素氮（BUN）9.9mmol/L，总胆红素 30μmol/L，直接胆红素 12μmol/L，血钙 1.75mmol/L。卧位腹部平片示肠管充气扩张，肠间隙增宽。B 超：肝回声均匀，未发现异常病灶，胆囊 7cm×3cm×2cm 大小，壁厚 0.4cm，内有多发强光团，回声后有声影，胆总管直径 0.9cm，胰腺形态失常，明显肿大，尤其以胰头、胰体明显，胰周多量液性暗区，胰管增粗。

188. 该患者的诊断应为

A. 急性弥漫性腹膜炎
B. 上消化道穿孔
C. 急性胰腺炎
D. 胆囊炎
E. 胆石症
F. 肠梗阻

189. 需进一步进行的检查是

A. 静脉肾盂造影
B. 血尿淀粉酶
C. 腹腔穿刺，腹水常规及淀粉酶测定
D. 上消化道造影
E. 腹部 CT
F. 腹部平片

190. 应进行下述哪些治疗

A. 密切观察病情，有感染征象时，可手术探查
B. 立即剖腹探查
C. 适当应用抗生素
D. 大剂量应用抗生素
E. 禁食，胃肠减压
F. 适当应用生长抑素类制剂

(191~193 题共用题干)

男，7 个月。出生不久哭闹时右阴囊有包块，平卧安静时包块明显缩小或消失，1 小时前因哭闹包块掉出，伴呕奶、不停哭闹、精神萎靡，右阴囊可见似梨状包块。

191. 最可能的诊断是

A. 交通性鞘膜积液
B. 睾丸炎
C. 嵌顿疝
D. 睾丸发育异常
E. 睾丸扭转
F. 淋巴结炎

192. 最有价值的检查方法是

A. 测定血生化
B. 腹部 X 线摄片
C. 测定白细胞计数与分类
D. 直肠指检
E. B 超检查
F. CT 检查

193. 本例最有效的治疗措施是

A. 应用镇静药
B. 应用镇痛药
C. 静脉补液纠正酸碱失衡
D. 试行手法复位
E. 抗生素治疗
F. 急诊手术治疗

(194~196 题共用题干)

男，29 岁。右侧腹痛 2 小时入院，扩散至全腹部 2 小时急诊就医，体检：脉搏 100 次/分，体温 37℃，呼吸 24 次/分，血压 120/75mmHg，心肺未发现异常，腹肌紧张，全腹有压痛和反跳痛，肠鸣音低弱，移动性浊音可疑。血常规：WBC $13.2 \times 10^9/L$，N 0.82。

194. 弥漫性腹膜炎非手术疗法中，以下哪些原则是正确的

A. 无休克情况的患者都平卧
B. 禁食至腹膜炎控制为止
C. 一般应予以胃肠减压
D. 严重患者应予以输血浆、白蛋白、全血，以防止低蛋白血症或贫血
E. 每日需要热量达 12 550~16 740kJ（3000~4000kcal）
F. 一般应用庆大霉素和克林霉素一起控制混合感染，甲硝唑控制厌氧菌
G. 可运用镇痛药

195. 一般弥漫性腹膜炎鉴别诊断以下哪些说法正确

A. 腹胀，腹部平片见多个气液平面可确诊为急性肠梗阻
B. 急性腹痛，恶心，呕吐，发热，腹部压痛，不排除急性胃肠炎
C. 尿常规有 WBC 和 RBC 可确定为急性肾盂肾炎
D. 女性患者有急性下腹痛，腹部压痛，肛查触及盆腔有压痛可判断为急性盆腔炎
E. 急性胰腺炎早期腹痛明显，但不一定有腹膜刺激征
F. 腹腔内大量出血可出现腹痛，腹胀，肠鸣音减弱，腹膜刺激征明显

196. 一般因腹膜炎剖腹探查，以下哪些原则是正确的

A. 清除腹腔内的异物为主要目的

B. 腹腔探查应全面彻底，分离所有粘连
C. 为避免切口以后裂开，一般以横切口为佳
D. 手术切口做在原发灶附近
E. 腹膜炎严重应切除原发病灶
F. 为达到引流通畅的目的，必须将腹腔内假膜和纤维蛋白清除
G. 腹腔污染严重时，可用大量生理盐水冲洗腹腔
H. 术后一般放置引流物

答案与解析

1. A　2. C　3. D　4. E　5. C　6. A　7. C　8. B　9. A　10. E　11. A　12. C　13. B　14. D　15. B　16. B　17. D　18. D　19. A　20. C　21. A　22. E　23. E　24. E　25. E　26. B　27. B　28. D　29. E　30. C　31. B　32. E　33. D　34. A　35. D　36. A　37. D　38. E　39. D　40. D　41. E　42. A　43. B　44. B　45. A　46. E　47. A　48. C　49. D　50. C　51. C　52. D　53. B　54. E　55. A　56. D　57. B　58. E　59. D　60. D　61. C　62. E　63. E　64. B　65. B　66. E　67. A　68. E　69. C　70. D　71. D　72. D　73. B　74. D　75. A　76. A　77. D　78. E　79. D　80. C　81. B　82. C　83. A　84. D　85. E　86. B　87. E　88. C　89. A　90. C　91. E　92. D　93. A　94. A　95. D　96. E　97. C　98. C　99. D　100. E　101. D　102. C　103. C　104. D　105. C　106. E　107. C　108. B　109. C　110. C　111. A　112. A　113. A　114. C　115. C　116. D　117. B　118. C　119. A　120. A　121. B　122. B　123. C　124. E　125. C　126. C　127. D　128. C　129. A　130. B　131. E　132. B　133. A　134. D　135. B　136. D　137. B　138. E　139. C　140. D　141. A　142. A　143. A　144. A　145. D　146. E　147. C　148. E　149. A　150. A　151. C　152. A　153. B　154. D　155. E　156. D　157. E　158. B　159. E　160. D　161. B　162. B　163. B　164. C　165. E　166. A　167. A　168. B　169. D　170. D　171. A　172. D　173. A　174. B　175. C　176. A　177. A　178. A　179. E　180. A　181. E　182. D　183. A　184. A　185. C　186. EF　187. D　188. ACDE　189. BCE　190. ACEF　191. C　192. B　193. D　194. BCDEF　195. ABDEF　196. ADEFGH

1. A【解析】下肢静脉曲张病程较长者，在小腿尤其是踝部可出现皮肤萎缩、脱屑、色素沉着、皮肤和皮下组织硬结、湿疹和溃疡。踝上足靴区为静脉压较高的部位，又有恒定的穿通静脉，一旦瓣膜功能破坏，皮肤发生营养性改变，易在皮肤损伤破溃后引起难愈性溃疡，是下肢静脉曲张的主要并发症。

2. C【解析】目前，通常以胸小肌为标志将腋区淋巴结分为如下三组。Ⅰ组：胸小肌外侧腋窝淋巴结。Ⅱ组：胸小肌后方的腋窝淋巴结和胸大、小肌间淋巴结。Ⅲ组：胸小肌内侧锁骨下淋巴结。

3. D【解析】绞窄性疝是指疝内容物嵌顿未及时解除，肠管及其系膜受压，导致动脉血流减少，最后完全阻断。此时肠系膜动脉搏动消失，肠壁逐渐失去其光泽、弹性和蠕动能力，最后坏死变黑，疝囊内渗液变为淡红色或暗红色。诊断腹外疝绞窄时，最重要的是判断疝内容物

有无血液循环障碍。

4. E【解析】下肢深静脉血栓根据急性期血栓形成的解剖部位分为如下几种类型。①中央型：髂－股静脉血栓形成。②周围型：包括股静脉或小腿深静脉血栓形成。③混合型：即全下肢深静脉血栓形成，为下肢深静脉血栓形成最常见的类型。

5. C【解析】深静脉血栓脱落后可随上下腔静脉回流至右心，再经肺动脉引起肺栓塞，引起患者咳嗽、咯血、呼吸困难、晕厥等，甚至死亡。

6. A【解析】电极板的安放：常用的位置是将一电极板置于胸骨右缘第2、3肋间（心底部），另一个电极板置于心尖部。两个电极板之间距离不小于10cm，电极板放置要贴紧皮肤，并有一定压力。准备放电时，操作人员及其他人员不应再接触患者、病床以及同患者相连接的仪器，以免发生触电。

7. C【解析】食管静脉曲张破裂出血常见于肝硬化门静脉高压症的患者，出血量往往较大，患者大量呕血且不易控制。

8. B【解析】肝癌肿块若出现液化，在体征和影像上与肝脓肿相似，易发生混淆。

9. A【解析】急性腹膜炎患者若无休克，采取半卧位可使腹肌松弛，缓解腹痛，膈肌下降，改善呼吸，同时使脓液流入盆腔，可减轻毒血症。

10. E【解析】腹膜炎可分为原发性腹膜炎和继发性腹膜炎，继发性化脓性腹膜炎是最常见的腹膜炎。腹腔空腔脏器穿孔、外伤引起的腹壁或内脏破裂，是急性继发性化脓性腹膜炎最常见的原因。原发性腹膜炎感染途径：①血行播散。②上行性感染，如经女性生殖道感染。③直接扩散，如尿路感染时，细菌可通过腹膜层直接扩散至腹膜腔。④透壁感染，如来自肠道的感染。

11. A【解析】绝大多数的继发性腹膜炎需要及时手术治疗。急性化脓性腹膜炎的手术指征：①经非手术治疗6~8小时后（一般不超过12小时），腹膜炎症状及体征不缓解反而加重者。②腹腔内原发病严重。③腹腔内炎症较重，有大量积液，出现严重的肠麻痹或中毒症状，尤其有休克表现者。④腹膜炎病因不明确，且无局限趋势者。原发性腹膜炎患者，当手术治疗无效，腹膜炎加重或诊断上不能排除继发性腹膜炎，才考虑剖腹探查，否则可行保守治疗。

12. C【解析】临床上，大多数急性阑尾炎继发于阑尾管腔阻塞，阑尾管腔阻塞的最常见原因是淋巴滤泡的明显增生。其次，急性阑尾炎也可由细菌入侵导致。阑尾先天畸形，如阑尾过长、过度扭曲、管腔细小、血运不佳等也是急性阑尾炎的病因。

13. B【解析】提示存在消化道肿瘤的报警症状和体征：①45岁以上，近期出现消化不良症状。②有消瘦、贫血、呕血、黑便、吞咽困难、腹部肿块、黄疸等。③消化不良症状进行性加重。

14. D【解析】直肠癌切除术根据肿瘤距肛门的距离来决定是否实施保肛手术。

15. B【解析】妊娠合并急性阑尾炎患者，治疗以早期阑尾切除术为主。妊娠后期的腹腔感染难以控制，更应早期手术。

16. B【解析】腹膜刺激征是指腹部压痛、反跳痛和腹肌紧张同时存在的症状，是急性腹膜炎的主要体征。

17. D【解析】无严重并发症的门静脉高压症，通常由内科治疗。外科治疗的重点是抢救和防止上消化道大出血（食管胃底静脉破裂出血）、消除巨脾和脾功能亢进。

18. D【解析】用三腔双囊管分别压迫胃底和食管下段的曲张静脉，以达到止血目的。是紧急情况下暂时控制出血的有效方法。

19. A【解析】直肠指检是简单而重要的临床检查方法，通过直肠指检可以发现一些常见的病变如痔、肛瘘、息肉等，也对早期发现直肠癌意义重大。

20. C【解析】右下腹有一固定的压痛点是急性阑尾炎的典型体征。压痛点一般在麦氏点，即脐至右髂前上棘连线中、外1/3交界处。当炎症波及壁腹膜时，出现腹膜刺激征，有不同程度的腹肌紧张、压痛和反跳痛。形成阑尾周围脓肿时右下腹可触及压痛性包块。

21. A【解析】各类肠梗阻共同的临床表现为痛、吐、胀、闭，最常见的检查为X线透视或摄片，可见多数液平面及胀气肠袢。高位梗阻时呕吐出现较早，呕吐较频繁，吐出物主要为胃及十二指肠内容。低位小肠梗阻时呕吐出现较晚，初为胃内容物，后期的呕吐物为积蓄在肠内并经发酵、腐败呈粪样的肠内容物。

22. E【解析】在下列情况时，消化性溃疡要考虑手术治疗：①并发消化道大出血经药物、胃镜及血管介入治疗无效。②急性穿孔、慢性穿透溃疡。③瘢痕性幽门梗阻，内镜治疗无效。④胃溃疡疑有癌变。

23. E【解析】对于已明确的胃癌患者，当直肠指检触及盆腔肿块，考虑为直肠前陷窝的转移癌。上腹部肿块、腹水、贫血、消瘦等，可为胃癌本身的临床表现。

24. E【解析】急性梗阻性化脓性胆管炎是胆管梗阻和细菌感染，导致胆管内压升高，大量细菌和毒素进入血循环，导致感染性休克，且休克不易纠正。

25. E【解析】腹外疝按性质可分为难复性疝、易复性疝、嵌顿性疝、绞窄性疝等，当嵌顿疝的疝内容物发生血运障碍，即为绞窄性疝。

26. B【解析】在手术中鉴别腹股沟直疝与斜疝的方法：疝囊颈在腹壁下动脉外侧是腹股沟斜疝，而疝囊颈在腹壁下动脉内侧是腹股沟直疝。

27. B【解析】腹股沟斜疝一旦嵌顿，须立即施行紧急手术，术中仔细判断疝内容物的活性。如嵌顿时间较短（3~4小时），估计尚未形成绞窄，可尝试行手法复位。

28. D【解析】对于老年复发性腹股沟斜疝，应采用McVay疝修补术将腹内斜肌下缘和腹横腱膜弓缝合于耻骨梳韧带上，以加强腹股沟管后壁。

29. E【解析】腹股沟管深环又称腹股沟管腹环，是指腹股沟中点上方约一横指处、腹壁下动脉的外侧，男性精索和女性子宫圆韧带穿过腹横筋膜而形成的一个卵圆形裂隙。

30. C【解析】判断大隐静脉曲张患者能否手术治疗的关键是看其深静脉是否通畅，当深静脉回流受阻时，浅静脉会代偿扩张迂曲。如将浅静脉剥脱，将加重下肢静脉血回流障碍。Pratt试验即交通支瓣膜功能试验，用以确定功能不全的交通支部位。Trendelenburg试验目的是检查瓣膜功能。Perthes试验即深静脉通畅试验，用于检查深静脉是否通畅，阳性代表深静脉阻塞，常见于深静脉血栓形成，为大隐静脉高位结扎的禁忌证。Burger试验，是提示下肢动脉闭塞性疾病有无肢体缺血的重要检查。毛细血管充盈试验用以检查动脉供血情况，当动脉狭窄或阻塞时，其远端毛细血管充盈缓慢。

31. B【解析】血栓闭塞性脉管炎主要表现为病肢怕冷，皮肤温度降低，苍白或发绀。病肢感觉异常及疼痛，早期起因于血管壁炎症刺激末梢神经，后因动脉阻塞造成缺血性疼痛，即间歇性跛行或静息痛。长期慢性缺血导致组织营养障碍改变。严重缺血者，病肢末端出现缺血性溃疡或坏疽。病肢的远侧动脉搏动减弱或消失。发病前或发病过程中出现复发性游走性浅静脉炎。

32. E【解析】曲张静脉回流受阻，导致局部血管淤滞，血管内含氧量低，局部组织供血相对不足。

33. D【解析】血栓闭塞性脉管炎的保守治疗包括注意休息（避免过多运动，以防加重血管负担），戒烟，防止受潮和外伤等，保暖但不采取热敷（避免局部组织需氧量增加而加重病情），使用血管扩张药等。

34. A【解析】手术治疗是血栓闭塞性脉管炎的治疗方法之一，如腰交感神经切断术（切除病侧第 2、3、4 腰交感神经节及神经链）、旁路流转术等。

35. D【解析】血栓闭塞性脉管炎患者可行手术治疗，手术治疗目的是重建动脉血流通道，增加肢体血供，改善缺血引起的后果。在闭塞动脉的近侧和远侧仍有通畅的动脉时，可施行旁路转流术。腰交感神经切断术的目的是解除血管痉挛和促进侧支循环形成。

36. A【解析】血栓闭塞性脉管炎最突出的症状为病肢感觉异常及疼痛，早期起因于血管壁炎症刺激末梢神经，后因动脉阻塞造成缺血性疼痛，即间歇性跛行或静息痛。

37. D【解析】肝外伤后可能有胆汁溢出，可出现明显的腹痛和腹膜刺激征。

38. E【解析】急性动脉栓塞时，疼痛、感觉异常一般与栓塞平面一致，皮温下降一般约比栓塞平面低一手宽。

39. D【解析】血栓闭塞性脉管炎（Buerger 病），是一种累及血管的炎症和慢性闭塞性疾病，好发于青壮年男性。病变主要侵及四肢中小动静脉，大多数位于下肢。

41. E【解析】癌细胞若累及乳房悬韧带（Cooper 韧带），可使韧带缩短而致肿瘤表面皮肤凹陷，称为“酒窝征”，常见于乳腺癌早期。

42. A【解析】乳腺癌乳腺 X 线摄影的表现有乳房内高密度肿块，多表现为边缘有毛刺状浸润，可见小叉状、沙砾状、成簇的钙化点。腋窝淋巴结有肿大者可以在斜位片上显示。某些乳腺癌可仅以成簇的钙化点为表现。乳腺的良性肿物乳腺 X 线摄影主要为质地均匀中等密度肿物，边缘光滑，如伴有钙化则主要为圆圈、小斑片的钙化。

43. B【解析】淋巴转移是胃癌的主要转移途径，进展期胃癌的淋巴转移率高，侵及黏膜下层的早期胃癌也会发生一定的淋巴转移。胃癌的淋巴结转移通常是循序渐进，即先由原发部位经淋巴网向胃周淋巴结转移（1~6 组），继之癌细胞随支配胃的血管，沿血管周围淋巴结向心性转移，并可向更远重要血管周围转移（7~16 组）；但有时也可发生跳跃式淋巴转移，终末期胃癌可经胸导管向左锁骨上淋巴结转移，或者经肝圆韧带转移至脐部。

45. A【解析】胆道疾病占急性胰腺炎病因的 50% 以上，称胆源性胰腺炎。胆囊结石向下移动过程中，可阻塞胆总管末端，即肝胰壶腹（Vater's 壶腹），此时胆汁可经“共同通道”反流入胰管，其中经细菌作用将结合胆汁酸还原成游离胆汁酸可损伤胰腺，并能将胰液中的磷脂酶原 A 激活成为磷脂酶 A，从而引起胰腺组织坏死，产生急性胰腺炎。

46. E【解析】炎性乳癌局部皮肤可呈现炎症样表现，开始时比较局限，不久即扩展到乳房大部分皮肤、皮肤发红、水肿、增厚、粗糙、表面温度升高。常发生于年轻妇女，癌细胞迅速浸润整个乳房，在乳房皮肤淋巴网内扩散，引起炎性征象。该病发展迅速、预后差，转移广，在乳腺癌中恶性程度最高。

47. A【解析】胸长神经沿胸侧壁下行分布于前锯肌，支配前锯肌。术中若损伤此神经可引起前锯肌瘫痪，出现“翼状肩”体征。

48. C【解析】约95%的急性胆囊炎患者合并胆囊结石，称为结石性胆囊炎；5%的患者未合并胆囊结石，称为非结石性胆囊炎。急性结石性胆囊炎的致病原因如下。①胆囊管梗阻：胆囊结石移动至胆囊管附近时，可堵塞胆囊管或嵌顿于胆囊颈，嵌顿的结石直接损伤黏膜，以致胆汁排出受阻，胆汁滞留、浓缩。②细菌感染：急性非结石性胆囊炎的病因尚未清楚。

49. D【解析】乳腺癌早期即可转移到同侧腋窝淋巴结，晚期再经锁骨下淋巴结转移到锁骨上淋巴结，再经胸导管进入血液循环。

50. C【解析】癌肿本身生物学特性是影响乳腺癌预后的最主要因素，但患者年龄、肿块大小、绝经状况、手术方式等也会一定程度上影响患者的预后。

51. C【解析】绞窄性肠梗阻发病急，进展快，呈持续性剧烈腹痛。呕吐物呈棕褐色或血性。有明显腹膜刺激征和全身炎症反应。腹部不对称隆起或触及孤立胀大肠袢。可出现全身中毒症状及休克。积极非手术治疗无效。腹部X线片示孤立胀大肠袢不随时间而改变位置，有假肿瘤状影或肠间隙增宽。移动性浊音可呈阳性。

52. D【解析】急性乳腺炎形成脓肿后，多间隔脓肿的处理原则是分离隔膜，尽量使各脓腔相互通畅，可在脓腔最低处或另做切口对口引流。

53. B【解析】肝性脑病又称肝昏迷，是肝功能衰竭或门体分流引起的一系列中枢神经系统精神症状，主要临床表现可以从人格改变、行为失常、扑翼样震颤到出现意识障碍、昏迷和死亡。肝性脑病分为前驱期，昏迷前期，昏睡期以及昏迷期。

54. E【解析】急性乳腺炎常见病因有乳汁淤积、细菌入侵等。乳头破损或破裂，导致细菌沿淋巴管入侵是乳腺感染的主要途径。

55. A【解析】血清甲状腺激素测定可直接反映甲状腺功能，包括T_3和T_4，在甲亢早期T_3上升快，上升幅度较T_4大，是诊断甲亢的敏感指标。

56. D【解析】AFP是诊断肝细胞癌特异性的标志物，广泛用于肝癌的普查、诊断、判断治疗效果及预测复发。AFP升高为诊断肝癌的条件之一，但部分肝癌患者AFP水平正常。

57. B【解析】导致单纯性甲状腺肿的病因：甲状腺素需要量增高；甲状腺素合成障碍；甲状腺原料缺乏等。其中，最常见的是甲状腺原料（碘）缺乏。

58. E【解析】绝经期后，甲状腺结节短期内突然增大，可能为结节内并发出血，不一定为恶性，可通过穿刺及病理检查确诊。

59. D【解析】溃疡性结肠炎的外科指征包括中毒性巨结肠、穿孔、出血、难以忍受的结肠外症状（坏疽性脓皮病、结节性红斑、肝功能损害、眼并发症和关节炎）及癌变。另外，因结、直肠切除是治愈性的治疗，当患者出现顽固性的症状而内科治疗无效时可考虑手术治疗。

60. D【解析】单纯性甲状腺肿手术指征：①因气管、食管或喉返神经受压引起临床症状者。②巨大甲状腺肿影响生活和工作者。③胸骨后甲状腺肿。④结节性甲状腺肿继发甲状腺功能亢进者。⑤结节性甲状腺肿疑有恶变者。

61. C【解析】直肠上1/3前面和两侧面有腹膜覆盖，中1/3前面有腹膜，下1/3全部位于腹膜外。

63. E【解析】慢性胆囊炎多数合并胆囊结石。患者反复上腹痛半年，以餐后发作为主，伴右肩部放射痛，查体见右上腹轻压痛，考虑最可能诊断为慢性胆囊炎，胆石症。

64. B【解析】乳头溢液未扪及肿块者，可做乳腺导管内视镜检查，乳头溢液涂片细胞学检查。本例患者主要表现为乳头溢液，无其他不适，门诊首选乳腺 X 线摄影；溢液涂片细胞学有助于诊断。

65. B【解析】颈前气管三角触及多发、质硬、固定淋巴结，常考虑为甲状腺癌的颈部淋巴结转移。

66. E【解析】患者右侧乳腺外上象限可触及单发、质硬肿物，且局部皮肤凹陷，考虑最可能为肿瘤侵犯乳房悬韧带（Cooper 韧带），为明确诊断，可进行病理学检查，应选切除或穿刺活检。

67. A【解析】长期站立、重体力劳动、妊娠等引起腹腔压力增高的因素，可增加血柱重力，使瓣膜承受过度的压力，引起下肢静脉曲张。单纯性下肢静脉曲张以大隐静脉曲张为多见，以左下肢多见，但双侧下肢可以先后发病。主要临床表现为下肢浅静脉扩张、伸长、迂曲。如病程继续进展，当交通静脉瓣膜破坏后，可出现踝部轻度肿胀和足靴区皮肤营养性变化，如皮肤萎缩、脱屑、瘙痒、色素沉着、皮肤和皮下组织硬结、湿疹和溃疡形成。根据题干信息，考虑患者最可能为单纯性下肢静脉曲张。

70. D【解析】原发性肝癌的主要特征：①肝区疼痛，多为持续性胀痛或钝痛。②肝大，质地坚硬，表面凹凸不平，有大小不等的结节或巨块，边缘钝而不整齐。③晚期可有黄疸、肝硬化征象。患者乙型肝炎表面抗原阳性多年，为肝癌高危人群，症状表现符合肝癌的临床特点，最可能为原发性肝癌。

71. D【解析】患者右侧腹股沟区发现可复性肿块 4 年，考虑为腹股沟疝。患者肿块突然增大、剧烈疼痛，提示嵌顿性疝。患者嵌顿时间较长，应立即手术治疗。

72. D【解析】传统的疝修补术存在缝合张力大、术后手术部位有牵扯感、疼痛等缺点。嵌顿性疝原则上常需要紧急手术，以防止疝内容物坏死并解除伴发的肠梗阻，绞窄性疝的内容物已坏死，更需手术。因手术区污染，一般不宜做传统的疝修补术，以免因感染而致修补失败。此患者有可复性腹股沟斜疝病史 3 年，查体见疝张力较高，表面皮肤无红肿，可以做无张力疝修补术。

73. B【解析】根据该患者的病史、查体及临床表现，考虑为股疝。股疝最常用的手术是 McVay 疝修补术，此法可堵住股环用于修补股疝。Shouldice 疝修补术用于加强腹股沟深环，修补腹股沟管后壁，适用于较大的成人腹股沟斜疝和直疝。Bassini 疝修补术、Halsted 疝修补术均用于加强或修补腹股沟管后壁。Ferguson 疝修补术用于加强腹股沟管前壁。

74. D【解析】上腹部被自行车把撞伤是胰腺损伤的常见原因，患者 3 周后上腹持续性胀痛，伴恶心、呕吐，左上腹部膨隆，可扪及痛性、不活动的肿块，提示胰腺假性囊肿的可能性大。为明确诊断，可首选腹部 B 超检查。腹部 B 超检查可以了解假性囊肿的大小、位置及其与周围器官的毗邻关系，有助于患者的诊断和进一步治疗。

75. A【解析】中年女性（股疝的好发人群）患者，因咳嗽突发右下腹疼痛，右侧腹股沟韧带下方出现一半球形肿块，符合股疝的临床特点。股疝易发生嵌顿，一旦确诊后应及时手术治疗，最常用的手术是 McVay 疝修补术。综上，该患者应急症手术复位，行 McVay 疝修补术。该患者的疝块不能回纳，因此不能强行手法复位，以免损伤肠管，加重病情。

76. A【解析】结核性腹膜炎主要表现为倦怠、发热、腹痛与腹胀等，可引起肠梗阻、肠穿孔和形成瘘管等并发症。患者有呕吐、腹胀和停止排便表现，且听诊肠鸣音亢进，考虑并发肠梗阻可能。

77. D【解析】嵌顿疝发生绞窄坏死后，应切除坏死肠段，行高位结扎疝囊，因手术区污染重，一般不宜做修补，以免感染。

78. E【解析】患者左侧腹股沟突出半球形包块，不降入阴囊，咳嗽冲击试验阴性，易还纳，首先考虑直疝可能。鞘膜积液表现为阴囊肿大，不能还纳。隐睾不会表现为半球形包块，好发年龄为婴幼儿。股疝好发于中老年妇女，从股管而不是腹股沟突出。斜疝多见于儿童和青壮年，可进入阴囊，咳嗽冲击试验常为阳性，不易还纳。

79. D【解析】十二指肠溃疡主要表现为饥饿痛或夜间痛、进餐缓解，部分病例可表现上腹胀、上腹部不适、厌食、嗳气、反酸等消化不良症状。患者有餐前痛、反酸表现，且胃肠钡餐十二指肠球部变形，考虑十二指肠溃疡。患者疼痛持续性向腰背部放射，提示可能已出现穿透性溃疡。

80. C【解析】Richter 疝指嵌顿的内容物仅为部分肠壁；Littre 疝指嵌顿的是小肠憩室（通常是 Meckel 憩室）；滑动疝指内容物不断进入疝囊时产生的下坠力量将囊颈上方的腹膜、盲肠（包括阑尾）、乙状结肠或膀胱推向囊内，成为疝囊壁的一部分。依据疝内容物是否容易回纳，分为难复性疝和易复性疝。

83. A【解析】该患者腹部撞伤后脐周疼痛 2 小时，呈持续性，伴恶心，全腹肌紧张，压痛和反跳痛阳性（腹膜刺激征），肠鸣音消失。肝破裂伴有较大肝内胆管断裂时，因有胆汁沾染腹膜，胰腺损伤若伴有胰管断裂，胰液溢入腹腔，可出现明显的腹痛和腹膜刺激征。综合患者的症状和体征，应考虑腹部脏器损伤，需剖腹探查。处理原发病灶、关腹前用生理盐水反复冲洗腹腔、留置引流管，保证引流通畅、术后禁食并胃肠减压均为手术原则，但不可分离粘连组织，因为一旦感染会导致扩散。

84. D【解析】肠结核患者多呈低热、盗汗、乏力、消瘦、食欲缺乏等结核病的全身症状，有腹泻或腹泻和便秘交替出现，除非病变侵犯结肠，一般粪便不带黏液和脓液。此患者临床表现均符合上述特点，考虑为肠结核。

86. B【解析】阑尾炎术后不存在代谢性酸中毒，不需要静脉输注碳酸氢钠。

89. A【解析】患者突发剧烈头痛、呕吐、左侧肢体活动障碍 6 小时，提示颅内压增高，患者处于应激状态，交感神经兴奋，胃黏膜血管痉挛性收缩导致胃黏膜缺血缺氧，急性胃黏膜病变引起胃内出血、呕血。Dieulafoy 病主要症状是反复发作性呕血和柏油样粪便，严重者可出现失血性休克；出血前无明显上腹部不适和疼痛。胃癌常见消化道症状，如上腹不适、餐后加重、厌食、乏力、体重减轻、转移并发症等。肝硬化食管胃底静脉曲张破裂呕吐鲜红色血液，且为急性大出血。十二指肠溃疡多见于青壮年，当出血量大时可出现昏厥和休克症状。

90. C【解析】肝癌对化疗和放疗不敏感，肝癌的治疗性切除术是目前治疗肝癌最有效的方法之一，手术切除主要适用于癌肿局限且未超过半肝、一般情况良好、肝功能代偿良好的患者。门静脉左支内癌栓不是手术切除的禁忌证。

91. E【解析】患者严重烧伤后 3 天出现黑便，有休克表现，考虑为严重烧伤后引起的应激性溃疡出血，进一步引发休克。广泛深度烧伤时，交感神经兴奋，肾上腺髓质分泌儿茶酚胺增多，使胃黏膜下血管发生挛缩性收缩，组织灌流量显著下降，导致胃黏膜缺血、缺氧，以至于发生表浅的、边缘平坦的溃疡或大小不等的糜烂灶，导致上消化道大出血。

93. A【解析】患者为老年男性，右侧颞叶出血并已昏迷 8 小时提示严重脑外伤，呕血 350ml，无慢性肝病史，呕血病因考虑为脑出血后引起的应激性溃疡，表现为急性胃黏膜病变。颅内出血后，交感神经兴奋，肾上腺髓质分泌儿茶酚胺增多，使胃黏膜下血管发生挛缩性收缩，组织灌流量显著下降，导致胃黏膜缺血、缺氧，以至于发生表浅的、边缘平坦的溃疡或大小不等的糜烂灶，导致上消化道出血。

94. A【解析】中心静脉压能较好地反映血容量的情况，有助于指导低血容量患者的扩容治疗。应注意避免因输液、输血过快、过多而引起肺水肿，原有心脏病或老年病患者必要时可根据中心静脉压调节输入量。

96. E【解析】腹腔镜胆囊切除术是常规手术，具有损伤小、恢复快、疼痛轻、瘢痕不易发现等优点。急性胆囊炎手术适应证：①发病在 72 小时以内者。②经非手术治疗无效且病情恶化者。③有胆囊穿孔、弥漫性腹膜炎、急性化脓性胆管炎、急性坏死性胰腺炎等并发症者。

97. C【解析】对于病程不超过 72 小时的患者，可给予溶栓治疗。常用药物为尿激酶。卧床休息 1 周后再使用尿激酶溶栓不恰当。

98. C【解析】患者既往右上腹绞痛，提示胆石症可能，目前饮酒后出现腹部剧痛、全腹压痛、反跳痛，考虑发生急性出血坏死性胰腺炎可能性最大。患者未提及既往胃溃疡病史，可行腹部 X 线平片进一步鉴别。急性化脓性胆管炎可出现 Reynolds 五联征，即腹痛、寒战高热、黄疸、休克、神经中枢系统受抑制等表现，该患者无黄疸、寒战高热等。急性胆囊炎不会出现全腹压痛、反跳痛，一般也不会出现休克等表现。急性绞窄性肠梗阻主要表现为腹胀、腹痛、呕吐及停止排气排便。

99. D【解析】55 岁女性，1 年前行乳腺癌根治性手术，近期考虑乳腺癌骨转移可能性大，行放射性核素骨显像可检查全身骨的情况，较 X 线平片、CT 准确，较 MRI 检查范围广，可避免脊髓造影造成的损伤。

100. E【解析】由于心肌梗死患者需服用抗凝药或抗血小板药，对于胆囊结石伴慢性胆囊炎的患者而言，需大约半年后才能进行胆囊切除术。

101. D【解析】患者怀疑为盆腔脓肿，排空膀胱后经直肠或阴道后穹隆穿刺得脓液可确诊。患者为已婚女性，经阴道后穹窿穿刺最为简便。

102. C【解析】患者肿瘤位于肛门 11cm 处，直径 1cm，基底宽，需采用 Dixon 手术即经腹直肠癌切除术，远端切缘距肿瘤下缘 2cm 以上。

104. D【解析】直肠指检是诊断低位直肠癌最重要的体格检查，患者有便血、直肠刺激症状、大便变细等现象时，首选直肠指检。

105. C【解析】阑尾手术后出现发热、腹痛、尿频、大便次数增多时，应考虑盆腔脓肿可能。

106. E【解析】患者诊断为胃癌，术中发现胰腺浸润与肝的多发转移，属于晚期胃癌，已失去手术时机，行关腹后化疗最为恰当。

107. C【解析】患者既往有胃溃疡病史，近期发作频繁，体重减轻，胃钡餐透视见有龛影，考虑为胃溃疡恶变可能，需行胃镜和病理学检查以明确诊断。

108. B【解析】患者出现黑便、体重明显下降，上腹部轻压痛，粪便潜血阳性，应考虑胃癌可能，可行胃镜及活组织病理检查以明确诊断。

110. C【解析】患者肿物位于左腹股沟韧带上方，考虑为腹股沟疝，且左腹股沟浅环口不大，故考虑为左腹股沟直疝。腹股沟直疝常见于年老体弱者，直疝从直疝三角发出，不会进入阴囊，极少发生嵌顿。

111. A【解析】对于腹股沟疝行疝囊高位结扎者，手术中必须解剖出疝囊颈结构，才能完成疝囊颈处的高位结扎。

112. A【解析】手术治疗是下肢静脉曲张最根本的方式，对于有症状的、没有手术禁忌证患者，都应该实施手术治疗。非手术治疗适用于病变轻、妊娠妇女及其他无法耐受手术的患者。

113. A【解析】Trendelenburg 试验阳性，说明下肢大隐静脉瓣膜功能不全；Perthes 试验阴性，说明下肢深静脉通畅，排除下肢深静脉血栓，且患者伴站立后酸胀感、右下肢色素沉着、可凹陷性水肿，考虑单纯性下肢静脉曲张可能性大。

114. C【解析】患者有心房颤动史，突发左下肢剧烈疼痛伴足背动脉搏动消失，考虑诊断为动脉栓塞。髂总动脉栓塞者变温带约在大腿上部，股总动脉栓塞变温带约在大腿中部，腹主动脉末端栓塞变温带约在栓塞侧大腿和臀部，腘动脉栓塞变温带约在小腿中部。

115. C【解析】大隐静脉瓣功能试验（Trendelenburg 试验）是让患者平卧、下肢抬高，使浅静脉排空，在大腿根部扎上止血带，压迫大隐静脉，然后让患者站立，释放止血带后如 10 秒内出现自上而下的静脉逆向充盈，则提示大隐静脉瓣膜功能不全。其临床意义：①松解止血带前，大隐静脉无充盈；当松解止血带时，大隐静脉立即自上而下充盈，提示大隐静脉瓣膜功能不全，而大隐静脉与深静脉之间的交通支瓣膜功能正常。②在松解止血带前，大隐静脉已部分充盈曲张，松解止血带后，充盈曲张更为明显，说明大隐静脉瓣膜及其与深静脉间交通支瓣膜均功能不全。③未松解止血带前，大隐静脉即有充盈曲张，而松解止血带后，曲张静脉充盈并未加重，说明大隐静脉与深静脉间交通支瓣膜功能不全，而大隐静脉瓣膜功能正常。

117. B【解析】由于患者左侧乳房较大且轻度下垂，以此为标准再造右侧乳房时需要的组织量较大，而在各种方法中，横行腹直肌肌皮瓣提供的组织量最大，故采用横行腹直肌肌皮瓣乳房再造。

118. C【解析】早期的乳腺癌表现为无痛、单发的小肿块，约 75% 的乳腺癌发生于乳腺的外上象限。癌细胞若累及 Cooper 韧带，可使韧带缩短而致肿瘤表面皮肤凹陷，称为“酒窝征”，是乳腺癌早期表现。

120. A【解析】患者为乳腺癌改良根治术后乳腺癌复发，且雌、孕激素受体均为阴性，不考虑内分泌治疗，患者 70 岁，不能耐受放疗及手术，需进行化疗。

121. B【解析】急性乳腺炎患者的主要症状是乳房疼痛、局部红肿、发热，常伴有患侧淋巴结肿大、压痛，白细胞计数升高等。该患者的肿块呈无痛性，最不可能的诊断是急性乳腺炎。

122. B【解析】乳腺纤维腺瘤是一种边界清晰的良性肿瘤，癌变可能很小，但有肉瘤变可能，手术切除是治疗纤维腺瘤唯一有效的方法。患者应进一步完善相关检查，择期手术。

123. C【解析】患者表现为心悸、乏力、消瘦等，查体见心率快、手颤、突眼、甲状腺增大，考虑诊断为原发性甲状腺功能亢进症，需进行双甲状腺放射性核素显像以判断甲状腺功能状态，确定诊断。

124. E【解析】口服胆囊造影使用的对比剂为碘番酸，属于一种碘剂，会对甲状腺摄取^{131}I率的检查造成干扰。

125. C【解析】若甲亢手术前准备不足，术后12~36小时常出现甲状腺危象，表现为高热、脉搏细速、烦躁、谵妄，甚至昏迷等。

127. D【解析】患者为年轻女性，双侧甲状腺对称性肿大，质地软，同时有亲属亦有类似疾病，考虑为缺碘导致单纯性甲状腺肿，可给予小剂量甲状腺素，以抑制腺垂体TSH分泌，缓解甲状腺的增生和肿大。

129. A【解析】患者出现全身钙代谢异常，最常见于甲状旁腺功能亢进症，导致甲状旁腺素分泌过多，作用于骨细胞和破骨细胞，从骨动员钙，使骨盐溶解，同时促进肠、肾小管吸收钙，导致骨密度下激、血钙升高、出现多发结石等。

130. B【解析】因甲状腺手术时误伤及甲状旁腺或其血液供给受累，使血钙浓度下降至2.0mmol/L以下，严重者可降至1.0~1.5mmol/L，多在术后1~3天出现手足抽搐。注射钙剂如葡萄糖酸钙等能够有效缓解缺钙症状。

131. E【解析】患者既往有溃疡病史，现突发呕血，考虑溃疡累及动脉导致出血，且患者出现休克症状，考虑出血量大于循环血量20%，即大于800ml，需立即补液或输血纠正休克。

133. A【解析】患者反复发作右上腹疼痛，1天前进食油腻食物后腹痛，向右肩背部放射，继之出现高热，查体示右上腹压痛、反跳痛，应考虑急性胆囊炎、胆囊结石可能。

134. D【解析】患者考虑诊断为急性胆囊炎、胆囊结石，首选B超检查，方便易行，诊断胆囊结石的阳性率高达90%。

135. B【解析】若患者诊断明确为急性胆囊炎、胆囊结石，应采取胆囊切除术，且患者出现右上腹压痛、反跳痛，提示患者炎症较重，局部有渗出，首选开腹胆囊切除术。腹腔镜胆囊切除术适用于慢性胆囊炎或胆囊炎症状轻者。

136. D【解析】患者出现黄疸，腹痛伴有呕血，是典型的胆道出血三联征表现，且B超显示肝内多发无回声区，符合胆道出血表现。

137. B【解析】目前患者考虑诊断为胆道出血，首选治疗为选择性动脉栓塞止血，可有效止血。

138. E【解析】患者既往有肝炎后肝硬化病史，现出现间断黑便，移动性浊音阳性，考虑为上消化道出血，出血量不大，最可能的诊断是门静脉高压性胃病，但仍不能排除食管胃底静脉曲张破裂，可行纤维胃镜检查以明确诊断。

141. A【解析】目前患者出现大出血，经保守治疗后出血仍难以控制，目前患者肝功能为B级，应考虑手术治疗，门奇断流术+脾切除术手术方式简便，对患者肝功能要求低，止血效果明显，可作为首选。

142. A【解析】患者暴饮暴食后发生上腹部剧烈疼痛，并向腰背部放射，伴恶心、呕吐，呕吐物为胃内容物，吐后腹痛不缓解，考虑急性胰腺炎可能，首选淀粉酶测定。血淀粉酶在发病后2小时升高，24小时达高峰；尿淀粉酶在发病24小时升高。患者目前发病8小时，应选择血清淀粉酶测定。

143. A【解析】若患者上腹压痛、反跳痛、肌紧张，移动性浊音阳性，提示胰腺破裂出血导致弥漫性腹膜炎，诊断性腹腔穿刺若抽出血性渗出液，所含淀粉酶值增高可确诊。

144. A【解析】在急性胰腺炎的检验结果中，低血钙（<2mmol/L）有很强的预后价值，因为低血钙常见于重症胰腺炎，且低血钙程度与临床严重程度平行，若血钙低于1.5mmol/L则提示预后不良。在严重的急性胰腺炎，脂肪酶分解脂肪形成脂肪酸，脂肪酸与钙离子结合形成脂肪酸钙（皂化斑），血钙降低提示病情严重，预后不佳，此时考虑为出血坏死性胰腺炎。

145. D【解析】急性胰腺炎最常见的并发症是胰腺假性囊肿，是胰腺周围液体积聚，被纤维组织包裹所形成，因不含上皮细胞形成的外膜，称为假性囊肿。

146. E【解析】胰腺假性囊肿手术治疗指征：①持续腹痛不能忍受。②囊肿增大（≥6cm）出现压迫症状。③合并感染或出血等并发症。

147. C【解析】患者既往有胆总管结石病史，现腹痛、腰背放射痛、呕吐、吐后腹痛不减轻，考虑为胆道疾病继发的急性胰腺炎，且患者无明显电解质含量异常，考虑为轻症水肿性胰腺炎。

148. E【解析】患者腹略膨隆，上腹正中压痛，轻度肌紧张，反跳痛，肠鸣音减弱，移动性浊音阳性，提示腹水及腹膜炎，可行诊断性腹腔穿刺以明确诊断。

149. A【解析】患者为中年男性，近2个月有脓血便，直肠指检可触及一肿物下缘，质较硬，指套带血，应首先考虑直肠癌可能。

150. A【解析】患者考虑诊断为直肠癌，可行直肠镜检查、X线钡剂灌肠检查以明确肿块的部位和大小，盆腔CT、肝脏超声评估腹部其他脏器情况以明确临床分期，但粪便常规及培养对诊断无帮助，粪便常规及培养常用于消化道感染的诊断。

152. A【解析】患者为中年男性，近来出现大便习惯及大便性状改变，便血，考虑直肠癌可能，首选直肠指检以明确或排除直肠癌的诊断。

154. D【解析】直肠癌的大体分型如下。①隆起型：癌肿向肠腔内突出，浸润肠壁少，癌肿增大时表面可产生溃疡，预后较差。②溃疡型：多见，占50%，向肠壁深层生长，并向四周浸润，易出血，分化程度低，较早转移。③浸润型：少见，癌肿沿肠壁蔓延浸润，易造成肠壁狭窄，转移早且预后差。

155. E【解析】中年以上患者，近期出现腹部隐痛不适或阵发性痛，大便习惯改变，带黏液脓血便，伴乏力、恶心、体重下降等，应警惕结肠癌可能。

157. E【解析】患者立位腹部平片显示膈下游离气体，考虑为消化道穿孔，最常见于胃、十二指肠溃疡穿孔。患者既往可有溃疡病史，表现为突发、剧烈的上腹疼痛，迅速扩散至全腹，常伴有恶心、呕吐。有时消化液沿结肠旁沟流向右下腹，引起右下腹疼痛。查体见腹膜炎体征，肌紧张明显，可呈“木板样”强直；肝浊音界缩小或消失；肠鸣音减弱或消失。腹部立位X线检查可见膈下游离气体。

158. B【解析】患者为急性起病，高度酸性的胃液进入腹腔，刺激腹膜引起化学性腹膜炎，导致腹痛。

159. E【解析】目前患者考虑诊断为消化性溃疡穿孔，需立即行剖腹探查术。消化道溃疡穿孔的手术治疗适用于饱食后穿孔、顽固性溃疡穿孔和伴有幽门梗阻、穿孔导致大出血、恶变等的患者。患者为餐后穿孔，此时胃内容物含有大量食糜，对腹腔污染大，必须剖腹探查并彻底清洁后才能预防后续感染或异物滞留的发生。

160. D【解析】患者出现了感染性盆腔积液、少量膈下游离气体，考虑为右侧结肠破裂或穿孔，结合患者下腹包块用力还纳史，考虑为外伤性肠破裂可能。

161. B【解析】结肠破裂使得大量细菌进入腹腔，若不手术处理，感染难以控制，且后续患者消化道功能无法恢复，必须早期手术处理。

162. B【解析】患者有明确外伤史，X线显示腹膜后积气，而十二指肠为腹膜后空腔脏器，其穿孔可引起腹膜后积气，胃、小肠、结肠穿孔均引起腹腔内游离气体，胰腺损伤不会引起积气，最可能为外伤导致的十二指肠破裂。

163. B【解析】十二指肠可分为球部、降部、水平部和升部，十二指肠损伤较多见的部位是降部和水平部。

164. C【解析】患者有明确的外伤史，伴腹痛、恶心、呕吐，大小便停止，全腹肌紧张，压痛，反跳痛以左脐旁为著，移动性浊音阳性，肠鸣音消失，白细胞升高，考虑内脏器官破裂导致腹腔积血可能，需行腹部B超检查、CT、X线检查、腹腔穿刺等，由于出血位置不清，选择性血管造影可能为阴性结果。

165. E【解析】患者目前血压、心率尚可，暂无输血指征，且一般不考虑输全血，应选择输注红细胞制品。

166. A【解析】患者有明确外伤史，反跳痛以左脐旁为著，大小便停止，移动性浊音阳性，血压及心率尚可，最可能的诊断是结肠破裂，除少数裂口小、腹腔污染轻、全身情况良好的患者可以考虑一期修补或一期切除吻合（限于右半结肠）外，大部分患者先采用肠造瘘术或肠外置术，待3~4个月病情好转时，再手术关闭瘘口。患者症状于左腹部为甚，考虑左半结肠破裂可能，应行结肠修补加造瘘。

167. A【解析】胰腺损伤后，腹水内淀粉酶可升高，此时行腹腔穿刺，穿刺液淀粉酶测定可升高，阳性率接近100%。

168. B【解析】十二指肠与胰腺紧邻，均为腹膜后器官，损伤后引起的临床表现类似，该患者最可能合并损伤的脏器是十二指肠。

169. D【解析】对于胰腺损伤手术术后，一般要留置腹腔引流管，至少放置8~10天。

170. D【解析】Perthes试验即深静脉通畅试验，用于检查深静脉是否通畅，Perthes试验阳性代表深静脉阻塞，常见于深静脉血栓形成，为大隐静脉高位结扎的禁忌证，因为手术后会导致阻塞的深静脉系统承担下肢静脉回流的功能，加重病情。

171. A【解析】下肢大隐静脉曲张形成慢性溃疡时，慢性溃疡不易愈合，最佳治疗措施为大隐静脉高位结扎、曲张静脉剥脱术加溃疡创面切除植皮术。

172. D【解析】下肢深静脉造影可以明确下肢深静脉及其瓣膜功能情况，临床上常采取逆行性深静脉造影。在下肢静脉逆行造影中，根据对比剂向远侧逆流的范围分为五级。0级表示瓣膜关闭正常；Ⅰ~Ⅱ级应结合临床表现加以判断；Ⅲ~Ⅳ级表示瓣膜关闭功能明显损害。

173. A【解析】患者的临床表现，可以概括为“5P”，即疼痛（pain）、感觉异常（paresthesia）、麻痹（paralysis）、无脉（pulselessness）和苍白（pallor）。可作出急性动脉栓塞临床诊断。

174. B【解析】动脉栓塞患者，除非肢体已经发生坏疽或已建立良好的侧支循环，只要患者全身情况允许，都应早期施行动脉切开取栓术。

175. C【解析】患者有心房颤动病史，突发下肢剧痛，患肢足背动脉搏动消失，提示动脉栓塞，首选下肢动脉造影检查。动脉造影能了解动脉栓塞部位，远侧动脉是否通畅、侧支循环状况，是否有继发性血栓形成等。

176. A【解析】患者患肢大腿下段皮温较对侧为低，查足背动脉搏动消失，右足发凉，提示栓塞部位较高，考虑为股浅动脉上段。

177. A【解析】对于动脉栓塞的患者，不宜用热水袋加温患肢，避免局部温度过高增强局部组织代谢，加重病情。

178. A【解析】患者出现右肿颈无痛性部块，质硬，表面不光滑，随吞咽活动，考虑为甲状腺癌。

179. E【解析】放射性核素显像根据结节对放射性核素的摄取能力将甲状腺结节分 4 类，凉结节、热结节、温结节和冷结节。其中，甲状腺癌的放射性核素甲状腺显像最常见为边缘模糊的冷结节。

180. A【解析】目前考虑患者为甲状腺癌，需行穿刺细胞学检查以明确诊断，以及肿瘤的病理类型。

181. E【解析】颈深部化脓性蜂窝织炎常由口腔、咽喉等急性炎症引起，全身症状重，表现为疼痛明显的局部肿胀，一般无法触及波动感。颈淋巴结结核早期无疼痛，可有低热。

182. D【解析】颈深部化脓性蜂窝织炎应及早并彻底切开引流，并全身大剂量应用抗生素。

183. A【解析】颈深部化脓性蜂窝织炎严重时可发生喉水肿，压迫气管及食管，可引起呼吸困难及吞咽困难，炎症向下扩散可引起纵隔炎或纵隔脓肿。

184. A【解析】对于高度侵袭性滤泡状腺癌，伴右颈部淋巴结转移，手术应切除甲状腺右叶全叶并清扫淋巴结，对侧大部切除并切除峡部。

185. C【解析】患者既往心房颤动病史，突发左下肢发凉、麻木、疼痛，左小腿及以远肤色苍白，浅静脉瘪陷，膝以下皮温低，左腘动脉及以远动脉未扪及。凡有心脏病史伴有心房颤动或前述发病原因者，突然出现 5P 征，即可做出动脉栓塞诊断。

186. EF【解析】患者考虑急性左下肢动脉栓塞，为明确诊断，应行双下肢动脉多普勒测压，明确左右下肢动脉压区别，同时行左下肢静脉多普勒检查，明确静脉内血流情况。

187. D【解析】患者取栓术后左下肢动脉恢复，无肿胀、麻木，恢复较好，心房颤动持续存在，应行抗凝治疗，首选华法林，需按时复查凝血功能。

191. C【解析】患儿右阴囊有包块，平卧安静时包块明显缩小或消失，考虑为腹股沟斜疝；2 小时前因哭闹包块掉出，伴呕奶、不停哭闹、精神萎靡，提示可能发生嵌顿。首先考虑诊断为嵌顿疝。

192. B【解析】患儿考虑诊断为嵌顿疝。此时行腹部 X 线摄片，若显示肠胀气、阶梯状气液平面等肠梗阻征象有助于明确诊断。

194. BCDEF【解析】弥漫性腹膜炎的非手术治疗：①体位，一般取半卧位。②禁食、胃肠减压。③纠正水、电解质紊乱。④应用抗生素。⑤补充热量和营养支持。⑥镇静、镇痛、吸氧。已经确诊、治疗方案已确定及手术后的患者，可用哌替啶类镇痛药。但诊断不清或需进行观察的患者，暂不能用镇痛药，以免掩盖病情。

195. ABDEF【解析】尿常规中有 WBC 和 RBC 不能确定为急性肾盂肾炎，如尿路结石合并感染尿常规中也可有 WBC 和 RBC。其余选项说法均正确。

196. ADEFGH【解析】腹膜炎剖腹探查以彻底清洁腹腔为主要目的。手术切口应根据原发病变脏器的所在部位而定，如不能确定原发病变源于哪个脏器，则以右旁正中切口为好，开腹后可向上下延长，如曾做过腹部手术，可经原切口或在其附近做切口。腹膜炎严重时应切除原发病灶。腹腔内有脓苔、假膜和纤维蛋白分隔时，应予清除以利引流。腹腔污染严重时，可用甲硝唑及生理盐水冲洗腹腔至清洁。术后一般放置引流物。

第二节　泌尿外科

一、单选题

1. 关于前列腺增生，下列叙述正确的是

A. 根据前列腺大小，即可判断梗阻程度

B. 残余尿量与梗阻程度成正比

C. 都需要手术治疗

D. 凡前列腺增生者，直肠指检都可以触及增大的前列腺

E. 男性老年患者如无排尿困难即可排除前列腺增生

2. 血尿最多见的原因是

A. 结核　　B. 损伤　　C. 肿瘤

D. 泌尿生殖系统畸形　　E. 尿路感染

3. 精索静脉曲张多见于左侧的原因不包括

A. 左侧垂直进入肾静脉

B. 左侧受乙状结肠压迫

C. 肠系膜上动脉和主动脉，在搏动时压迫左肾静脉，影响左精索静脉

D. 精索静脉周围的结缔组织薄弱，瓣膜功能不全，左侧影响大

E. 下尿路梗阻时，可发生左精索静脉曲张

4. 尿道炎时尿痛的特点表现包括

A. 排尿开始时出现疼痛　　B. 排尿终时尿痛加重

C. 常伴有尿线中断　　D. 伴有耻骨上区疼痛

E. 伴有终末血尿

5. 下列疾病不会引起尿流中断的是

A. 膀胱肿瘤　　B. 膀胱异物　　C. 膀胱憩室

D. 输尿管囊肿　　E. 膀胱结石

6. 运动性血尿的特点包括

A. 一般持续一周

B. 肾功能、X 线检查可能出现异常

C. 血尿常伴有其他症状

D. 是一种局限性的良性过程，预后良好

E. 预后很差

7. 关于尿路结石对泌尿系统的损害，下列不正确的是

A. 直接损伤　　B. 尿路梗阻　　C. 尿路感染

D. 恶性变　　E. 诱发憩室

8. 尿道造影时患者一般采用的体位是

A. 侧位　　B. 卧位　　C. 正位

D. 截石位　　E. 斜位

9. 一般静脉尿路造影检查不能显示的是

A. 肾盂积水和输尿管扩张　　B. 肾盂受压、拉长变形

C. 肾盂及输尿管的充盈缺损　　D. 分肾功能状态

E. 膀胱尿液的输尿管反流

10. 下述各项哪种不是引起尿频的原因

A. 神经源性膀胱　　B. 前列腺肥大慢性尿潴留　　C. 膀胱憩室

D. 膀胱结石　　E. 膀胱炎

11. 无痛性肉眼全程血尿最常见的原因是

A. 尿路感染　　B. 泌尿系统结核　　C. 泌尿系统肿瘤

D. 尿路结石　　E. 前列腺肥大

12. 尿中脱落细胞学检查，应取

A. 任何时间的尿均可　　B. 24 小时尿　　C. 12 小时尿

D. 晨起第一次尿　　E. 晨起第二次尿

13. 骑跨伤常造成尿道哪个部位的损伤

A. 尿道膜部　　B. 尿道前列腺部　　C. 尿道球部

D. 膀胱颈部　　E. 阴茎悬垂部

14. 肾盂癌最常见的临床表现是

A. 下肢水肿　　B. 间歇性无痛性血尿　　C. 腰部钝痛

D. 肾绞痛　　E. 贫血

15. 可使盆腔腹膜外的血液渗至会阴部的损伤是

A. 阴茎筋膜撕裂　　B. 尿生殖膈撕裂　　C. 会阴浅筋膜撕裂

D. 膀胱直肠中隔撕裂　　E. 腹壁浅筋膜撕裂

16. 单发的直径 1cm 的 T_2 期膀胱癌，肿块边缘距右输尿管口 1cm，应选择

A. 经尿道电切肿瘤　　B. 膀胱切开，肿瘤切除

C. 膀胱部分切除　　D. 膀胱部分切除及右输尿管膀胱吻合

E. 膀胱全切 + 尿流改道

17. 关于前列腺癌的临床表现，错误的是

A. 前列腺癌早期常无症状

B. 逐渐增大的前列腺腺体压迫尿道可引起进行性排尿困难

C. 有尿频、尿急、夜尿增多，甚至尿失禁

D. 前列腺癌常易发生骨转移，但不会侵及骨髓

E. 前列腺癌可侵及膀胱、精囊

18. 血尿患者，膀胱镜检见膀胱三角有 14cm×5cm 大小肿瘤，无蒂，表面有坏死，活检为 T_3期，最佳的治疗方案应为

A. 髂内动脉栓塞　B. 膀胱全切除　C. 化疗＋放疗

D. 肿瘤切除术　E. 膀胱部分切除术

19. 对侧肾功能良好的肾结石患者，下列情况可做患侧肾切除的是

A. 肾下极多发结石　B. 鹿角形结石合并肾积水

C. 肾盏结石　D. 肾多发结石合并积水，肾功能丧失

E. 肾盂结石功能尚好

20. 右肾结石 0.6cm 大小，光滑，肾轻度积水，应采取的治疗方法是

A. 肾盂切开取石　B. 肾实质切开取石　C. 套石术

D. 非手术治疗　E. 肾镜取石

21. 男，35 岁。从高处坠落，骑在栏杆上，自诉会阴部疼痛，尿道滴血伴排尿困难。体检见会阴部血肿明显，导尿管不能置入膀胱。最合理的治疗为

A. 患者能排尿暂不处理，以后尿道狭窄再行尿道扩张术

B. 耻骨上膀胱穿刺造瘘，待半年后再施行尿道修补术

C. 急诊行尿道会师术

D. 急诊行尿道套入术

E. 经会阴清创并行尿道断端吻合术

22. 左肾结石 1.2cm，肾积水轻度，尿检有红细胞，应采取的治疗方法是

A. 肾盂切开取石　B. 肾镜取石　C. 药物排石治疗

D. 肾盂肾窦切开取石　E. 体外冲击波碎石

23. 男，39 岁。醉酒后于楼梯处摔伤 1 小时，腹痛、肉眼血尿入院。体格检查：BP 100/60mmHg, P 100 次/分，面色苍白，下腹部广泛压痛，并有肌紧张及反跳痛。B 超：肝、脾正常，少量腹水。腹腔穿刺有淡红色液体。顺利留置尿管有少量血性尿液流出，色较淡。Hb 120g/L。对于诊断下尿路损伤，下列哪项检查可作为首选

A. CT　B. B 超检查　C. 膀胱造影

D. 尿道造影　E. 膀胱镜检查

24. 遇到一个无痛性肉眼血尿的患者，为确定诊断，最应做的检查为

A. 尿常规　B. 尿脱落细胞检查　C. 静脉尿路造影

D. 超声检查　E. 膀胱镜检，逆行肾盂造影

25. 女，32 岁。因右肾结石行体外冲击波碎石 3 天后排出结石，两周复查右肾结石已排净，结石成分分析为磷酸盐结石，其预防方法包括

A. 口服维生素 B_6或氧化镁　B. 口服别嘌醇

C. 碱化尿液，口服卡托普利　D. 碱化尿液，少食动物内脏

E. 控制感染，口服氯化铵

26. 男，80 岁。半个月来尿频、尿急、尿流缓慢，甚至发生尿潴留，出现贫血，下肢水

肿，其治疗选择

A. 不做处理，观察　B. 部分切除术　C. 根治性切除术

D. 内分泌治疗　E. 放射性核素粒子植入治疗

27. 男，28岁。结婚4年不育来就诊，查体：左侧阴囊下垂，左睾丸较右侧小，质地较右侧软，左精索可触及团状肿块。该患者应采取的治疗措施是

A. 等待观察　B. 手术治疗　C. 硬化剂注射

D. 阴囊托带　E. 紧身内裤

28. 男，70岁。前列腺增生10年，口服药物治疗。1天前饮酒后出现不能自行排尿，下腹胀痛。首选的治疗方法是

A. 膀胱穿刺　B. 前列腺切除　C. 膀胱造瘘术

D. 导尿并留置导尿管　E. 口服 α_1 受体阻断药

29. 男，43岁。腰部撞击伤，腰腹痛，血尿入院。诊断左肾裂伤。经抗休克抗感染治疗，病情稳定。两周后，患者出现高热39.6℃，伴腹痛加剧，BP 90/50mmHg，P 120次/分，面色苍白，左上腹包块突然增大伴肌紧张。下列哪种可能性大

A. 感染所致的迟发性脾破裂大出血　B. 肾周感染继发肾破裂大出血

C. 肾外伤后肾积水感染　D. 肾周感染伴麻痹性肠梗阻

E. 肾周感染所致的感染中毒性休克

30. 男，60岁。前列腺上有一个大小为1cm的硬结，两次直肠内穿刺活检报告都是良性前列腺肥大，下一步应做

A. 单纯前列腺切除术　B. 重复直肠内穿刺活检

C. 根治性前列腺切除术　D. 经尿道切除镜做活检

E. 经直肠B超穿刺活检

31. 男，48岁。肾、输尿管及膀胱（KUB）平片及静脉尿路造影证实左输尿管上段结石，直径1cm，左肾中度积水，试行体外冲击波治疗3次。无结石排出，复查KUB平片，结石无变化，下一步考虑进行

A. 左输尿管切开取石术　B. 输尿管镜取石碎石术

C. 左肾和输尿管切除术　D. 反复进行上述治疗

E. 保守治疗

32. 男，27岁。诊断左肾结核，右输尿管结石，直径0.8cm，静脉肾盂造影：左肾未显示，右肾轻度积水，结石下输尿管显示正常。肾功能检查正常宜先行的治疗是

A. 切除左肾　B. 引流右肾积水

C. 急诊右输尿管切开取石　D. 抗结核的同时等待结石自然排出

E. 抗结核的同时行输尿管结石体外冲击波碎石

33. 男，60岁。排尿困难3个月，体检发现前列腺稍硬。为排除前列腺癌，意义最大的实验室检查项目是

A. 血酸性磷酸酶　B. 血癌胚抗原

C. 血前列腺特异性抗原（PSA）　D. 血碱性磷酸酶

E. 血甲胎蛋白

34. 女，59 岁。间歇性无痛性全程肉眼血尿 1 个月。查体：左肾下极可及肿块。B 超检查提示左肾占位性病变，静脉尿路造影提示肾盂肾盏受压。尿细胞学阴性。膀胱镜检查可见左输尿管口喷血。首先考虑

A. 左肾结石　　B. 左肾癌　　C. 左肾盂肿瘤
D. 左肾母细胞瘤　　E. 左肾囊肿

35. 男，50 岁。2 个月来间歇性无痛性全程血尿。近 3 天来加重伴有血块，B 超示双肾正常，膀胱内有 1.5cm×2.0cm×1.0cm 新生物，有蒂。为明确诊断，最重要的检查是

A. 静脉尿路造影　　B. CT　　C. 尿脱落细胞检查
D. 尿常规　　E. 膀胱镜检

36. 男，5 岁。右侧阴囊包块，卧位不消失，右睾丸未扪及，阴囊透光试验阳性，正确诊断是

A. 右侧斜疝　　B. 精索鞘膜积液　　C. 交通性鞘膜积液
D. 右睾丸鞘膜积液　　E. 右侧隐睾

37. 男，67 岁。间歇性肉眼血尿 3 个月余。静脉尿路造影见左肾盂内有不规则充盈缺损，膀胱镜检见左侧输尿管口喷血，应首先考虑

A. 肾盂癌　　B. X 线不显影肾结石　　C. 肾炎
D. 肾结核　　E. 肾癌

38. 男，72 岁。进行性排尿困难 6 年，近 1 周出现排尿疼痛伴发热，T 39℃。B 超提示前列腺增大，残余尿 400ml，双肾积水。尿常规：WBC 30~50 个/高倍视野。血 BUN 及血肌酐（SCr）升高。入院后首选的治疗是

A. 耻骨上膀胱造瘘术 + 抗感染治疗　　B. α 受体阻断药
C. 5α 还原酶抑制药　　D. 前列腺切除
E. 抗感染治疗

39. 女，48 岁。无痛性血尿 3 个月，尿脱落细胞检查发现有癌细胞，可以排除

A. 肾盏癌　　B. 输尿管癌　　C. 膀胱癌
D. 肾盂癌　　E. 泌尿系统结核

40. 男，2 岁。左侧阴囊生后空虚至今。查体：患儿发育正常，左侧阴囊发育不佳，左阴囊内未触及睾丸，左腹股沟管内可触到睾丸发育不佳，如小指尖大小，应采取什么手术方法

A. 左睾丸牵引固定术
B. 右睾丸切除术
C. 左睾丸牵引固定术，如有斜疝行左斜疝高位结扎术
D. 等待 6~7 岁仍不下降至阴囊内再行手术
E. 药物绒毛膜促性腺激素治疗

41. 男，45 岁。右腰钝痛 3 年，未经诊治，2 周前 B 超检查见右肾区有鹿角形结石，面积在 400mm^2，有轻度积水，肾图提示右肾轻度受损，静脉尿路造影（IVU）示左肾正常，双输尿管正常。最宜采取的治疗方法是

A. 经皮肾镜碎石　　B. 体外冲击波碎石　　C. 肾切除
D. 肾盂切开取石　　E. 肾实质切开取石

二、共用题干单选题

(42~44 题共用题干)

男，35 岁。右肾疼痛 3 天，尿常规可见红细胞充满/高倍视野，白细胞 2~3 个/高倍视野，尿路平片可见右输尿管下段走行区高密度阴影 0.6cm，IVU 可见右输尿管下段结石，其上输尿管轻度扩张，右肾轻度积水。

42. 输尿管结石绞痛发作时应给予下列哪项治疗

A. 立即手术取石　　B. 输尿管导管套石　　C. 体外冲击波碎石

D. 用药物解除绞痛症状　　E. 大量饮水，促使结石排出

43. 患者中西药治疗和大量饮水及活动后绞痛解除，突然出现尿流中断及排尿终末痛，其原因可能是

A. 结石到膀胱　　B. 结石到尿道　　C. 结石在输尿管壁间段

D. 尿道炎　　E. 急性前列腺炎

44. 对该患者应采用的治疗方法是

A. 膀胱切开取石　　B. 套石术　　C. 药物排石

D. 大量饮水等待自然排出　　E. 体外冲击波碎石

(45~47 题共用题干)

男，42 岁。B 超发现左肾结石 1cm 大小，平时无明显症状，偶有腰部酸胀不适感，既往体健，无排石史。

45. 上尿路结石最常见下列哪项症状

A. 血尿 + 尿痛　　B. 腰痛 + 血尿　　C. 腰痛 + 脓尿

D. 尿频 + 血尿　　E. 腰痛 + 尿痛

46. 为明确诊断，还应做的检查是

A. 尿培养　　B. 膀胱镜检查　　C. MRI

D. KUB 平片 + IVU　　E. 尿流率测定

47. 患者首选下列哪项治疗

A. 肾盂切开取石　　B. 经皮肾镜取石　　C. 口服排石药物

D. 体外冲击波碎石　　E. 溶石治疗

(48~50 题共用题干)

女，57 岁。无痛性血尿 4 个月，体格检查无阳性体征。B 超示右肾轻度积水，尿脱落细胞检查 3 次，未发现癌细胞。

48. 为进一步诊治，哪项检查最有价值

A. 血尿常规，肝、肾功能　　B. 尿路平片及静脉尿路造影

C. 膀胱镜检查　　D. 重复尿细胞学检查

E. 膀胱造影

49. 检查发现右肾盂内似有充盈缺损，但不肯定，尿细胞学检查为可疑癌细胞，进一步选择的检查是

A. CT　　B. 膀胱镜插管收集右肾盂尿细胞学检查

C. 输尿管镜插管右侧取活组织检查　D. 右肾逆行造影
E. MRI

50. 经检查证实右肾盂充盈缺损，轻度积水，刷取局部组织检查找到癌细胞，在治疗方面，下列正确的是
A. 放疗后手术　B. 化疗后手术　C. 尽早手术
D. 放疗 + 化疗　E. 介入治疗

（51~54 题共用题干）
男，28 岁。尿急、尿痛伴尿道口脓性分泌物 2 天就诊，患者否认有不洁性行为史。

51. 下列最适宜的进一步检查是
A. 血常规　B. 血培养　C. 尿常规
D. 尿道分泌物涂片　E. 前列腺液常规

52. 患者尿道分泌物涂片检查发现白细胞，其内有革兰阴性双球菌，该患者应诊断为
A. 尿路感染　B. 急性前列腺炎　C. 淋菌性尿道炎
D. 非淋菌性尿道炎　E. 精囊炎

53. 患者明确诊断为淋菌性尿道炎，下列不属于该病治疗原则的是
A. 早期治疗，正规合理用药　B. 配偶应同时检查治疗
C. 治疗期间禁止性生活　D. 治疗首选米诺环素
E. 治疗效果不佳，应行淋球菌培养及药物敏感试验

54. 患者因治疗不正规，症状多次反复，后出现尿流变细，尿不尽及排尿困难症状，最可能的诊断是
A. 继发前列腺炎　B. 淋菌性尿道狭窄　C. 继发非淋菌性尿道炎
D. 继发急性后尿道炎　E. 慢性淋菌性尿道炎

三、案例分析题

（55~57 题共用题干）
男，78 岁。排尿困难 12 年，夜尿每晚 3~4 次。近 1 年常出现排尿中断现象，伴疼痛放射至阴茎头部，平卧后疼痛减轻，并能够恢复排尿。

55. 可能的诊断有
A. 前列腺增生　B. 膀胱结石　C. 输尿管结石
D. 慢性前列腺炎　E. 慢性尿道炎　F. 尿道狭窄

56. 入院后患者血常规、肝肾功能检查、心电图及胸部 X 线摄片正常。既往无特殊病史。为明确诊断，应进行的检查有
A. 膀胱双合诊　B. 尿常规　C. 泌尿系统 B 超检查
D. KUB 平片 + IVU　E. 泌尿系统 MRI　F. 膀胱镜

57. 尿常规：RBC 7~10 个/高倍视野，WBC 5~9 个/高倍视野。最大尿流率 5.6ml/s。血 PSA 2.1ng/ml。泌尿系统 B 超：双肾输尿管未见异常，膀胱内可见直径 2.0cm 强回声，后伴声影，随体位移动；前列腺 6.2cm × 5.6cm × 4.6cm；残余尿 156ml。治疗应选择
A. 输尿管镜取石术　B. 膀胱镜取石术　C. 尿道内切开术

D. 前列腺电切术　　E. 腹股沟斜疝修补术　　F. 经皮肾镜取石术

G. 膀胱肿瘤电切术

(58~61 题共用题干)

男，32 岁。于 1 年半前出现尿频、尿急、尿痛，症状反复发作，并逐渐加重，常规抗感染治疗效果不明显。近 2 个月反复出现尿液浑浊及终末肉眼血尿，膀胱刺激症状加重，伴有恶心，低热，左侧腰部胀痛而尿培养未见细菌生长。

58. 初步诊断首先应考虑

A. 泌尿系统肿瘤　　B. 左侧上尿路结石伴感染

C. 慢性前列腺炎急性发作　　D. 慢性肾盂肾炎

E. 泌尿系统结核　　F. 慢性间质性膀胱炎

59. 根据患者情况，目前需要做的检查是

A. 尿沉渣查抗酸杆菌　　B. 静脉肾盂造影

C. 尿常规　　D. 泌尿系统血管造影

E. 膀胱镜　　F. 胸部 X 线检查

60. 提示：尿沉渣检查查到抗酸杆菌。静脉肾盂造影检查：右肾功能正常，无积水。左肾集合系统破坏严重，左输尿管多处狭窄、扩张。膀胱容量正常。根据临床诊断，目前首要的治疗措施是

A. 抗结核治疗　　B. 膀胱扩大术　　C. 右肾切除，左肾造瘘术

D. 右肾部分切除术　　E. 右肾切除术　　F. 左肾造瘘术

61. 该患者下一步的治疗措施应采取

A. 左肾造瘘术

B. 左肾、输尿管全切除术，不需再抗结核治疗

C. 左肾造瘘，输尿管扩张术

D. 左肾切除术

E. 继续保守治疗

F. 左肾、输尿管全切除术，术后继续抗结核治疗

答案与解析

1. B　2. E　3. E　4. A　5. C　6. D　7. E　8. E　9. E　10. C　11. C　12. E　13. C　14. B　15. B　16. D　17. D　18. B　19. D　20. D　21. E　22. E　23. C　24. E　25. E　26. D　27. B　28. D　29. B　30. E　31. A　32. E　33. C　34. B　35. E　36. D　37. A　38. A　39. E　40. C　41. B　42. D　43. A　44. D　45. B　46. D　47. D　48. B　49. D　50. C　51. D　52. C　53. D　54. B　55. AB　56. ABCDF　57. BD　58. E　59. ABCF　60. A　61. F

1. B【**解析**】A 项，无法根据前列腺的大小判断梗阻的严重程度。B 项，残余尿量和梗阻的严重程度成正比。C 项，轻度前列腺增生的患者可选择药物治疗。D 项，轻度的前列腺增生的患者无法在直肠指检时触及。E 项，老年男性患者前列腺增生可无排尿困难。

2. E【解析】泌尿系统最常见的疾病是尿路感染，血尿是尿路感染最常见的后果。

4. A【解析】尿道炎可在排尿开始时出现疼痛。排尿终末时出现疼痛可判断为上尿路症状。尿流中断是膀胱结石的表现。耻骨上区疼痛可见于急性尿潴留。终末血尿可见于上尿路病变。

5. C【解析】膀胱憩室无法堵塞尿道内口，不会引起尿流中断，其他几种疾病均可造成尿道内口堵塞，形成尿流中断。

6. D【解析】运动性血尿的特点：①运动后出现，良性过程严重程度和运动量有关，预后较好。②运动性血尿一般不伴随有其他症状。③血常规、尿常规、肾功能检查不会出现异常。④出现运动性血尿后一般3天到4天即可停止。

7. E【解析】尿路结石可以引起泌尿系统的多重表现，包括直接损伤、梗阻、尿路感染或者恶性变。憩室属于器质性疾病，一般由于先天性因素导致。

8. E【解析】尿道造影时，一般采用斜位时可使整个尿道显影，方便术者观察。

9. E【解析】静脉尿路造影是经静脉注射对比剂，经尿路排泄，可以观察到肾的结构变化和功能状态，但无法显示输尿管尿液的反流情况。

10. C【解析】膀胱憩室不会引起膀胱容量的减少和刺激膀胱过度收缩，也就不会引起尿频，其余的疾病都会引起尿频的发生。

11. C【解析】无痛性肉眼全程血尿主要见于泌尿系统肿瘤。ABDE四项，出现血尿表现的同时还伴有其他的症状。

12. E【解析】尿脱落细胞学检查采集的细胞可反映较大范围的病变，如肾盂、输尿管和膀胱的癌细胞均能在尿液细胞学涂片中检出。一般选择晨起第二次尿，此时尿液中容易观察到尿中的细胞的形态。

13. C【解析】骑跨伤最容易导致患者的尿道球部损伤，骨盆骨折容易引起患者的尿道膜部损伤。

14. B【解析】肾盂癌最常见的症状是间歇性无痛性肉眼血尿或镜下血尿，偶可见条状血块。

15. B【解析】尿生殖膈是指由尿生殖膈上、下筋膜及其间的会阴深横肌、尿道括约肌组成的结构，尿生殖膈撕裂时，盆腔腹膜外的血液可渗到会阴部。

16. D【解析】T_2期膀胱癌已侵犯浅肌层且肿瘤为单发，应行膀胱部分切除术，切除范围应超过肿瘤边缘2cm，而肿块边缘距右输尿管口1cm，在切除范围内，切除后再行右输尿管膀胱吻合。

17. D【解析】前列腺癌最常见的转移部位是淋巴结和骨。前列腺癌出现骨转移时可以引起骨痛、脊髓压迫症状及病理性骨折等。

19. D【解析】对侧肾功能良好，一侧的肾已经发生严重的结石或积水的，可以进行患肾切除。

21. E【解析】男性患者有骑跨伤病史，自述会阴部疼痛，尿道滴血，可判断为尿道球部损伤，并且此时导尿管不能置入膀胱，应选择的治疗手段为经会阴清创并行尿道断端吻合术。

23. C【解析】该患者醉酒后摔伤，出现腹痛，肉眼血尿，下腹部广泛压痛，并有肌紧张及反跳痛，腹腔穿刺有淡红色液体，考虑膀胱充盈时膀胱破裂可能。诊断膀胱破裂最有效的手段为膀胱造影。

24. E【解析】无痛性肉眼血尿最常见的原因是膀胱癌，诊断膀胱癌最可靠的检查为膀胱镜检和逆行肾盂造影。

25. E【解析】反复的尿路感染可以引起磷酸盐结石，该患者目前应该及时进行控制感染治疗。

27. B【解析】症状较重伴有精子异常者，应行手术治疗，手术治疗后部分患者可以改善精液质量，恢复生育能力。

28. D【解析】患者为老年男性，有前列腺增生病史，口服药物治疗，饮酒后不能排尿，考虑为前列腺增生所致急性尿潴留。治疗原则为解除梗阻，恢复排尿。导尿术是解除急性尿潴留最简便的方法，即会阴部消毒后，经尿道插入无菌导尿管，尿潴留短时间内不能解除者，应留置导尿管持续引流。

29. B【解析】患者有腰部撞击伤，出现腰腹痛、血尿，抗休克治疗后好转。2 周后出现左上腹包块突然增大伴肌紧张，腹痛加剧，可诊断为肾周感染继发肾破裂大出血，进一步导致患者此时出现休克体征。

30. E【解析】前列腺穿刺活检是病理确诊前列腺癌的主要方法，多在经直肠超声的引导下进行。该患者不能排除前列腺癌，可经直肠 B 超穿刺活检，有助于提高阳性率。

31. A【解析】患者上段输尿管结石，输尿管镜不适用，同时合并肾积水，可行输尿管切开取石术，可以将结石完整取出。对于体外超声波碎石失败的患者，可首选输尿管切开取石术。

32. E【解析】患者存在右侧输尿管结石，大小为 0.8cm，合并存在左肾结核，目前肾功能检查为正常，可选择抗结核的同时进行肾结石的治疗，患者结石大小小于 2cm，可选择体外冲击波碎石。

33. C【解析】血前列腺特异性抗原测定为临床诊断前列腺癌的基本方法之一。

34. B【解析】间歇性无痛性血尿常为泌尿系统肿瘤的临床表现。各种检查提示左肾占位性病变，且有肾盂肾盏受压的表现。肾结石多表现为肾绞痛，一般不可触及明显异常。肾母细胞瘤多发生于儿童，成人罕见。肾盂肿瘤尿细胞学检查，可发现癌细胞。成人恶性肾肿瘤中，肾癌最常见。

35. E【解析】膀胱肿瘤最重要的检查为膀胱镜，可直接看到肿瘤所在部位、大小数目、形态、蒂部情况和基底部浸润程度等，同时还可以取活检。

36. D【解析】阴囊透光试验阳性提示为鞘膜积液，卧位不消失考虑为非交通性，右睾丸未扪及提示睾丸在肿块内部。考虑诊断为右睾丸鞘膜积液。

37. A【解析】肾盂癌表现为间歇性无痛性肉眼血尿，膀胱镜检查可见输尿管口喷出血性尿液，尿路造影见肾盂内充盈缺损。

38. A【解析】前列腺增生的手术指征：梗阻严重，残余尿量较多时应考虑手术治疗。有尿路感染和心、肺、脑、肝、肾功能不全时，宜先做尿液引流，尿道留置尿管或膀胱造瘘术，待全身情况改善后再行手术。患者近 1 周出现排尿疼痛伴发热，说明存在尿路感染情况。

39. E【解析】该患者尿脱落细胞检查发现有癌细胞，可诊断为泌尿系统肿瘤，泌尿系统结核不属于泌尿系统肿瘤。

40. C【解析】题干是没有明确有合并斜疝，而且隐睾可合并斜疝睾丸下降不全多合并鞘突未闭，由于囊过小，无腹腔内容物下降，故术前确诊合并疝较少。可以诊断为隐睾，隐睾的治疗：①1岁以内，有自行下降的可能。②1岁以后，注射人绒毛膜促性腺激素（hCG）。③内分泌治疗无效，在2岁内做睾丸下降固定术。④睾丸萎缩、手术不能将睾丸降入阴囊内，或者已有癌变的可能，对侧睾丸未见明显异常，则行睾丸切除术。患儿2岁，应行睾丸下降固定术。

41. B【解析】肾区的鹿角形结石体积较小，肾盏结石，肾区内部解剖结构正常，无扩张或者轻度扩张时，可以采取体外冲击波碎石治疗。

42. D【解析】肾绞痛发作时应以缓解疼痛为主，因而首先应用药解痉挛，缓解疼痛。

43. A【解析】结石嵌于膀胱颈口时可出现明显的排尿困难，并有典型的排尿中断现象。因而患者为上尿路结石经治疗后结石排入膀胱。

44. D【解析】输尿管下段走行区高密度阴影0.6cm，IVU可见右输尿管下段结石，结石<0.6cm、表面光滑、结石以下尿路无梗阻时可采用保守治疗。患者症状轻微，可大量饮水等待自然排出。体外冲击波碎石适用于输尿管上段结石。

45. B【解析】肾和输尿管结石，又称上尿路结石，主要症状是疼痛和血尿。其程度和结石部位、大小、活动与否及有无损伤、感染、梗阻等有关。

46. D【解析】KUB平片是诊断尿路结石最基本的方法。IVU是用以显示包括肾盂肾盏系统、输尿管、膀胱的重要方法，不仅可提供上述部位的形态、结石在尿路分布关系，还可提供分侧肾的分泌功能等方面的信息。

47. D【解析】去除结石的方法需要根据结石的部位、数目、大小、肾功能，是否合并解剖异常，是否合并感染，以及身体状态等情况来制定。体外冲击波碎石适用于直径≤2cm的肾结石及输尿管上段结石。

51. D【解析】尿道分泌物涂片染色检查或细菌培养有致病菌，可以指导进行抗菌治疗。

52. C【解析】尿道分泌物涂片可在多核白细胞内找到成对排列的革兰阴性双球菌，是淋菌性尿道炎特有的征象。

53. D【解析】淋菌性尿道炎治疗以青霉素类药物为主，亦可用头孢曲松、大观霉素等。非淋菌性尿道炎常用米诺环素、红霉素等治疗。

54. B【解析】患者出现尿流变细，尿不尽及排尿困难症状，提示尿道狭窄。症状因淋菌性尿道炎治疗不当引起，考虑为淋菌性尿道狭窄。

55. AB【解析】78岁男性，有长期排尿困难症状，考虑前列腺增生的可能。排尿时突然尿流中断，疼痛放射至远端尿道及阴茎头部，改变姿势后，能使疼痛缓解，继续排尿，属于膀胱结石的典型表现。

59. ABCF【解析】尿常规简单易行，通过尿常规可快速判定是否有尿路感染。如果尿常规有大量白细胞，而常规培养无细菌生长，有助于泌尿系统结核的诊断，首先应考虑到泌尿系统结核。静脉肾盂造影检查，可了解患侧的肾功能、病变程度与范围。尿中查到抗酸杆菌，可确定泌尿系统结核诊断，若未查到抗酸杆菌也不能排除泌尿系统结核诊断。该患者有严重的尿路刺激症状，不宜行膀胱镜检查。泌尿系统血管造影对考虑的诊断无明显价值。另外，肾结核常由肺结核引起，故还应行胸部X线检查了解肺部情况。

60. A【解析】确诊肾结核，首先的治疗只能是抗结核治疗。经正规抗结核治疗及营养支持治疗2周后，患者全身情况好转，临床症状和结核中毒症状明显减轻。

61. F【解析】由于该患者右肾功能正常，左肾破坏严重，左输尿管多处狭窄、扩张，应行左肾、输尿管全切除术。术前至少抗结核治疗 2 周以上，术后需继续正规抗结核治疗 4～6 个月。

第三节　胸心外科

一、单选题

1. 有关冠心病的特点，下列哪项是错误的
A. 主要病变为冠脉内膜脂质沉着，结缔组织增生、纤维化、钙化造成管壁增厚管腔阻塞
B. 女性发病率及死亡率高于男性
C. 中年以上多见
D. 主要侵犯冠状动脉主干及近端大分支，为搭桥手术提供了先决条件
E. 左冠状动脉及其分支（前降支及回旋支）的患病率较右冠状动脉高

2. 心脏黏液瘤好发于
A. 右心房　B. 右心室　C. 左心房
D. 左心室　E. 三尖瓣

3. 劳累时有心绞痛及晕厥发作的主动脉瓣狭窄患者首选治疗为
A. 静脉滴注硝酸甘油　B. 强心
C. 利尿　D. 主动脉瓣球囊成形术
E. 主动脉瓣瓣膜置换术

4. 在室间隔缺损修补术的体外循环中如发现灌注压低，左心有大量鲜红色回血，应考虑
A. 合并房间隔缺损　B. 合并肺动脉瓣关闭不全　C. 合并二尖瓣关闭不全
D. 合并动脉导管未闭　E. 合并三尖瓣关闭不全

5. 有关房间隔缺损修补术，下述哪项错误
A. 缝合下缘时应注意识别下腔静脉瓣
B. 修补上腔型缺损时应识别是否合并右肺静脉畸形引流
C. 筛状缺损应先剪成单孔再修补
D. 闭合缺损前应注意膨肺排气
E. 停止体外循环后输液不能过快以防止发生右心衰竭

6. 下列哪项不是单纯室间隔缺损修补术的手术入路
A. 肺动脉入路　B. 右心房入路　C. 主动脉入路
D. 右心室入路　E. 左心室入路

7. 下述哪项是二尖瓣行闭式扩张的手术指征
A. 超声心动图检查可疑左心房内血栓　B. 合并妊娠 5 个月
C. 1 个月前发生脑梗死　D. 3 周来发热，血培养阳性
E. 心脏 X 线摄片及超声心动图可疑瓣膜有钙化

8. 下列有关体外循环中发生高血压时的处理中哪项是错误的
A. 加深麻醉

B. 应用血管扩张药

C. 适当降低流量

D. 混合静脉血氧饱和度应保持在60%以上

E. 降低温度

9. 张力性气胸的典型临床表现是

A. 低血容量性休克　B. 贝克（Beck）三联征　C. 纵隔扑动

D. 呼吸困难及广泛性皮下气肿　E. 反常呼吸

10. 下列有关支气管扩张症的手术范围描述哪项是正确的

A. 只能局限于一个肺段

B. 只能局限于一个肺叶

C. 只能局限于一侧肺

D. 若两侧同时手术，每侧切除量不能大于一个肺叶

E. 在患者主要脏器功能和肺功能允许的情况下，根据病变范围确定手术切除范围

11. 关于血胸的病理生理特点，下列错误的是

A. 丢失血容量出现休克征象

B. 血液积聚，压力增高，迫使肺萎陷，并将纵隔推向健侧，影响呼吸和循环功能

C. 由于肺、心和膈肌运动的去纤维蛋白作用，积血多凝固

D. 血块机化后，形成纤维组织束缚肺和胸廓，限制呼吸运动，损害呼吸功能

E. 积血易并发感染，形成脓胸

12. 根据胸部损伤分类，下列属于开放性损伤的是

A. 胸部穿透伤　B. 心脏大血管挫裂伤　C. 张力性气胸

D. 胸壁皮肤伤口　E. 肋骨骨折并血气胸

13. 下列施行胸腔闭式引流术的要领，不正确的是

A. 取平卧位

B. 气胸引流在胸壁锁骨中线第2肋间

C. 血胸或脓胸在腋中线与腋后线间第6或第7肋间隙

D. 引流管的侧孔应深入胸腔内6~8cm

E. 术后保持引流管通畅

14. 关于张力性气胸的病理生理改变，下列错误的是

A. 气管、支气管或肺损伤处形成活瓣，气体随每次吸气进入胸膜腔并积累增多，导致胸膜腔压力高于大气压

B. 引起纵隔扑动

C. 伤侧肺严重萎缩，纵隔显著向健侧移位，健侧肺受压，导致腔静脉回流障碍

D. 高于大气压的胸膜腔内压，驱使气体进入纵隔形成纵隔气肿

E. 进入胸壁软组织，形成面、颈、胸部的皮下气肿

15. 对放疗最敏感的肺癌是

A. 小细胞未分化癌　B. 鳞癌　C. 腺癌

D. 肺泡细胞癌　E. 大细胞癌

16. 不属于支气管扩张外科手术治疗禁忌证的是
A. 一般情况差，肝肾功能不全
B. 双侧广泛支气管扩张，心肺功能不全
C. 支气管扩张病变范围超过一个肺叶
D. 合并严重肺气肿、哮喘
E. 合并急性肺部感染，尚未有效控制

17. 关于食管癌的 X 线钡餐表现，不恰当的是
A. 食管壁有小的溃疡龛影
B. 食管下端鸟嘴状狭窄
C. 局限性食管黏膜皱襞增粗和断裂
D. 局限于管壁侧小的充盈缺损
E. 局限性管壁僵硬

18. 患儿，5 岁。反复发作感冒、咳嗽 2 年多。查体：胸骨左缘第 3 肋间可触及收缩期震颤，听诊有Ⅳ级收缩期吹风样杂音，肺动脉瓣听诊区第二心音（P_2）亢进。心电图示双侧心室肥大，超声心动图室间隔在 1.5cm 回声失落，诊断为先天性心脏病室间隔缺损。该病治疗选择
A. 保守治疗，等待自行愈合
B. 体外循环下行室间隔缺损补片修补
C. 体外循环下行室间隔缺损直接缝合修补
D. 低温下心内直视室间隔缺损修补
E. 肺动脉环束

19. 女，42 岁。劳力性胸闷、气促 3 年，胸骨左缘第 3 肋间闻及收缩期杂音。首选的检查是
A. X 线检查
B. 胸部 CT
C. 心电图
D. 冠脉造影
E. 超声心动图

20. 脓胸患者，胸腔闭式引流术已一个半月，引流量每日 40ml，胸腔造影显示包裹性脓腔容积约为 60ml。患者一般情况良好，无发热。各项化验检查基本在正常范围。下一步的治疗为
A. 继续抗感染治疗
B. 拔除胸腔引流管
C. 胸廓成形术
D. 继续胸腔闭式引流术
E. 变开放式胸腔引流并逐渐退出引流管

21. 男，60 岁。进食哽噎，烧灼感 2 个月，食管 X 线钡剂造影检查见食管下段黏膜紊乱、断裂，管壁僵硬，应该考虑
A. 食管炎
B. 食管癌
C. 贲门失弛缓症
D. 食管静脉曲张
E. 食管平滑肌瘤

22. 胸部外伤患者，严重皮下气肿和极度呼吸困难。检查发现：血压 90/50mmHg，心率 130 次/分，呼吸 36 次/分。此患者第一考虑诊断是
A. 肺挫伤
B. 食管损伤
C. 张力性气胸
D. 肋骨骨折
E. 心腔压塞

23. 男，22 岁。突发右胸痛 2 天，无发热、咳嗽。查体：T 37.2℃，右胸廓稍饱满，语音震颤减弱，叩诊呈鼓音，呼吸音消失。该患者最可能的诊断是
A. 肺不张
B. 胸腔积液
C. 肺炎
D. 肺气肿
E. 气胸

24. 患儿，男。出生后 4 个月出现气促。急诊查体：两肺湿啰音，胸骨左缘 2~3 肋间收缩期杂音，上肢动脉搏动强，股动脉搏动触及不清，最可能的诊断是
A. 室间隔缺损
B. 房间隔缺损
C. 主动脉缩窄
D. 动脉导管未闭
E. 法洛四联症

25. 女，78 岁。楼道中摔倒后胸痛 1 天。查体：右侧胸壁压痛，双肺呼吸音清晰。胸部 X 线片：右侧第 6、7 肋骨腋段骨折，右侧肋膈角变钝。下列治疗措施中，不宜采取的是

A. 胸带包扎固定　　B. 应用镇痛药或肋间神经封闭
C. 胸腔闭式引流术　　D. 应用抗生素
E. 改善呼吸，鼓励咳嗽排痰

26. 男，65 岁。3 年前因右上肺腺癌行肺叶切除术。1 个月前发现左上肺后段直径 2cm 肿物影，边缘有毛刺，余肺野清晰，常规检查未发现异常。治疗应首选

A. 抗生素治疗　　B. 化疗　　C. 放疗
D. 手术治疗　　E. 生物治疗

27. 男，32 岁。反复咳脓痰 10 余年。胸部 CT 示左下肺背段、后基底段及左上肺舌段柱状支气管扩张，经抗生素治疗及体位排痰，现体温、血象正常，痰量每天 30ml。下一步治疗应选择

A. 继续抗生素治疗　　B. 雾化吸入　　C. 继续体位排痰
D. 应用祛痰药　　E. 手术治疗

28. 男，52 岁。车祸伤 2 小时。体格检查：神志清，血压 105/75mmHg，气管向左侧移位，右胸壁大量皮下捻发感，右胸叩诊鼓音，右侧呼吸音明显减弱。胸部 X 线片：右第 4、8、9 肋骨折，左第 7、8、9 肋骨折，右肺压缩 90% 。首要进行下列哪项处理

A. 牵引固定　　B. 胸带固定　　C. 胸腔闭式引流
D. 剖胸探查，修补肺破裂处　　E. 气管插管，加压扩张肺部

29. 男，40 岁。胸部 X 线片示左肺门 2cm×2cm 阴影，纤维支气管镜检查发现左上肺支气管开口内肿物，活检为小细胞癌，一个疗程化疗结束后，复查 X 线发现原病灶已显示不清，下一步治疗应首选

A. 继续化疗　　B. 放疗　　C. 化疗 + 放疗
D. 手术　　E. 生物治疗

30. 女，30 岁。农民。因“房屋倒塌压在上半身 30 分钟，呼吸困难”来诊。查体：意识清楚，BP 130/86mmHg，P 100 次/分，R 30 次/分，结膜充血，颈静脉怒张，前胸皮肤瘀斑，腹软，无压痛，尿常规正常。最可能的诊断是

A. 早期创伤性休克　　B. 创伤性窒息　　C. 挤压综合征
D. 开放性气胸　　E. 眼结膜损伤

二、共用题干单选题

(31~34 题共用题干)

男，12 岁。自幼发现心脏杂音，平素易感冒。查体发现胸骨左缘第 2 肋间收缩期轻震颤及杂音。心脏彩超提示降主动脉及肺动脉之间可见分流。

31. 最可能的诊断是

A. 动脉导管未闭　　B. 高位室间隔缺损　　C. 主动脉窦瘤破裂
D. 肺动脉口狭窄　　E. 主动脉狭窄

32. 近 2 周来感冒后反复出现寒战、高热，无明显胸痛，偶有咳嗽、咳痰。行影像学检查

提示肺动脉内可见赘生物。最可能的诊断是

A. 肺部感染　　B. 败血症　　C. 细菌性心内膜炎
D. 风湿热　　E. 上呼吸道感染

33. 经辅助检查已确诊为先天性心脏病，原拟行根治手术治疗，根据现在情况，应于何时手术

A. 立刻手术治疗　　B. 控制感染后半年　　C. 控制感染后 1 周
D. 控制感染后 6 周　　E. 控制感染后 3 个月

34. 患儿出现发热后，即开始抗感染治疗，但不久即先后两次出现周围小动脉栓塞，此时应

A. 即刻行手术治疗　　B. 更换更强有力之抗生素　　C. 即刻予以抗凝治疗
D. 马上开始溶栓治疗　　E. 继续原有治疗

（35~36 题共用题干）

女，41 岁。半小时前被车撞伤，主诉左胸剧烈疼痛、胸闷、呼吸困难。查体：口唇发绀，左下胸壁反常呼吸运动。

35. 造成患者呼吸困难的主要原因是

A. 疼痛限制呼吸运动　　B. 胸壁反常呼吸运动
C. 气胸　　D. 血胸
E. 肺组织挫伤

36. 急诊室急救处理应首先采取

A. 气管切开或气管插管
B. 胸壁切开内固定，控制反常呼吸运动
C. 胸壁加压包扎，控制反常呼吸运动，保持呼吸道通畅
D. 胸壁牵引，控制反常呼吸运动
E. 胸腔闭式引流

（37~39 题共用题干）

男，55 岁。4 小时前从 10 米高处坠落致伤后被送入急诊室。查体：血压 90/60mmHg，神志清楚，呼吸困难，面色苍白。胸部压痛，左侧胸壁塌陷，可扪及骨擦感和皮下气肿，左下胸壁反常呼吸。

37. 根据病史和体征，首先应考虑下列哪项诊断

A. 肋骨骨折　　B. 张力性气胸　　C. 连枷胸
D. 急性心脏压塞　　E. 失血性休克

38. 在急诊室应首先进行下列哪项急救处理

A. 胸腔闭式引流术　　B. 胸带加压包扎固定　　C. 胸腔穿刺术
D. 心包穿刺术　　E. 急诊室剖胸

39. 若呼吸困难未得到缓解下列不宜采取的措施是

A. 巾钳重力牵引固定　　B. 胸壁外固定架固定
C. 快速输血补液抗休克治疗　　D. 气管插管呼吸机正压通气
E. 手术固定肋骨骨折

（40~41 题共用题干）

男，63 岁。咳嗽、痰中带血丝半年余。吸烟 40 余年。胸部 X 线片示右上肺近肺门处肿块影。

40. 为明确病理诊断，首选的检查是

A. 开胸活检　　B. 胸腔镜活检　　C. 纵隔镜活检
D. 经胸壁肺穿刺活检　　E. 支气管镜活检

41. 如拟手术治疗，下列不属于手术禁忌证的是

A. 对侧肺门淋巴结转移　　B. 肝转移
C. 锁骨上淋巴结转移　　D. 同侧肺门淋巴结转移
E. 脑转移

三、案例分析题

（42~45 题共用题干）

男，34 岁。因“劳力性心悸、气促 5 年”来诊。患者从未接受过治疗。查体：心尖冲动增强，左下移位，心尖部可闻及全收缩期和舒张期隆隆样杂音，肺动脉瓣听诊区第二心音亢进，双下肢轻度水肿。

42. 患者可能存在的病变是

A. 动脉导管未闭　　B. 室间隔缺损
C. 法洛四联症　　D. 主动脉瓣狭窄
E. 主动脉瓣关闭不全　　F. 二尖瓣狭窄、二尖瓣关闭不全

43. 患者 10 天前淋雨后高热不退，体温 39.6℃，伴寒战，当地医院予青霉素钠 800 万 U，静脉滴注，连续 10 天，症状无改善。查体：BP 150/50mmHg，心尖部可闻及全收缩期和舒张中期隆隆样杂音，胸骨左缘第 3~4 肋间可闻及舒张期杂音，双肺可闻及啰音，手掌、足底可见出血点。最可能的诊断是

A. 脾功能亢进　　B. 过敏性紫癜　　C. 急性感染性心内膜炎
D. 亚急性感染性心内膜炎　　E. 急性白血病　　F. 再生障碍性贫血

44. 首先应采取的检查手段是

A. 心电图　　B. 胸部 X 线摄片　　C. 超声心动图
D. 血培养　　E. 骨髓穿刺　　F. 免疫学检查

45. 患者血培养结果为金黄色葡萄球菌生长，亚胺培南－西司他汀钠（泰能）和万古霉素抗感染治疗 7 天后，体温 38.5~40.0℃，左侧肢体不能活动，BP 85/40mmHg，血红蛋白尿。超声：二尖瓣赘生物由 5mm 增至 12mm。颅脑 MRI：2 个直径 1.5cm 的梗死灶。下一步应该采取的措施是

A. 尽快手术　　B. 更换抗生素　　C. 血培养阴性后手术
D. 尿常规正常后手术　　E. 肺部感染控制后手术　　F. 偏瘫症状改善后手术

（46~50 题共用题干）

男，58 岁。因“间歇性咳嗽、痰中带血 1 个月”来诊。吸烟 30 年，20~40 支/天。查体：T 36.5℃，P 86 次/分，R 24 次/分，BP 120/82mmHg；锁骨上淋巴结无肿大；双肺呼吸音清，

HR 86 次/分，律齐，各瓣膜区未闻及病理性杂音；双下肢轻度水肿。

46. 为明确诊断，应立即进行的检查有

A. 痰细胞学　　B. 胸部 X 线摄片　　C. 血常规

D. 肺功能　　E. 血生化　　F. 动脉血气分析

47. 血常规：Hb 120g/L，WBC 5.2×10^9/L，N 0.71。痰细胞学：可疑癌细胞。胸部 X 线片：未见明显异常。为明确诊断，下一步应做的检查有

A. 胸部 CT　　B. 胸部 MRI　　C. 胸部放射性核素显像

D. 纤维支气管镜　　E. 经皮肺穿刺活检　　F. 经食管超声穿刺活检

G. 肺功能测定

48. 胸部 CT 示右肺上叶肺门处有一直径约 2.0cm 的包块，右侧纵隔多发肿大淋巴结并融合。纤维支气管镜：右上叶支气管开口处见菜花样新生物。病理：低分化鳞状细胞癌。为确定治疗方案，应检查

A. 超声心动图　　B. 肺功能　　C. 颅脑增强 MRI

D. 冠状动脉造影　　E. 上腹部增强 CT　　F. 全身放射性核素显像

49. 颅脑增强 MRI、上腹部增强 CT 和全身放射性核素显像均未发现肿瘤转移。肺功能、心功能和超声心动图均正常。该患者的肺癌临床分期和应选择的治疗方案是

A. ⅡB 期

B. ⅢA 期

C. ⅢB 期

D. 顺铂 + 吉西他滨作为术前新辅助化学治疗 2 个周期

E. 顺铂 + 吉西他滨 + 唑来膦酸一线化学治疗

F. 顺铂 + 多柔比星 + 环磷酰胺一线化学治疗

G. 顺铂 + 多柔比星 + 环磷酰胺 + 同步放射治疗

H. 顺铂 + 依托泊苷一线治疗

50. 经 2 个周期 GP 方案化学治疗后，复查胸部增强 CT：右上叶包块 1.5cm × 1.8cm。复查上腹部增强 CT、颅脑增强 MRI 和全身放射性核素显像均无肿瘤转移证据。下一步的治疗方案可选择

A. 继续原化学治疗方案 2 个周期　　B. 手术治疗

C. 应用 EGFR - TKI 治疗　　D. 吉西他滨 + 顺铂 + 同步放射治疗

E. 吉西他滨 + 顺铂 + EGFR - TKI 治疗　　F. 胸部放射治疗 + EGFR - TKI 治疗

G. 培美曲塞（力比泰）单药二线化学治疗　　H. 应用多西他赛单药二线化学治疗

答案与解析

1. B　2. C　3. E　4. D　5. E　6. C　7. B　8. E　9. D　10. E　11. C　12. A　13. D　14. B　15. A　16. C　17. B　18. B　19. E　20. C　21. B　22. C　23. E　24. C　25. C　26. D　27. E　28. C　29. D　30. B　31. A　32. C　33. D　34. A　35. B　36. C　37. C　38. B　39. C　40. E　41. D　42. F　43. C　44. CD　45. A　46. ABC　47. ADG　48. ABCEF　49. BD　50. ABD

2. C【解析】心脏黏液瘤最多见于左心房，其次为右心房，心室少见，未见有人心脏瓣膜发生者。

3. E【解析】临床上呈现心绞痛、昏厥或心力衰竭的主动脉瓣狭窄患者，一旦出现症状，病情往往迅速恶化，在2~3年内有较高的猝死发生率，应争取尽早施行手术治疗，切除病变的瓣膜，进行人工瓣主动脉瓣膜替换术。

4. D【解析】当室间隔缺损合并动脉导管未闭（PDA）而术前未发现，在体外循环下修补室间隔缺损时，主动脉灌注的氧合血会通过PDA回流入心内。其他的合并畸形均与回心血无关。

5. E【解析】手术修补房间隔缺损如为多个筛状缺损，则应剪成单孔再修补。停止体外循环后输血输液不应过快，避免左心室容量负荷过重。

6. C【解析】室间隔缺损修补术一般有五种径路。①经右心房路径最常用，适用于膜周、肌部室间隔缺损。②经肺动脉路径常用于双动脉下型室间隔缺损。③在修补室间隔缺损的同时需要纠治主动脉瓣脱垂、主动脉瓣或瓣下狭窄时采用经主动脉路径。④经右心室路径适用于修补多发性室间隔缺损，包括心室直切口和横切口两种方法。⑤经左心室径路较少采用，仅限于小梁部多发型室间隔缺损。单纯室间隔缺损修补不需要纠治主动脉瓣脱垂、主动脉瓣或瓣下狭窄，不经主动脉路径。

7. B【解析】对于二尖瓣狭窄，瓣叶严重钙化，有左心房血栓，急性感染征象等情况，需体外循环直视手术。合并早期妊娠及心功能尚可的，宜行闭式扩张。

8. E【解析】体外循环发生高血压的原因可有多种，如疾病本身、麻醉过浅、交感神经兴奋、灌注量过高等。有些与抗凝不足、血栓栓塞有关，降低温度可使血液黏稠度升高，加重凝血栓塞。

9. D【解析】张力性气胸患者表现为严重或极度呼吸困难、烦躁、意识障碍、大汗淋漓、发绀。气管明显移向健侧，颈静脉怒张，多有皮下气肿。

10. E【解析】支气管扩张症的手术原则是在患者生理功能允许的情况下，在尽量切除病变组织的同时尽量保留健康肺组织。

11. C【解析】肺、心和膈肌运动有去纤维蛋白作用，胸腔内积血多不凝固。但短期内大量积血，去纤维蛋白作用不完善，即可凝固成血块。

13. D【解析】胸腔闭式引流术经肋骨上缘置入带侧孔的胸腔引流管，其侧孔应深入胸腔内2~3cm较适宜，过深可致引流不畅。

14. B【解析】纵隔扑动常见于连枷胸时的反常呼吸。但在开放性气胸时，由于患侧的胸腔压力始终与大气压一致，因此吸气时健侧胸腔呈负压，纵隔向健侧移位，呼气时健侧胸腔呈正压，纵隔向患侧移位，随呼吸运动也可出现纵隔扑动。

15. A【解析】放射治疗一直以来都是肺癌的一种主要治疗手段，特别是对中晚期肺癌。不同类型的肺癌对放射治疗的敏感性是不同的。一般来说，放疗对小细胞癌最佳，鳞状细胞癌次之，腺癌最差。但因不同肺癌的病理组织学类型不同，所以往往所采取的放疗方案也不一样。①鳞状细胞癌对射线有中等度的敏感性，病变以局部侵犯为主，转移相对较慢，故多用根治治疗。②腺癌对射线敏感性差，且容易血液转移，故较少采用单纯放射治疗。③小细胞癌容易发生转移，故多采用大面积不规则野照射，照射区应包括原发灶，甚至肝、脑、纵隔双侧锁骨上区等部位，同时要辅以药物治疗。

16. C【解析】支气管扩张病变范围超过一个肺叶仍可手术治疗。

17. B【解析】X线钡餐检查显示食管下端呈鸟嘴样狭窄，首先考虑诊断贲门失弛缓症。

19. E【解析】患者为中年女性，有劳力性胸闷、气促表现，在胸骨左缘第3肋间（主动脉瓣第二听诊区）可闻及收缩期杂音，考虑可能为主动脉瓣狭窄。故首选的检查是超声心动图，其超声检查特点：M型超声检查显示主动脉瓣叶开放振幅减小，瓣叶曲线增宽，舒张期可呈多线；在二维或切面超声图像上可见到主动脉瓣叶增厚、变形或钙化，活动度减小和瓣口缩小等征象。

20. C【解析】患者慢性脓胸引流量每日少于50ml即可行胸廓成形术。

21. B【解析】早期食管癌症状不明显，吞咽粗硬食物时可能偶有不适，如胸骨后烧灼样、针刺样或牵拉摩擦样疼痛。食物通过缓慢，并有停滞感或异物感。哽噎停滞感常通过吞咽水后缓解消失。早期食管X线钡剂造影检查表现：①食管黏膜皱襞紊乱、粗糙或有中断现象。②小的充盈缺损。③局限性管壁僵硬，蠕动中断。④小龛影。60岁男性，进食哽噎、烧灼感，食管X线钡剂造影检查见食管下段黏膜紊乱、断裂，管壁僵硬，考虑为食管癌。

22. C【解析】患者存在皮下气肿，是张力性气胸的典型症状。

24. C【解析】主动脉缩窄的体征为上肢血压高，桡动脉、颈动脉搏动增强。下肢血压低，股动脉、足背动脉搏动弱甚至不能扪及。胸骨左缘第2~3肋间和背部肩胛区可闻及喷射性、收缩期杂音，合并心脏畸形者在心前区闻及相应杂音。部分患者有差异性发绀。

25. C【解析】肋骨骨折易合并血气胸，该患者胸部X线片表现为两根肋骨骨折，右侧肋膈角变钝，无气胸征。临床应考虑合并有血胸，根据血胸的影像学表现分为少量、中量和大量血胸，肋膈角变钝为少量血胸的表现。肋骨骨折的治疗主要是镇痛，防治肺部并发症，少量血胸无须做胸腔闭式引流术，仅需观察。

26. D【解析】肺癌术后，对侧肺出现单发可疑恶性结节，患者条件允许，应积极考虑手术治疗。

27. E【解析】手术治疗是根治感染灶，防止疾病发展的最有效方法。

28. C【解析】患者有车祸伤，右胸壁大量皮下捻发感提示皮下气肿，其气管向左侧移位，考虑存在右侧张力性气胸，需要紧急处理，无条件时可紧急行粗针穿刺排气减压，有条件时可直接行胸腔闭式引流术。

29. D【解析】小细胞肺癌患者，术前化疗后，即使X线发现原病灶已显示不清，也应手术切除。

30. B【解析】创伤性窒息是钝性暴力作用于胸部所致的上半身广泛皮肤、黏膜、末梢毛细血管淤血及出血性损害；主要表现为伤员面、颈、上胸部皮肤出现针尖大小的紫蓝色瘀斑，以面部与眼眶部为明显。口腔、球结膜、鼻腔黏膜瘀斑，甚至出血。

40. E【解析】该患者长期吸烟，咳嗽、痰中带血半年余，胸部X线片示肺门处肿块影，首先考虑肺癌。支气管镜检查的目的之一是观察气管和支气管中的病变，并取得病理证据（包括在直视下钳取、刷检、肺泡灌洗）。故为明确诊断，应首选支气管镜加活组织病理学检查。

41. D【解析】肺癌手术治疗的适应证是Ⅰ、Ⅱ期和部分经过选择的ⅢA期（如$T_3N_1M_0$）的非小细胞肺癌。同侧肺门淋巴结转移为N_1期，属于临床分期Ⅰ、Ⅱ期，不属于手术禁忌证。

第四节　神经外科

一、单选题

1. 对脑震荡的治疗，不正确的是

A. 需卧床休息数日

B. 多数情况下无须特殊治疗

C. 头痛剧烈者可用吗啡类药物

D. 失眠患者可用地西泮、氯氮䓬（利眠宁）等药物

E. 消除患者的畏惧心理

2. 有关颅底骨折，下列错误的是

A. 颅底X线检查可无阳性发现

B. 依靠临床体征可以诊断

C. 诊断需有脑脊液漏发生

D. 单纯颅底骨折以保守治疗为主

E. 脑脊液漏无须早期修补

3. 脑对冲伤最容易受伤的部位是

A. 脑干

B. 枕叶

C. 额叶

D. 小脑

E. 顶叶

4. 可引起颅内压增高的局灶性病变是

A. 蛛网膜下腔出血

B. 颅底蛛网膜粘连

C. 狭颅症

D. 右大脑额颞顶占位性病变

E. 右侧乙状窦狭窄

5. 开放性颅脑损伤特有的临床表现是

A. 头皮裂伤伴颅骨骨折

B. 脑脊液漏

C. 颅骨骨折

D. 头皮血肿

E. 头皮裂伤

6. 小脑幕裂孔疝和枕骨大孔疝的主要鉴别点是

A. 早期意识障碍且逐渐加重

B. 去大脑强直发作

C. 病变对侧半身瘫痪

D. 生命体征（血压、脉搏、呼吸）改变

E. 一侧瞳孔散大

7. 颅内压增高的常见原因不包括

A. 硬脑膜外血肿

B. 脑水肿

C. 梗阻性脑积水

D. 颅骨缺损

E. 脑肿瘤

8. 颅内压增高时颅内压的调节主要通过

A. 脑组织移位

B. 脑血流量减少

C. 颅腔内脑脊液量的减少

D. 脑血管的自动调节

E. 颅腔容积扩大

9. 关于颅内压增高，下列错误的是

A. 喷射性呕吐多见
B. 后期常伴视力障碍
C. 阵发性头痛是主要症状之一
D. 某些病例可始终不出现“三主症”
E. 在婴幼儿头痛出现较早且较重

10. 有关急性硬膜外血肿的手术治疗，以下不正确的是

A. 对与硬膜粘连的小血肿块无须清除
B. 对骨折线出血应寻找来源并彻底止血
C. 如脑减压满意无须做硬膜下探查
D. 一般不做去骨瓣减压
E. 血肿清除后周边硬膜应悬吊缝合于骨缘

11. 导致脊髓损伤最常见的脊柱骨折类型为

A. 直接暴力造成脊柱骨折
B. 屈曲型脊柱骨折
C. 伸展型脊柱骨折
D. 纵向压力型脊柱骨折
E. 扭转型脊柱骨折

12. 有关慢性硬脑膜下血肿的临床表现，不正确的是

A. 主要表现为慢性颅内压增高，神经功能障碍及精神症状
B. 老年人以痴呆、精神异常和锥体束征阳性为多
C. 小儿有嗜睡，囟门突出
D. 偶有癫痫发作
E. 都有轻微头外伤史

13. 临床上对颅内压增高的诊断主要依靠

A. 腰椎穿刺，脑脊液测压
B. CT、MRI 检查
C. 脑电图检查
D. 脑血流图检查
E. 临床症状和体格检查

14. 颅内压增高所致脑神经麻痹容易出现在

A. 面神经
B. 滑车神经
C. 展神经
D. 动眼神经
E. 前庭蜗神经

15. 颅内压增高时形成脑疝的主要原因是

A. 脑脊液循环通路受阻
B. 颅腔内压力梯度明显改变
C. 脑细胞水肿
D. 脑组织体积增大
E. 脑干受压

16. 急性硬膜外血肿最常见的伴随损伤是

A. 颅骨骨折
B. 脑挫伤
C. 脑疝
D. 脑积水
E. 颅底骨折

17. 急性颅内压增高常见于

A. 巨大脑膜瘤
B. 脑脓肿
C. 恶性程度较高的颅内恶性肿瘤
D. 外伤性硬脑膜外血肿
E. 结核性脑膜炎

18. 急性硬脑膜外血肿患者中间清醒期的长短主要取决于

A. 血肿的部位
B. 出血的来源
C. 原发性脑损伤的轻重

D. 血肿形成的速度　　E. 血肿量的大小

19. 一般头皮裂伤清创的时限不应超过

A. 24 小时　　B. 72 小时　　C. 8 小时

D. 48 小时　　E. 12 小时

20. 关于头皮裂伤的叙述，错误的是

A. 钝性撞击不会发生裂伤　　B. 急救时应立即包扎止血

C. 24 小时的裂伤清创后可一期缝合　　D. 清创后，采用分层缝合为好

E. 头皮缺损应予修补

21. 关于脑挫裂伤的叙述，错误的是

A. 多数有中间清醒期　　B. 腰椎穿刺脑脊液呈血性

C. 确诊常需 CT 检查　　D. 临床表现在部分患者可无意识障碍

E. 意识障碍常是最突出的临床表现，昏迷时间常大于 30 分钟

22. 有关颅底骨折，下列不正确的是

A. 颅后窝骨折可出现乳突区皮下瘀斑

B. 颅前窝骨折可出现熊猫眼

C. 脑脊液漏时一般在 2 周内自行停止，若不停止，即应行手术修补

D. 有脑脊液漏时禁行腰椎穿刺

E. 颅中窝骨折可出现鼻漏

23. 外伤性脑内血肿与头部着力的关系中，不正确的是

A. 枕部着力减速伤常发生额极和颞极血肿　　B. 颞部着力减速伤可发生对侧颞叶血肿

C. 额颞部着力加速伤常发生着力点脑内血肿　　D. 额部着力减速伤极少发生枕叶血肿

E. 枕部着力加速伤常发生同侧额颞叶血肿

24. 脊髓半侧损害综合征常见的病因是

A. 脊髓髓内肿瘤　　B. 脊髓空洞症　　C. 急性硬膜外脓肿

D. 急性脊髓炎　　E. 脊髓髓外肿瘤

25. 男，30 岁。左侧胸痛 4 个月，下肢无力 2 个月。神经系统查体：左下肢肌力 4 级，右下肢肌力 5 级。右侧 T_{10} 以下痛温觉消失，左侧减退；T_4 水平痛觉过敏；左侧巴宾斯基征阳性。考虑病变位于

A. 下胸髓　　B. 腰髓　　C. 骶髓

D. 颈髓　　E. 上胸髓

26. 患儿因脑积水颅内压增高入院后突然出现剧烈头痛、呕吐后昏迷，此时最有效的措施是

A. 紧急行气管插管术　　B. 紧急行气管切开术

C. 立即行侧脑室穿刺外引流术　　D. 快速输 20% 甘露醇溶液

E. 急诊行开颅减压术

27. 男，62 岁。2 天前突然右眼黑矇，左侧肢体无力，约 10 分钟后恢复，今日又有类似发作 1 次，查体：未发现异常。血压 135/90mmHg。当明确诊断后，最主要的处理是

A. 降颅压　　B. 扩脑血管　　C. 降血糖

D. 抗炎治疗　　E. 降血脂

28. 患者颅脑外伤后颅内压增高症状明显，临床上疑诊断为脑内血肿，此时下列哪项诊疗措施最不宜采用

A. 冬眠低温和巴比妥疗法　　B. 闭式持续性控制性脑室外引流

C. 腰椎穿刺放出血性脑脊液减压　　D. 气管内插管过度换气呼吸

E. 脱水和激素治疗

29. 男，35 岁。头部外伤后昏迷 1 小时，出现右侧肢体瘫痪，后逐渐好转。头颅 CT 示颅内有散在高密度影。应考虑为

A. 脑震荡　　B. 脑内血肿　　C. 急性硬脑膜下血肿

D. 急性硬脑膜外血肿　　E. 脑挫裂伤

30. 男，32 岁。因头部被铁器击伤送至医院，体格检查：左侧鼻唇沟变浅，左外耳道流出淡血性液体，听力下降，鼻出血。则考虑可能为

A. 颅前窝骨折　　B. 颅中窝骨折　　C. 颅后窝骨折

D. 筛板骨折　　E. 颞骨岩部骨折

31. 男，36 岁。摔伤头部，左颞部着力，昏迷，左瞳孔散大。X 线摄片示左颞骨折线跨过脑膜中动脉。最可能的诊断是

A. 急性硬膜外血肿　　B. 急性硬膜下血肿　　C. 原发脑干损伤

D. 左颞脑挫裂伤　　E. 弥漫性轴索损伤

32. 女，45 岁。后枕部着地摔倒，昏迷 50 分钟。醒后对伤情记忆不清，呕吐 1 次。查体：神志清，嗜睡。神经系统阴性。头部 CT 见双额极少许密度混杂影。X 线片示枕骨纵向线状骨折。入院诊断为中型闭合性颅脑损伤、双额叶脑挫裂伤、枕骨骨折。第 3 天患者神志淡漠，呕吐加重，复查 CT 示枕骨下梭形高密度影，侧脑室枕角受压。目前的诊断是

A. 急性硬脑膜下血肿　　B. 亚急性硬脑膜下血肿

C. 急性硬脑膜外血肿　　D. 亚急性硬脑膜外血肿

E. 脑内血肿增大

33. 男，36 岁。车祸致头部受伤，伤后不省人事约半小时，清醒后诉头痛、恶心、呕吐，4 小时后再次昏迷。首先考虑

A. 颅底骨折　　B. 脑震荡　　C. 硬脑膜外血肿

D. 硬脑膜下血肿　　E. 颅盖骨折

34. 男，65 岁。1 个月前轻微头部外伤，渐进性头痛及左侧肢体无力 2 周。CT 示右侧额颞顶新月形低密度影，脑室受压，中线向左移位。最可能的诊断是

A. 急性硬膜下血肿　　B. 亚急性硬膜下血肿　　C. 慢性硬膜下血肿

D. 急性硬膜外血肿　　E. 亚急性硬膜外血肿

35. 女，40 岁。30 分钟前由汽车上摔下，枕部着地，伤后昏迷未醒，枕正中有挫伤，双瞳孔散大固定，光反射极弱，四肢伸直，双下肢病理征阳性。急输甘露醇 500ml 后，左瞳孔缩小。进一步的急救措施是

A. 左额开颅清除血肿　　B. 右额开颅清除血肿

C. 左颞肌下减压术　　D. 右颞肌下减压术

E. 枕部开颅清除血肿并减压术

36. 男，34 岁。头部外伤后 2 小时入院，伤后曾昏迷约 30 分钟。入院查体：神志清楚，格拉斯哥昏迷量表（GCS）评分 10 分，头顶有一头皮血肿约 3cm×3cm，头皮无明显裂伤。左侧外耳道可见稀薄血性液体流出。CT：左颞可见一线形骨折，左额颞可见一薄层硬膜下血肿，左颞点片状高密度影，颅内可见少量气体。下列哪项诊断正确

A. 轻型闭合性颅脑损伤　　B. 中型闭合性颅脑损伤

C. 重型闭合性颅脑损伤　　D. 轻型内开放性颅脑损伤

E. 中型内开放性颅脑损伤

37. 男，60 岁。因双手肌肉萎缩 4 年收入院。体检：神清，双侧 C_4~T_3 节段性分离性感觉障碍。颈椎 MRI 提示 C_2~T_2 脊髓空洞，增强后 C_5~T_1 脊髓空洞内均匀强化。首先考虑诊断为

A. 髓外硬膜下占位性病变　　B. 脊髓空洞症

C. 脊髓星形细胞瘤　　D. 颈椎管狭窄

E. 脊髓室管膜瘤

38. 男，56 岁。头部摔伤 1 个月，头痛、呕吐 3 天，CT 示右颞顶新月形等密度病灶，中线轻度移位。最可能的诊断是

A. 硬膜下水瘤　　B. 慢性硬膜下血肿　　C. 亚急性硬膜外血肿

D. 亚急性硬膜下血肿　　E. 慢性硬膜外血肿

39. 男，35 岁。突发剧烈头痛伴恶心、呕吐、烦躁不安 1 天。查体：双眼视力重度减退、双颞侧偏盲。急诊 CT 示鞍区椭圆形占位性病变，3cm×2cm×2cm 大小，内呈高密度影，可见气液平面；小脑幕以上脑室扩大。应采取的有效治疗措施是

A. 立即给予神经营养药　　B. 急诊手术视神经减压

C. 立即给予糖皮质激素治疗　　D. 保守治疗，病情稳定后手术治疗

E. 迅速给予镇静处理

40. 男，40 岁。左颞部棒击伤 5 小时。伤后有短暂昏迷，1 小时前再昏迷，左瞳孔散大，右侧偏瘫，病理征阳性，最可能的诊断是

A. 急性硬膜外血肿伴脑疝　　B. 急性硬膜下血肿伴脑疝

C. 脑损伤伴脑疝　　D. 原发脑干损伤

E. 脑挫裂伤伴脑疝

41. 男，30 岁。颅脑外伤，来院已昏迷，一侧瞳孔散大，紧急处理首选

A. 快速静脉滴注甘露醇　　B. 钻孔探查　　C. CT 检查

D. 脑室穿刺外引流　　E. 脑血管造影

42. 女，37 岁。颅脑外伤。可正确回答问题，可自动睁眼，右侧肢体偏瘫，刺痛可回缩，左侧肢体可随意运动。GCS 评分为

A. 14 分　　B. 11 分　　C. 13 分

D. 15 分　　E. 12 分

43. 男，39 岁。颅脑外伤后 6 小时来诊。神志清、语言流利。头颅 X 线摄片阴性。下列处理不正确的是

A. 告知病情有加重可能　　B. 无须处理

C. 头颅 CT 检查
D. 观察生命体征及神经系统体征
E. 对症治疗

二、共用题干单选题

（44~47 题共用题干）

男，47 岁。头痛发病，病程 4 个月。入院前出现左侧肢体无力和呕吐。入院检查，意识清，眼底视神经盘水肿，左上下肢肌力 4 级，腱反射活跃，病理征阳性。

44. 目前能确定的诊断是

A. 脑出血
B. 蛛网膜下腔出血
C. 脑梗死
D. 脑水肿
E. 颅内压增高

45. 首选的检查是

A. 脑电图
B. 发射型计算机断层成像（ECT）
C. 脑血管造影
D. CT
E. 头颅 X 线摄片

46. 脑 CT 检查示右颞顶部低密度灶，其外后方可见一略高密度结节，右侧脑室体受压，中线结构右移。增强示结节均匀强化，整个病灶呈类圆形，边界清晰，周围无水肿。结合 CT 检查，患者最可能的诊断是

A. 脑脓肿
B. 脑梗死
C. 星形细胞瘤
D. 脑出血
E. 脑膜瘤

47. 应采取的治疗原则是

A. 去骨瓣减压
B. 去除病因治疗
C. 给予抗感染治疗
D. 冬眠物理降温
E. 脱水治疗

三、案例分析题

（48~51 题共用题干）

女，39 岁。突发剧烈头痛半个月，伴意识障碍，右侧肢体活动减少 1 周住院。半个月前与家人聊天时突感剧烈头痛，呈持续胀痛，不能忍受，急到私人诊所，测血压为 200/100mmHg。半小时后出现意识丧失，肢体强直抽搐，口吐白沫，持续约 10 分钟自行缓解。急送当地医院行头颅 CT 检查示颅内出血，腰椎穿刺检查示血性脑脊液（具体不详）。给予药物治疗，头痛缓解。1 周后患者出现昏睡，表情淡漠，不能言语，同时出现右侧肢体活动减少。查体：呈昏睡状态，颈强直，克尼格征、布鲁津斯基征阳性。右侧肢体肌力 2 级，右侧巴宾斯基征阳性。

48. 发病当天头颅 CT 示广泛蛛网膜下腔出血。可能的病因是

A. 高血压脑出血
B. 自发性蛛网膜下腔出血
C. 脑动静脉畸形
D. 颅内动脉瘤
E. 海绵状血管瘤
F. 垂体瘤卒中

49. 有助于确诊的检查是

A. CT
B. MRI
C. 数字减影血管造影（DSA）
D. 经颅多普勒超声（TCD）
E. CT 血管成像（CTA）
F. 磁共振血管成像（MRA）

50. 按 Hunt－Hess 分级属于

A. Ⅰ级　　B. Ⅱ级　　C. Ⅲ级

D. Ⅳ级　　E. Ⅴ级　　F. 0 级

51. 根据患者情况，最好采取

A. 3H 治疗　　B. 显微手术动脉瘤夹闭术　　C. 显微手术动脉瘤孤立术

D. 开颅探查　　E. 微弹簧圈栓塞术　　F. 球囊栓塞术

答案与解析

1. C　2. C　3. C　4. D　5. B　6. D　7. D　8. C　9. E　10. B　11. B　12. E　13. E　14. C　15. B　16. A　17. D　18. D　19. A　20. A　21. A　22. C　23. E　24. E　25. E　26. C　27. A　28. C　29. E　30. B　31. A　32. C　33. C　34. C　35. B　36. E　37. D　38. B　39. B　40. A　41. A　42. D　43. B　44. E　45. D　46. C　47. B　48. ABCD　49. ABCEF　50. C　51. BE

1. C【解析】脑震荡给予强镇痛药可掩盖病情的变化，应禁用。

2. C【解析】颅底骨折的主要临床表现：①耳、鼻出血或脑脊液漏。②脑神经损伤。③皮下或黏膜下淤血斑。脑脊液漏的发生提示有颅底骨折存在，也有许多颅底骨折并无脑脊液漏发生。

5. B【解析】颅底骨折合并脑脊液漏时即为开放性颅脑损伤，患者可见到脑脊液和/或脑组织外溢。

7. D【解析】引起颅内压增高的常见原因：①颅脑损伤。②颅内肿瘤。③颅内感染。④脑血管疾病。⑤脑寄生虫病。⑥颅脑先天性疾病。⑦良性颅内高压症（假脑瘤症）。⑧脑缺氧。颅骨缺损时，脑组织可向外膨出而减轻颅内压。

8. C【解析】脑组织短时间很难被压缩，脑血流是保持脑灌注的前提条件，所以颅内压增高的调节主要依靠脑脊液的分布和分泌的变化。颅内压增高时，脑脊液的分泌较前减少而吸收增多，以代偿增加的颅内压；当颅内压降低时，脑脊液的分泌则增加，而吸收减少，以维持正常颅内压。

10. B【解析】对骨折线延伸较长的硬膜外血肿，清除血肿后硬膜悬吊缝合多可制止再出血，沿骨折线追寻出血来源将加重硬膜外出血及渗血，应予避免。

11. B【解析】屈曲型脊柱骨折致伤最常见，多见于胸腰段，也可见于颈椎，椎体严重压缩或椎体粉碎性骨折，发生移位，造成脊髓损伤，损伤压迫主要来自前方，少数来自后方凹陷的椎板骨折。

12. E【解析】部分慢性硬膜下血肿无明确头外伤史。

13. E【解析】患者症状和体征是临床医师作出高颅压诊断的主要依据。在严重高颅压患者，腰椎穿刺应慎行或避免。CT、MRI、脑电图、脑血流图更多用于高颅压患者的病因诊断或协助判断高颅压的程度。

19. A【解析】头皮裂伤的处理原则是尽早施行清创缝合，即使伤后已达 24 小时，只要无明显的感染征象，仍可彻底清创一期缝合。

21. A【解析】脑挫裂伤临床表现差异很大，轻者可没有原发性意识障碍，多数伤后立即昏迷，时间常大于30分钟。

22. C【解析】绝大多数脑脊液漏口会在伤后1~2周内自行愈合。如超过1个月仍未停止漏液，可考虑行手术修补漏口。

24. E【解析】脊髓髓外肿瘤常从一侧开始，脊髓受压症状常一侧较明显，可出现脊髓半侧损害综合征。

29. E【解析】意识障碍是脑挫裂伤最突出的症状之一。脑挫裂伤的典型CT表现为局部脑组织内有高低密度混杂影，点片状高密度影为出血灶，低密度影则为水肿区。

33. C【解析】进行性意识障碍为硬脑膜外血肿的主要症状，昏迷→中间清醒或好转→昏迷是硬脑膜外血肿的典型表现。患者在昏迷前或中间清醒（好转）期常有头痛、恶心、呕吐等颅压增高症状，伴有血压升高、呼吸和脉搏变慢等生命体征改变。

冲刺试卷（一）

一、单选题

1. 骨软骨瘤 X 线片显示

A. 长骨干骺端骨破坏和“日光射线”形态，可有 Codman 三角

B. 骨膜板层状或葱皮状反应性骨形成和骨破坏

C. 自长骨干骺端突出的骨性病损

D. 短骨膨胀，有蜂窝状骨吸收区夹杂钙化斑块

E. 骨端膨胀性溶骨性破坏

2. 骨折愈合进入“血肿机化演进期”，在时间上一般需要

A. 4 周　　B. 5 周　　C. 1 周

D. 2 周　　E. 3 周

3. 下列骨折不属于稳定骨折者为

A. 儿童的青枝骨折

B. 有移位的完全骨折经手法复位、适当外固定后，不易再发生移位

C. 股骨中段横行骨折

D. 椎体压缩性骨折，压缩程度不及椎体高度 1/3 者

E. 股骨干中段斜形骨折

4. 手的功能位是

A. 犹如握笔姿势，指尖指向手掌中心　　B. 手指各关节完全伸直

C. 掌指关节屈曲 90°位　　D. 拇指极度外展、对掌、后伸位

E. 相当于握小球的体位

5. Charnley 型人工髋关节小头型设计是为了

A. 增加人工髋关节的活动度　　B. 减小头臼之间的摩擦力

C. 延长头的使用寿命　　D. 减小头臼之间的摩擦系数

E. 节省材料

6. 尺神经损伤后出现爪形手畸形的机制是

A. 指深屈肌腱的尺侧半由尺神经供应，尺神经损伤后第 3、4 指深屈肌腱功能障碍所致

B. 主要是手内肌的损伤，出现掌指关节屈曲，指间关节过伸所致

C. 示指及中指不呈爪形是因为支配二指的指深屈肌受正中神经支配

D. 主要是手内肌的损伤，出现掌指关节过伸，指间关节屈曲所致

E. 拇指对掌功能障碍

7. 对放疗不敏感的肿瘤是

A. 精原细胞瘤　　B. 乳腺癌　　C. 软骨肉瘤

D. 鼻咽癌　　E. 霍奇金淋巴瘤

8. 对青少年或年轻成人（大于10岁）的先天性髋关节脱位的手术治疗，哪项是不正确的

A. 该组患者只能做姑息性挽救手术

B. 成年病人行骨盆内移截骨术，手术效果较好

C. 若髋腰疼痛较重，可做股骨转子下截骨术以减轻症状

D. 年龄较大症状明显者，可考虑人工全髋关节置换术

E. 髋臼发育良好者行Steel截骨术，手术效果较好

9. 托马斯（Thomas）征表现为

A. 平卧时，患髋屈曲　　B. 患侧屈髋至腰椎平直，健髋屈曲

C. 屈髋时腰椎平直　　D. 健侧屈髋至腰椎平直，患髋屈曲

E. 俯卧时臀部屈曲

10. 有关脊髓损伤所致的上神经元瘫痪的临床表现，下列各项描述中不正确的是

A. 感觉障碍　　B. 运动障碍

C. 腱反射亢进　　D. 病理反射

E. 肌张力减低

11. 下列关于胫神经说法正确的是

A. 损伤后足不能背伸

B. 在比目鱼肌和腓肠肌之间下行

C. 在比目鱼肌深面下行

D. 在屈肌支持带浅面分为足底内、外侧神经

E. 至足底后只分布于足底皮肤

12. 以下哪组症状、体征最符合L_5~S_1椎间盘突出症的表现

A. 骶髂部、髋部、大腿前外侧、小腿前侧疼痛，小腿前内侧。足踇跖屈无力。踝反射减低

B. 骶髂部、髋部、大腿前外侧、小腿前侧疼痛，小腿前内侧。伸膝无力。膝反射减低

C. 骶髂部、髋部、大腿、小腿和足外侧疼痛，小腿和足外侧麻木。足踇跖屈无力。踝反射减低

D. 骶髂部、髋部、大腿、小腿后外侧疼痛，小腿和足背麻木。足踇背伸无力。踝反射正常

E. 骶髂部、髋部、大腿、小腿和足外侧疼痛，小腿和足外侧麻木。足踇背伸无力。踝反射正常

13. 国际脊柱侧凸研究学会对脊柱侧凸的定义是应用Cobb法测量站立正位X线片的脊柱侧方弯曲，脊柱侧凸的角度应大于

A. 30°　　B. 10°　　C. 20°

D. 15°　　E. 5°

14. 脱位发生率最高的关节是

A. 髋关节　　B. 骶髂关节　　C. 膝关节

D. 肘关节　　E. 肩关节

15. 下列颈椎病行颌枕吊带牵引不恰当的是

A. 适用于除交感神经型外的各型颈椎病

B. 牵引重量为 2~6kg

C. 牵引时头前屈 15°

D. 可解除肌痉挛

E. 可使小关节内的滑膜皱襞复位

16. 强直性脊柱炎的 X 线表现特点是

A. 常蔓延数个椎体，晚期增生明显，骨性融合成块

B. 常累及多数椎骨，多同时伴有双骶髂关节病变。晚期韧带钙化呈“竹节样”，椎体无破坏

C. 骨质增生及间隙变窄，椎体边缘硬化，无骨质破坏

D. 累及单个椎体，椎间隙正常，常有椎弓根破坏

E. 椎体破坏，可有死骨，椎体压缩呈楔形，椎间隙变窄

17. 人工髋关节置换时，髋臼前倾角应为

A. 小于 40°

B. 大于 60°

C. 40°~60°

D. 10°~15°

E. 40°~50°

18. 上臂部受伤后出现腕下垂，此时最可能是

A. 肱骨干骨折

B. 肱骨髁上骨折

C. 肱骨颈骨折

D. 肩关节脱位

E. 锁骨骨折

19. 首次急性发作的腰椎间盘突出症的治疗方法应首选

A. 完全卧床，同时行牵引治疗

B. 卧床休息，可适量活动

C. 予镇痛药，必要时局部封闭

D. 推拿按摩，适当锻炼腰部肌肉

E. 手术治疗，摘除髓核，解除压迫

20. 狭窄性腱鞘炎最常发生于

A. 手与腕部

B. 肘部

C. 肩部

D. 踝部

E. 足趾部

21. 有关急性腰扭伤，下列哪项是不正确的

A. 主要症状是腰痛，活动受限

B. 局部封闭常有效

C. 常伴坐骨神经痛

D. 卧硬板床休息有效

E. 制动及解痉镇痛药治疗

22. 脊柱椎管最狭窄的部位是

A. C_5~C_6 平面

B. L_1~L_2 平面

C. 骶管

D. T_5~T_6 平面

E. L_4~L_5 椎体平面

23. 有关狭窄性腱鞘炎，下列不正确的是

A. 病变不仅限于屈肌腱鞘

B. 腱鞘炎局部封闭有效

C. 疼痛常在近指间关节

D. 晨僵疼痛，活动后加重

E. 局部压痛

24. 有关肱骨外上髁炎，下列哪项不正确

A. 本病是肱骨外上髁处慢性损伤性病变

B. 本病好发于网球运动员

C. 症状为肘外侧疼痛并向前臂外侧放射

D. 伸肌腱牵拉试验阳性

E. 局部封闭无效

25. 腰椎结核伴有左髂窝脓肿，Thomas 征阳性，说明

A. 髋关节活动受限　　B. 左下肢有放射性疼痛　　C. 左侧髂腰肌受刺激

D. 左股四头肌受刺激　　E. 臀大肌受刺激

26. 类风湿关节炎的主要诊断依据是

A. 类风湿因子阳性

B. 双手晨僵、小关节肿胀 8 个月，双膝关节肿痛 6 个月

C. 皮下结节

D. 关节液纤维蛋白凝固力差

E. 双手 X 线平片见骨质疏松

27. 关于非化脓性关节炎，下列哪项是不正确的

A. 骨关节炎病变起自关节软骨

B. 类风湿关节炎病变起自关节滑膜

C. 强直性脊椎炎不是类风湿关节炎的中央型表现

D. 松毛虫性关节炎病变涉及关节滑膜及周围软组织

E. 风湿性关节炎与类风湿关节炎是同一种疾病

28. 人工髋关节置换术后股骨骨折以哪型最多见

A. 人工股骨柄远端　　B. 股骨粗隆区　　C. 混合型

D. 股骨粗隆区和人工股骨柄之间　　E. 对侧股骨

29. 腕关节的功能位，是背伸

A. 5°~10°　　B. 20°~25°　　C. 30°~40°

D. 40°~50°　　E. 10°~15°

30. 关于踇外翻的体征，下列哪项正确

A. 踇趾跖趾关节可有半脱位

B. 第 1 跖骨头跖面胼胝形成

C. 第 1、2 跖骨夹角加大

D. 第 1 跖骨头内侧可有骨赘形成和踇囊炎

E. 踇趾向外偏斜

31. 颅骨牵引是颈椎骨折及脱位常用的治疗措施，下列说法正确的是

A. 屈曲性骨折脱位仅需维持于屈曲位牵引

B. 过伸性骨折脱位需维持于略屈曲位牵引

C. 屈曲性骨折脱位需立即复位，维持于过伸位牵引

D. 屈曲性骨折脱位需立即复位，先维持于过伸位牵引，再逐渐过渡到中立位

E. 屈曲性骨折脱位需维持于略过伸位牵引

32. 关于手外伤清创术的处理原则，下列哪项不正确

A. 软组织缺损较大，有骨外露时，最好用游离植皮术

B. 力争在 6~8 小时内进行

C. 最好在气囊止血带下进行

D. 不能在有张力的情况下，勉强缝合伤口
E. 伤口方向纵行越过关节或与指蹼边缘平行时，应采用“Z”字成形术

33. 对超过16小时的开放性胫骨骨折的处理，正确的是
A. 为预防感染，骨折内固定后，伤口留待二期缝合
B. 清创后一期关闭伤口
C. 采用钢板内固定，并一期关闭伤口
D. 采用V形针进行内固定
E. 采用外固定支架固定

34. 手外伤后伤口出血，在转送途中，首先采用的止血方法是
A. 缚止血带　B. 局部加压包扎　C. 患肢抬高
D. 手压法　E. 钳夹止血

35. 膝关节处于半屈曲位，伤力来自胫骨上段前方，可造成
A. 膝关节半月板损伤　B. 膝关节内侧副韧带损伤
C. 膝关节前交叉韧带损伤　D. 膝关节外侧副韧带损伤
E. 膝关节后交叉韧带损伤

36. 为加速肘关节脱位后功能恢复，下列哪项措施是错误的
A. 理疗
B. 及早自动锻炼肘关节屈、伸和前臂旋转活动
C. 中药熏洗浸泡
D. 体疗
E. 可做被动锻炼，必要时于麻醉下进行

37. 杜加斯（Dugas）征，用于检查
A. 肘关节脱位　B. 膝关节脱位　C. 肩关节脱位
D. 髋关节脱位　E. 腕关节脱位

38. 关于脑复苏的治疗措施，下列描述不恰当的是
A. 脱水治疗应以渗透性利尿为主　B. 低温治疗持续时间越短越好
C. 维持良好的呼吸功能十分重要　D. 先决条件是确保循环功能稳定
E. 低温是综合治疗的重要组成部分

39. 甲状腺术后抽搐伴窒息的首选处理是
A. 口服乳酸钙　B. 静脉注射10%葡萄糖酸钙溶液
C. 进行人工呼吸　D. 气管切开
E. 麻醉后清除血肿，仔细止血

40. 前列腺增生手术后尿失禁与下列哪项因素无关
A. 不稳定膀胱　B. 膀胱出口梗阻
C. 后尿道损伤刺激及创面感染　D. 括约肌损伤
E. 膀胱尿道角度改变

41. 关于体外冲击波碎石术（ESWL）的叙述，不正确的是
A. 是上尿路结石最常用的治疗方法

B. 上尿路结石合并结石远端尿路梗阻者禁用

C. ≤2cm 的肾结石碎石效果较好

D. 对胱氨酸结石疗效差

E. 如需再次治疗，间隔时间不少于 5 天

42. 在中度低温体外循环下，关于主动脉瓣替换术，下列哪项做法是错误的

A. 行主动脉瓣替换术时必须注意对冠状动脉开口的保护

B. 主动脉瓣关闭不全出现症状后就应尽早行主动脉瓣替换术

C. 行主动脉瓣替换术时可以采用不阻断主动脉的方法

D. 采用逆行灌注法进行心肌保护可以在主动脉瓣替换术中使用

E. 与二尖瓣替换术同时进行时，先替换二尖瓣，再替换主动脉瓣比较方便

43. 颅内压增高危象（脑疝）治疗中，禁忌下列哪种措施

A. 脑室穿刺引流脑脊液　　B. 腰椎穿刺引流脑脊液

C. 甘露醇静脉滴注　　D. 尽快去除病因

E. 颞肌下减压术或内减压术

44. 卫生法的溯及力问题，属于卫生法的

A. 时间效力　　B. 空间效力　　C. 地域效力

D. 对人的效力　　E. 空间效力和对人的效力

45. 下肢静脉曲张根据以下哪项表现可以判断深、浅静脉交通支瓣膜功能障碍

A. 胫前外侧出现皮肤营养性变化　　B. 胫前内侧出现皮肤营养性变化

C. 胫后出现皮肤营养性变化　　D. 足靴区出现皮肤营养性变化

E. 踝部出现皮肤营养性变化

46. 关于急性硬膜外血肿的叙述，不正确的是

A. 大多数合并有颅骨骨折

B. 好发于青壮年

C. 均出现所谓的“中间清醒期”

D. 小脑幕上急性硬膜外血肿以颞部多见

E. 在患者中间清醒期常有躁动不安

47. 肱骨干与肱骨髁之间的前倾角为

A. 10°~20°　　B. 20°~30°　　C. 30°~50°

D. 5°~10°　　E. 15°~25°

48. 有关急性腹膜炎，下列错误的是

A. 需外科治疗的一般为继发性腹膜炎

B. 继发性腹膜炎是最常见的腹膜炎

C. 继发性腹膜炎的主要致病菌为溶血性链球菌

D. 可由腹腔内组织器官的炎症和感染及消化道穿孔等原因造成

E. 医源性原因也可导致腹膜炎

49. 尿路梗阻常见的并发症是

A. 血尿　　B. 蛋白尿　　C. 高血压

D. 静脉血栓　　E. 感染

50. 肺癌预后主要取决于

A. 肿瘤大小　　B. 肿瘤生长部位　　C. 病程长短

D. 分期及组织学类型　　E. 咯血量及阻塞支气管程度

51. 良性骨肿瘤的常见X线表现为

A. 骨膜反应明显　　B. 空腔形成　　C. 出现“葱皮”现象

D. 边缘清楚　　E. 多处呈虫蛀状破坏

52. 急性胰腺炎炎症波及整个胰腺时，主要表现为

A. 腹部压痛

B. 呕吐

C. 一般情况差

D. 剧烈全上腹痛并呈束带状向两侧腰背部放射

E. 腹胀和肠鸣音稍减弱

53. 狭窄性腱鞘炎的体征不包括

A. 弹响拇　　B. 杵状指　　C. 扳机指

D. 弹响指　　E. 握拳尺偏试验阳性

54. 前臂尺、桡骨双骨折青年患者，经手法复位失败，此时应采取的合理治疗是

A. 持续骨牵引治疗　　B. 手术切开复位内固定加外固定

C. 待骨折愈合后，再行矫形手术　　D. 小夹板固定，三周后再手术治疗

E. 石膏管型固定，三周后再手术治疗

55. 胸部外伤后胸痛不适，无明显呼吸困难。胸部X线片：左肺压缩50%。诊断首先考虑

A. 多根多处肋骨骨折　　B. 闭合性气胸

C. 开放性气胸　　D. 张力性气胸

E. 进行性血胸

56. 男，65岁，外伤后致左前臂远端疼痛、肿胀，行X线检查为桡骨远端Colles骨折，骨折对位对线良好，并有嵌插，应选择哪项治疗

A. 骨牵引治疗　　B. 皮肤牵引治疗　　C. 手术治疗

D. 夹板固定或石膏固定　　E. 消肿治疗

57. 青年患者，患胸椎结核，经1年抗结核治疗未见好转，近1个月有截瘫趋势，其治疗应选用

A. 采用椎管内注射链霉素，每日1次，共3个月

B. 施行胸椎融合术

C. 更换抗结核药治疗观察3个月

D. 继续抗结核药＋石膏床固定

E. 施行胸椎病灶清除及椎管减压术

58. 男，54岁。体检时发现“浮髌征”阳性，多提示膝关节

A. 少量积液　　B. 中等量积液　　C. 大量积液

D. 滑膜增生　　E. 关节内粘连

59. 女，17 岁。腰痛 2 个月，近日发现左股内侧肿物，并间断发热、盗汗。查体：体瘦，腰椎明显叩痛，左股内侧肿物 2cm×3cm，有张力。此时的病变原发部位最可能在

A. 腰椎体边缘　B. 腰大肌　C. 腰椎体中心

D. 腰椎附件　E. 股管内

60. 患儿，5 岁。右小腿肿痛，伴高热 39~40℃近一周，局部略红肿，具深压痛，经大剂量抗生素治疗 3 天不能控制，中毒症状严重，此时最正确的治疗是

A. 局部制动　B. 输血　C. 切开引流

D. 病灶清除　E. 加用激素治疗

61. 患者因车祸致伤，查骨盆挤压分离试验阳性，下腹部压痛，腹肌紧张。为排除腹内脏器损伤，下列哪项检查简单可靠

A. 腹腔穿刺　B. 血象检查　C. CT

D. B 超检查　E. X 线摄片

62. 男，28 岁。外伤致肱骨中下 1/3 骨折，伴有桡神经损伤，临床上除骨折体征外，还可出现的体征是

A. 伸指、伸腕功能丧失　B. 伸腕功能存在，伸指功能丧失

C. 手指不能靠拢　D. 屈指、屈腕功能丧失

E. 屈指、伸指功能丧失

63. 男，4 岁。驼背，疼痛 5 个月，消瘦，贫血，无神经症状，经检查双肺浸润性结核，T_6~T_8结核，伴椎旁脓肿，红细胞沉降率 112mm/h，在支持疗法及全身抗结核治疗同时应首选

A. 病灶清除术　B. 石膏背心　C. 卧硬板床

D. 寒性脓肿穿刺　E. 矫正驼背

64. 女，48 岁。患右拇指狭窄性腱鞘炎 2 周，此时哪项治疗方法最好

A. 制动　B. 理疗　C. 泼尼松局部封闭

D. 腱鞘切开术　E. 局部注射抗生素

65. 男，77 岁，右肘关节外伤，当地做 X 线摄片诊断肱骨髁上骨折，经两次手法复位未成功，来院时为伤后 48 小时。查体：右肘关节半屈位，肿胀较重，压痛明显，手指活动障碍，桡动脉搏动弱，手指凉、麻木。应诊断为肱骨髁上骨折合并

A. 正中、尺、桡神经损伤　B. 广泛软组织挫伤　C. 肱动脉损伤

D. 肌肉断裂伤　E. 主要静脉损伤

66. 男，87 岁。翻车致肩部外伤，半小时后来院，查左锁骨中外 1/3 处明显畸形，局部肿胀明显，淤血，桡动脉搏动触不到，手部发凉，皮色苍白，血压 80/40mmHg。正确的治疗方法是

A. 手法复位，石膏固定

B. 立即手术探查受损血管并修复血管，骨折复位内固定，再加适当的外固定

C. 手法复位，横 8 字绷带固定

D. 牵引治疗

E. 手术切开复位，内固定探查臂丛神经

67. 男，6 岁，2 小时前，腕掌侧切割伤，致深、浅屈指肌腱，正中、尺神经，尺、桡动脉损伤，应采用的治疗方法是

A. 清创后，结扎尺、桡动脉，一期修复其他组织

B. 清创后，吻合尺、桡动脉，其他组织待二期处理

C. 清创后，吻合桡动脉，结扎尺动脉，并一期修复其他组织

D. 立即缝合皮肤，其他组织待二期处理

E. 清创后，吻合尺、桡动脉，并一期修复其他组织

68. 男，15 岁。右膝部被踢伤后肿痛 2 个月仍不缓解，近日消瘦和发烧。查体：局部热，皮下静脉清晰可见，X 线片：日光放射状骨膜反应。下列哪种疾病可能性最大

A. 慢性骨髓炎　B. 局部血肿机化合并感染　C. 骨结核

D. 转移癌　E. 恶性骨肿瘤

69. 一男孩，从单杠上跌下右肘着地，不敢活动，体检中发现下述哪一体征即肯定肘关节脱位

A. 疼痛　B. 肿胀　C. 肘后三角关系改变

D. 压痛　E. 瘀斑

70. 女，34 岁。滑跌，右小腿出现疼痛肿胀，稍有外旋畸形，足背感觉麻木，足趾不能背伸，但趾屈活动仍存在，X 线片显示右胫骨上 1/3 腓骨颈骨折。最可能出现的并发症是

A. 腓浅神经损伤　B. 胫后神经损伤　C. 腓总神经损伤

D. 腘神经损伤　E. 坐骨神经损伤

71. 男，44 岁。下肢静脉曲张 10 年，劳累后肢体肿胀，皮炎及溃疡经久不愈，首选的治疗是

A. 手术治疗　B. 局部药物治疗　C. 抗感染治疗

D. 弹性绷带包扎治疗　E. 物理治疗

72. 男，18 岁。左大腿中段间断疼痛，肿胀伴发热已 3 年，最近 8 个月未发作。X 线片诊断为股骨慢性骨髓炎。查体：体温 36.6℃，局部无红肿，轻度深压痛。X 线摄片：股骨上、中 1/3交界处增粗 8cm，皮质厚，内有 30mm × 25mm × 25mm 的死腔，并有 20mm × 15mm × 20mm 的死骨。最宜采用的治疗措施是

A. 死骨摘除，伤口敞开换药治疗

B. 行死骨摘除，闭合冲洗吸引疗法

C. 行死骨摘除、碟形术

D. 行死骨摘除、带蒂肌瓣填塞死腔、伤口缝合术

E. 局部热敷，口服抗生素治疗

73. 女，8 岁。发热 2 周，左膝痛，查体：左膝关节浮髌试验阴性，胫骨上部肿胀，压痛明显。末梢血白细胞计数 20×10^9/L，中性粒细胞占比 0.90。胫骨上干骺端穿刺有脓液。正确处理是

A. 病灶清除，植骨　B. 大剂量青霉素静脉输注

C. 开窗减压术　D. 膝关节内抗生素连续冲洗

E. 病灶冲洗，搔刮脓腔

74. 男，30 岁。土墙倒塌，砸伤左小腿 8 小时，现场用树皮捆扎制动后来院就诊，途中呻吟，小腿剧痛，查体：左小腿皮肤绀红、肿胀，间有大小水泡，胫骨中段有骨擦音，背伸踝趾时加重，足背动脉隐隐可扪及。应立即采取的措施是

A. 静脉脱水剂

B. 多普勒仪监测肢体血供情况

C. 切开减压

D. 腘窝部血管探测

E. 小腿 X 线摄片

75. 男，35 岁，车祸致骨盆、左股骨干骨折及左胫骨开放性骨折，急救时首先应注意的是

A. 休克

B. 疼痛

C. 尿路感染

D. 坠积性肺炎

E. 创口感染

76. 男，38 岁。摩托车撞伤右膝外侧，X 线片如图，考虑为腓骨小头骨折，检查发现踝关节不能主动背伸，可能并发

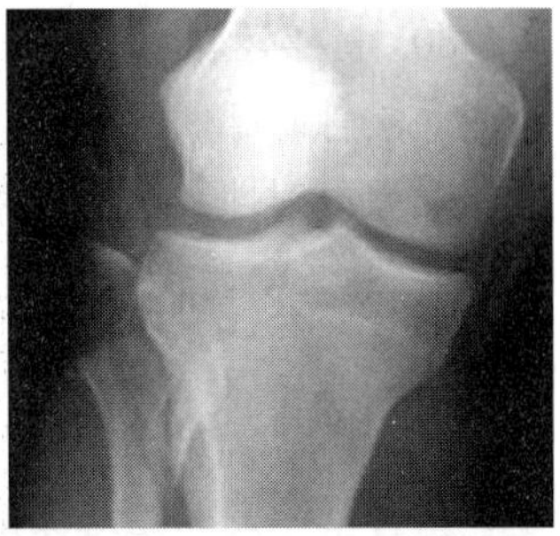

A. 腓总神经损伤

B. 坐骨神经损伤

C. 胫神经损伤

D. 腓骨长、短肌撕裂伤

E. 伤胫前肌撕裂伤

77. 患者右髋关节疼痛，跛行 1 年多，无明显外伤史，行双髋关节正位 X 线摄片如图，最可能的诊断是

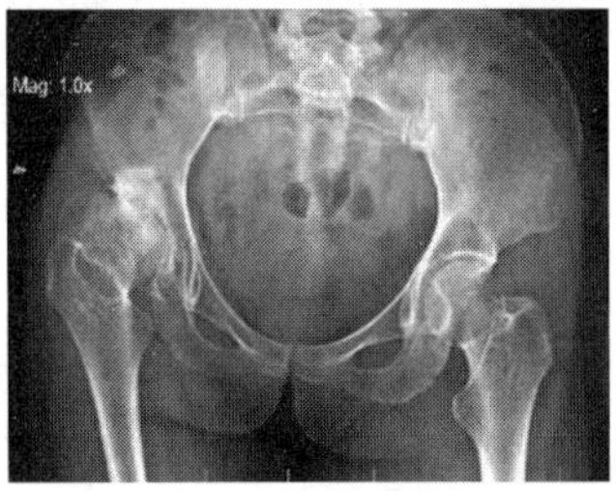

A. 右髋关节结核

B. 右髋关节骨关节炎

C. 右髋关节创伤性关节炎

D. 右髋关节化脓性关节炎

E. 右髋关节特发性骨关节病

78. 男，37 岁。右膝关节酸胀，疼痛不适 5 个月，X 线检查如图，下列诊断最为合适的是

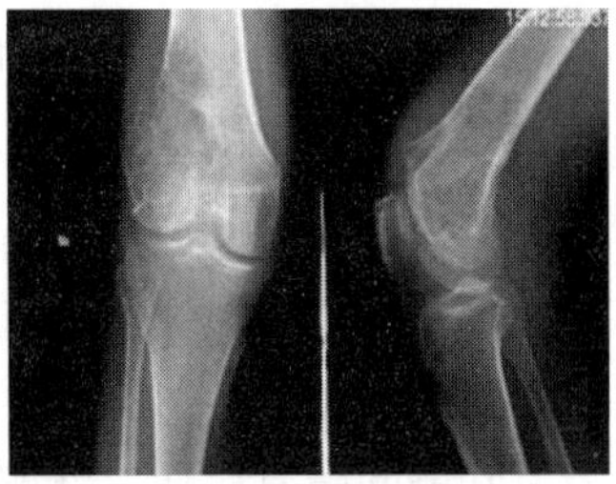

A. 骨巨细胞瘤

B. 骨血管瘤

C. 骨囊肿

D. 动脉瘤样骨囊肿

E. 尤因（Ewing）肉瘤

79. 男，23 岁。左大腿远端疼痛，夜间明显，服阿司匹林可缓解，影像学检查结果如图，最可能的诊断是

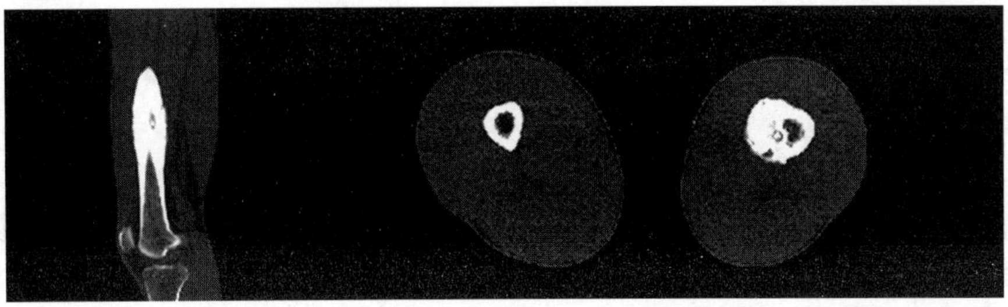

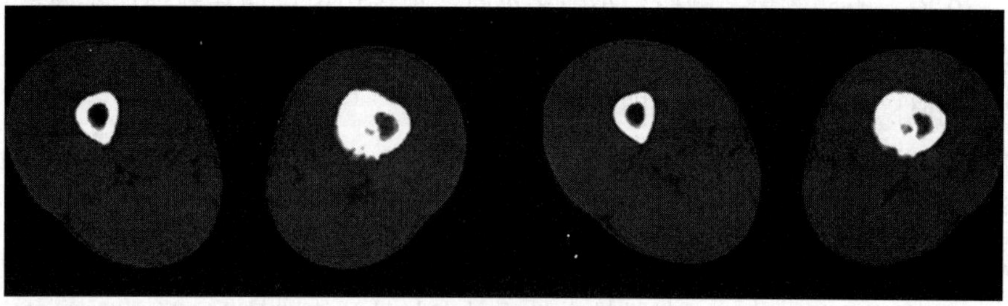

A. 骨肉瘤　　B. 骨脓肿　　C. 骨化性纤维瘤
D. 骨巨细胞瘤　　E. 骨样骨瘤

80. 青年运动员，髌下痛，右膝无力 3 个月，屈伸膝痛，上下楼梯困难。查体：髌骨边缘压痛，髌骨研磨试验阳性，股四头肌轻度萎缩。右膝 X 线平片未见异常，放射性核素显像见髌骨局限性放射性浓聚。临床诊断为

A. 交叉韧带损伤　　B. 髌骨软骨软化症　　C. 半月板损伤
D. 髌腱炎　　E. 副韧带损伤

81. 男，20 岁。骑车被撞倒，右肩着地，X 线片提示右锁骨中 1/3 骨折，骨折断端移位明显。患者就诊期间始终保持着头向右侧偏斜，左手掌支托着右肘部的位置。其主要原因为

A. 该体位可暂时制动，减少骨折断端出血
B. 骨折合并右臂丛神经损伤，右上肢肌力减退
C. 骨折合并右锁骨下血管损伤，该体位可减少上肢缺血情况
D. 骨折合并右颈肩部软组织扭伤而采取的强迫体位
E. 该体位可放松肌肉和减轻上肢重力牵引，减少骨折断端的疼痛

82. 男，67 岁。主诉行走后左下肢疼痛 2 年，加重月余。查体：腰椎生理弧度可，屈曲活动正常，脊柱过伸试验阳性，左小腿外侧皮肤感觉减退，左踇长伸肌肌力 4 级。X 线片示 $L_4 \sim L_5$ 椎间隙轻度狭窄，左侧直腿抬高试验阳性，加强试验阳性。既往有 10 余年类风湿关节炎史，一直在服用泼尼松片。最可能的诊断是

A. 急性腰扭伤　　B. 腰椎弓峡部裂　　C. 腰椎管狭窄症
D. 闭塞性脉管炎　　E. $L_4 \sim L_5$ 椎间盘突出

83. 男，20 岁。踢足球时扭伤膝部 2 个月，常有“打软”、交锁、疼痛史。查体：膝不肿，关节外侧间隙有压痛，外侧挤压疼阳性，前后抽屉试验阴性，关节活动正常。最可能诊断为

A. 前交叉韧带损伤　　B. 后交叉韧带损伤　　C. 外侧副韧带损伤
D. 外侧半月板撕裂　　E. 内侧半月板撕裂

84. 拇指掌面基底部疼痛及弹响声 1 年，检查该部可触及一小结节，有压痛，伸屈拇指时可感到弹响发生于结节处，最可能的诊断是

A. 皮样囊肿　　B. 腱鞘囊肿　　C. 滑囊炎
D. 神经瘤　　E. 狭窄性腱鞘炎

85. 男，58 岁。不慎跌下时，上肢外展，手掌先着地，跌伤后肘部肿痛，功能障碍。检查肘部明显畸形，肘关节固定于半伸位，肘后隆起，皮下青紫，压痛明显。最可能的诊断是

A. 肘关节后脱位　　B. 伸直型肱骨髁上骨折　　C. 尺骨鹰嘴骨折

D. 肘部挫伤　　E. 肘关节前脱位

86. 男，87 岁。运动中摔倒，诉左髋痛，检查左髋部叩痛，患肢无外旋畸形，X 线片示左股骨颈中段骨折，患侧股骨颈略短，Pauwels 角 60°，侧位 X 线片示骨折远端无移位。最可能的诊断是

A. 左股骨颈经颈内收、嵌插型骨折　　B. 左股骨颈，经颈外展型骨折

C. 左股骨颈，无移位完全骨折　　D. 左股骨颈中段不完全内收型骨折

E. 左股骨颈，经颈内收型骨折

87. 31 岁外伤患者，X 线摄片发现 T_{12} 椎体前方压缩 1/3，双下肢感觉运动好，大小便正常。最适宜采取的治疗方法是

A. 双踝悬吊法复位加石膏背心固定　　B. 两桌法过伸复位加石膏背心固定

C. 手术复位，内固定　　D. 腰部垫厚枕，加强功能锻炼

E. 石膏背心固定

88. 男，35 岁。2 个月前由高处跌下，发生 L_1 椎体压缩性骨折，双下肢不全瘫，脊髓造影检查显示脊髓被向后突出的 L_1 椎体后缘的骨嵴压迫，此时应采用

A. 自身功能复位　　B. 两桌法复位　　C. 椎板切除减压术

D. 双踝悬吊牵引　　E. 椎管侧后方减压术

89. 女，75 岁。摔伤后右膝部疼痛，发热，经用青霉素 3 日无效来院，检查右股骨下端肿胀，有局限性深压痛，膝关节内有积液，活动障碍，体温 39.2℃，白细胞计数 16.5×10^9/L，红细胞沉降率 80mm/h。诊断为

A. 创伤性膝关节炎　　B. 股骨下端骨肉瘤　　C. 股骨下端化脓性骨髓炎

D. 化脓性膝关节炎　　E. 风湿性膝关节炎

90. 患者诊断为左膝关节单纯滑膜结核行滑膜切除术后 2 周，局部无肿痛，体温正常，无盗汗，红细胞沉降率由 58mm/h 降为 27mm/h，此时对膝关节的处理原则是

A. 待病情稳定后施关节融合术

B. 继续皮肤牵引 3 个月，避免关节活动

C. 逐渐开始练习不负重关节活动

D. 用石膏管型固定于功能位促其骨性强直

E. 必须大运动量加强练习关节活动

91. 女，67 岁。右髋和腹股沟痛 6 个月，影像学检查结果如图，最可能的诊断是

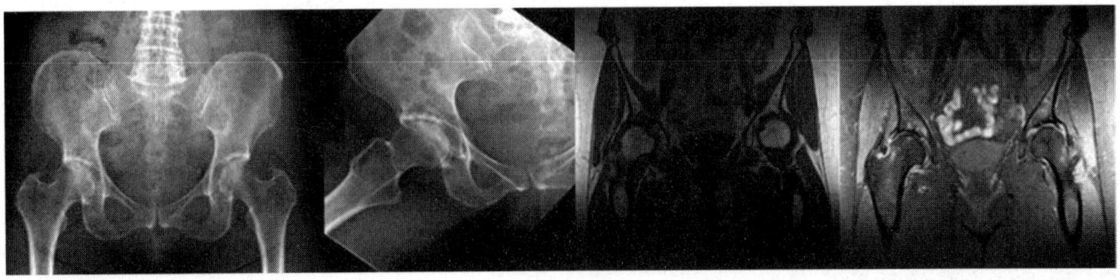

A. 风湿性关节炎　　B. 痛风　　C. 退行性骨关节病

D. 软骨肉瘤　　E. 髋关节结核

92. 女，56 岁，急刹车受伤致髋关节剧痛 3 小时，查体：右髋关节活动受限，屈曲、内收、内旋畸形，右髋关节屈伸活动障碍，最可能的损伤是

A. 髋关节脱位合并股神经损伤　　B. 髋关节脱位

C. 髋关节骨折　　D. 髋关节脱位合并闭孔神经损伤

E. 髋关节脱位合并坐骨神经损伤

93. 患儿，3 岁。上楼梯时，其父向上牵拉右上肢，患儿哭叫，诉肘部疼痛，不肯用右手取物，最可能的诊断是

A. 肘关节脱位　　B. 桡骨头骨折　　C. 桡骨头半脱位

D. 肌肉牵拉伤　　E. 尺骨鹰嘴撕脱伤

94. 男，76 岁。3 小时前因外伤致右手大鱼际，第 1 掌骨桡侧有 5cm×6cm 的皮肤缺损，大鱼际肌肉部分挫灭，第 1 掌骨有 1.0cm×0.5cm 的骨外露，应采用哪种治疗方法为妥

A. 清创后，并局部软组织覆盖第 1 掌骨的外露，然后行中厚皮片植皮覆盖创面

B. 清创后，行游离足背皮瓣移植

C. 清创后，行前臂逆行岛状皮瓣移植

D. 清创后，用全厚皮片植皮

E. 清创后行游离背阔肌皮瓣移植

95. 患者割腕自杀未遂。拇指对掌功能障碍和手的桡侧半感觉障碍，示、中指远节感觉消失，初步判断应为

A. 腓总神经损伤　　B. 桡神经损伤　　C. 正中神经损伤

D. 臂丛神经损伤　　E. 颅神经损伤

96. 女，68 岁。右膝关节疼痛 8 年，加重伴活动受限 1 年。查体：右膝关节内翻屈曲挛缩畸形。X 线检查示右膝内侧关节间隙狭窄，髌骨关节面不平整。首选治疗方法是

A. 关节镜下清理术　　B. 膝关节融合术　　C. 胫骨高位截骨术

D. 口服非甾体抗炎药　　E. 人工膝关节置换术

97. 患者已确诊为骨巨细胞瘤，局部皮肤表浅静脉怒张，肿胀与压痛均显著，触诊有乒乓球样感觉。X 线片：骨皮质已破坏，断裂。病理报告：骨巨细胞瘤Ⅲ级。治疗应选择

A. 截肢术　　B. 刮除植骨术　　C. 刮除骨水泥充填术

D. 刮除灭活植骨术　　E. 刮除灭活骨水泥充填术

98. 某县医院因收治多例人感染高致病性禽流感患者未按规定报告受到行政处罚。为此，该医院积极整改，加强《中华人民共和国传染病防治法》的宣传，并落实各项传染病防治任务，下列不属于医院应承担的任务是

A. 开展流行病学调查

B. 承担责任区域内传染病预防工作

C. 承担医疗活动中与医院感染有关的危险因素检测

D. 防止传染病的医源性感染

E. 防止传染病的医院感染

99. 男，26 岁。右小腿受伤 12 小时。查体：右小腿中段前方皮肤有一 10cm 长伤口，软组织挫伤严重，胫骨断端外露，双侧足背动脉搏动对称，感觉正常。彻底清创后最适宜的进一步

治疗是

A. 螺丝钉固定　　B. 髓内针固定　　C. 石膏固定

D. 钢板固定　　E. 外固定架固定

100. 男，4岁。妈妈在给其穿衣服时牵拉左腕，患儿突然大哭，左肘功能障碍，左手不肯拿取玩物。检查：肘关节略屈曲，桡骨头外有压痛。其可能的诊断是

A. 左肘关节脱位　　B. 左肱骨髁上骨折　　C. 左肱骨内髁撕脱骨折

D. 左肱骨外髁撕脱骨折　　E. 左桡骨头半脱位

101. 女，60岁。乳腺癌根治术后3天，大便后起立时突感呼吸困难，随即意识丧失，呼吸及大动脉搏动消失。立即给予心肺复苏，呼吸道吸出血性液体。最可能的情况是

A. 急性心肌梗死　　B. 乳腺癌肺转移　　C. 肺血栓栓塞

D. 自发性气胸　　E. 心源性休克

102. 女，74岁。行胃癌根治术后7天，咳嗽后腹正中切口内有多量淡红色液体流出。最可能出现的情况是

A. 切口下异物　　B. 切口皮下积液　　C. 切口裂开

D. 切口感染　　E. 切口内血肿

103. 男，46岁。胃痛十余年，近半年症状加重持续上腹痛，尚能进食，上腹部偏右可扪及5cm×6cm肿块，移动性浊音阳性。直肠指检：直肠前壁触及质坚硬节。临床诊断胃癌，下列哪种治疗是合理的

A. 胃癌根治术　　B. 胃大部切除术　　C. 姑息性胃癌切除术

D. 胃、空肠吻合术　　E. 不宜手术

104. 患儿，4岁。体重15kg，因肠套叠呕吐10余天入院。患儿呼吸深而快，40次/分，血压90/50mmHg，急症手术，术中突发心室颤动。拟行胸外电除颤，下列哪项是错误的

A. 尽量纠正酸中毒

B. 应在呼吸末放电

C. 首先保证呼吸畅通，保证供氧

D. 两电极板分别置于胸骨左、右缘第4肋间

E. 如心电图为细颤应将其转为粗颤

105. 患儿，6岁。经常咳嗽气促，不爱玩耍，活动后乏力。查体：发育落后，胸骨左缘第2、3肋间闻及Ⅲ级收缩期杂音，无震颤，传导范围小，肺动脉瓣听诊区第二心音（P_2）亢进伴固定分裂。胸部X线片：右房右室增大。肺动脉段突出，肺野充血。最可能的诊断是

A. 房间隔缺损　　B. 室间隔缺损　　C. 动脉导管未闭

D. 法洛四联症　　E. 肺动脉狭窄

106. 男，35岁。被击伤右胸4天，胸痛，深呼吸加重，无明显发绀。胸部X线片：右侧第3、4肋骨骨折，无移位。肺压缩部分不足30%。治疗方案为

A. 胸腔穿刺抽气　　B. 镇静镇痛，保守治疗

C. 胸腔闭式引流　　D. 吸氧，输液

E. 患侧加压包扎固定

107. 男，40岁。脑外伤，一侧瞳孔缩小，头CT示左额顶颞部新月形高密度影，最可能的

诊断是

A. 脑内血肿　　B. 急性硬膜下血肿

C. 慢性硬膜下血肿　　D. 急性硬膜外血肿

E. 脑疝

108. 男，40岁。跑步后出现右腰疼痛1天，尿呈淡洗肉水样，首先应该做下列哪项检查

A. CT和磁共振成像　　B. 肝功能和肾功能检查　　C. 血常规和肾功能检查

D. 尿常规检查和尿路平片　　E. 24小时尿液分析

109. 男，60岁。半年来经常便秘，3天前出现腹部持续疼痛，阵发性加剧，呕吐2次系胆汁性液体，约500ml，过去无类似发作史，查体：BP 135/98mmHg，体温37.5℃，腹胀，右下腹稍压痛，腹软，未触及肿块，肠鸣音亢进，白细胞计数$9\times10^9/L$，其可能为

A. 急性胃炎　　B. 急性胆囊炎　　C. 急性胰腺炎

D. 肠梗阻　　E. 急性肠扭转

110. 男，38岁。因十二指肠溃疡大出血急诊行比尔罗特Ⅱ式胃大部切除，术后第5天突感右上腹剧痛，向右放射，伴高热，呼吸急促，体检右上腹明显压痛，伴肌紧张，未扪及肿块，肝浊音界存在，胸腹透视右膈肌抬高，活动减弱，右肋膈角模糊，膈下未见游离气体，白细胞计数$24\times10^9/L$，最可能的诊断是

A. 急性胰腺炎　　B. 急性胆囊炎　　C. 右下肺炎

D. 右膈下感染　　E. 十二指肠残端漏

111. 男，33岁。急性腹膜炎术后7天。发热，为弛张热，伴乏力、盗汗、食欲缺乏，右上腹、肋下持续性钝痛，深呼吸及咳嗽时疼痛加重。腹部B超及CT示肝右叶上方，膈肌下见6cm叶上方，液气平面，诊断性穿刺可抽出脓液如决定行切开引流，为防止脓液流入腹腔再次引起弥漫性腹膜炎，最主要的措施是

A. 进入脓腔分离时，不要破坏粘连层

B. 切开引流同时应用有效抗生素

C. 选择合理切口，显露充分

D. 吸净脓液，低压灌洗后留置负压引流

E. 麻醉效果良好，便于操作

112. 男，42岁。因呕血200ml，黑便3次伴昏厥入院。平时有不规则的上腹痛，有烟酒嗜好，本次发病前有过大量饮酒。如果怀疑该患者为食管胃底静脉曲张破裂出血，反映门静脉高压的体征是

A. 上腹部固定压痛　　B. 心率>120次/分　　C. 肝掌和蜘蛛痣

D. 脾肿大　　E. 肝左叶肿大

113. 男，19岁。右上腹被汽车撞伤2小时。查体：P 138次/分，BP 80/60mmHg，面色苍白，四肢厥冷，腹肌紧张，压痛及反跳痛阳性，肠鸣音减弱。实验室检查：Hb 85g/L，WBC $2.8\times10^9/L$。最有可能的诊断是

A. 小肠破裂　　B. 胃破裂　　C. 结肠损伤

D. 肝破裂　　E. 十二指肠和胰损伤

114. 男，47岁。慢性乙型肝炎病史10余年，肝硬化病史5年，1月前出现持续性右上腹

胀痛，查体：右腹部膨隆，肝脏明显增大，质地坚硬，腹水为血性，诊断首先考虑是

A. 肝包虫病　B. 原发性肝癌　C. 肝囊肿

D. 肝脓肿　E. 肝血管瘤

115. 男，42 岁。左下肢疼痛，行走后加重 3 年。早期常感患肢麻木，行走后疼痛，短暂休息可缓解，近来疼痛日益加重。吸烟 20 余年。查体：T 36.3℃，BP 100/70mmHg。最可能的诊断是

A. 动脉硬化性闭塞症　B. 下肢静脉曲张

C. 多发性动脉炎　D. 肢体动脉痉挛症（雷诺病）

E. 血栓闭塞性脉管炎

116. 男，21 岁。右阴囊生后空虚，右腹股沟部有时挤压痛，查：右阴囊内无睾丸，腹股沟管内可触及睾丸，小如小指头大小，活动不好，腹股沟管内触之肿块，挤压消失。该隐睾怎样治疗

A. 药物绒毛膜促性腺激素治疗　B. 右睾丸牵引固定术

C. 右睾丸切除　D. 右睾丸牵引同时行右斜疝修补术

E. 对症治疗

117. 女，51 岁。无症状肉眼血尿 1 个月，膀胱镜检查发现膀胱左侧壁有 1.0cm×1.2cm×1.5cm 的乳头状肿瘤，暗红色，蒂看不清，周围黏膜水肿。应行

A. 腔内化疗　B. 放射治疗 + 免疫治疗　C. 膀胱全切除术

D. 膀胱部分切除　E. 膀胱肿瘤电灼或激光治疗

118. 男，30 岁。从高处跌下，左腰部着地，伤后腰痛并有肉眼全程血尿，有小血块，查体：BP 110/70mmHg，P 100 次/分；左腰部青紫压痛，腹部无压痛反跳痛，可初步诊断为

A. 膀胱损伤　B. 输尿管损伤　C. 脾损伤并肾损伤

D. 肾裂伤　E. 肾挫伤

119. 男，30 岁。在施工中不慎从二楼坠落，当即感腰剧痛，双下肢感觉运动障碍，大小便失禁。经临床物理检查和 X 线检查，诊断为胸腰段屈曲型压缩性骨折合并脊髓损伤。为明确骨折块向椎管内的移位情况，下列哪项检查最有价值

A. 脊髓造影　B. CT　C. X 线体层摄影

D. MRI　E. 发射型计算机断层成像（ECT）

120. 男，17 岁。诊断右股骨下端内侧长蒂状骨软骨瘤，3 天前跌倒后，出现局部疼痛，伴膝关节活动轻微受限。其原因是

A. 骨软骨瘤恶变　B. 骨软骨瘤基底部折断

C. 骨软骨瘤周围出现滑囊炎　D. 局部软组织挫伤

E. 骨软骨瘤外层软骨帽损伤

121. 女，65 岁。跌倒后右手掌着地，腕部疼痛，肿胀，压痛，无反常活动，但餐叉样畸形明显，该患者最可能是下列哪项诊断

A. 右腕关节脱位　B. 右舟状骨骨折

C. 右腕科利斯（Colles）骨折　D. 尺骨茎突骨折

E. 右腕关节挫伤

122. 男，25 岁。以前有“右肩外伤史”。今天转身开门时，突感右肩部疼痛，不敢活动。用左手托住右上肢来医院就诊。最可能的诊断是

A. 锁骨骨折　　B. 肩锁关节Ⅰ度脱位　　C. 肩关节脱位
D. 肱骨大结节撕脱骨折　　E. 肘关节脱位

123. 女，35 岁。跌倒时腕关节屈曲、手背着地受伤，腕关节肿胀、疼痛 1 小时来院。该患者诊断首先考虑

A. Colles 骨折　　B. 史密斯（Smith）骨折　　C. 巴顿（Barton）骨折
D. 下尺桡关节脱位　　E. 腕舟骨骨折

124. 男，22 岁。胫腓骨骨折，行切开复位钢板内固定，手术结束时小腿肿胀明显，张力大，闭合伤口困难，此时，下列哪项是闭合伤口的最佳方法

A. 暂不缝合，做延期缝合　　B. 尽力直接缝合
C. 开放换药，直到愈合　　D. 两侧做减张切口，缝合原伤口
E. 两侧做减张切口，缝合原伤口，减张切口处，游离植皮覆盖

125. 女，33 岁。左上肢外展位跌倒，手掌着地，左肩肿痛。查体：左肩部饱满，局部稍下方凹有明显压痛，患肩活动障碍，最可能的诊断是

A. 左肩关节前脱位　　B. 左肩关节后脱位
C. 左肩软组织损伤　　D. 肱骨外科颈骨折
E. 肱骨外科颈骨折合并关节脱位

126. 患者左小腿外伤后局部红肿热痛，破溃伴脓性渗出液 2 个月。X 线片见左胫骨骨膜反应，内有小片状游离骨片。诊断应为

A. 胫骨结核　　B. 胫骨骨折　　C. 慢性化脓性骨髓炎
D. 尤因肉瘤　　E. 急性骨髓炎

127. 男，32 岁。无意中发现左腘窝部无痛性肿块 1 周，无其他不适。为了明确诊断，下列哪项检查最有价值

A. 关节镜检查　　B. 膝关节 X 线摄片　　C. 肿块 B 超检查
D. 碱性磷酸酶　　E. 放射性核素显像

128. 女，26 岁。打字员。因近一个月右手示指疼痛来诊。述晨起手指屈伸受限，并有弹响，此时体检最支持诊断的是

A. 指屈伸时该硬结可移动
B. 指端浅感觉异常
C. 近指间关节掌侧可触及硬结
D. 远侧掌横纹深处掌骨头上可触及硬结
E. 右示指肿胀关节活动受限

129. 男，16 岁。洗浴时无意中触及右大腿下端内侧硬性突起，无疼痛，膝关节运动良好。最可能的诊断是

A. 软骨瘤　　B. 骨软骨瘤　　C. 骨巨细胞瘤
D. 骨囊肿　　E. 骨化性肌炎

130. 男，23 岁。2 小时前被汽车撞伤，神志清，左肩部疼痛，皮下淤血，左肩不能外展及

上举，方肩畸形，杜加斯（Dugas）征阳性，X线片示左肩关节前脱位，治疗方案应首选

A. 手法复位三角巾固定
B. 收入院行左尺骨鹰嘴骨牵引
C. 行横8字绷带贴胶布固定
D. 做术前常规检查，行手术切开复位
E. 收入院左前臂皮肤牵引

131. 男，26岁。因外伤造成左肱骨干骨折，来院时检查，上臂较对侧短4cm，有轻度成角畸形，听诊骨传导音明显减弱，骨折的移位是

A. 成角移位
B. 短缩移位
C. 侧方移位
D. 分离移位
E. 混合移位

132. 男，30岁。从事驾驶员工作5年，近3年反复发作腰痛，放射到左足跟部。腰椎CT提示L_5~S_1椎间盘突向左后方，压迫神经根。以下体征与该诊断不相符合的是

A. L_5~S_1棘突间压痛，向左下肢放射
B. 左下肢直腿抬高试验阳性，加强试验阳性
C. 左足外侧外踝部皮肤感觉减退
D. 左踝反射明显减弱
E. 左踇背伸肌力下降

133. 女，7岁。自幼易患感冒，2年来活动后气促，查体无发绀，胸骨左缘3~4肋间粗糙的吹风样收缩期杂音，可触及收缩期震颤，肺动脉瓣听诊区第二心音亢进。最可能的诊断是

A. 室间隔缺损
B. 房间隔缺损
C. 动脉导管未闭
D. 肺动脉狭窄
E. 法洛四联症

134. 男，30岁。左大腿下段被铁棒击伤，畸形，X线片示左股骨干下1/3骨折，骨折远端明显向后倾倒。造成此种骨折移位的因素主要是

A. 肌牵拉力
B. 暴力的性质
C. 暴力的大小
D. 肢体远侧段的重量
E. 搬运不当

135. 男，49岁。左小腿被砸伤24小时，左小腿肿胀，压痛，异常活动，皮温略高于对侧，体温37.8℃。最可能诊断为

A. 左小腿软组织蜂窝织炎
B. 左小腿血肿
C. 左胫骨干骨折
D. 左小腿软组织挫伤
E. 左胫骨骨髓炎

136. 女，3岁。半小时前下车时不慎滑倒，其母用力提拉该女孩左手，随后患儿哭闹，左手拒拿食物及玩具。查体：左肘外侧有轻度压痛，未见畸形及肿胀。X线摄片未发现阳性征象。该患儿最可能的诊断为

A. 肱骨髁间骨折
B. 肱骨髁上骨折
C. 桡骨头半脱位
D. 肘关节扭伤
E. 肘部肌肉肌腱损伤

137. 男，38岁。在医务室发现颈前偏左有一肿物，怀疑来自甲状腺，转来门诊，门诊医生检查后确认。依据是

A. 肿物质地
B. 肿物大小
C. 表面光滑程度
D. 边界清楚与否
E. 肿物能否随吞咽上下移动

138. 女，55岁。左乳房红肿、增大1个月，进展较快，无疼痛、发热。查体：左乳房红

肿，局部温度略高，发硬，但未触及包块，左腋窝有肿大淋巴结，稍硬，活动度好，无压痛。血常规正常。最可能的诊断是

A. 乳腺囊性增生病　　B. 急性乳腺炎　　C. 乳房纤维腺瘤

D. 乳腺导管内乳头状瘤　　E. 炎性乳腺癌

139. 男，36 岁。1 周前出现化脓性扁桃体炎，1 天前突然出现左下颌下肿物、剧痛，伴高热。查体：体温 39℃，左下颌下肿物直径 2cm，红肿、压痛，中央可及波动感。考虑诊断为

A. 急性化脓性淋巴结炎　　B. 淋巴结结核

C. 项痈　　D. 口底化脓性蜂窝织炎

E. 颈深部化脓性蜂窝织炎

140. 某年轻男患者，在得知自己患了黄疸性肝炎（有传染性）以后，很恐惧，怕女朋友离开他，怕同车间的伙伴疏远他，所以十分恳切地请求医师替他保密。医师看他很值得同情，就决定替他保守这个秘密，但要求他抓紧治疗，不要耽误了病情。医师的正确做法是

A. 替患者保密的同时，把他留在医院治疗

B. 替患者保密，给他开些对症的药，让他在家治疗，以免别人知道

C. 应该拒绝保密，拒绝给他治疗，以免被传染

D. 介绍他去别的医院

E. 不能保密，让他在医院做隔离治疗

141. 男，65 岁。5 年前诊断为肝硬化。因腹水服用利尿药 2 周。3 天来出现少语寡言及随地便溺。目前行为异常的原因首先考虑为

A. 神经症　　B. 脑血管意外　　C. 肝性脑病

D. 电解质紊乱　　E. 代谢性酸中毒

142. 女，38 岁。胃溃疡、胆囊炎病史 6 年，晚饭后突发上腹绞痛，并迅速蔓延至全腹，查体：强迫半坐位，全腹压痛、反跳痛，板状腹。最可能的诊断是

A. 急性化脓性胆囊炎　　B. 胆囊穿孔　　C. 急性胆管炎

D. 胃溃疡穿孔　　E. 急性重症胰腺炎

143. 女，11 个月。体检时胸骨左缘第 2 肋间闻及Ⅲ级左右的粗糙、连续机器样杂音，向颈部、锁骨下传导，可触及震颤。胸部 X 线片示肺血管影增多，左心房、左心室增大，主动脉弓增大，肺动脉段突出。此患儿的诊断是

A. 法洛四联症　　B. 室间隔缺损　　C. 肺动脉狭窄

D. 房间隔缺损　　E. 动脉导管未闭

144. 男，30 岁。因爆炸伤后昏迷不醒 5 小时来急诊。查体：体温 39℃，脉搏 110 次/分，呼吸 30 次/分，血压 105/83mmHg，浅昏迷，格拉斯哥（GCS）计分为 8 分，左额部头皮伤口长约 4cm，有血性液体外流及碎块脑组织溢出，双瞳孔等大。首选的检查是

A. 头颅 X 线摄片　　B. 头颅超声检查　　C. 颅内压监测

D. MRI　　E. 头颅 CT

145. 男，32 岁。右肾绞痛后尿闭 1 天，腹部平片可见双侧输尿管中部各有结石一枚，约 1cm 大小，左肾内还有鹿角形结石，急诊处理应先采用

A. 服中药排石

B. 中西医结合解痉排石
C. 膀胱镜下输尿管插管缓解肾功能、引流尿液
D. 利尿药应用
E. 立即手术输尿管切开取石

146. 男，40 岁。头部摔伤 2 小时，头部 CT 平扫结果如图，应诊断为

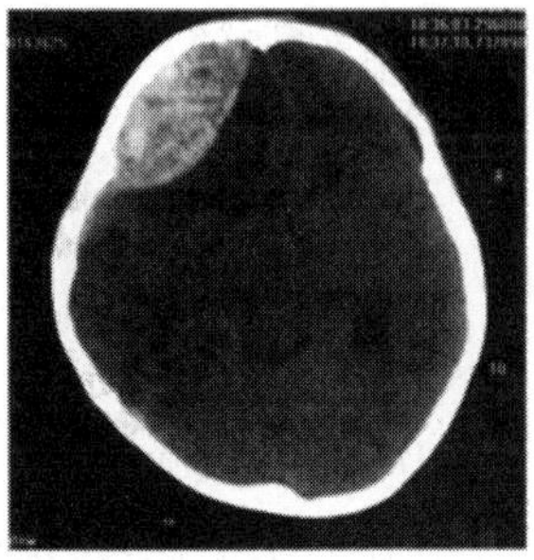

A. 脑出血
B. 颅骨骨折
C. 基底节出血
D. 右侧额叶硬脑膜下血肿
E. 右侧额叶硬脑膜外血肿

147. 女，40 岁。右拇指活动弹响伴右拇指间关节明显疼痛半年，右拇指不能主动伸直 1 天。查体：右第 1 掌指关节掌面可及黄豆大小质硬结节，压痛明显，被动屈伸右拇指可于结节处触及弹响。可诊断为

A. 右拇长屈肌腱鞘炎　B. 肿瘤　C. 类风湿结节
D. 腱鞘囊肿　E. 骨关节病

二、共用题干单选题

（148～151 题共用题干）

男，48 岁。1 年前开始逐渐出现颈后酸痛不适，双手麻木，不灵活，使用筷子困难。行走时有踩棉花感，易跌倒。查体：前臂外侧痛觉减退，四肢肌张力增高，双霍夫曼（Hoffmann）征阳性，踝阵挛阳性，巴宾斯基（Babinski）征阳性。辅助检查：X 线检查见 C_5～C_6 生理曲度消失，局部轻度后凸畸形，间隙狭窄，增生硬化；椎管矢状径 15mm。

148. 临床初步诊断为

A. 神经根型颈椎病　B. 肌萎缩侧索硬化症　C. 脊髓型颈椎病
D. 脊髓空洞症　E. 胸廓出口综合征

149. 进一步检查首选

A. 颈椎 CT　B. 颈椎 MRI　C. 脊髓造影
D. 诱发电位　E. 上肢肌电图

150. 患者伴有阵发性头晕、眼花、耳鸣等，与头部转动有关，曾有 2 次猝倒，持续约半分钟。鉴于此，还应进行哪项检查

A. 头颅 CT　B. 脑电图　C. 椎动脉造影
D. 放射性核素显像　E. 诱发电位

151. 治疗首先采取的方法是

A. 颈椎牵引　B. 按摩　C. 手术
D. 颈托固定　E. 非甾体抗炎药（NSAID）及神经营养药

（152～154 题共用题干）

女，65 岁。滑倒致股骨颈骨折。X 线表现：骨折明显移位，髋内翻畸形，股骨头后倾。既

往髋臼发育不良。

152. 骨折分型为

A. GardenⅠ型　　B. GardenⅡ型　　C. GardenⅢ型
D. GardenⅣ型　　E. 外展型

153. 首选的治疗方法是

A. 保守治疗　　B. 空心钉内固定　　C. DHS 内固定
D. 人工全髋置换　　E. 人工半髋置换

154. 该患者人工关节置换的手术指征是

A. 65 岁　　B. 髋关节原有疾病　　C. 病理性骨折
D. 高能量损伤　　E. 骨质疏松症

(155~157 题共用题干)

男，31 岁。行走不慎跌入下水井缘骑跨伤后 6 小时，会阴区疼痛剧烈，不能坐和行走。伤后未排尿，解不出小便。检查：骨盆挤压分离试验阳性。

155. 最可能出现骨折或脱位的部位是

A. 髂骨　　B. 骶骨　　C. 尾骨
D. 耻骨及耻骨联合　　E. 骶髂关节

156. 最易出现的合并症是

A. 腹膜后血肿　　B. 膀胱损伤　　C. 尿道损伤
D. 直肠损伤　　E. 骶神经损伤

157. 为了明确合并症是否存在，需行下列哪些检查

A. 腹腔穿刺　　B. 膀胱触诊　　C. 导尿并查尿常规
D. 直肠指检　　E. 神经系统检查

(158~160 题共用题干)

女，13 岁。行走或跑步时膝部不稳定且经常跌倒已 1 年，跌倒后双膝部酸痛，经休息能缓解。平时上楼梯困难。查体：无明显外伤史，身材矮小，身高 120cm，心、肺及其他脏器未见异常，双膝无明显肿胀，屈曲时股骨髁间沟空虚，膝关节能伸屈，内侧应力试验、前后抽屉试验阴性，趾端血运及活动好。

158. 最可能的诊断是

A. 先天性髋关节脱位　　B. 先天性髌骨脱位
C. 先天性膝内翻　　D. 先天性膝外翻
E. 先天性马蹄内翻足

159. 对该疾病的诊断最具价值的实验室检查是

A. 膝关节 CT　　B. 膝关节镜
C. 关节腔穿刺液病理学检查　　D. 膝关节 X 线摄片
E. 膝关节 MRI

160. 关于临床诊疗，以下正确的是

A. 手法难以整复时再进行手术治疗　　B. 手法整复难以完成
C. 应给予石膏固定 3 个月　　D. 术后应早期进行膝关节伸屈活动

E. 应立即手术治疗

（161~164 题共用题干）

男，5 岁。因“反复发生肺炎”来诊。患儿每年患肺炎 2~3 次。平时乏力，活动后气促。胸骨左缘第 2 肋间可闻及连续性机器样杂音，伴震颤。超声心动图：先天性心脏病，动脉导管未闭。

161. 此患儿系动脉导管未闭，其血流动力学改变最主要为

A. 肺循环血流量增加，左心室舒张期负荷加重

B. 肺循环血流量增加，右心室收缩期负荷加重

C. 肺循环血流量增加，左心室收缩期负荷加重

D. 肺循环血流量增加，右心室舒张期负荷加重

E. 肺循环血流量增加，左心室、左心房和主动脉血流量减少

162. 该患儿的早期心电图表现主要为

A. 左心室增大　　B. 左心房增大　　C. 左心房、左心室增大

D. 右心房增大　　E. 右心室增大

163. 当患儿出现显著肺动脉高压时，其临床上可出现

A. 头面部发绀　　B. 上半身发绀　　C. 全身性发绀

D. 末梢性发绀　　E. 下半身发绀

164. 患儿可出现周围血管体征，不包括

A. 毛细血管搏动　　B. 水冲脉　　C. 股动脉枪击声

D. 奇脉　　E. 脉压明显增宽

三、案例分析题

（165~169 题共用题干）

患者，女。既往常感颈肩部酸痛，偶伴左手麻木，近 3 个月来反复发作左上肢痛，休息后可以缓解。3 天前骑自行车不慎倒地，感左臂疼痛加剧，尤感夜间为著，不能入睡。经休息及口服“镇痛药”不能缓解，就诊于急诊。

165. 一般状况好，四肢肌力 5 级，双膝反射正常，左拇指、示指及中指背侧触觉减退，脊神经根牵拉试验阳性。为明确诊断，还应做的检查是

A. 颈椎正侧位 X 线片　　B. 颈椎 CT　　C. 颈椎 MRI

D. 颈椎磁共振血管成像（MRA）　　E. 肌电图　　F. 放射性核素显像

166. MRI 示 C_5~C_6 椎间盘突出，中央偏左侧。该患者考虑诊断为

A. 脊髓空洞症　　B. 椎动脉型颈椎病　　C. 神经根型颈椎病

D. 脊髓型颈椎病　　E. 交感型颈椎病　　F. 肌萎缩侧索硬化症

167. 诊断中需与之鉴别的疾病是

A. 尺神经炎　　B. 胸廓出口综合征　　C. 颈背部筋膜炎

D. 肌萎缩侧索硬化症　　E. 腕管综合征　　F. 腰椎管狭窄症

168. 对于该患者，如行手术治疗应选择

A. 牵引下手法复位　　B. 颈椎后路全椎板切除术

C. 颈椎前后联合入路手术
D. 颈椎前路单间隙减压植骨内固定术
E. 颈椎前路椎体次全切除植骨内固定术
F. 颈椎后路半椎板切除术

169. 手术治疗应遵循的基本原则是
A. 脊髓、神经组织的减压
B. 受累节段的稳定
C. 恢复椎间隙的高度
D. 获得与脊髓相适应的椎管容积
E. 切除上、下相邻椎节终板
F. 应尽可能切除邻近组织

(170~173 题共用题干)

男，70 岁。因“双膝关节疼痛 10 年，加重伴右膝畸形 1 年”前来门诊就诊。

170. 查体：T 37.0℃，P 80 次/分，R20 次/分。跛行步态，双膝轻度肿胀，右膝轻度屈曲内翻畸形，皮温不高，伸约 -15°，屈约 110°；左膝伸约 0°，屈约 130°。为明确诊断，必要的初步检查是
A. 肝、肾功能
B. 双膝正侧位 X 线摄片
C. 血糖、淀粉酶
D. 双膝 CT 扫描
E. 双膝 MRI 增强扫描
F. 双膝关节周围软组织 B 超
G. 血尿酸

171. 双膝 X 线片示双膝关节内侧间隙变窄，以右侧为重，并轻度内翻，关节面不平，关节面下可见骨硬化，双侧关节边缘较多骨赘形成，轻度骨质疏松。根据 X 线片结果，患者以下体格检查最可能的结果是
A. 直腿抬高试验阳性
B. 半月板回旋挤压试验（McMurray's 试验）阳性
C. 膝高低征（Allis 征）阳性
D. 髌骨下骨擦感阳性
E. 抽屉试验阳性
F. 髌阵挛试验阳性
G. Babinski 征阳性
H. 腕掌屈试验阳性

172. 患者自述近 1 年双膝疼痛明显加重，右膝关节变形，一次步行距离小于 500 米，严重影响生活。对于患者目前的情况，以下治疗措施合理的是
A. 加强下蹲练习
B. 给予行动支持，减轻关节负担
C. 仅予超大剂量环氧合酶 2（COX2）抑制剂抗炎镇痛
D. 采取上、下楼梯及爬山锻炼
E. 常规给予抗生素治疗
F. 右膝予玻璃酸钠关节腔内注射
G. 考虑行关节置换术
H. 采用“小针刀”反复治疗

173. 入院后经术前检查，患者全身一般情况良好，心、肺功能正常，血液学检查均正常，

经术前讨论，拟分次行双侧全膝关节置换术。术前可选用的超前镇痛药是

A. 美洛昔康（莫比可） B. 洛索洛芬钠（乐松）
C. 吲哚美辛（消炎痛） D. 双氯芬酸钠（扶他林）
E. 塞来昔布（西乐葆） F. 布洛芬（芬必得）

（174~176 题共用题干）

女，67 岁。左侧人工全膝关节置换术后 1 周，左小腿肿胀 2 天。患者术后第 1 天起给予常规剂量低分子量肝素抗凝。查体：左小腿肿胀，小腿内侧可见皮下瘀斑，踝关节附近凹陷性水肿，腓肠肌压痛。

174. 患者最可能的诊断是

A. 低蛋白血症 B. 皮下出血 C. 软组织损害
D. 深静脉血栓 E. 血管损伤 F. 心源性水肿

175. 为明确诊断，下列检查最常用的是

A. 动脉血气 B. 下肢静脉彩色超声 C. 下肢动脉彩色超声
D. 血 D 二聚体 E. 凝血功能 F. 下肢静脉造影

176. 目前可进行的处理是

A. 补充白蛋白 B. 继续抗凝治疗 C. 左下肢抬高
D. 足底静脉泵 E. 下肢脉冲加压装置 F. 控制入液量

（177~179 题共用题干）

中年男性，不慎滑倒时手撑地，腕背部和肩部疼痛、肿胀，局部有压痛，腕关节与肩关节活动受限，但无明显畸形。

177. 最可能的诊断是

A. 肩关节脱位 B. 腕关节脱位 C. 腕关节扭伤
D. 舟骨腰部骨折 E. 蒙泰贾（Monteggia）骨折 F. 肱骨近端骨折
G. 桡骨远端骨折

178. 为明确诊断，应紧急检查的项目包括

A. 肩、腕关节镜检查 B. 血常规、血糖、血生化酶
C. 尺桡骨 X 线摄片 D. 腹部 X 线摄片
E. 胸部 X 线摄片 F. 肱骨 X 线摄片
G. 腕部 X 线摄片

179. 腕关节 X 线片上无阳性骨折表现，下列哪些处理是正确的

A. 腕背部受伤处封闭注射
B. 伤后 24 小时内腕背部受伤处先冰敷，改热敷理疗，5 天后腕关节功能锻炼
C. 腕关节支具制动，于伤后 2 周左右再摄片
D. 腕关节镜检查
E. 上肢神经电生理检查
F. 腕部 CT 检查

（180~182 题共用题干）

男，25 岁。1 年前打篮球三步上篮时扭伤左膝，X 线未见骨折表现，当地医师以创伤性滑

膜炎采取保守治疗，现在能正常行走，但不能像以前一样运动。

180. 患者自述受伤当时有关节错动感。体格检查前还需要追问的病史是

A. 现在关节活动后是否出现关节腔积液
B. 关节积液消退的时间
C. 受伤当时能否继续活动或行走
D. 现在能否快步下楼梯
E. 现在关节有无交锁
F. 现在能否做急停、急转动作
G. 关节当时是否出现明显肿胀、积液
H. 关节当时是否有屈伸受限

181. 髌骨恐惧试验阴性，内翻试验及外翻试验阴性，前抽屉试验阳性，后抽屉试验阴性，伸直较健侧受限，内侧关节隙压痛，外侧关节隙无压痛。根据已有的体格检查结果，应考虑的疾病有

A. 内侧副韧带断裂
B. 髌骨关节软骨损伤
C. 内侧半月板损伤
D. 前交叉韧带断裂
E. 髌骨脱位
F. 后交叉韧带断裂
G. 外侧副韧带断裂
H. 外侧半月板损伤

182. 再次询问病史，患者述近2个月反复出现关节交锁。目前需要采取的治疗方式是

A. 股四头肌肌力练习
B. 理疗
C. 石膏固定
D. 切开手术重建韧带
E. 减少活动量
F. 股后群肌肉力量练习
G. 关节镜手术重建韧带

(183~186题共用题干)

男，26岁。汽车车轮碾伤致右下腹部、会阴部皮肤撕脱，左足毁损伤。急诊检查可触及足背动脉搏动，趾端毛细血管反应存在，血压100/60mmHg，急诊行左足截肢，右下腹皮肤清创缝合术。术后12小时，右小腿及右足皮温较右侧肢体低3℃，右足背动脉搏动消失。

183. 该伤者应诊断为

A. 右股动脉栓塞
B. 右股神经损伤
C. 右腘动脉断裂
D. 右坐骨神经损伤
E. 右股动脉管壁挫伤
F. 右腘动脉栓塞
G. 右股动脉断裂

184. 伤者右足趾屈伸活动不能，感觉减退。应进行何辅助检查

A. 体感诱发电位检查
B. 肌电图检查
C. MRI检查
D. CTA检查
E. 动脉造影
F. B超检查
G. 超声多普勒检查

185. 伤者右腹股沟中点处轻度肿胀，股动脉搏动未触及，右下肢持续性剧烈疼痛，被动活动足趾疼痛加剧。应采取的处理措施是

A. 血管扩张药治疗
B. 房间保温，继续观察
C. 立刻右股神经探查、松解术
D. 立刻右坐骨神经探查、松解术
E. 抬高患肢
F. 溶栓治疗
G. 立刻右股动脉探查、血管移植术
H. 镇痛药治疗

186. 术后24小时，伤者右小腿明显肿胀，皮肤张力高，尿液颜色呈绛红色。实验室检查：

肌酸激酶 21 800U/L，肌酐 70μmol/L，尿素氮 3.4mmol/L。此时应做的进一步处理是

A. 补足血容量后进行利尿　　B. 床边持续性血液滤过
C. 小腿深筋膜切开　　D. 继续观察
E. 血液透析　　F. 5% 碳酸氢钠注射液静脉滴注
G. 抬高患肢

（187~189 题共用题干）

男，68 岁，排尿费力 2 年，排不出尿 8 小时。

187. 应做哪些初步处理

A. 导尿并留置尿管　　B. 导尿后拔除尿管　　C. 努力压腹排尿
D. 寻找扳机点排尿　　E. 口服普鲁苯辛　　F. 尿培养
G. 抗感染　　H. 使用利尿药

188. 血前列腺特异性抗原（PSA）30 ng/ml，B 超检查示前列腺体积 150ml。直肠指检：前列腺明显增大，不能扪及上缘，中央沟消失，未扪及硬结。下列哪些处理是错误的

A. 前列腺穿刺活检
B. 双侧睾丸切除术
C. 如果心肺功能耐受，应行根治性前列腺切除术
D. 盆腔 MRI
E. 做经尿道前列腺切除术（TURP）后送病理能鉴别良性前列腺增生和前列腺癌
F. 放射性核素骨显像

189. 盆腔 MRI 示良性前列腺增生，盆腔未见肿大淋巴结。放射性核素骨显像未见转移癌。前列腺穿刺活检未见癌细胞。最可能的诊断是

A. 前列腺癌　　B. 良性前列腺增生
C. 良性前列腺增生伴前列腺癌　　D. 前列腺肉瘤
E. 前列腺移行细胞癌　　F. 前列腺结核
G. 慢性前列腺炎

答案与解析

1. C　2. D　3. E　4. E　5. B　6. D　7. C　8. E　9. D　10. E　11. C　12. C　13. B　14. E　15. A　16. B　17. D　18. A　19. A　20. A　21. C　22. A　23. D　24. E　25. C　26. A　27. E　28. A　29. B　30. B　31. B　32. A　33. E　34. B　35. E　36. E　37. C　38. B　39. B　40. E　41. E　42. C　43. B　44. A　45. D　46. C　47. C　48. C　49. E　50. D　51. D　52. D　53. B　54. B　55. B　56. D　57. E　58. B　59. A　60. C　61. A　62. A　63. C　64. C　65. C　66. B　67. E　68. E　69. C　70. C　71. A　72. D　73. C　74. C　75. A　76. A　77. B　78. A　79. E　80. B　81. E　82. C　83. D　84. E　85. A　86. A　87. D　88. E　89. C　90. C　91. C　92. B　93. C　94. A　95. C　96. E　97. A　98. A　99. E　100. E　101. C　102. C　103. E　104. D　105. A　106. B　107. B　108. D　109. D　110. E　111. D　112. D　113. D　114. B　115. E　116. C　117. D　118. D　119. B　120. B　121. C　122. C　123. B　124. E　125. D　126. C

127. C　128. D　129. B　130. A　131. E　132. E　133. A　134. A　135. C　136. C　137. E
138. E　139. A　140. E　141. C　142. D　143. E　144. E　145. C　146. E　147. A　148. C
149. B　150. C　151. C　152. C　153. D　154. B　155. D　156. C　157. C　158. B　159. D
160. E　161. A　162. A　163. E　164. D　165. ACE　166. C　167. ABCDE　168. D　169. ABCD
170. B　171. D　172. BG　173. E　174. D　175. BDE　176. BC　177. DFG　178. CEFG　179. CF
180. ABCDEFGH　181. CD　182. G　183. AF　184. G　185. G　186. ACDG　187. AFG　188. BCE
189. B

4. E【解析】手的功能位是手将发挥功能时的准备体位，呈握球状。表现为腕关节背伸20°~25°，轻度尺偏；拇指外展、外旋与其余手指处于对指位，其掌指及指间关节微屈；其余手指略微分开，掌指、近指间关节半屈位，远指间关节轻微屈曲，各手指关节的屈曲程度较一致。

5. B【解析】在压力不变，材料相同情况下，Charnley 型人工髋关节小头型设计可减少头臼之间的摩擦力，从而减小臼与骨组织间的剪切力，减少术后松动的发生率。

6. D【解析】尺神经在肘下部损伤者，支配指深屈肌尺侧半的肌支已发出，指深屈肌尺侧半的功能正常，小指及环指指间关节可屈曲，但手内肌瘫痪，使其屈掌指关节伸指间关节的功能丧失，指伸肌及指屈肌无手内肌的对抗出现小指及环指掌指关节过伸，指间关节屈曲，不能在屈掌指关节同时伸指间关节而呈典型的爪形手畸形。

7. C【解析】软骨肉瘤对放疗不敏感，其他均敏感。

9. D【解析】Thomas 征是测试髋的屈曲畸形。测试方法是：患者仰卧于硬板床上，将健侧髋膝屈曲，直至腰椎平贴于硬板床面。若髋正常，不会出现屈曲畸形；若髋有痉挛或病变，出现不同程度的屈曲畸形。

14. E【解析】肩关节脱位最常见，约占全身关节脱位的50%，这与肩关节的解剖和生理特点有关，如肱骨头大，关节盂浅而小，关节囊松弛，其前下方组织薄弱，关节活动范围大，遭受外力的机会多等。肩关节脱位多发生在青壮年，男性较多。

15. A【解析】脊髓型颈椎病是颌枕吊带的禁忌证，颌枕吊带牵引适用于脊髓型以外的各型颈椎病。它可以解除肌痉挛、增大椎间隙、减少椎间盘压力，从而减轻对神经根的压力和对椎动脉的刺激，还可以使小关节内的滑膜皱襞复位。

16. B【解析】强直性脊柱炎的X线表现特点：一般累及多数椎骨，并同时伴有骶髂关节病变，骨质疏松，晚期韧带钙化呈“竹节样”，椎体无破坏，无软组织阴影增宽。

17. D【解析】人工髋关节置换时，髋臼前倾角应为10°~15°。

18. A【解析】腕下垂说明桡神经损伤，肱骨干中段骨折最容易合并桡神经损伤。

20. A【解析】手与腕部狭窄性腱鞘炎是最常见的腱鞘炎，好发于长期、快速、过度用力使用手指和腕关节的中老年妇女、轻工业工人和管弦乐器演奏家等。

21. C【解析】急性腰扭伤一般不伴坐骨神经痛，坐骨神经痛为腰椎间盘突出症的常见症状。急性腰扭伤是腰部肌肉、筋膜、韧带等软组织因外力作用突然受到过度牵拉而引起的急性撕裂伤，常发生于搬抬重物、腰部肌肉强力收缩时。急性腰扭伤可使腰骶部肌肉的附着点、骨膜、筋膜和韧带等组织撕裂。

23. D【解析】狭窄性腱鞘炎起病缓慢，晨起患指发僵、疼痛，缓慢活动后即消失。患者主诉疼痛常在近指间关节，而不在掌指关节。桡骨茎突狭窄性腱鞘炎在桡骨茎突表面或其远侧有局限性压痛。四肢肌腱凡经过“骨纤维隧道”处，均可发生腱鞘炎。局部制动和腱鞘内注射醋酸泼尼松龙或复方倍他米松对狭窄性腱鞘炎有很好疗效。

24. E【解析】肱骨外上髁炎局部封闭常有效。非手术治疗对于绝大多数肱骨外上髁炎患者有效，以局部封闭多见。

25. C【解析】Thomas 征阳性为髋关节屈曲挛缩，其机制系髂腰肌受刺激长期收缩所致。

26. A【解析】患者自身抗体的检出，是类风湿关节炎有别于其他炎性关节炎，如银屑病关节炎、反应性关节炎和骨关节炎的标志之一，其中最具代表者即为类风湿因子。

27. E【解析】类风湿关节炎是非特异性炎症，表现为多发性和对称性慢性关节炎，其特点是关节痛和肿胀反复发作逐渐导致关节破坏、强直和畸形，是全身结缔组织疾病的局部表现。风湿性关节炎是溶血性链球菌感染所引起的全身变态反应性疾病，常有咽峡炎、丹毒等感染病史。两者不是一种疾病。

29. B【解析】腕关节功能位指背伸 20°~25°，轻度尺偏；休息位时背伸 10°~15°，轻度尺偏。因此答案选 B。

39. B【解析】甲状腺手术后发生手足抽搐多为甲状旁腺被误切或血供不足所致，抽搐时可有误吸和窒息，一旦发生，应立即静脉注射 10% 葡萄糖酸钙溶液。窒息情况不好转再行气管切开。

44. A【解析】卫生法的时间效力是指卫生法何时生效、何时失效，以及对卫生法生效前所发生的行为和事件是否具有溯及力的问题。

45. D【解析】当患者交通支瓣膜功能障碍时，可出现踝部轻度肿胀和足靴区皮肤营养性变化，如出现湿疹、溃疡等。

46. C【解析】当原发性脑损伤较轻时，可不出现原发性昏迷。

47. C【解析】肱骨干与肱骨髁之间的前倾角是指肱骨干轴线与肱骨髁轴线的成角，正常为 30°~50°，是导致其骨折的解剖学原因。

48. C【解析】引起继发性腹膜炎的细菌主要是胃肠道内的常驻菌群，以大肠埃希菌最为多见，其次为厌氧拟杆菌、链球菌、变形杆菌等。

50. D【解析】影响肺癌预后主要因素为肺癌的分期及组织学类型。不同分期的预后差别较大，非小细胞肺癌ⅠA 期 5 年生存率为 80%~90%，而Ⅳ期肺癌的 5 年生存率不到 10%。肺小细胞癌的预后差，肺鳞癌的 5 年生存率较高。

51. D【解析】良性骨肿瘤具有界限清楚、密度均匀的特点。多为膨胀性病损或者外生性生长。病灶骨质破坏呈单房性或多房性，内有点状、环状、片状骨化影，周围可有硬化反应骨，通常无骨膜反应。

52. D【解析】腹痛是急性胰腺炎的主要症状，常于饱餐和饮酒后突然发作，腹痛剧烈，多位于左上腹，向左肩及左腰背部放射。胆源性者腹痛始发于右上腹，逐渐向左侧转移；病变累及全胰时，疼痛范围较宽并呈束带状向两侧腰背部放射。

53. B【解析】杵状指是类风湿关节炎的典型体征。

57. E【解析】有脊髓压迫症状的脊柱结核患者，为了抢救截瘫，最大限度地恢复神经功能，应该及时清除病灶进行减压。

58. B【解析】正常膝内液体约5ml，当膝内液体中等量时浮髌试验呈阳性，积液太多太少时均不能呈阳性。

59. A【解析】患者有间断发热、盗汗、体瘦的全身症状，左股内侧肿物2cm×3cm，有张力，考虑诊断为脊柱结核。边缘型椎体结核，病变局限于椎体的上下缘，椎体破坏后形成寒性脓肿，其中流注脓肿表现为椎旁脓肿积聚至一定数量后，压力增高，会穿破骨膜，沿着肌肉筋膜间隙向下方流动，在远离病灶的部位出现脓肿。下胸椎及腰椎的椎旁脓肿穿破骨膜后，积聚在腰大肌鞘内，形成腰大肌脓肿。因此答案选A。

63. C【解析】有活动性结核感染存在时，不宜进行手术治疗，为避免病变椎体压缩性骨折引起神经症状，应该局部制动避免负重，卧硬板床即可。

64. C【解析】患者患左拇指狭窄性腱鞘炎2周，此时最好的治疗是局部封闭（类固醇鞘管内注射）。患者发病时间短，不能首先考虑手术治疗；因不是细菌感染引起，使用抗生素是不正确的；制动和理疗都是治疗的方法，但治疗时间长，疗效差。

69. C【解析】肘关节屈曲呈直角时，肱骨内、外上髁和尺骨鹰嘴三点构成等腰三角形，称肘后三角。三角的尖指向远端。当肘关节伸直时，上述三点成一条直线。肘关节脱位时，三者的等腰关系发生改变。

71. A【解析】手术治疗是下肢静脉曲张最根本的治疗方式，对于有症状的、没有手术禁忌证的患者，都应实施手术治疗。非手术治疗适用于病变轻、妊娠妇女及其他无法耐受手术的患者。

92. B【解析】患者有外伤史，右髋关节活动受限，屈曲、内收、内旋畸形，右髋关节屈伸活动障碍。应考虑髋关节脱位可能，髋关节脱位最容易累及坐骨神经，但本题没有坐骨神经损伤表现。髋关节骨折多见于中、老年人有跌倒受伤史，伤后感髋部疼痛，下肢活动受限，不能站立和行走。有时伤后并不立即出现活动障碍，仍能行走，但数天后，髋部疼痛加重，逐渐出现活动后疼痛更重，甚至完全不能行走。

93. C【解析】桡骨头半脱位多为间接暴力所致，当幼儿肘关节处于伸直位，腕部受到纵向牵拉所致。如穿衣或行走时跌倒，幼儿的前臂在旋前位被成人用力向上提拉，即可造成桡骨头半脱位。

94. A【解析】患者的皮损面积大，有骨外露，需要移植皮瓣，一般选中厚皮片。在颜面、足跖、手掌以及关节部位植皮时，皮片宜偏厚一些，以中厚和全厚皮片为佳。在躯干和四肢植皮时，若对活动要求不高，目的是消灭创面，可采用偏薄皮片。无菌新鲜创面植皮，皮片可偏厚，已有污染或肉芽组织创面植皮时，皮片不宜过厚。

95. C【解析】正中神经损伤常由儿童肱骨髁上骨折和腕部切割伤引起。腕部损伤时所支配的鱼际肌和蚓状肌麻痹表现为拇指对掌功能障碍和手的桡侧半感觉障碍，特别是示、中指远节感觉消失。

96. E【解析】患者右膝关节疼痛8年，加重伴活动受限1年，X线检查示右膝内侧关节间隙狭窄，髌骨关节面不平整，应考虑膝关节骨关节炎可能；右膝关节内翻屈曲挛缩畸形，提示病变严重。人工膝关节置换术是唯一有效的治疗方法，可彻底消除关节疼痛，改善关节功能，提高患者生活质量。

98. A【解析】《中华人民共和国传染病防治法》规定，各级疾病预防控制机构承担传染病监测、预测、流行病学调查、疫情报告以及其他预防、控制工作。

99. E【解析】患者存在开放性骨折伴严重软组织损伤，属于第二度开放性骨折。第三度开放性骨折及第二度开放性骨折清创时间超过伤后6~8小时者，不宜应用内固定，可选用外固定器固定。

100. E【解析】由于儿童桡骨头未发育好，桡骨颈部的环状韧带只是一片薄弱的纤维膜，一旦儿童的前臂被提拉，桡骨头即向前端滑移；恢复原位时，环状韧带的上半部不及时退缩，卡压在肱桡关节内，称为桡骨头半脱位。常见于5岁以下儿童，有上肢被牵拉病史。患儿诉肘部疼痛，不肯用该手取物和活动肘部，拒绝别人触摸。检查所见体征很少，无肿胀和畸形，肘关节略屈曲，桡骨头处有压痛。X线检查阴性。

101. C【解析】肺血栓栓塞常发生于骨折或手术后，表现为活动后突然出现呼吸困难、胸痛、昏厥、咯血等症状。急性心肌梗死常有先兆症状，如发病前数日乏力、胸部不适等，首发症状为胸痛，随病情进展而出现全身其他系统表现，最终出现低血压和休克。乳腺癌肺转移见于乳腺癌晚期，且为慢性进展性疾病。自发性气胸表现为突发胸痛，多局限于患侧，严重者可出现呼吸困难、休克等症状，查体可见患侧胸廓饱满、叩诊呈鼓音。心源性休克为渐进性疾病，常表现为面色苍白、四肢厥冷、血压下降、脉细速、神志不清或昏迷等症状。

102. C【解析】切口裂开常发生于术后1周之内，往往在患者一次腹部突然用力时（如咳嗽），自觉切口疼痛和突然松开，有淡红色液体自切口溢出。切口下异物可见异物反应，伤口充血红肿。切口皮下积液主要表现为切口局部水肿。切口感染常表现为切口炎症反应，局部红、肿、热、痛，有分泌物。切口内血肿可在咳嗽后出现，常表现为切口部位不适感，肿胀及边缘隆起、变色，有时出现血液外渗（流出的是血液，而非淡红色液体）。

106. B【解析】患者骨折无移位。肺压缩部分不足30%，可判断是闭合性肋骨骨折伴少量气胸，处理方式一般是保守治疗的同时镇静镇痛，最后处理合并症。患者少量气胸，肺压缩不足30%，无须特殊处理。吸氧输液是对症处理方式。患者骨折无移位不用加压包扎固定。

107. B【解析】患者脑外伤后CT示左额顶颞部新月形高密度影，考虑诊断为急性硬膜下血肿。头部CT高密度的、新月形影为其特征性表现。

108. D【解析】中年男性跑步后出现右腰疼痛1天，尿呈淡洗肉水样，说明运动后出现肉眼血尿，首选的检查应为尿常规检查和尿路平片。

109. D【解析】患者半年来经常便秘，提示有肠腔狭窄或者肠动力因素，这次发作的腹痛、呕吐、腹胀、肠鸣音亢进症状与肠梗阻的痛、吐、胀、闭比较符合。

111. D【解析】绝大多数的继发性腹膜炎需要及时手术治疗，祛除病灶、彻底清洁腹腔、充分引流是关键步骤，以防渗出物或脓液流入腹腔。

113. D【解析】该患者右上腹被汽车撞伤，心率增快，血压下降，面色苍白，四肢厥冷（提示血容量不足），有腹肌紧张，压痛及反跳痛阳性（腹膜刺激征），肠鸣音减弱的体征，最可能的诊断是肝破裂伴有较大肝内胆管断裂。小肠占据着中、下腹的空间，结肠位于下腹部，患者右上腹被撞伤。十二指肠和胰损伤一般所引起的出血量不多，短时间内不易引起休克。

114. B【解析】原发性肝癌的临床表现为肝区疼痛，全身和消化道症状及肝大。肝区疼痛多为持续性疼痛，主要为肿瘤迅速生长，使肝包膜张力增加所致。全身和消化道症状表现为乏力、消瘦、食欲缺乏，晚期出现贫血、黄疸、腹水等。肝大是中晚期肝癌患者的最常见的体征。患者有肝炎、肝硬化的病史，近期出现持续右上腹痛，查体肝脏质地坚硬，且穿刺腹水为血性，考虑原发性肝癌可能性大。

115. E【解析】动脉硬化性闭塞症表现为患肢发冷、麻木、疼痛、间歇性跛行，动脉搏动消失，肢体组织营养障碍，趾或足发生溃疡或坏疽。下肢静脉曲张表现为下肢浅静脉扩张迂曲，下肢沉重、乏力感，可出现踝部轻度肿胀和足靴区皮肤营养性变化。多发性动脉炎多发生于青年女性。雷诺病是寒冷或情绪激动引起发作性的手指（足趾）苍白、发紫然后变为潮红的一组综合征。血栓闭塞性脉管炎表现为患肢缺血、疼痛、间歇性跛行、足背动脉搏动减弱或消失和游走性表浅静脉炎，严重者有肢端溃疡和坏死。男性多见，以吸烟者为多。

116. C【解析】患者睾丸萎缩，又不能被拉下并置入阴囊，而对侧睾丸正常，则可将未降睾丸切除。

117. D【解析】对于膀胱肿瘤，手术治疗为主。根据肿瘤的病理情况选择合适的手术方式，表浅肿瘤一般经尿道切除为主。本病例为乳头状肿瘤，蒂不清，周围黏膜水肿，表明可能浸润至黏膜层。考虑为 T_1 期，可行经尿道切除或膀胱部分切除。

118. D【解析】患者伤后出现腰部的症状体征、腹部正常，脾损伤、膀胱损伤和输尿管损伤可除外。患者有全程肉眼血尿和腰部青紫压痛，说明损伤较重，肾周有血肿，肾盂、肾盏黏膜破裂。患者脉搏稍快，血压正常，无休克表现。初步诊断为肾裂伤。

121. C【解析】Colles 骨折即伸直型骨折，常伴有远侧骨折断端向桡、背侧移位，前倾角度减少或呈负角，典型者伤手呈餐叉样畸形。

122. C【解析】诊断依据：①右肩外伤史。②转身开门时，突感右肩部疼痛，不敢活动。③用左手托住右上肢来医院就诊。肩关节脱位的临床表现是外伤后肩痛，上肢呈外展位弹性固定。患者常用健侧手托患肢以减轻疼痛。

123. B【解析】Smith 骨折即屈曲型骨折，常在跌倒时，腕关节屈曲、手背着地受伤引起。受伤后，腕部下垂，局部肿胀，腕背侧皮下瘀斑，腕部活动受限。检查局部有明显压痛。X 线片可发现典型移位，骨折近端向背侧移位，骨折远端向掌侧、桡侧移位。

124. E【解析】为了减轻原切口的张力，在与原切口一定距离处做一平行于原切口的附加切口，可以用同样的方法连续做数个附加切口，以减小缝合切口时的张力，瘢痕轻。减张切口处可用游离植皮覆盖。

125. D【解析】患者在左上肢外展位跌倒时，手掌着地，出现左肩肿痛，左肩部饱满，压痛明显，活动障碍。考虑诊断为肱骨外科颈骨折。ABE 三项，发生肩关节脱位时，患者有以健手托住病侧前臂、头向病侧倾斜的特殊姿势。检查可发现患肩呈方肩畸形，肩胛盂处有空虚感，与题干中“肩部饱满”描述不一致。因此答案选 D。

126. C【解析】患者病史已有 2 个月，有炎症表现及破溃流脓，X 线片表现为骨膜反应及死骨，应诊断为慢性化脓性骨髓炎。

134. A【解析】股骨干下 1/3 骨折，骨折远端受腓肠肌的牵拉及肢体的重力作用而向后移位。又由于股前、外、内肌牵拉的合力，使骨折近端向前上移位，形成短缩畸形。

137. E【解析】临床上常通过肿物是否随吞咽上下移动鉴别肿块是否与甲状腺有关，若肿块可随吞咽移动，则认为肿块来自甲状腺。

138. E【解析】炎性乳腺癌的特点是发展迅速、预后差，局部皮肤可呈炎症样表现，包括发红、水肿、增厚、粗糙、表面温度升高。急性乳腺炎常感觉乳房肿胀疼痛、局部红肿、发热，随炎症进展，常有患侧淋巴结肿大、压痛，白细胞计数增高。乳腺囊性增生病的特点是乳房胀痛和肿块，与月经周期相关。乳房纤维腺瘤常无明显自觉症状，肿块增长缓慢，质似硬像皮球的弹性感。乳腺导管内乳头状瘤常不能触及肿块，多因乳头溢液污染内衣而引起注意。

139. A【解析】浅部的急性淋巴结炎好发于颌下、颈部、腋窝等部位，感染源于口咽炎症、各种皮肤化脓性感染等。轻者局部淋巴结肿大、疼痛，但表面皮肤正常，可清晰扪及肿大且触痛的淋巴结，大多能自行消肿痊愈；炎症加重时肿大淋巴结可粘连成团形成肿块，表面皮肤可发红、发热，疼痛加重；严重者淋巴结炎可因坏死形成局部脓肿而有波动感，或溃破流脓，并有发热、白细胞计数增高等全身炎症反应。

140. E【解析】保密守信原则是指医务人员在对患者诊疗过程中及以后要保守患者的秘密和隐私，并遵守诚信的伦理准则。患者的秘密或隐私只涉及个人的私人领域而与公共利益无关，通常包括在医疗活动中，患者向医务人员吐露的自己和家庭的隐私、检查发现的患者独特体征或畸形以及不良的诊断、预后等任何患者不想让别人知道的事情。但是，如果医务人员有高于保密的社会责任（如传染病要报告）、隐私涉及他人或社会，且有对他人或社会构成伤害的危险以及法律需要时等可以解密。

141. C【解析】肝性脑病指在肝硬化基础上因肝功能不全和/或门体分流引起的、以代谢紊乱为基础、中枢神经系统功能失调的综合征。主要临床表现为性格改变，精神、行为异常，扑翼样震颤到出现意识障碍，昏迷和死亡。患者有肝硬化病史，服用利尿药后出现精神症状及人格改变，考虑肝性脑病的可能性大。

148. C【解析】脊髓型颈椎病是颈椎退行性改变结构压迫脊髓或压迫供应脊髓的血管而出现一系列症状，包括四肢感觉、运动、反射以及二便功能障碍的综合征。Hoffmann 征、Babinski 征等病理征可呈阳性。神经根型颈椎病多有放射痛，病理征为阴性。

149. B【解析】MRI 可以查看颈椎周围软组织情况，特别是脊髓受压情况。

150. C【解析】椎动脉狭窄、迂曲或痉挛造成椎－基底动脉供血不全，出现头晕、恶心、耳鸣、偏头痛等症状，或者转动颈椎时突发眩晕而猝倒。患者考虑椎动脉受到压迫，应进行椎动脉造影检查。

151. C【解析】神经根性疼痛剧烈，保守治疗无效；脊髓或神经根明显受压，伴有神经功能障碍；症状虽然不甚严重但保守治疗半年无效，或者影响正常生活和工作者，应采取手术治疗。患者为脊髓型颈椎病，出现神经功能障碍，应给予手术治疗。

155. D【解析】患者骑跨伤后出现会阴部剧烈疼痛，解不出小便，骨盆挤压分离试验阳性，考虑骨盆骨折可能，耻骨支骨折移位容易引起尿道损伤、会阴部撕裂。

157. C【解析】导尿是最简单且有效的检查措施。如导出的尿液清晰，提示泌尿道无损伤；导出血尿提示有肾或者膀胱损伤；导不出尿液可做膀胱侧漏试验来探查；而尿常规检查能明确有无尿道出血。

165. ACE【解析】患者既往有颈椎病史，摔倒后加重，左拇指、示指及中指背侧触觉减退，脊神经根牵拉试验阳性，考虑颈椎病变可能，行颈椎正侧位 X 线片查看颈椎，颈椎 MRI 查看颈椎间盘，肌电图检测患者左臂神经肌肉的病变程度。

166. C【解析】患者存在颈椎间盘突出，结合颈肩部酸痛，偶伴左手麻木，脊神经根牵拉试验阳性，首先考虑压迫神经根，最可能为神经根型颈椎病。

167. ABCDE【解析】尺神经炎系指尺神经因非特异炎性病变而出现尺神经所支配的运动感觉障碍。胸廓出口综合征是指通过经过胸廓出口区域的神经或血管受到压迫，引起的颈、肩、臂和手部疼痛及麻木、无力、发冷等症状。颈肩部筋膜炎是由致病因子侵犯颈、肩的纤维组织使之产生损伤及无菌性炎症，而引起广泛的颈、肩部肌疼痛及痉挛等临床表现。肌萎缩侧索硬化症是上运动神经元和下运动神经元损伤，导致患者逐渐出现肌无力、肌萎缩。腕管综合征常见症状为拇指、示指、中指和环指桡侧半感觉异常和麻木。ABCDE 四项均可有上肢神经功能障碍，颈部疼痛，需与颈椎间盘突出鉴别。

169. ABCD【解析】颈椎间盘突出出现肌肉瘫痪等症状时，应及时行颈椎手术治疗，手术治疗以椎间盘切除、解除神经根及脊髓的压迫为主。同时要保证受累节段的稳定，恢复正常的椎间隙及脊髓相适应的椎管容积。无须切除上、下相邻椎节终板，以防止扩大手术损伤。

170. B【解析】患者双膝关节疼痛，右膝轻度屈曲内翻畸形。考虑膝关节慢性病变，初步检查首选双膝正侧位 X 线摄片，快速简便，也能有效发现膝关节的结构改变，有助于诊断。

171. D【解析】患者膝关节内侧间隙变窄，双侧关节边缘较多骨赘形成，考虑骨关节炎可能。由于关节软骨破坏、关节面不平，关节活动时出现骨擦音（感）。

172. BG【解析】患者病情较重，影响生活，考虑手术治疗。行动支持，减轻关节负担是常规治疗，膝关节炎晚期出现膝内翻畸形和持续性疼痛，可行全膝关节表面置换术。

173. E【解析】膝关节炎术前可给予非甾体抗炎镇痛药物及软骨保护药，包括塞来昔布、依托考昔、双醋瑞因、氨基葡萄糖等。

174. D【解析】患者人工全膝关节置换术后左小腿肿胀，小腿内侧可见皮下瘀斑，踝关节附近可凹性水肿，腓肠肌压痛，考虑术后深静脉血栓可能。

175. BDE【解析】对于深静脉血栓，可行下肢静脉彩色超声明确诊断及栓塞位置，血 D 二聚体及凝血功能可观测凝血功能，有助于诊断。

176. BC【解析】目前患者处于深静脉血栓急性期，治疗以抗凝治疗为主，同时左下肢抬高，使下肢静脉血液得到有效循环。

187. AFG【解析】老年男性，排尿费力，最常见原因为前列腺增生，患者有尿潴留，应立即导尿并留置导尿管。尿潴留患者常合并感染，应行尿培养以及抗感染治疗。

冲刺试卷（二）

一、单选题

1. 脊柱结核的 X 线表现正确的是

A. 椎体骨质破坏，并产生大量骨质增生、硬化

B. 椎体骨质破坏、塌陷

C. 椎体骨质破坏，椎间隙变窄

D. 易形成脓肿和脊柱侧凸、前凸

E. 椎体骨质破坏，椎间隙变宽

2. 下述的骨折体征中，属于特有（特异）体征的是

A. 疼痛　　B. 压痛　　C. 淤血

D. 反常活动　　E. 肿胀

3. 下列骨折中，哪种易出现骨折不愈合、骨坏死

A. 椎体压缩性骨折　　B. 跟骨骨折　　C. 干骺端嵌插骨折

D. 股骨颈头下型骨折　　E. 科利斯（Colles）骨折

4. 手外伤后，手指不能主动活动，可能为

A. 骨折　　B. 肌腱断裂　　C. 血供中断

D. 神经断裂　　E. 关节脱位

5. 索尔特（Salter）截骨术适用于

A. 所有患者　　B. 小于 18 岁患者　　C. 小于 6 岁患儿

D. 6~12 岁患儿　　E. 成人

6. 电生理学检查有助于臂丛神经损伤的定位检查，下列叙述错误的是

A. 凡肌电显示去神经性纤维颤动电位，为椎间孔外臂丛损伤

B. 神经损伤一般于 3 周后显著变性，肌电图检查应在损伤后 3 周进行，隔 3 个月复查

C. 肌电图检查仅能作为辅助检查，诊断主要依据临床查体

D. 凡受神经根支配的任何肌肉存在主动活动，表示不完全神经根损伤

E. 凡显示无正常电位，表示椎间孔外臂丛神经损伤

7. 恶性骨肿瘤的 X 线检查表现主要为

A. 边缘不清楚，骨质破坏，骨膜反应明显　　B. 边缘不清楚，骨质增生，无骨膜反应

C. 边缘清楚，骨质破坏，骨膜反应明显　　D. 边缘清楚，骨质增生，无骨膜反应

E. 边缘不清楚，骨质破坏，无骨膜反应

8. 骨与关节结核患者，混合感染，发热，体质虚弱，最好的处理方法是

A. 小切口引流　　B. 彻底的病灶清除术

C. 局部 $MgSO_4$ 湿敷，谨防破溃，禁忌切开　　D. 抗结核药 + 抗化脓菌感染药

E. 穿刺抽脓，注入抗结核药

9. 髋关节脱位最多见的类型是

A. 前脱位　B. 后脱位　C. 中心型脱位　D. 合并髋臼骨折的脱位　E. 合并股骨头骨折的脱位

10. 膝关节在伸屈时有阵阵摩擦感或半蹲试验阳性，可能为

A. 关节内游离体　B. 内侧半月板损伤　C. 外侧半月板损伤　D. 髌骨软骨软化症　E. 类风湿关节炎

11. 骨盆骨折的并发症不包括

A. 坐骨神经损伤　B. 尿道损伤　C. 直肠损伤　D. 脊髓损伤　E. 腹膜后血肿

12. 臂丛神经的组成为

A. $C_5 \sim C_8$ 神经　B. $C_5 \sim T_1$ 神经　C. $C_4 \sim C_7$ 神经　D. $C_4 \sim T_1$ 神经　E. $C_1 \sim C_7$ 神经

13. 腰丛由 T_{12} 神经前支的小部分、$L_1 \sim L_3$ 神经前支和 L_4 神经前支的一部分组成，其分支一般不包括

A. 坐骨神经　B. 髂腹下神经　C. 股外侧皮神经　D. 髂腹股沟神经　E. 股神经

14. 关于特发性脊柱侧凸的分类，不正确的是

A. 青少年型　B. 婴儿型　C. 老年型　D. 少儿型　E. 成人型

15. 踝关节内侧副韧带损伤的表现是

A. 踝关节外翻试验阳性　B. 足外旋试验阴性　C. 小腿横向挤压试验阳性　D. 踝关节抽屉试验阳性　E. Cotton 试验阳性

16. 颈椎病的手术指征包括

A. 颈痛伴手麻木

B. 头痛、头晕、眩晕

C. 颈肩痛较重，手握力减退，X 线检查有骨棘生成，椎间隙狭窄

D. 反复发作，症状严重，长期保守疗法无效，有脊髓受压或瘫痪

E. 颈肩痛，手部肌力减弱，头痛、头晕，耳鸣

17. 全关节结核是指

A. 关节内积液增多　B. X 线片可见骨质破坏　C. 红细胞沉降率明显增快　D. 关节疼痛严重　E. 病变累及骨、软骨及滑膜

18. 伸直型肱骨髁上骨折的骨折断端移位方向是

A. 远侧向尺侧移位　B. 近侧向桡侧移位　C. 远侧向后移位　D. 近侧向后移位　E. 远侧向前移位

19. 确诊为腰椎间盘突出症的患者，术前检查不必要的是

A. 肌电图　B. 腰椎 MRI 或 CT　C. 腰椎穿刺

D. 腰椎管造影　　E. 腰椎正侧位 X 线平片

20. 有关跖腱膜炎的治疗，下列哪项是错误的

A. 常发生在中老年　　B. 常合并有跟骨骨刺　　C. 可用跟垫治疗

D. 骨刺切除最恰当　　E. 局部封闭常有效

21. 急性腰扭伤最有价值的检查是

A. 骨盆挤压分离试验　　B. 直腿抬高试验

C. 腰部 X 线摄片　　D. 腰部压痛点

E. 患者的步态改变

22. 肩关节周围炎的治疗下列错误的是

A. 有其自然病程，一般 1 年左右可自愈

B. 服用非甾体抗炎药（NSAID）可缓解疼痛

C. 肩关节以被动活动为主

D. 痛点局部封闭有效

E. 针对原发病进行治疗

23. 狭窄性腱鞘炎，疗效较好的方法是

A. 理疗　　B. 限制活动和石膏固定

C. 理疗加内服药物　　D. 伤湿止痛膏局部贴敷

E. 醋酸泼尼松龙局部封闭

24. 有关肱骨外上髁炎，下列错误的是

A. 好发于网球运动员

B. 一旦确诊应手术松解

C. 局部封闭常有效

D. 是伸腕伸指肌腱止点处的慢性损伤性炎症

E. 伸腕抗阻力试验阳性

25. 骨关节结核与强直性脊柱炎不同的是骨关节结核

A. 多发于男性青壮年　　B. 常为对称性

C. 活动时症状可减轻　　D. 多为单发

E. 多起始于骶髂关节

26. 膝关节骨关节炎最初始的病理损害发生于

A. 关节软骨　　B. 关节滑膜　　C. 软骨下骨

D. 十字韧带　　E. 关节囊

27. 对强直性脊柱炎髋关节已强直者，手术治疗能达到术后疼痛减轻，且活动度较好的术式是

A. Pemberton 环髋臼截骨术　　B. 金属杯成形术　　C. 头、臼成形术

D. 全髋人工关节置换术　　E. 双杯成形术

28. 应用关节腔内镜检查时的注意事项中，可不考虑的是

A. 年龄因素　　B. 性别因素　　C. 定方位

D. 滑膜充血现象　　E. 关节内部结构个体差异

29. 肘关节提携角为

A. 20°~25°　　B. 16°~20°　　C. 10°~15°

D. 5°~10°　　E. 1°~5°

30. 踇外翻的临床表现不包括

A. 常呈对称性　　B. 第2趾锤状趾　　C. 踇囊炎

D. 跖趾关节脱位　　E. 第1跖骨外展

31. 骨折急救处理中哪项不恰当

A. 凡有骨折可疑的患者，均按骨折处理　　B. 复位已戳出伤口的骨折断端

C. 创口包扎，止血　　D. 妥善固定患肢

E. 迅速运往医院

32. 下列哪项不是骨折内固定的指征

A. 闭合性骨折断端间有软组织嵌入　　B. 关节内骨折手法复位后对位不好

C. 第三度开放性骨折　　D. 闭合性多处骨折

E. 闭合性骨折并发主要血管损伤

33. 为减轻股骨干骨转移瘤合并病理性骨折时的症状，应采用

A. 皮肤牵引　　B. 髓内针固定　　C. 患肢抬高

D. 夹板固定　　E. 石膏外固定

34. 外伤致肱骨中下1/3骨折合并垂腕、垂指畸形2天，最适合哪项治疗

A. 手术切开复位，内固定

B. 复位后，石膏固定

C. 牵引治疗

D. 手法复位后，夹板或石膏固定，观察2~3个月，伸腕、伸指不见恢复，再手术治疗

E. 复位后夹板固定

35. 手外伤清洗伤口的具体步骤是

A. 先用肥皂水刷洗伤口周围皮肤，再用生理盐水洗净伤口周围，最后再冲洗伤口

B. 用0.1%的苯扎溴铵溶液冲洗伤口

C. 先用碘酒、乙醇消毒，再清洗伤口

D. 用0.1%的苯扎溴铵溶液冲洗伤口内外

E. 用生理盐水冲洗伤口后，冲洗伤口周围

36. 有关踝关节骨折的治疗，错误的是

A. 骨折解剖对位　　B. 内固定坚强

C. 反复整复，争取闭合复位，以免手术　　D. 早期功能锻炼

E. 踝穴不宜过大或过小

37. 老年患者外伤后致桡骨远端骨折，骨折对位对线良好，并有嵌插，该患者应选择哪项治疗

A. 牵引治疗　　B. 对症治疗　　C. 手术治疗

D. 消肿治疗　　E. 夹板固定或石膏固定

38. 男，30岁。因左侧胸外伤后出现胸闷、气急来院急诊。体格检查：左肺呼吸音低。胸

部X线片：左肺压缩50%，左侧肋膈角见宽液平。以下说法错误的是

A. 患侧胸腔穿刺可抽出不凝血

B. 应做胸腔闭式引流

C. 应首先给予抗休克治疗，失血多少补充多少

D. 如引流量每小时超过150ml，应考虑肺撕裂造成进行性血胸，及时行肺叶切除术

E. 如没有及时处理，晚期血液可凝固不易吸出

39. 下列关节脱位类型中，复位及保持较为困难的是

A. 掌指关节脱位　B. 肩关节脱位　C. 指间关节脱位

D. 腕关节脱位　E. 肘关节脱位

40. 关于髋关节脱位，下列哪项说法是错误的

A. 可合并坐骨神经损伤

B. 复位后可允许慢步行走

C. 临床表现为患肢缩短，髋关节屈曲、内旋、内收

D. 可合并股骨头骨折

E. 通常由较大暴力所致

41. 电除颤时，电极放置的位置为

A. 将电极板置于患者胸骨右缘第2肋间及心尖区

B. 将电极板置于患者胸骨右缘第3肋间及胸骨左缘第2肋间

C. 将电极板置于患者胸骨右缘第2肋间及胸骨左缘第2肋间

D. 将电极板置于患者胸骨左缘第2肋间及心尖区

E. 将电极板置于患者胸骨左缘第3肋间及心尖区

42. 急性乳腺炎患者，最初的症状是

A. 局部硬结　B. 排乳不畅　C. 同侧腋窝淋巴结肿大

D. 乳房肿胀、疼痛　E. 高热、寒战

43. 关于良性前列腺增生的药物治疗，最恰当的是

A. 5α还原酶抑制药抑制睾酮生成而降低前列腺内平滑肌张力

B. 5α还原酶抑制药抑制双氢睾酮生成而降低前列腺内平滑肌张力

C. α受体阻断药作用于前列腺腺细胞上，抑制前列腺增生

D. 适用于轻、中度症状的前列腺增生症的患者

E. 5α还原酶抑制药抑制双氢睾酮生成而使前列腺部分萎缩

44. 膀胱结石典型的临床症状是

A. 尿频、尿急　B. 排尿困难　C. 血尿

D. 排尿突然中断　E. 尿痛

45. 心脏原发性肿瘤最常见的是

A. 纤维瘤　B. 脂肪瘤　C. 血管瘤

D. 心脏黏液瘤　E. 错构瘤

46. 急性外伤性颅内血肿，右侧瞳孔已散大，抢救过程中应首选

A. 头颅CT扫描，明确血肿部位　B. 20%甘露醇250ml快速静脉滴注

C. 钻孔探查，寻找血肿
D. 急诊行右颞肌下减压
E. 快速穿刺左侧脑室额角，行脑室液外引流

47. 下列表述最能反映医学伦理学本质的是
A. 属于应用伦理学的范畴
B. 关于医学道德的学说和理论体系
C. 医学的有机组成部分
D. 规范伦理学的一个分支
E. 一门边缘学科

48. 两侧多根多处肋骨骨折伴大面积胸壁软化致反常呼吸的治疗措施为
A. 包扎固定
B. 牵引固定加胸腔闭式引流
C. 开胸止血加内固定
D. 肋间神经阻滞
E. 气管切开辅助呼吸

49. 有关肝内胆道出血，下列错误的是
A. 确定了出血病灶，可施行肝叶切除术
B. 因出血量大，常引起休克
C. 可采用非手术治疗
D. 可伴有右上腹疼痛
E. 可伴有黄疸

50. 关于慢性硬脑膜下血肿的说法，错误的是
A. 受伤 3 周后出现症状
B. 症状轻微，血肿达一定量后症状加重，易误诊
C. 绝大多数无外伤史
D. 颅骨钻孔引流是首选的治疗方法
E. 好发于老年人

51. 餐叉样畸形是下列哪种损伤的典型体征
A. 肩关节脱位合并大结节骨折
B. 肘关节脱位
C. Colles 骨折
D. 史密斯（Smith）骨折
E. 加莱亚齐（Galeazzi）骨折

52. 关于妊娠期急性阑尾炎的叙述，下列错误的是
A. 疼痛位置不典型
B. 以保守治疗为主
C. 炎症易扩散
D. 可导致流产
E. 腹膜刺激征不明显

53. 关于多器官疾病术前准备的叙述，不正确的是
A. 心力衰竭需控制 3~4 周
B. 经常发作哮喘的患者，术前可口服地塞米松
C. 肝功能严重损害的患者，除急症抢救外一般不宜施行手术
D. 肾功能不全的患者，在有效的透析疗法支持下，可耐受手术
E. 糖尿病患者术前血糖应控制到正常

54. 关于手部化脓性感染的手术原则，不正确的是
A. 手术宜选用神经阻滞麻醉
B. 脓液应做细菌培养及药物敏感试验
C. 应用有效抗生素
D. 伤口不应置引流物
E. 炎症消退后，早期进行功能锻炼

55. 腹腔炎症引起肩部疼痛的原因是

A. 炎症刺激后腹膜

B. 炎症刺激引起肺及胸膜炎症

C. 炎症引起纵隔炎

D. 炎症刺激膈肌

E. 炎症引起肩关节周围炎

56. 关于脾破裂的叙述，不恰当的是

A. 可合并有肋骨骨折

B. 可有左肩部疼痛

C. 可出现休克

D. 并非所有破裂均应行脾切除

E. 慢性粒细胞白血病不是脾切除的适应证

57. 狭窄性腱鞘炎最常患部位在

A. 中指、环指

B. 环指、小指

C. 示指、拇指

D. 拇指、环指

E. 小指、拇指

58. 女，28 岁。平素有背痛，乏力，低热，分娩后出现下肢瘫痪，检查 T_9、T_{10}压痛，平脐以下痛觉减退，下肢痉挛性瘫，红细胞沉降率加快，首先应考虑是

A. 脊髓蛛网膜炎

B. 脊髓肿瘤

C. 硬膜外腔脓肿

D. 胸椎结核

E. 横贯性脊髓炎

59. 女，40 岁。右腕关节桡侧痛渐加重，持物无力，在桡骨茎突表面压痛。要确定是不是桡骨茎突狭窄性腱鞘炎，应做的试验是

A. 托马斯（Thomas）征

B. 麦氏（McMurray）征

C. 腕伸肌紧张试验（Mills 试验）

D. 握拳尺偏试验（Finkelstein 试验）

E. 霍夫曼（Hoffmann）征

60. 男，53 岁。因右上肢放射痛伴手指麻木，动作不灵活 2 年。颈肩部压痛，神经牵拉试验及压头试验阳性，右上肢桡侧皮肤感觉减退，握力减弱，肌张力减低，最可能的诊断是

A. 交感神经型颈椎病

B. 混合型颈椎病

C. 脊髓型颈椎病

D. 神经根型颈椎病

E. 椎动脉型颈椎病

61. 女，70 岁。因膝关节骨关节炎继发较严重膝内翻，拟行膝关节置换治疗，最好选择的假体是

A. 髁型人工膝关节

B. 铰链式人工膝关节

C. 铰链旋转式人工膝关节

D. 球臼式人工膝关节

E. 单髁型人工膝关节

62. 患儿，12 岁，1 个月前诊断为左胫骨急性骨髓炎，经局部引流后症状好转，但目前局部仍有窦道流脓，经 X 线摄片发现有大块死骨，包壳尚未完全形成，此次治疗最重要的措施是

A. 石膏固定

B. 增强营养

C. 死骨摘除

D. 窦道搔刮术

E. 大剂量抗生素

63. 男，18 岁。前一日不慎跌倒，右肩部肿胀疼痛，活动受限，锁骨中段有畸形，可触及骨折断端。下列措施哪项合适

A. 手法复位横“8”字石膏绷带固定

B. 手法复位横“8”字绷带胶布固定

C. 密切观察血管、神经症状

D. 维持挺胸垂肩位

E. 应取仰卧位

64. 男，5 岁。低热，颈痛数月，检查：颈部旋转受限，侧位 X 线片可见寰椎向前脱位，

咽后壁增宽，其诊断最可能是

A. 外伤性寰椎脱位　　B. 自发性寰椎脱位　　C. 咽后壁脓肿

D. 寰枢椎结核　　E. 寰枢椎畸形

65. 女，55 岁。右拇指掌指关节疼痛及弹响 4 个月余。检查：右拇指掌指关节掌侧可扪及一小结节，压痛。活动时有弹响。最可能的诊断是

A. 滑囊炎　　B. 神经瘤　　C. 狭窄性腱鞘炎

D. 腱鞘囊肿　　E. 陈旧性掌指关节脱位

66. 女，7 岁。肘关节半屈位跌倒，手掌着地，致肱骨髁上伸直型骨折，骨折远端向后上方与桡侧移位，手法复位时，下列哪项操作是错误的

A. 充分矫正远侧段的向后移位

B. 拔伸牵引，充分矫正短缩移位与成角移位

C. 充分矫正旋转移位

D. 必须完全矫正桡侧方移位

E. 仰卧，屈肘 50°，前臂置于中立位

67. 青年男性，外伤致右肱骨干骨折，骨折断端外露，查体有垂腕、垂指畸形，虎口局部感觉障碍。该患者正确的治疗方案是

A. 清创缝合，手法复位，石膏固定

B. 清创后，手法复位，内固定，观察 2 个月，桡神经功能不恢复，再次手术治疗

C. 清创缝合，手法复位，内固定

D. 清创缝合，牵引治疗

E. 清创后，手法复位，加压钢板内固定，探查桡神经并修复加外固定

68. 男，38 岁。军训后出现足部疼痛，在第 2 跖骨处出现肿胀并压痛，X 线摄片见第 2 跖骨远端有梭形骨膜增生，其最可能是

A. 病理性骨折　　B. 软骨瘤　　C. 骨样骨瘤

D. 应力性骨折　　E. 骨软骨瘤

69. 男，15 岁。摔伤后右上臂下段局部肿痛、畸形及活动障碍，在当地医院给予手法复位及小夹板外固定，1 天后，肢体远端肿胀麻木，检查患部皮肤张力性水泡状，X 线检查显示肱骨髁上骨折对位不良，此时会引起何种最严重的并发症

A. 迟发性尺神经损伤　　B. 肘外翻畸形　　C. 肘内翻畸形

D. 缺血性肌挛缩　　E. 肘部骨化性肌炎

70. 男，21 岁。右肘屈曲位手掌着地受伤。伤后右肘疼痛、畸形、活动障碍。下列哪项检查对诊断肘关节脱位最有意义

A. 视诊可见肘后突　　B. 肘前摸到肱骨远端肱动脉摸不清

C. 触之右肘关节压痛　　D. 关节肿胀

E. 肘部半屈位弹性固定

71. 男，20 岁。右上臂撞伤，中下段成角畸形，伤后腕关节不能主动背伸，各掌指关节不能主动伸直，除考虑肱骨干中下段骨折外，还应首先考虑的合并伤是

A. 正中神经损伤　　B. 肌皮神经损伤　　C. 臂丛神经损伤

D. 桡神经损伤　　E. 尺神经损伤

72. 患儿，5 岁。右肘伸直位手掌着地跌倒就诊，检查：右肘肿胀明显，活动障碍，畸形，肘后三角关系正常，给患者手法复位满意，行石膏屈肘位外固定后，出现手部剧痛，皮肤苍白，发凉，发麻症状。最可能出现的并发症为

A. 肘内翻畸形　　B. 骨筋膜隔室综合征　　C. 神经损伤

D. 骨化性肌炎　　E. 肱动脉损伤

73. 男，40 岁。长期从事办公室工作，弯腰取物时，突感腰部疼痛来诊。体格检查：被动姿势，$L_3 \sim L_4$ 右椎旁及 L_3 右横突压痛明显，放射到臀部、腰部，右直腿抬高试验阳性，加强试验阴性。应诊断为

A. 急性腰扭伤　　B. 腰椎管狭窄症　　C. 腰椎间盘突出症

D. 腰椎滑脱　　E. 腰肌劳损

74. 男，4 岁。跑跳后左膝痛 1 周，未经诊治，1 天前疼痛加重，伴发热，呕吐，查体：体温 39.6℃，心率 160 次/分，左膝强迫微屈，膝下稍肿，压痛阳性，血白细胞计数 25×10^9/L，中性粒细胞占比 0.92，患膝及小腿 X 线片均未见异常，最可能的诊断是

A. 半月板损伤　　B. 急性风湿性关节炎　　C. 急性蜂窝织炎

D. 恶性肿瘤　　E. 急性化脓性骨髓炎

75. 男，10 岁。左大腿红肿疼痛 1 周，体温 39℃，经联合使用抗生素 3 天病情无缓解，骨髓腔穿刺有脓，此时最主要的治疗是

A. 进一步调整抗生素的使用

B. 配合理疗及局部外敷药物

C. 施行彻底病灶清除

D. 应用局部钻口或开窗引流减压及固定患肢

E. 给予降温，补液，输血及补充营养等治疗

76. 男，24 岁。右大腿下段间歇疼痛 3 个月，查体：右大腿下段肿胀伴静脉怒张，皮温高有触痛，呈实性，X 线片示右股骨下端干骺部骨质损坏，伴三角状新骨形成，哪种治疗最佳

A. 整段切除 + 假体植入　　B. 截肢 + 化疗

C. 化疗　　D. 搔刮植骨

E. 局部切除

77. 女，37 岁。外伤致伸直型肱骨髁上骨折，手法复位石膏外固定后 5 小时后出现手麻，主动活动障碍，手发凉，此时的治疗应采取

A. 观察 1 天，视情况采取相应措施　　B. 应用血管扩张药

C. 臂丛麻醉　　D. 手术探查，手术治疗

E. 立即拆除石膏，改用骨牵引治疗

78. 男，32 岁。因双髋关节反复疼痛 2 年多，无明显外伤史，行 X 线摄片如图，最可能的诊断是

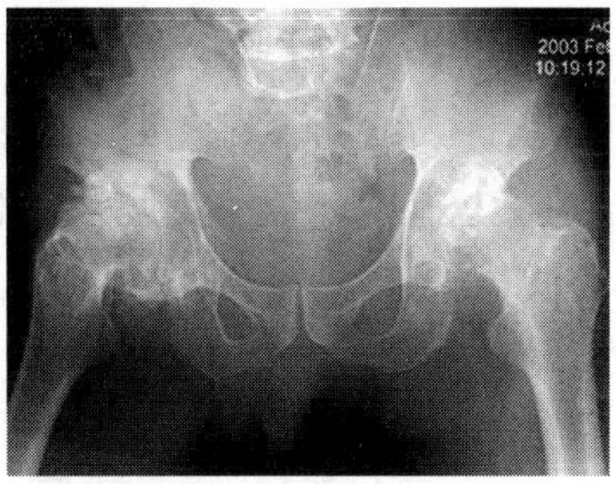

A. 双髋关节创伤性关节炎

B. 双髋关节特发性骨关节病

C. 双髋关节退行性骨关节病

D. 双髋关节结核

E. 双髋关节化脓性关节炎

79. 男，38 岁。右肱骨上段肿痛 1 个月，疼痛以夜间明显，X 线摄片如图，最可能的诊断是

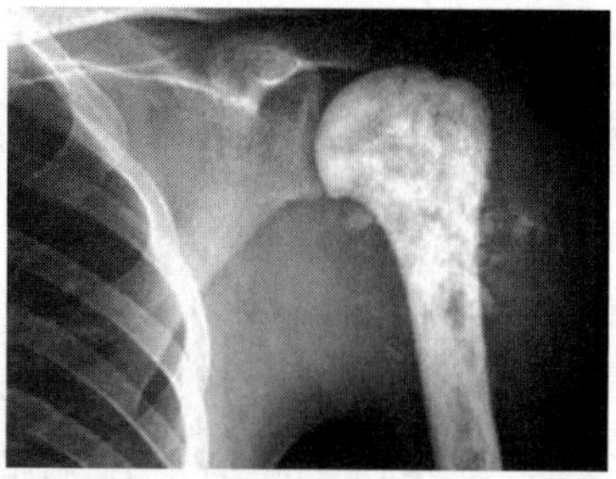

A. 溶骨性骨肉瘤

B. 骨旁骨肉瘤

C. 成骨性骨肉瘤

D. 软骨肉瘤

E. 骨软骨瘤

80. 男，56 岁。因左髋关节疼痛、无外伤史，体检左髋关节稍肿胀，影像学检查结果如图，最可能的诊断是

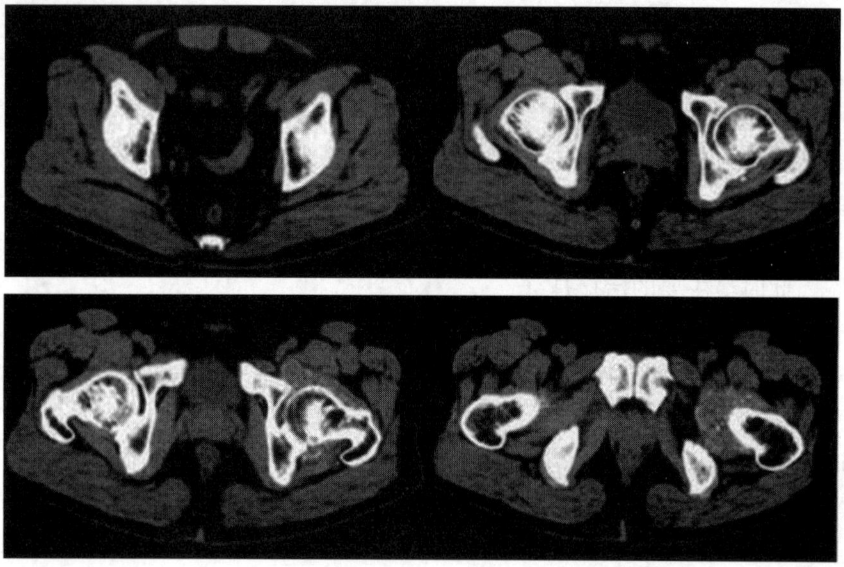

A. 左髋关节滑膜炎

B. 左髋关节痛风

C. 左髋关节类风湿关节炎

D. 左髋关节退行性改变

E. 左髋关节滑膜骨软骨瘤病

81. 女，30 岁。患 $T_8 \sim T_9$ 椎体间结核，有椎旁脓肿，经 1 年抗结核治疗未见好转，近 1 个月逐渐出现双下肢麻木、无力，行走困难，大小便功能障碍。症状加重最可能的原因是

A. 脊髓本身的结核病变

B. 结核性肉芽组织、游离死骨或破坏的椎间盘等侵入椎管，压迫脊髓

C. 脊柱病理性骨折或脱位导致脊髓损伤

D. 严重的成角畸形

E. 病变侵蚀或压迫引起脊髓血管栓塞

82. 患者，女。因胫骨上端骨肿瘤行胫骨上端骨切除术后，拟行膝关节置换治疗，选择哪种假体为好

A. 球臼式人工膝关节

B. 铰链式人工膝关节

C. 髁限制型人工膝关节

D. 铰链旋转式人工膝关节

E. 后稳定型人工膝关节

83. 男，49 岁。腰腿痛 10 年。查体：$L_5 \sim S_1$ 间压痛，并放射至小腿外侧，左侧直腿抬高试验阳性，加强试验阳性。最可能的诊断是

A. 腰椎管狭窄症　　B. 棘上韧带炎　　C. 棘间韧带炎

D. 棘突炎　　E. 腰椎间盘突出症

84. 男，50 岁，自诉 3 年前有轻微的右膝关节外伤史，现感右膝关节不适，影像学检查结果如图，最可能的诊断是

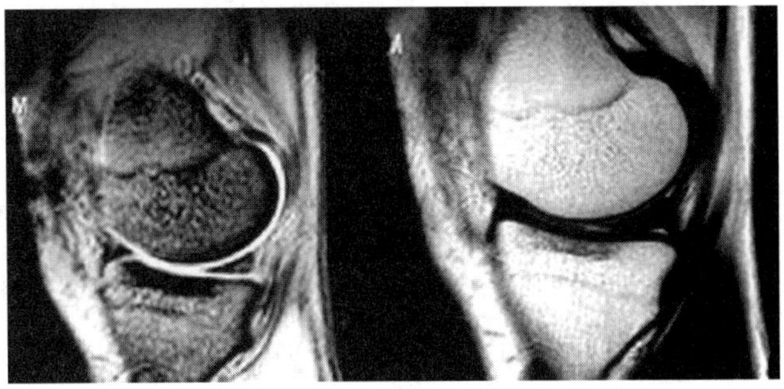

A. 左膝半月板损伤

B. 左膝半月板囊变

C. 左膝左膝关节积液

D. 左膝半月板退行性改变

E. 左膝关节骨关节病

85. 女，18 岁。1 小时前初次上机器操作，不慎右小指被机床压砸离断。检查右小指自第 1 指节中部完全离断，断指除末节尚完整外，其余指骨粉碎，软组织残缺不全，该采取哪一种治疗方案

A. 小指残端修整后游离皮瓣覆盖

B. 清创后再造小指

C. 截指，自第 5 掌骨头下斜行截除，皮肤一期缝合

D. 断指再植

E. 保留小指残端长度，带蒂皮瓣覆盖创面

86. 男，30 岁。建筑工人，2 小时前从 5 米高处坠落，颈部着地，四肢不能活动，颈部以下皮肤感觉减退，X 线平片示 $C_5 \sim C_6$ 椎体脱位，首先应该进行的治疗是

A. 大剂量甲强龙冲击治疗　　B. 手法复位

C. 颈椎牵引　　D. 急症手术治疗

E. 颈托固定

87. 男，20 岁。夜间骑自行车，头朝下跌于壕沟，发生四肢不全瘫，X 线片显示齿状突骨折伴半脱位，此时在治疗上最先采取的措施是

A. 寰枕固定术　　B. 吊带牵引　　C. 切开复位内固定

D. 石膏围领固定　　E. 颅骨牵引固定

88. 女，12 岁。半小时前从自行车后座上摔下，右肘撑地，后肘上肿痛。医师检查发现下列情况即诊断为肱骨髁上骨折。其主要依据是

A. 肘上明显肿胀　　B. 肘部反常活动　　C. 肘关节活动障碍

D. 肘部有皮下淤血　　E. 压痛明显

89. 男，22 岁，因外伤致右股骨颈头下型骨折，行加压螺纹钉内固定术后半年下地负重，近来逐渐髋部疼痛，X 线片示股骨头变形、变扁，最可能的情况是

A. 加压钉过深过长刺激髋臼　　B. 股骨头缺血性坏死

C. 加压螺纹钉松动　　D. 髋关节迟发性感染

E. 骨折未愈合

90. 女，37 岁。交通事故中右下肢受伤 3 小时。查体：右下肢缩短，右髋关节呈屈曲、内收、内旋畸形，右足背麻木，背屈无力。最可能的诊断是

A. 髋关节中心脱位、坐骨神经损伤
B. 髋关节前脱位、坐骨神经损伤
C. 髋关节前脱位、闭孔神经损伤
D. 髋关节后脱位、股神经损伤
E. 髋关节后脱位、坐骨神经损伤

91. 女，3 岁。被牵拉前臂后，出现肘部疼痛，不愿用手取物，桡骨近端压痛。X 线片检查未见骨折征象。最适宜的治疗方法是

A. 肩肘固定带悬挂
B. 外敷药物
C. 石膏固定
D. 手法复位
E. 切开探查

92. 男，27 岁。入院前 1 小时右腕上 6cm 处被机器绞断，软组织挫伤严重，神经血管与骨相比均短缩 2cm，该患者最好的治疗方案是

A. 清创后，残端缝合
B. 清创后，残端缝合，断肢保存，待二期再植
C. 包扎换药
D. 立即行断肢再植术
E. 清创后，做前臂分叉成形术

93. 男，30 岁。上臂中段被枪弹击中。查体：垂腕，各手指不能伸直，拇指、示指、中指背侧麻木，肘关节屈伸活动正常。X 线片示肱骨中段见 1 个弹头形状的金属异物，骨质未见断裂。其最可能损伤的神经是

A. 桡神经
B. 臂丛神经
C. 尺神经
D. 正中神经
E. 肌皮神经

94. 女，66 岁。手关节痛伴晨僵 3 年。查体：双手近、远指间关节压痛，无软组织肿胀，远指间关节变形，可见多个赫伯登（Heberden）结节。实验室检查：红细胞沉降率（ESR）22mm/h，类风湿因子 22U/L（正常），抗环瓜氨酸肽抗体（CCP）抗体阴性。X 线片示远指间关节半脱位。最可能的诊断是

A. 强直性脊柱炎
B. 骨关节炎
C. 类风湿关节炎
D. 风湿性关节炎
E. 银屑病关节炎

95. 男，14 岁。平素喜踢足球，近 1 周右小腿上端前侧疼痛。查体：右小腿上端前侧隆起，皮肤无红肿、发热及静脉怒张，压痛明显。X 线片示胫骨结节骨骺增大、致密。应首先考虑的诊断是

A. 胫骨结节撕脱骨折
B. 胫骨结节骨髓炎
C. 胫骨结节骨结核
D. 胫骨结节骨软骨瘤
E. 胫骨结节骨软骨病

96. 某女怀孕后，非常想知道胎儿的性别，遂请其好友某妇产科医师为其做胎儿性别测定。该医师实施了胎儿性别鉴定。根据《中华人民共和国母婴保护法》的规定，当地卫生行政主管部门应对该医师作出的处理是

A. 处以罚款
B. 给予行政处分
C. 扣发年度奖金
D. 调离工作岗位
E. 离岗接受培训

97. 女，21 岁。左胫骨下段横形骨折，经手法复位石膏固定后复查 X 线片，符合功能复位

的是

A. 断端旋转5°　　B. 断端重叠2cm　　C. 骨折向外侧成角5°

D. 断端分离1cm　　E. 骨折向前方成角5°

98. 男，20岁。打篮球跳起下落时扭伤左踝关节，外踝前下方肿胀，瘀斑，压痛，极度内翻位外踝下方空虚，内翻角度明显增加，内翻位X线摄片显示外侧关节间隙增宽，应诊断为

A. 左踝外侧副韧带完全撕裂并踝关节半脱位

B. 左踝外侧副韧带部分撕裂

C. 左踝外侧副韧带完全撕裂并外踝骨折

D. 左踝外侧副韧带部分撕裂并踝关节半脱位

E. 左踝外侧副韧带完全撕裂

99. 男，40岁。2年前出现左下肢行走10余分钟后胀痛，休息片刻缓解，再行走后疼痛又出现。无吸烟史，发病前半年左足部外伤已治愈，体格检查：左下肢皮色较苍白，左足背动脉未触及。首先考虑的诊断是

A. 血栓闭塞性脉管炎　　B. 动脉粥样硬化性闭塞症

C. 结节性动脉周围炎　　D. 肢体动脉痉挛症（雷诺病）

E. 多发性大动脉炎

100. 女，20岁。左乳肿块2年，增长缓慢。查体：左乳外上象限扪及2.5cm分叶肿块，质硬、光滑、边界清楚、活动、无压痛，左侧腋窝未扪及肿大淋巴结。最可能的诊断是

A. 乳腺癌　　B. 乳房纤维腺瘤　　C. 乳房肉瘤

D. 乳腺囊性增生症　　E. 乳腺导管内乳头状瘤

101. 男，56岁。阵发性腹痛6天，伴恶心、腹胀2天入院，无发热，体格检查：腹膨隆，见肠型，肠鸣音亢进，有气过水声。腹部平片见腹中部扩张小肠呈“阶梯状”液平，结肠内少量积气，可能的诊断是

A. 麻痹性肠梗阻　　B. 低位小肠梗阻　　C. 高位小肠梗阻

D. 坏死性小肠炎　　E. 乙状结肠扭转

102. 女，37岁。突然心跳、呼吸停止送入医院，急行胸外心脏按压、气管插管、人工呼吸。此时抢救用药的最佳途径为

A. 静脉注射　　B. 皮下注射　　C. 心内注射

D. 气管内注射　　E. 肌内注射

103. 男，70岁。体检胸部X线片发现右肺下叶周围性结节，大小约2.5cm×2.0cm。最佳的确诊方法是

A. 胸部CT　　B. 纤维支气管镜检查

C. 胸壁肺穿刺活检　　D. 开胸探查

E. 胸腔镜手术探查

104. 女，42岁。近日出现尿频、尿急伴腰痛。曾服索米痛片2片。BP 150/90mmHg，双肾区无叩击痛，无浮肿。首选的检查是

A. 腹部平片　　B. 泌尿系统B超　　C. 中段尿培养

D. 尿常规及尿沉渣镜检　　E. CT

105. 男，30 岁。10 年前行阑尾切除术史，近期出现腹痛，腹胀，无发热，4 小时前突然出现持续性腹痛，阵发性加剧，口渴，烦躁不安。血常规：WBC $12\times10^9/L$。诊断最可能是

A. 输尿管结石　B. 单纯性机械性肠梗阻　C. 水肿性胰腺炎
D. 胆道蛔虫症　E. 绞窄性肠梗阻

106. 女，45 岁。饱餐后出现上腹部剧烈疼痛 10 小时，向后背放射，屈曲位腹痛减轻，伴呕吐。有胆囊结石病史。查体：腹软，上腹部有压痛、反跳痛，墨菲（Murphy）征阴性，肠鸣音弱。最可能的诊断是

A. 急性胆囊炎　B. 消化道穿孔　C. 急性胰腺炎
D. 急性阑尾炎　E. 急性心肌梗死

107. 男，30 岁。3 年来间断性上腹痛，多在春秋发作。近 10 天又有上腹痛，晨呕血 400ml，排柏油便 4 次，自觉头晕、心悸。查体：BP 98/68mmHg，心率 108 次/分，肝脾未触及。乙型肝炎表面抗原 HBsAg 阳性。可能的诊断为

A. 肝硬化食管静脉曲张破裂出血　B. 消化性溃疡出血
C. 急性胃黏膜损伤　D. 食管贲门黏膜撕裂症
E. 胃癌出血

108. 男，30 岁。2 小时前车祸伤及腹部，急诊入院。查体：痛苦面容，意识模糊，皮肤黏膜苍白，腹部压痛、反跳痛、腹肌紧张，血压 85/60mmHg，心率 120 次/分。正确处理措施是

A. 抗休克治疗，观察疗效　B. 抗休克治疗的同时剖腹探查
C. 强心　D. 立即剖腹探查
E. 立即注射升压药

109. 男，48 岁。右季肋区疼痛半年。CT 检查示肝右叶 12cm × 10cm 肿块，包绕、压迫下腔静脉，肝左叶内多个小的低密度结节。进一步检查确诊为原发性肝癌。考虑的治疗方法不包括

A. 肝动脉结扎术　B. 肝动脉栓塞术　C. 肝动脉灌注化疗
D. 肝移植手术　E. 肝叶切除术

110. 男，50 岁。行走时右小腿和足部出现间歇性疼痛 2 年余。近 2 个月夜间呈持续性疼痛，足趾呈紫黑色、干冷。有吸烟史 30 余年，每天 60 支。下列治疗措施不适合该患者的是

A. 高压氧舱治疗　B. 严格戒烟　C. 手术治疗
D. 热疗　E. 给予镇痛药及镇静药

111. 某患者，肾盂内 1.0cm 单发结石，静脉尿路造影显示左肾轻度积水，肾功能正常。该患者首选的治疗方法是

A. 体外冲击波碎石　B. 经输尿管镜碎石　C. 经皮肾镜碎石
D. 肾盂切开取石　E. 药物治疗

112. 男，65 岁。间歇性无痛性血尿 1 年。B 超：双肾未见异常，膀胱右侧壁有一 3cm × 4cm 占位性病变。在进一步询问病史和体格检查中，以下最重要的是

A. 有无吸烟史　B. 有无长期接触致癌物史
C. 血尿是否伴血块　D. 有无尿路刺激症状
E. 膀胱双合诊

113. 男，建筑工人，4 小时前不慎从高处跌落，左腰部撞到石块上，当时无昏迷，现血压正常，感左腰部疼痛伴轻压痛，尿常规 RBC 阳性/高倍视野。首先考虑的诊断是

A. 肾挫伤　　B. 肾蒂断裂

C. 肾全层裂伤　　D. 肾部分裂伤

E. 肾蒂伤伴输尿管损伤

114. 男，22 岁。颈部外伤后出现疼痛，四肢感觉运动正常，X 线检查：颈椎无骨折及脱位。未做任何治疗，于伤后 1 个月渐有右上肢麻木无力，考虑为迟发性脊髓损伤。最主要的原因是

A. 血管压迫　　B. 血管栓塞　　C. 组织增生

D. 局部不稳　　E. 韧带钙化

115. 女，26 岁。右示指近节不小心被桌边敲了一下，局部肿痛，X 线片示示指近节指骨膨胀性改变，不偏心，中央有蜂窝状吸收区，也有散在的钙化斑块，考虑为内生软骨瘤，最适宜采取

A. 截指 + 化学治疗　　B. 化学治疗 + 免疫治疗

C. 病灶整块切除并植骨　　D. 病灶切除并移植同种异体骨

E. 病灶整块切除并自体带血管骨移植

116. 女，60 岁。4 周前滑倒右手撑地，随后腕部肿痛，活动障碍，X 线摄片证实为右桡骨远端粉碎性骨折。经闭合复位后石膏固定治疗。拆除石膏后右手诸手指屈伸均明显受限。其主要原因是

A. 骨折时合并正中神经、尺神经损伤

B. 骨折时合并右手屈伸肌腱损伤

C. 石膏压迫引起右手缺血挛缩

D. 石膏固定期间右手诸指主动、被动屈伸锻炼不够，造成关节僵硬

E. 骨折合并右手诸关节的损伤

117. 男，30 岁。车祸受伤，伤后右髋关节疼痛剧烈不能活动。查体：患肢短缩，呈屈曲、内收、内旋畸形。应首先考虑的诊断是

A. 股骨颈骨折　　B. 股骨干骨折　　C. 髋关节后脱位

D. 髋关节前脱位　　E. 坐骨神经损伤

118. 女，40 岁。1 小时前跌伤右腕部。查体：右腕关节肿胀，呈餐叉样畸形，压痛并活动受限。可能的诊断为

A. 右腕部手舟骨骨折　　B. Smith 骨折　　C. 桡神经损伤

D. Colles 骨折　　E. 右腕关节脱位

119. 男，30 岁。因车祸伤致右髋部疼痛，活动不能 2 小时入院，入院查体：患肢呈外展、外旋和屈曲畸形，腹股沟处肿胀，压痛。该患者的诊断是

A. 髋关节后脱位　　B. 髋关节前脱位

C. 髋关节中心脱位　　D. 髋关节脱位合并髋臼后缘骨折

E. 股骨头骨折

120. 女，68 岁。因车祸致右胫腓骨骨折，行外固定术后两年复查，检查结果如图，最可能的诊断是

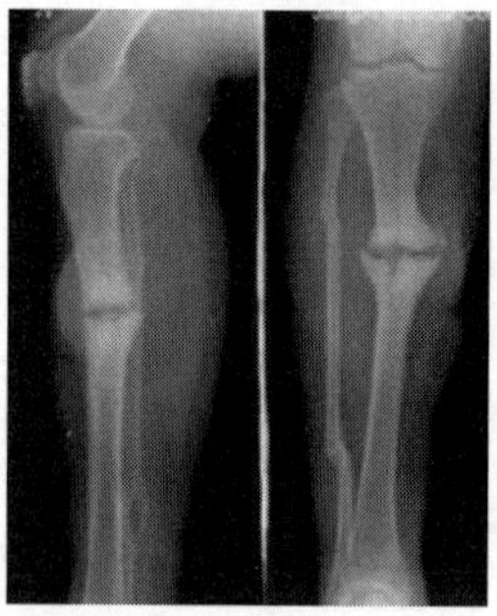

A. 右胫骨骨折愈合好，有大量骨痂形成

B. 右胫骨断端不连接

C. 右胫骨畸形愈合

D. 右胫骨愈合延迟

E. 右胫骨假关节形成

121. 男，21 岁。车祸致左髋关节受伤，出现左髋部疼痛、外展、外旋、屈曲畸形，弹性固定。正确的诊断是

A. 股骨颈骨折　　B. 髋关节后脱位　　C. 骨盆骨折

D. 髋关节中心脱位　　E. 髋关节前脱位

122. 女，48 岁。发热伴对称性多关节肿痛、晨僵 3 个月。查抗核抗体（ANA）低滴度阳性，类风湿因子（RF）阳性，IgG 和补体升高。最可能的诊断是

A. 多发性肌炎　　B. 系统性红斑狼疮　　C. 类风湿关节炎

D. 干燥综合征　　E. 混合性结缔组织病

123. 某青年在踢足球时扭伤右膝关节，疼痛、肿胀；经过休息后好转，能正常上班，但游泳时疼痛明显，3 个月后经常出现交锁、弹响，肌肉萎缩。为明显诊断和及时治疗，最佳的检查措施是

A. X 线摄片　　B. 关节镜　　C. 关节造影

D. CT　　E. MRI

124. 女，27 岁。产后 2 个月左右，右腕疼痛已 2 周，持物、抱婴儿时更明显，且无力，经门诊检查诊断为桡骨茎突狭窄性腱鞘炎，其发病的部位在下列哪个腱鞘

A. 桡侧伸腕短肌腱　　B. 拇长伸肌、拇短伸肌腱

C. 拇短伸肌、拇短展肌腱　　D. 拇短伸肌、拇长展肌腱

E. 桡侧伸腕长肌腱

125. 女，12 岁。无意中发现左膝下内侧有一突出骨性肿块，最可能是

A. 骨囊肿　　B. 半月板囊肿　　C. 骨巨细胞瘤

D. 骨软骨瘤　　E. 骨结核

126. 男，26 岁。因外伤致左肩关节前脱位，入院后予以手法复位，后行绷带和胶布固定，其肩关节固定的位置应是

A. 肩关节置于外展，内旋位屈肘 90°　　B. 肩关节置于外展，外旋肘伸直位

C. 肩关节置于外展，外旋位屈肘 90°　　D. 肩关节内收，内旋，肘伸直位

E. 肩关节置于内收，内旋位屈肘 90°

127. 男，8 岁，52 天前，右前臂因锐器刺伤，经清创缝合，现伤口愈合，但遗有爪形手畸形和骨间肌萎缩。最可能损伤为

A. 尺神经损伤　　B. 桡神经损伤　　C. 正中神经损伤

D. 骨间肌损伤　　E. 正中神经和桡神经损伤

128. 男，22 岁。滑冰时摔倒右手撑地时受伤，X 射线体层摄影（CR）片如图，最可能的

诊断是

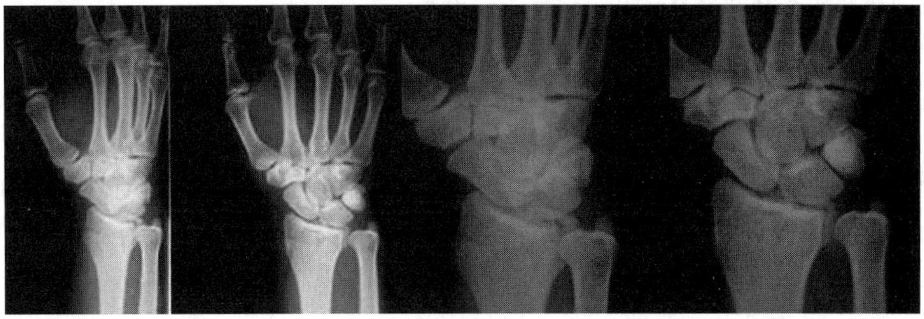

A. 科利斯骨折　　B. 桡骨远端骨折　　C. 加莱阿齐骨折
D. 蒙泰贾骨折　　E. 反柯莱斯骨折

129. 男，18 岁。单膝扭伤，1 周后就诊，发现胫骨内髁有压痛感，诊断内侧副韧带损伤，经休息、理疗、局部封闭治疗 1 个月后不见好转，且疼痛加剧，夜间尤甚，再次就诊应首选

A. 查红细胞沉降率、白细胞　　B. X 线摄片　　C. 查碱性磷酸酶
D. 查白细胞　　E. 查抗链球菌溶血素“O”、类风湿因子

130. 女，40 岁。因饱食后突发持续性疼痛，扩散至全腹，查体：全腹压痛、反跳痛及肌紧张。X 线检查可见膈下新月形气体影，诊断最可能为

A. 急性胰腺炎　　B. 绞窄性肠梗阻　　C. 急性阑尾炎穿孔
D. 胃十二指肠溃疡穿孔　　E. 缺血性肠病

131. 女，65 岁。因突发上腹痛 3 天，全腹痛 1 天来院就诊。查体：血压 80/50mmHg，脉搏 108 次/分，全腹压痛、反跳痛。实验室检查：血淀粉酶升高，白细胞计数 20×10^9/L。考虑休克、急性胰腺炎。休克的类型是

A. 心源性休克　　B. 神经源性休克　　C. 失血性休克
D. 过敏性休克　　E. 感染性休克

132. 患者，25 岁。搬重物后腰痛，检查发现腰部活动明显受限，右侧骶棘肌痉挛伴压痛，右直腿抬高 45°时，诉腰痛，加强试验阴性，感觉、肌力反射均正常，诊断应最先考虑

A. 腰扭伤　　B. 腰椎间盘突出症　　C. 第三腰椎横突综合征
D. 梨状肌综合征　　E. 髋关节扭伤

133. 男，60 岁。因咳嗽、痰血 2 个月来门诊就诊。胸部 X 线摄片示右上叶近肺门处有一 6cm×6cm 块影，形态不规则，边缘有毛刺，为进一步确诊，首选的检查方法是

A. 支气管镜检　　B. 胸腔镜检查　　C. 痰细胞学检查
D. 剖胸探查　　E. 抗生素、止血药治疗 2 周后，复查胸部 X 线片

134. 男，9 岁。自幼即发现有心脏杂音，平时不喜活动，体格发育较同龄儿瘦小，喜蹲踞。体格检查：口唇青紫，杵状指阳性，胸骨左缘第 2~4 肋间收缩期杂音 3 级，肺动脉听诊区第二心音减弱。胸部 X 线片见肺血减少，心腰凹陷，心尖上翘，呈靴形心。该患儿最可能存在的畸形是

A. 房间隔缺损 + 室间隔缺损 + 肺动脉瓣狭窄 + 主动脉骑跨
B. 右房肥大 + 室间隔缺损 + 肺动脉口狭窄 + 主动脉骑跨

C. 室间隔缺损 + 肺动脉口狭窄 + 主动脉骑跨 + 右心室肥大

D. 室间隔缺损 + 肺动脉口狭窄 + 动脉导管未闭 + 右心室肥大

E. 房间隔缺损 + 肺动脉口狭窄 + 右心室肥大 + 主动脉骑跨

135. 男，24 岁。右股骨中段粉碎性骨折，手术复位时彻底清除骨折碎片，行钢板内固定。半年后骨折仍未愈合。最可能的原因是

A. 骨折碎片清除过多　　B. 骨折处血液循环差　　C. 骨折固定不确定

D. 未配合药物治疗　　E. 功能锻炼不够

136. 男，40 岁。患下肢脊髓灰质炎后遗症，因车祸来急诊室。查体：右膝关节上部明显肿胀，皮下淤血，肢体疼痛，不敢活动。能尽快而又简捷的确定有无骨折发生的方法是

A. 活动膝上部有无异常活动或骨擦音　　B. 膝关节穿刺

C. X 线摄片　　D. 检查足背动脉有无搏动

E. 测量肢体长度

137. 男，10 岁。左膝外伤 4 天，剧烈疼痛，活动受限，高热，体温 39.6℃。体格检查：右胫骨上端明显深压痛，浮髌试验阳性。实验室检查：血白细胞计数 $1.8 \times 10^9/L$，中性粒细胞占比 0.90。为明确诊断，下一步应该

A. X 线摄片　　B. 局部分层穿刺培养　　C. CT

D. MRI　　E. 手术切开活检

138. 某医师是市人民医院从外省引进的医学人才，按规定该医师办理相关手续后才能开展执业活动。该手续是

A. 准予注册　　B. 联合注册　　C. 注销注册

D. 变更注册　　E. 重新注册

139. 男，50 岁。干咳，痰中带血丝 4 月余，最近 2 周来胸闷，气短，逐渐加重，右前胸胀痛，无发热。2 个月前胸部 X 线片示右肺下叶前基底段密度较高片状阴影，现胸部 X 线片见右侧胸腔大量积液。红细胞沉降率 85mm/h，白细胞计数 $7.8 \times 10^9/L$，支气管镜可见右下叶支气管呈漏斗样狭窄。考虑诊断为

A. 肺结核并结核性胸腔积液　　B. 肺癌并发癌性胸腔积液

C. 心力衰竭引起胸腔积液　　D. 肺部化脓性炎症并发脓胸

E. 胸膜间皮瘤伴胸腔积液

140. 女，18 岁。车祸伤后胸痛、腹痛、呼吸困难 3 小时。查体：左下胸壁塌陷，压痛，可扪及皮下气肿；左上腹压痛、反跳痛、腹肌紧张明显。胸部 X 线片：左侧血气胸并膈疝。该患者正确的诊断是

A. 复合伤　　B. 多处伤　　C. 多发伤

D. 多部位伤　　E. 胸腹联合伤

141. 女，48 岁。半年以来自觉乏力，上腹不适，隐痛，食欲缺乏，间断出现黑便，无呕血，体重下降约 8kg。既往无胃病史。查体：上腹部轻压痛，肝脾未触及，移动性浊音阴性，粪便潜血阳性。首先考虑的诊断是

A. 慢性萎缩性胃炎　　B. 食管静脉曲张破裂出血　　C. 胃癌伴出血

D. 应激性溃疡出血　　E. 消化性溃疡出血

142. 女，40岁。食管中段癌患者，进行性吞咽困难6个月，完全不能进食2个月，明显消瘦，脱水，左锁骨上触及直径2cm坚硬淋巴结，不能活动。治疗应采取

A. 放射治疗　B. 手术切除
C. 化学治疗　D. 输血、输液、保守治疗
E. 胃造瘘术或食管、胃转流术

143. 男，29岁。结婚4年不育来院就诊。查体：左侧阴囊下垂，左侧睾丸较右侧小，左侧精索扪及团状肿块。最可能的诊断是

A. 左侧精索静脉曲张　B. 左睾丸炎　C. 左睾丸萎缩
D. 左侧斜疝　E. 左侧精索静脉炎

144. 女，65岁。洗澡时发现右乳外上近乳头处有一肿物。既往体健。查体：右乳外上近乳头处2.0cm×1.5cm质硬肿物，肿物局部皮肤稍凹陷，无压痛，边界尚清，腋窝未触及明显肿大淋巴结。针吸病理证实为浸润性导管癌。目前最恰当的术式是

A. 乳房单纯切除术　B. 肿块局部切除术
C. 乳腺癌根治术　D. 乳腺区段切除+腋窝淋巴结清扫术
E. 乳腺癌改良根治术

145. 男，75岁。排尿困难10年，一直按前列腺增生治疗。近2周来出现终末血尿，直肠指检：前列腺有不规则质硬结节，高度怀疑为前列腺癌。为明确诊断，需做下列哪项检查

A. 盆腔CT　B. 血清前列腺特异性抗原（PSA）检查
C. 经会阴前列腺穿刺活检　D. 经直肠前列腺超声检查
E. 经腹部前列腺超声检查

146. 男，56岁。肝硬化患者，经常出现上消化道大出血，考虑存在食管胃底静脉曲张，拟通过外科手术解决。外科治疗门静脉高压症的重点是

A. 预防上消化道出血　B. 改善肝功能　C. 解决全血减少
D. 减轻黄疸　E. 消除腹水

147. 女，38岁。手工业工人，右拇指疼痛，伸屈受限并弹响。最可能的诊断是

A. 狭窄性腱鞘炎　B. 类风湿关节炎　C. 风湿性关节炎
D. 骨关节炎　E. 骨软骨炎

二、共用题干单选题

（148~150题共用题干）

女，73岁。外伤致左股骨颈骨折。

148. 体格检查最可能发现的是

A. 左腹股沟肿胀及皮下瘀斑　B. 左下肢感觉障碍
C. 左下肢短缩、外旋畸形　D. 左下肢活动受限
E. 左下肢运动时，腹股沟部出现摩擦音

149. 股骨颈骨折有移位，闭合复位成功后最宜用

A. 髋“人”字形石膏　B. 肱骨髁上骨牵引　C. 外固定支架
D. 穿“丁”字鞋　E. 加压螺丝钉内固定

150. 最适合的辅助检查是

A. 髋关节X线摄片　B. 髋关节CT　C. 髋关节MRI　D. 髋关节放射性核素显像　E. 髋关节X线体层摄片

（151~153题共用题干）

男，滑轮运动时，不慎扭伤右踝关节，当时感关节内声响，疼痛肿胀剧烈，立即送当地医院，X线检查提示内踝撕脱骨折，腓骨粉碎性骨折，骨折线在胫腓下韧带平面以上。

151. 该骨折分型为

A. 旋前外旋型　B. 旋后外旋型　C. 旋后内收型　D. 旋前外展型　E. 旋前内收型

152. 患者除了骨折，最可能损伤的韧带组织是

A. 跟骰韧带　B. 距腓韧带　C. 跟距韧带　D. 胫腓下韧带　E. 跟腓韧带

153. 该骨折的治疗，最合理的是

A. 踝关节血运可，仅石膏外固定即可

B. 跟骨牵引可避免手术切开皮肤不愈合

C. 夹板固定可靠，夹板固定3个月骨折即可愈合

D. 内踝切开复位内固定，外踝并非主要负重结构，为减少手术对皮瓣破坏，一般无须切开复位

E. 待皮肤消肿后，行内、外踝切开复位内固定术，恢复关节稳定性

（154~156题共用题干）

男，18岁。因转移性右下腹痛12小时入院，诊断为“急性阑尾炎”，当晚行阑尾切除术，病理为坏疽性阑尾炎。自术后次晨起，患者表现为腹痛，烦躁不安，未解小便。查体：面色较苍白，皮肤湿冷，心率110次/分，脉搏较弱，血压80/60mmHg，腹稍胀，全腹压痛，轻度肌紧张，肠鸣音减弱。

154. 根据该患者目前情况，应考虑为何种可能

A. 术后肠麻痹　B. 术后疼痛所致　C. 术后尿潴留　D. 术后腹腔内出血　E. 机械性肠梗阻

155. 为明确诊断，最好选择采取以下哪种措施

A. 继续观察病情变化　B. 腹部X线检查　C. 腹部B超检查　D. 诊断性腹腔穿刺　E. 导尿

156. 诊断明确后，应采取何种治疗方法

A. 镇静、镇痛治疗　B. 留置导尿管　C. 输液、输血治疗　D. 持续胃肠减压　E. 剖腹探查术

（157~161题共用题干）

男，29岁。高处坠落2小时后送至医院。主诉胸背部疼痛，双下肢不能活动。

157. 首先考虑下列情况可能性大的是

A. 单纯脊髓或马尾神经损伤　B. 脊柱损伤合并脊髓或马尾神经损伤　C. 双下肢骨折　D. 骨盆骨折

E. 肺挫伤

158. 此时首先应做的检查是

A. B超检查　　B. MRI　　C. X线摄片

D. 脑脊液穿刺检查　　E. CT

159. 检查发现，T_{11}椎体爆裂性骨折，椎体压缩1/2，椎管内有较大骨块，伴关节突交锁，最佳的治疗方案应是

A. 手术减压，脊柱内固定术　　B. 两点法过伸复位，石膏背心固定

C. 行椎板切除、椎管减压术　　D. 颅骨牵引和激素、脱水药治疗

E. 住院观察

160. 经治疗5天后，截瘫恢复不理想，此时应需要注意下列哪种并发症

A. 椎管内进行性活动性出血　　B. 腹主动脉损伤

C. 压疮　　D. 硬膜外粘连

E. 伤口感染

161. 若该患者手术半月后病情改善，双下肢肌力已恢复至3级以上，此时应采取的治疗方法是

A. 再次手术减压并扩大神经根管　　B. 积极防治可能出现的并发症

C. 电针、理疗及功能锻炼治疗　　D. 延长脱水药及激素的使用时间

E. 行选择性神经后根切断术

（162～164题共用题干）

男，30岁。5个月前曾扭伤右膝关节，之后右膝关节内侧疼痛，肿胀逐渐加重，X线片见右胫骨上端内侧有一5cm×5cm大小透光区，中间有肥皂泡沫阴影，骨端膨大，近1个月来肿胀明显加重，夜间疼痛难忍，右膝关节活动受限。入院后X线摄片示胫骨上端病变扩大，肥皂泡沫阴影消失，呈云雾状阴影，骨皮质被肿瘤组织穿破，侵入软组织。

162. 该患者最可能的诊断是

A. 骨软骨瘤恶变　　B. 骨肉瘤　　C. 骨囊肿恶变

D. 骨纤维瘤恶变　　E. 骨巨细胞瘤恶变

163. 下列处理哪项最合适

A. 截肢　　B. 广泛切除＋大块骨或假体植入

C. 刮除＋骨水泥填充　　D. 肿块切除

E. 刮除＋植骨

164. 术后应定期进行下列哪项处理

A. 应用抗生素　　B. 免疫治疗　　C. 胸部X线检查

D. 放射疗法　　E. 化学疗法

三、案例分析题

（165～169题共用题干）

男，38岁。驾驶汽车失控，正面撞击障碍物致四肢运动、感觉功能障碍24小时入院。受伤后生命体征平稳，意识清晰。颈椎X线片见颈椎生理曲度变直，C_5、C_6椎体分节不全，其

他椎节未见骨折、脱位征象。

165. 该患者应首先考虑的诊断是

A. 无骨折脱位型颈髓损伤　B. 脊髓震荡　C. 椎管内血肿

D. 脊髓休克　E. 颅脑损伤　F. 脊柱骨折脱位

166. 该患者应进一步接受的检查是

A. 颈椎 CT　B. 颈椎 MRI　C. 诱发电位

D. 肌电图　E. 头颅 CT　F. 脊柱 X 线检查

167. 查体发现患者锁骨平面以下痛觉、温觉消失，位置觉、振动觉存在，括约肌功能障碍。考虑为

A. 前脊髓损伤综合征

B. 后脊髓损伤综合征

C. 中央脊髓损伤综合征

D. 布朗－塞卡综合征（脊髓半切综合征）

E. 神经根损伤综合征

F. 马尾－圆锥损伤综合征

168. 若患者检查提示 $C_4 \sim C_5$ 椎间盘破裂，相应水平脊髓水肿，应选择的治疗方式是

A. 颈围固定　B. 急诊手术　C. 枕颌带牵引

D. 颈胸腰支具固定　E. 颅骨牵引　F. 保守治疗

169. 该患者容易出现的并发症有

A. 压疮　B. 尿路感染和结石　C. 肺部感染

D. 体温调节障碍　E. 深静脉血栓　F. 异位骨化

（170~173 题共用题干）

男，40 岁。2 年前因车祸致左胫腓骨开放性骨折，行钢板内固定手术治疗。术后 1 年手术切口开始出现红肿，压痛明显，X 线片示内固定在位，未见明显松动。近 1 个月局部皮肤出现红肿、破溃，隐约可见内固定钢板，间断出现流脓。

170. 初步考虑患者可能出现

A. 慢性骨髓炎　B. 骨巨细胞瘤　C. 软组织感染

D. 病理性骨折　E. 骨结核　F. 内植物排斥反应

171. 下列可明确诊断的检查是

A. X 线摄片　B. CT　C. MRI

D. 放射性核素骨显像　E. 心电图　F. 神经电生理

172. 化脓性骨髓炎的感染途径不包括

A. 血源性感染　B. 创伤后感染　C. 邻近感染灶

D. 糖尿病足　E. 呼吸道感染　F. 胃肠道感染

173. 慢性骨髓炎的病理特点不包括

A. 死骨和骨死腔　B. 病理性骨折　C. 纤维瘢痕化

D. 流脓窦道　E. 新骨形成　F. 包壳

（174～176 题共用题干）

患者，25 岁。因车祸致伤头颈部后头痛、颈痛 1 小时。查体：头呈前倾位固定不能转动，枕颈部触痛阳性，四肢阴性。

174. 针对该患者应采用哪些措施

A. 颈围固定，立即拍摄张口位、颈椎侧位 X 线片

B. 颈围固定，立即行头颈部 CT 扫描

C. 颅骨牵引

D. 立即手术

E. 理疗、按摩，手法复位

F. 密切观察

175. X 线检查提示寰枢椎脱位，枢椎齿状突骨折，下一步的处理是

A. 颅骨牵引　　B. 手法复位　　C. 理疗

D. 立即手术治疗　　E. 头环外固定　　F. 石膏外固定

176. 枢椎齿状突骨折的分型是

A. Ⅰ型为齿状突尖端撕脱骨折

B. Ⅱ型为齿状突基部、枢椎体上方骨折

C. Ⅲ型为枢椎体上部骨折，可累及一侧或为双侧枢椎上关节突

D. Ⅳ型为齿状突移位的骨折

E. Ⅴ型为缢死者骨折

F. Ⅵ型为杰斐逊（Jefferson）型寰椎骨折

（177～180 题共用题干）

男，25 岁。因篮球运动中膝关节屈曲扭伤 4 小时就诊，当时听到伤处响声，局部疼痛、肿胀及活动障碍。患者不敢用力伸膝和抬腿。

177. 膝关节髌骨下部可见肿胀、淤血，局部压痛明显，因为肿胀严重，凹陷触摸不清，屈膝位检查髌腱张力不清。为明确诊断，重要的体格检查为

A. 拉赫曼（Lachman）试验　　B. 前抽屉检查

C. 后抽屉检查　　D. 半月板研磨试验

E. 直腿抬高试验　　F. 浮髌试验

178. 下一步需要进行检查的项目是

A. B 超检查　　B. MRI　　C. 膝关节造影

D. 膝关节正侧位 X 线检查　　E. CT　　F. 放射性核素显像

179. 正侧位 X 线片未发现骨折脱位征象。查体：做直抬腿动作时，可以完成直抬腿，但检查者稍用力下压小腿，患者即无力抬腿而落下。诊断考虑的疾病是

A. 髂胫束断裂　　B. 髌骨骨折　　C. 髌骨周围支持带断裂

D. 髌腱断裂　　E. 股四头肌肌腱断裂　　F. 髌腱周围炎

180. 急诊手术前应进行的处理包括

A. 夹板固定　　B. 患肢加压包扎　　C. 抬高患肢

D. 冰敷患处　　E. 肌内注射哌替啶　　F. 应用抗生素

(181~183 题共用题干)

男，60 岁。行走时感左足跟部疼痛、跛行 3 天来诊，既往有足跟部、膝关节及踝关节疼痛史。

181. 足跟部跟腱止点上方 4cm 有压痛，凹陷不明显，左足跟骨结节延长 0.5cm，汤普森（Thompson）试验可疑。为明确诊断，可进行的实验室检查是

A. 红细胞沉降率
B. 血 RF 检测
C. CT
D. 凝血功能检查
E. MRI
F. 血 C 反应蛋白（CRP）检测
G. 磁共振血管成像（MRA）
H. X 线检查

182. 超声检查显示跟腱体部约 2/3 连续性中断，局部低回声；RF 70U/ml，血 ESR 53mm/h。根据已有的检查结果，应考虑的疾病有

A. 糖尿病足
B. 跟腱下滑囊炎
C. 跟腱腱病
D. 跟腱断裂
E. 跟腱陈旧断裂再损伤
F. 类风湿关节炎
G. 跟痛症
H. 跟腱部分断裂

183. 跟腱区皮肤正常、无破损，不红，无脚癣，既往体健，跖屈抗阻力弱。目前需要采取的治疗措施是

A. 抗风湿药
B. 应用肾上腺皮质激素局部注射
C. 即刻开始小腿三头肌力量练习
D. 护踝固定
E. 石膏固定
F. 理疗
G. 手术治疗

(184~186 题共用题干)

男，60 岁。不慎跌倒枕部着地 1 小时，伴呕吐 2 次。受伤当时昏迷约数分钟。既往有糖尿病史 20 余年。体检：T 37.2℃，P 70 次/分，R 20 次/分，BP 150/95mmHg。格拉斯哥昏迷量表（GCS）11 分，躁动，双瞳孔等大、等圆，直径 3mm，对光反射迟钝。左枕部有一长 3cm 头皮裂伤，右枕部有 3cm×3cm 头皮血肿。四肢可活动，左侧巴宾斯基（Babinski）征阴性。

184. 急诊最好先行哪些检查

A. 头颅正侧位 X 线片
B. 脑血管造影
C. 头颅 CT
D. 血常规、血型
E. 出凝血时间
F. 经颅多普勒超声（TCD）
G. 头颅 MRI
H. 心电图

185. 头颅 CT 示右颞叶前部斑片状高密度影，右侧裂池、鞍上池、环池高密度影，脑中线结构无明显移位。根据以上结果，结合病史，初步诊断主要考虑有

A. 闭合性颅脑损伤
B. 开发性颅脑损伤
C. 脑疝
D. 右颞脑挫裂伤
E. 蛛网膜下腔出血
F. 2 型糖尿病
G. 右枕头皮血肿
H. 左枕头皮裂伤

186. 入院后应做哪些处理

A. 密切观察下保守治疗
B. 立即开颅手术，行去骨瓣减压
C. 静脉滴注甘露醇
D. 静注呋塞米

E. 应用促凝血药　　F. 应用镇静药
G. 应用抗癫痫药　　H. 控制血糖

（187~189 题共用题干）

男，32 岁。因“外伤后出现多根多处肋骨骨折”来诊。患者予以球囊面罩吸氧。查体：意识清楚，气促，R 36 次/分，呼吸费力，HR 110 次/分，血压平稳，右胸壁局部凹陷，存在反常呼吸，双肺均可闻及湿啰音，并有肋骨断端突出胸壁，并可疑锁骨骨折。余查体未见异常。

187. 紧急救治处理包括
A. 建立静脉通道　　B. 气管插管
C. 气管切开　　D. 呼吸机辅助呼吸
E. 胸部加压包扎，消除反常呼吸　　F. 胸壁伤口紧急清创，无菌敷料包扎
G. 胸膜腔穿刺　　H. 胸腔闭式引流术

188. 为明确诊断，需要进行的检查除外
A. 胸部 CT　　B. 肋骨三维 CT　　C. 胸部超声检查
D. 心脏超声检查　　E. 胸膜腔试行穿刺　　F. 纤维支气管镜
G. 胸部 MRI

189. 患者经紧急处理后，状态平稳。胸部 CT：多发肋骨骨折，肺挫伤，右侧胸腔大量积液，左侧胸腔少量积液。肋骨三维 CT：胸廓严重畸形。进一步的最佳处理为
A. 右侧胸腔闭式引流　　B. 继续目前治疗
C. 开胸探查　　D. 右侧胸膜腔穿刺
E. 清创缝合　　F. 呼吸机辅助呼吸

答案与解析

1. C　2. D　3. D　4. B　5. C　6. A　7. A　8. A　9. B　10. D　11. D　12. B　13. A　14. C　15. A　16. D　17. E　18. C　19. C　20. D　21. C　22. C　23. E　24. B　25. D　26. A　27. D　28. B　29. C　30. E　31. B　32. C　33. B　34. D　35. A　36. C　37. E　38. D　39. A　40. B　41. A　42. D　43. E　44. D　45. D　46. B　47. B　48. E　49. B　50. C　51. C　52. B　53. E　54. D　55. D　56. E　57. A　58. D　59. D　60. D　61. A　62. A　63. D　64. D　65. C　66. D　67. E　68. D　69. D　70. E　71. D　72. B　73. A　74. E　75. D　76. B　77. E　78. C　79. C　80. E　81. B　82. D　83. E　84. D　85. C　86. A　87. E　88. B　89. B　90. E　91. D　92. D　93. A　94. B　95. E　96. B　97. E　98. A　99. A　100. B　101. B　102. A　103. E　104. D　105. E　106. C　107. B　108. B　109. E　110. D　111. A　112. E　113. A　114. D　115. C　116. D　117. C　118. D　119. B　120. B　121. E　122. C　123. B　124. D　125. D　126. E　127. A　128. B　129. B　130. D　131. E　132. A　133. A　134. C　135. A　136. A　137. B　138. D　139. B　140. E　141. C　142. E　143. A　144. E　145. C　146. A　147. A　148. C　149. E　150. A　151. A　152. D　153. E　154. D　155. D　156. E　157. B　158. C　159. A　160. C　161. C　162. E　163. A　164. C　165. A　166. B　167. A　168. B　169. ABCDE　170. A

171. A　172. D　173. B　174. AB　175. A　176. ABC　177. E　178. D　179. D　180. ABCD
181. ABEFH　182. CFH　183. AEG　184. CDE　185. ADEFGH　186. ACDEH　187. ABDEF
188. CEFG　189. C

3. D【解析】股骨颈头下型骨折使旋股内、外侧动脉发出的营养血管支损伤，中断股骨头的血供，容易发生股骨头缺血性坏死。

5. C【解析】Salter 截骨术适用于 6 岁以下，髋臼指数 $<45°$，以前缘缺损为主的髋臼发育不良。

8. A【解析】一般情况较差的患者，除全身用药及支持治疗外，最佳处理是行小切口引流，使脓液及坏死组织排出，缓解急性感染症状，待全身情况好转后再行彻底的病灶清除术。

13. A【解析】腰丛的分支包括髂腹下神经、髂腹股沟神经、股外侧皮神经、股神经、闭孔神经、生殖股神经。坐骨神经属于骶丛的分支。

14. C【解析】特发性脊柱侧凸为最常见的脊柱侧凸，原因不明。根据其发病年龄分为婴儿型（0~3 岁）、少儿型（4~10 岁）、青少年型（11~18 岁）、成人型（>18 岁）。

17. E【解析】全关节结核是骨结核或滑膜结核自然发展的最终结果，此时关节内结构包括滑膜、软骨及骨组织均有破坏。

18. C【解析】伸直型肱骨髁上骨折，暴力经前臂向上传至肱骨远端，将肱骨髁推向后上方。

19. C【解析】肌电图可协助确定神经损伤的范围以及程度。MRI 和 CT 可显示骨性椎管形态，各椎间盘是否病变等，并鉴定是否存在椎管内其他占位性病变。腰椎管造影可明确椎管内病变，确定病变节段水平和病变范围，鉴别引起脊髓病的各种原因等。X 线摄片能发现腰椎的退行性改变和结构异常，并且能排除其他的一些腰椎疾患。腰椎穿刺可用于诊断中枢神经系统各种炎症性疾病、血管性疾病，亦用于因脑脊液压力过高的减压和注入药物治疗中枢神经系统疾病等，对腰椎间盘突出检查意义不大。

22. C【解析】肩关节周围炎有其自然病程，一般在 1 年左右能自愈。但若不配合治疗和功能锻炼，即使自愈也将遗留不同程度的功能障碍。疼痛持续、夜间难以入睡时，可短期服用非甾体抗炎药。无论病程长、短，症状轻、重，均应每日进行肩关节的主动活动，活动时以不引起剧痛为限。痛点局限时，可局部注射醋酸泼尼松龙，能明显缓解疼痛。肩外因素所致肩关节周围炎除局部治疗外，还需对原发病进行治疗。

23. E【解析】狭窄性腱鞘炎通常在初始治疗中使用保守疗法，包括调整手部活动、夹板固定和/或短期使用 NSAID。对于保守治疗后症状未能改善的患者，可行局部糖皮质激素（如醋酸泼尼松龙）注射。对于症状严重或扳机征发作频繁的患者，首次就诊时即注射糖皮质激素可能有益。但注射一定要准确，可直接注射到腱鞘邻近的骨膜附近，注入皮下则无效，一旦注入桡动脉浅支，则有桡侧三个手指血管痉挛或栓塞导致指端坏死可能。

24. B【解析】肱骨外上髁炎病理变化为慢性损伤性炎症，保守治疗多有效，顽固性的才考虑手术治疗。限制腕关节活动，尤其是限制用力握拳伸腕动作是治疗和预防复发的基本原则。保守治疗还包括理疗以及局部注射类固醇封闭。

25. D【解析】强直性脊柱炎基本病理变化为原发性、慢性、血管翳破坏性炎症，韧带骨化属继发的修复过程。病变一般自骶髂关节开始，缓慢沿着脊柱向上伸延，累及椎间小关节的滑膜和关节囊，以及脊椎周围的软组织，至晚期可使整个脊柱周围的软组织钙化、骨化，导致严重的驼背。而骨关节结核多为单发。

26. A【解析】骨关节炎最早、最主要的病理变化发生在关节软骨。首先关节软骨退行性改变、变性、磨损、消失，软骨下骨裸露、硬化、象牙质变。随后软骨下骨囊腔变，关节边缘骨赘形成，伴滑膜增生，关节囊、周围韧带退行性改变、纤维化、萎缩。最终关节面完全破坏、畸形。

28. B【解析】关节腔内镜检查时，随年龄的不同，关节内的图像有区别。在检查开始时，由于仅能窥见关节的一小部分，往往不容易判断关节内图像究竟属于哪一部分，髌上囊和髌上隐窝之间的髌上滑膜皱襞是一个很好的标志，容易定位。由于物理刺激会对视野产生影响，液温、液压也可影响血流，关节镜插入后 10 分钟滑膜充血应视为正常现象。关节内部结构存在个体差异。

36. C【解析】踝部骨质较松，反复整复，容易造成骨折断面不整齐，为手术治疗也造成困难，如果手法整复不容易成功，则不要勉强，要争取尽早手术。

37. E【解析】桡骨远端骨折的治疗原则是手法复位外固定为主，部分需要手术治疗。手法将向背侧及桡侧移位的远侧骨折断端复位，恢复掌倾角及尺倾角。本例骨折对位对线好且有嵌插，其治疗不需要复位，但应给予外固定，以免在治疗过程中骨端吸收，嵌插松动，如有不适当的活动，可造成移位。

41. A【解析】电极板的安放，常用的位置是将一电极板置于胸骨右缘第 2 肋间（心底部），另一个电极板置于心尖部。两个电极板之间距离不小于 10cm，电极板放置要贴紧皮肤，并有一定压力。准备放电时，操作人员及其他人员不应再接触患者、病床以及同患者相连接的仪器，以免发生触电。

42. D【解析】急性乳腺炎的首发症状主要表现为乳房肿胀、发热、畏寒并且伴有疼痛。

43. E【解析】治疗前列腺增生症的常用药物有 α 受体阻断药和 5α 还原酶抑制药等。α 受体阻断药是通过作用于前列腺组织中平滑肌细胞的受体，使其松弛，降低尿道阻力而起到缓解症状作用。5α 还原酶抑制药是通过抑制体内睾酮向双氢睾酮转化，进而使前列腺体积缩小，缓解症状。

47. B【解析】医学伦理学是指以医德为研究对象的一门科学，是关于医学道德的学说和理论体系。用于解决医学实践中人们之间、医学与社会之间、医学与生态之间的道德问题。

51. C【解析】Colles 骨折常伴有远侧骨折断端向桡、背侧移位，近侧向掌侧移位，呈餐叉样畸形。

52. B【解析】妊娠中期子宫增大较快，盲肠和阑尾被增大的子宫推挤向右上腹移位，压痛部位也随之上移。腹壁被抬高，炎症阑尾刺激不到壁腹膜，使压痛、肌紧张和反跳痛均不明显；大网膜难以包裹炎症阑尾，腹膜炎不易被局限而易在腹腔内扩散。故妊娠中期急性阑尾炎难以诊断，炎症发展易致流产或早产。妊娠期急性阑尾炎治疗以早期阑尾切除术为主。妊娠后期的腹腔感染难以控制，更应早期手术。

54. D【解析】手部急性化脓性细菌感染包括甲沟炎、脓性指头炎、手掌侧化脓性腱鞘炎、掌深间隙感染和滑囊炎。采用手术治疗时，应尽早切开减压，放置引流物引流。

55. D【解析】腹腔炎症刺激膈肌中心部分的腹膜，通过膈神经的反射，可引起肩部放射性疼痛。

56. E【解析】造血系统疾病的脾切除术适应证：①遗传性球形红细胞增多症。②遗传性椭圆形红细胞增多症。③丙酮酸激酶缺乏。④珠蛋白生成障碍性贫血。⑤自身免疫性溶血性贫血。⑥原发免疫性血小板减少症。⑦慢性粒细胞白血病。⑧慢性淋巴细胞白血病。⑨多毛细胞白血病。⑩霍奇金淋巴瘤。

57. A【解析】狭窄性腱鞘炎各手指的发病频度以中、环指最多，示、拇指次之，小指最少。

58. D【解析】患者有全身结核中毒症状，脊椎局部疼痛，红细胞沉降率快，均支持结核诊断。患者出现瘫痪，考虑脊柱结核并发截瘫。脊髓蛛网膜炎是蛛网膜的一种慢性炎症过程，起病缓慢。脊髓肿瘤患者无低热、乏力等结核性中毒症状。硬膜外腔脓肿多继发于腰椎麻醉等操作后。横贯性脊髓炎多数在急性感染或疫苗接种后发病，表现为脊髓病变水平以下的肢体瘫痪，感觉缺失和膀胱、直肠、自主神经功能障碍。

59. D【解析】桡骨茎突狭窄性腱鞘炎在桡骨茎突表面或其远侧有局限性压痛，有时可扪及痛性结节，Finkelstein 试验阳性是其特征性体征。

61. A【解析】膝关节骨关节炎继发较严重膝内翻时，膝部稳定结构正常，行髁型人工膝关节置换为好。膝关节置换主要还有单髁置换、膝关节表面置换和铰链式全膝关节置换。对于单纯的内侧或外侧间隔的病变，理论上可以选择单髁置换。铰链式全膝关节可应用于膝关节肿瘤截除术后以及膝关节稳定性丧失的全膝翻修术。

64. D【解析】儿童寰椎关节脱位的原因除先天性畸形外，最常见的就是感染，患儿无外伤史，病程长，全身表现较轻，咽后壁增宽考虑有寒性脓肿存在，支持结核诊断。

82. D【解析】胫骨上端骨肿瘤行胫骨上端骨切除术后，膝部稳定结构被破坏，行铰链旋转式人工膝关节置换为好。

85. C【解析】年轻患者，小指外伤严重，软组织残缺不全，可行截指术，在不影响功能的情况下需多注重美观问题，自第 5 掌骨头下斜行截指，既保证创面一期覆盖，又使外观较好。

90. E【解析】患者有右下肢外伤史，右髋关节呈屈曲、内收、内旋畸形，应诊断为右髋关节后脱位；合并坐骨神经损伤者，多表现以腓总神经损伤为主的体征，出现足下垂、趾背伸无力和足背外侧感觉障碍等。髋关节中心脱位表现为髋部肿胀、疼痛、活动障碍，大腿上段外侧方往往有大血肿，常合并出血性休克及腹部内脏损伤。髋关节前脱位表现为患肢外展、外旋和屈曲畸形。股神经损伤主要表现为股四头肌麻痹所致的膝关节伸直障碍和小腿内侧感觉障碍。

91. D【解析】患儿有前臂被牵拉史，出现肘部疼痛，不愿用手取物，桡骨近端压痛，X 线片检查未见骨折征象，应考虑桡骨头半脱位可能。首选手法复位，不用麻醉即可进行。复位后不必固定。

93. A【解析】桡神经在肱骨中、下 1/3 交界处紧贴肱骨，该处骨折桡神经易受损伤，主要表现为伸腕、伸拇、伸指、前臂旋后障碍及手背桡侧和桡侧 3 个半手指背面皮肤，主要是手背虎口处皮肤麻木区，典型的畸形是垂腕。患者伤后出现垂腕畸形，伸拇及伸指功能障碍，有虎口区麻木，影像学检查肱骨中段异物也符合桡神经走行位置关系。

94. B【解析】骨关节炎是一种常见的慢性关节疾病。原发性骨关节炎多发生于 50 岁以后，女性多于男性，最常受累的是膝、髋、手指、腰椎、颈椎等关节。病变关节可无肿胀或轻度肿胀，有的可见关节畸形，轻压痛，活动无受限或部分受限。手指指间关节病变可见侧方增粗，多见于远指间关节，形成 Heberden 结节。抗 CCP 抗体是类风湿关节炎特异而敏感的早期诊断指标。

95. E【解析】胫骨结节骨软骨病常见于 9~14 岁好动的儿童，多为单侧性，常有近期剧烈运动史；检查可见胫骨结节明显隆起，皮肤无炎症，局部质硬，压痛明显；X 线片显示胫骨结节骨骺增大、致密或碎裂，周围软组织肿胀。

96. B【解析】根据《中华人民共和国母婴保健法》规定，违反规定进行胎儿性别鉴定的，由卫生行政主管部门给予警告，责令停止违法行为；对医疗、保健机构直接负责的主管人员和其他直接责任人员，依法给予行政处分。

97. E【解析】骨折功能复位的标准：①骨折部位的旋转移位、分离移位必须完全矫正。②缩短移位在成人下肢骨折不超过 1cm；儿童若无骨骺损伤，下肢缩短在 2cm 以内，在生长发育过程中可自行矫正。③成角移位：下肢骨折轻微地向前或向后成角，与关节活动方向一致，日后可在骨痂改造期内自行矫正，骨折向前方成角 5°可自行矫正。④长骨干横形骨折，骨折断端对位至少达 1/3 左右，干骺端骨折至少应对位 3/4 左右。

99. A【解析】血栓闭塞性脉管炎临床表现包括患肢怕冷，皮肤温度降低；皮肤色泽苍白或发绀；感觉异常；患肢疼痛；长期慢性缺血导致组织营养障碍改变；患肢的远侧动脉搏动减弱或消失；患肢在发病前或发病过程中反复发生的游走性浅静脉炎，患肢末端严重缺血，产生干性坏疽，脱落后形成经久不愈的溃疡。

100. B【解析】青年女性患者，左乳外上象限肿块 2 年，增长缓慢，肿块质硬，光滑，边界清楚，活动，无压痛，无淋巴结肿大，应考虑乳腺纤维腺瘤。乳腺癌常见于绝经期妇女，表现为乳房肿块，边界不清，易侵犯肌肉，皮肤表面可见扩张的静脉。乳房肉瘤好发于 50 岁以上的妇女，表现为乳房肿块，体积可较大，表皮因肿瘤迅速增大而呈现紧张发亮、微红色，且有静脉怒张，但有明显境界，一般不发生粘连与“橘皮样变”。乳腺囊性增生症常见于中年妇女，主要表现为乳房胀痛与肿块，肿块可呈颗粒状、结节状、片状，大小不一，坚韧不硬，边界不清。乳腺导管内乳头状瘤多见于经产妇，表现为反复乳头溢血，可于乳晕区扪及小结节，质软可推动，轻压肿块可有乳头血性溢液。

101. B【解析】男性患者，腹痛、腹胀，腹膨隆，见肠型，肠鸣音亢进，有气过水声，腹部平片见腹中部扩张小肠呈“阶梯状”液平，结肠内少量积气，首先考虑肠梗阻可能。患者没有明显的麻痹性肠梗阻病因，且肠鸣音亢进，故排除。高位小肠梗阻者呕吐早而频繁，腹胀不明显；低位小肠梗阻和结肠梗阻，都表现腹胀严重，呕吐晚而轻，两者的区别是腹部平片：前者小肠呈“阶梯状”液平，结肠内积气少；而后者盲肠部胀气明显，小肠胀气可不明显。

103. E【解析】CT、PET－CT 无法得到病理学诊断，穿刺可引起出血、气胸等严重并发症且阳性率低，开胸探查创伤大，因此电视胸腔镜手术是确诊周围性肺结节的最佳方法，可在术中冷冻病理活检，若为恶性，可行肺癌根治术。

104. D【解析】中年女性患者，出现膀胱刺激征，血压轻度升高，肾区无叩击痛和浮肿，可怀疑为尿路感染，首选的检查应该是尿常规和尿沉渣镜检。

105. E【解析】有下列表现者，应考虑绞窄性肠梗阻的可能：①腹痛发作急骤，初始即为持续性剧烈疼痛，或者在阵发性加重之间仍有持续性疼痛，有时出现腰背部痛。②病情发展迅速，早期出现休克，抗休克治疗后改善不明显。③有腹膜炎的体征，体温上升、脉率增快、白细胞计数增高。④腹胀不均匀，腹部有局部隆起或触及有压痛的肿块（孤立胀大的肠袢）。⑤呕吐出现早而频繁，呕吐物、胃肠减压抽出液、肛门排出物为血性。腹腔穿刺抽出血性液体。⑥腹部X线检查见孤立扩大的肠袢。⑦经积极的非手术治疗，症状体征无明显改善。单纯性肠梗阻疼痛发生的比较缓慢，阵发为主，而此题中发病期，且持续性为主。且出现了口渴，烦躁不安，白细胞计数升高，所以此题选绞窄性肠梗阻。

106. C【**解析**】急性胰腺炎主要病因包括胆石症，一般在饱食后出现腹痛，向后背部放射，屈曲位腹痛减轻，伴呕吐。同时有恶心、呕吐、腹胀、发热、低血压、休克等典型临床表现者，高度怀疑急性胰腺炎可能，应结合实验室检查明确诊断。

110. D【**解析**】患者考虑血栓闭塞性脉管炎可能，其治疗不应使用热疗，以免组织需氧量增加而加重症状。应严格戒烟，防止受冷、受潮和外伤，疼痛严重者可应用镇痛药及镇静药。

111. A【**解析**】体外冲击波碎石术（ESWL）适用于肾、输尿管上段≤2cm的结石。非手术治疗结石小于0.6cm，光滑，无梗阻及感染。

112. E【**解析**】间歇性无痛性血尿常为泌尿系统肿瘤的表现，B超提示双肾未见异常，提示无肾相关疾病。膀胱可见一占位性病变，可做与膀胱相关检查或问诊。其中膀胱双合诊可了解肿瘤大小，浸润范围，深度以及与盆壁的关系；常用于术前对肿瘤浸润范围和深度的评估。其余问诊并不典型。

113. A【**解析**】患者血压正常说明无明显失血，再加上血尿程度较轻、无包块，又因为患者输尿管损伤的证据不足，因此肾挫伤的可能性大。

117. C【**解析**】髋关节脱位多为直接暴力所致，可分为前、后脱位和中心脱位，以后脱位最为常见。后脱位患肢缩短，髋关节呈屈曲、内收、内旋畸形。前脱位患肢呈外展、外旋和屈曲畸形。

118. D【**解析**】桡骨远端伸直型骨折（Colles骨折）多为腕关节处于背伸位、手掌着地、前臂旋前时受伤。伤后局部疼痛、肿胀、可出现典型畸形姿势，即侧面看呈餐叉样畸形，正面看呈枪刺刀畸形。局部压痛明显，腕关节活动障碍。X线片可见骨折远端向桡、背侧移位，近端向掌侧移位。

121. E【**解析**】外展、外旋、屈曲畸形，弹性固定为髋关节前脱位的典型表现。后脱位表现为患髋屈曲，内收、内旋、短缩畸形。中心脱位表现为患肢短缩畸形，髋活动受限。

122. C【**解析**】多数干燥综合征患者诉口干，抗干燥综合征A（SSA）、抗干燥综合征B（SSB）抗体阳性。混合性结缔组织病是同时或不同时具有系统性红斑狼疮、多发性肌炎、硬皮病、类风湿关节炎等疾病表现，血中有高滴度的ANA和高滴度U1核糖核蛋白（RNP）抗体的疾病，主要表现为雷诺现象、手指肿胀、皮疹、关节及肺部损害等病变。患者晨僵、对称性多关节肿痛3个月，RF阳性，应考虑类风湿关节炎可能，补体升高可与系统性红斑狼疮鉴别。

123. B【**解析**】患者有明确的外伤史，有典型的半月板损伤的表现，首先考虑半月板损伤可能。关节镜是诊断半月板损伤的最直接有效的方法。其他方法都不如关节镜直接。

131. E【**解析**】患者因急性胰腺炎突发休克，无明显出血症状，诊断为感染性休克。

135. A【**解析**】青年男性（全身因素良好），右股骨中段粉碎性骨折，手术复位时彻底清除骨折碎片，骨折碎片清除过多，造成骨质缺损，影响骨折愈合。右股骨中段血液供应良好，不是此处骨折未愈合的最可能原因。内固定主要用于闭合或切开复位后，采用金属内固定物，如接骨板、螺丝钉、髓内钉或带锁髓内钉和加压钢板，是良好的固定方式。药物治疗对骨折愈合不能起到关键性作用。过早或不恰当地功能锻炼可能妨碍骨折部位的固定，影响骨折愈合。

137. B【解析】患儿考虑急性化脓性骨髓炎可能，为明确诊断，下一步应该行局部分层穿刺培养，如抽得混浊液体或脓性液体，基本可以确诊，如培养阳性，可明确诊断。X线摄片无意义，因外伤后发热只有4天，骨骼尚无变化，骨骼有变化一般在发热后2周。同样，CT、MRI检查也无意义。手术切开活检没有必要。

138. D【解析】《中华人民共和国医师法》规定，医师变更执业地点、执业类别、执业范围等注册事项的，应当到准予注册的卫生行政主管部门办理变更注册手续。

140. E【解析】下胸部或上腹部穿透性损伤都可累及膈肌，造成穿透性膈肌损伤。穿透性暴力同时伤及胸部、腹部内脏和膈肌，致伤物入口位于胸部，称为胸腹联合伤。患者左下胸壁塌陷、压痛，结合胸部X线片，最可能是肋骨骨折造成血气胸；膈疝提示有膈肌破裂，结合腹膜刺激征，最可能为胸腹联合伤。

145. C【解析】前列腺穿刺活检是病理确诊前列腺癌的主要方法，多在经直肠超声的引导下进行。

148. C【解析】股骨颈骨折时，可见伤肢外旋、内收、短缩，膝关节轻度屈曲畸形。左腹股沟肿胀及皮下瘀斑多为耻骨骨折。

149. E【解析】股骨颈骨折闭合复位成功，固定首选加压螺丝钉内固定。凡是有移位的股骨颈骨折，均首选加压螺丝钉内固定术。

150. A【解析】X线检查可明确骨折的部位、类型、移位情况，是选择治疗方法的重要依据。髋部的正位X线片不能发现骨折的前后移位，需加拍侧位X线片，才能准确判断移位情况。

151. A【解析】内踝撕脱骨折，腓骨粉碎性骨折，骨折线在胫腓下韧带平面以上为旋前外旋型的典型特点。

152. D【解析】旋前外旋型骨折时，暴力可使距骨撞击外踝，导致胫腓下韧带断裂，发生下胫腓联合分离。

157. B【解析】双下肢不能活动考虑存在脊髓损伤或者伴有马尾神经损伤可能，因椎体或者碎骨片突入椎管内，椎管或马尾神经受压而产生不同的损伤。

160. C【解析】截瘫患者长期卧床，皮肤知觉消失，骨突出部受压而发生神经营养性改变，进而导致压疮。

161. C【解析】患者肌力恢复到三级以上，提示神经系统恢复良好，要加强功能锻炼等。

163. A【解析】该患者诊断为骨巨细胞瘤，X线摄片示胫骨上端病变扩大，肥皂泡沫阴影消失，呈云雾状阴影，骨皮质被肿瘤组织穿破，侵入软组织，属于$G_2T_2M_0$，应根治性截肢，化疗无效。

166. B【解析】颈椎MRI平扫可明确有无颈椎间盘损伤，同时判断颈髓损伤水平及严重程度。

167. A【解析】前脊髓损伤综合征表现为损伤水平以下立即出现四肢瘫痪，浅感觉如痛觉、温觉减退或丧失，而位置觉、振动觉等深感觉存在，括约肌功能障碍。后脊髓损伤综合征表现为脊髓后角和神经根后部受刺激，以感觉障碍为主，在损伤节段平面以下出现对称性颈部、上部、躯干的疼痛与烧灼感。中央脊髓损伤综合征表现为上肢与下肢的瘫痪程度不一，上肢重、下肢轻或仅有上肢损伤；损伤平面以下出现感觉减退。布朗－塞卡综合征损伤平面以下，同侧肢体运动瘫痪及深感觉障碍，对侧肢体痛觉和温度觉障碍，但触觉正常。神经根损伤综合征表现为损伤神经相应的支配肌肉失去运动和感觉功能。马尾－圆锥损伤综合征表现为损伤神经支配区感觉丧失，大小便失禁。

168. B【**解析**】该患者 $C_4 \sim C_5$ 椎间盘破裂，$C_4 \sim C_5$ 明显不稳，同时合并相应水平脊髓水肿，须立即手术，否则脊髓长久受压易致缺血不可逆坏死。

169. ABCDE【**解析**】四肢瘫患者常见的并发症包括肺部并发症、体温调节障碍、深静脉血栓及肺栓塞、尿路感染和结石、褥疮、痉挛、神经性痛及创伤性脊髓空洞症等。异位骨化不多见。

170. A【**解析**】患者有钢板内固定手术史，术后 1 年伤口出现感染化脓症状，间断出现流脓说明有窦道形成，考虑慢性骨髓炎可能。骨巨细胞瘤典型 X 线片表现为肥皂泡样改变；软组织感染肿胀及压痛较广泛，全身症状较骨髓炎轻，患者间断出现流脓，说明同时出现骨质破坏，不属于单纯软组织感染；X 线片示内固定在位，不支持病理性骨折；患者无结核感染接触史，X 线未提示明显骨结核改变征象，不支持骨结核；慢性排斥反应一般在移植术60 天以后发生，首先出现水、钠潴留引起的血压上升，体重增加，蛋白尿，血肌酐渐升。

171. A【**解析**】X 线片可证实有无死骨，了解形状、数量、大小和部位，以及附近包壳生长情况，可明确慢性骨髓炎诊断。

174. AB【**解析**】患者外伤后头颈部后头痛、颈痛，头呈前倾位固定不能转动，枕颈部触痛，考虑颈椎脱位可能。应颈围固定，立即照张口位、颈椎侧位 X 线片和 CT 检查，明确病情程度。因此答案选 AB。

175. A【**解析**】对枢椎齿状突骨折的患者应积极治疗，根据骨折类型、移位情况及年龄等因素综合考虑，采取积极的治疗措施。患者无明显神经功能障碍，首选非手术治疗，给予颅骨牵引。

184. CDE【**解析**】患者外伤，急诊检查首选 CT，了解头颅受伤情况，是否有血肿等。同时应查血常规、血型、出凝血时间，了解血型做好输血准备，了解凝血功能。

185. ADEFGH【**解析**】头颅 CT 无空气影，考虑为闭合性颅脑损伤；脑中线结构无明显移位，无脑疝征象；右颞叶前部斑片状高密度影考虑右颞脑挫裂伤；右侧裂池、鞍上池、环池高密度影考虑有蛛网膜下腔出血；既往有糖尿病史 20 余年；枕部着地，左枕部有一长 3cm 头皮裂伤，右枕部有 3×3cm 头皮血肿。因此答案选 ADEFGH。

186. ACDEH【**解析**】患者出血量较少，未达到手术指征，应在密切观察下保守治疗，同时患者有颅内压增高征象，应给予甘露醇脱水，利尿药利尿。右颞部有挫裂伤出血，给予促凝血药；患者躁动给予相应镇静药。患者有糖尿病病史，应控制血糖。因此答案选 ACDEH。